AF277262

DSM-5-TR®

Manual
de
Diagnóstico
Diferencial

La traducción de esta publicación del inglés al español ha sido realizada por y es responsabilidad exclusiva de Editorial Médica Panamericana, S.A. La Asociación Americana de Psiquiatría (APA) no ha desempeñado ningún papel en la traducción de esta publicación del inglés al español y no es responsable de ningún error, omisión u otros posibles defectos en la traducción de la publicación. Los profesionales e investigadores deben confiar siempre en su propia experiencia y conocimientos a la hora de evaluar y utilizar el contenido de esta publicación. Debido a los continuos avances en las ciencias médicas, se debe realizar una verificación independiente de los diagnósticos y los tratamientos. En la medida en que lo permita la ley, ni la APA ni ninguno de sus autores, editores o colaboradores asumen responsabilidad alguna en relación con esta traducción o con cualquier perjuicio que pudiera considerarse producido por el uso de esta publicación.

The translation of this publication from English to Spanish has been undertaken by and is solely the responsibility of Editorial Médica Panamericana, S.A. The American Psychiatric Association played no role in the translation of this publication from Englishto Spanish and is not responsible for any errors, omissions, or other possible defects in the translation of the publication. Practitioners and researchers must always rely on their own experience and knowledge in evaluating and using the content of this publication. Because of continuous advances in the medical sciences, independent verification of diagnoses and treatment should be made. To the fullest extent of the law, no responsibility is assumed by APA, or any of its authors, editors or contributors in relation to this translation or for any injury that might be considered to have occurred from use of this publication.

DSM-5-TR®

Manual
de
Diagnóstico
Diferencial

Michael B. First

Profesor de Psiquiatría Clínica, Universidad de Columbia
Nueva York, EE. UU.

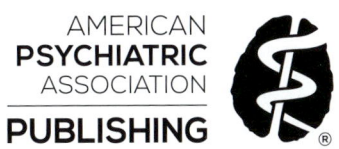

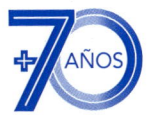

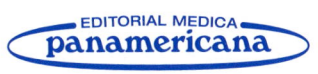

Desde 1953 formando Profesionales de la Salud

Buenos Aires - Bogotá - Madrid - México
www.medicapanamericana.com

Copyright © 2024 Asociación Americana de Psiquiatría (APA). American Psychiatric Association; 800 Maine Ave. SW, Suite 900; Washington, DC 20024-2812; www. psych.org.

DSM y DSM-5 son marcas registradas de la APA. Se prohíbe usar estos términos sin la autorización de la Asociación Americana de Psiquiatría.

Publicado originalmente en Estados Unidos de América por la American Psychiatric Association Publishing, Washington, DC. Copyright © 2023 American Psychiatric Association. Todos los derechos reservados.

First Published in the United States by American Psychiatric Association Publishing, Washington, DC. Copyright© 2023 American Psychiatric Association. All rights reserved.

Publicado originalmente en español, en España y Latinoamérica, por Editorial Médica Panamericana. Editorial Médica Panamericana es el editor en exclusiva de la versión en español del DSM-5-TR® Manual de diagnóstico diferencial, de Michael B. First, MD, para su distribución mundial.

First Published in Spain by Editorial Médica Panamericana, S.A. Editorial Médica Panamericana, S.A. is the exclusive publisher of DSM-5-TR® Handbook od Differential Diagnosis by Michael B. First, MD, in Spanish for distribution Worldwide.

Para poder reproducir cualquier material contenido en esta obra deberá disponer del correspondiente permiso por escrito emitido por Editorial Médica Panamericana.

Permissions for use of any material in the translated work must be authorized in writing by Editorial Médica Panamericana.

Traducción de Editorial Médica Panamericana. Supervisor: Dr. Carlos Badía Villaseca. Médico, Mágister Universitario en Práctica Psiquiátrica y en Salud Mental Comunitaria, y traductor médico profesional.

5.ª edición, 2015.
5.ª edición TR, noviembre 2024.

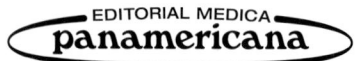
EDITORIAL MEDICA panamericana

Visite nuestra página web:
http://www.medicapanamericana.com

ARGENTINA
Maipú 1300, Piso 3 (C 1006ACT)
Ciudad Autónoma de Buenos Aires, Argentina
Tel.: (54-11) 5031-6919
e-mail: cinfo@medicapanamericana.com

COLOMBIA
Carrera 7a A. N.º 69-19 - Bogotá DC - Colombia
Tel.: (57-1) 235-4068
e-mail: infomp@medicapanamericana.com.co

ESPAÑA
Sauceda, 10 - 5ª planta - 28050 Madrid, España
Tel.: (34-91) 131-78-00
e-mail: info@medicapanamericana.es

MÉXICO
Av. Miguel de Cervantes Saavedra, n.º 233, piso 8, oficina 801
Col. Granada, Alcaldía Miguel Hidalgo
CP 11520 Ciudad de México, México
Tel.: (52-55) 5250-0664
e-mail: infomp@medicapanamericana.com.mx

ISBN: 978-84-1106-368-5 (Versión impresa + Versión digital)
ISBN: 978-84-1106-369-2 (Versión digital)

Los editores han hecho todos los esfuerzos para localizar a los poseedores del copyright del material fuente utilizado. Si inadvertidamente hubieran omitido alguno, con gusto harán los arreglos necesarios en la primera oportunidad que se les presente para tal fin.

Gracias por comprar el original. Este libro es producto del esfuerzo de profesionales que, con su dedicación en el arte y la ciencia de curar o enseñar, han encontrado tiempo para escribir esta obra.

Respetar la propiedad intelectual es evitar reproducir, descargar, distribuir o compartir estos contenidos a través de cualquier medio sin el permiso del autor y del editor.

Las ciencias de la salud están en permanente cambio. A medida que las nuevas investigaciones y la experiencia clínica amplían nuestro conocimiento, se requieren modificaciones en las modalidades terapéuticas y en los tratamientos farmacológicos. Los autores de esta obra han verificado toda la información con fuentes confiables para asegurarse de que esta sea completa y acorde con los estándares aceptados en el momento de la publicación. Sin embargo, en vista de la posibilidad de un error humano o de cambios en las ciencias de la salud, ni los autores ni la editorial, o cualquier otra persona implicada en la preparación o la publicación de este trabajo, garantizan que la totalidad de la información aquí contenida sea exacta o completa y no se responsabilizan por errores u omisiones o por los resultados obtenidos del uso de esta información. Se aconseja a los lectores confirmarla con otras fuentes. Por ejemplo, y en particular, se recomienda a los lectores revisar el prospecto de cada fármaco que planean administrar para cerciorarse de que la información contenida en este libro sea correcta y que no se hayan producido cambios en las dosis sugeridas o en las contraindicaciones para su administración. Esta recomendación cobra especial importancia con relación a fármacos nuevos o de uso infrecuente.

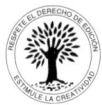
TODOS LOS DERECHOS RESERVADOS. Este libro o cualquiera de sus partes no podrán ser reproducidos ni archivados en sistemas recuperables, ni transmitidos en ninguna forma o por ningún medio, ya sean mecánicos, electrónicos, fotocopiadoras, grabaciones o cualquier otro, sin el permiso previo de Editorial Médica Panamericana, S.A. Quedan expresamente prohibidas la extracción, el almacenamiento y la puesta a disposición de los usuarios de todo o parte del contenido de la presente obra a los efectos de minería de textos y datos de conformidad con el Real Decreto Ley 24/2021 de 2 de noviembre y legislación complementaria. Quedan expresamente prohibidos el ejercicio del derecho de transformación y la realización de obras derivadas sobre la presente obra, en todo o en parte, mediante el uso de programas de inteligencia artificial sin el permiso expreso de los titulares de los derechos.

Depósito Legal: M-22983-2024.
Impreso en España.

A Leslee,
mi alma gemela, por el amor
y el apoyo que hicieron posible este libro.

Índice

3 Diagnóstico diferencial mediante tablas

Trastornos del neurodesarrollo

Espectro de la esquizofrenia y otros trastornos psicóticos

Trastorno bipolar y trastornos relacionados

Trastornos depresivos

Trastornos de ansiedad

Trastorno obsesivo-compulsivo y trastornos relacionados

Trastornos relacionados con traumas y factores de estrés

Trastornos disociativos

Prefacio

El diagnóstico diferencial es la piedra angular de nuestra tarea como clínicos. La mayoría de los pacientes no acuden a la consulta diciendo: «Tengo un trastorno depresivo mayor..., recéteme un antidepresivo» (aunque algunos lo hacen). Es más típico que el paciente nos consulte buscando alivio para síntomas concretos, como el estado de ánimo deprimido y la fatiga (las «quejas principales» en la jerga médica), que ocasionan malestar o deterioro clínicamente significativos. Cuando nos enfrentamos a estos síntomas de presentación, nuestro trabajo consiste en seleccionar, de entre las numerosas entidades incluidas en el DSM-5-TR, aquellas que podrían posiblemente dar cuenta de ellos (por ejemplo, para el estado de ánimo deprimido y la fatiga, las posibilidades incluyen el trastorno depresivo mayor, el trastorno depresivo persistente, el trastorno bipolar I, el trastorno bipolar II, el trastorno esquizoafectivo, el trastorno depresivo debido a otra afección médica, el trastorno depresivo inducido por sustancias/medicamentos, los trastornos de adaptación). Una vez que hemos confeccionado una lista de candidatos, la tarea siguiente es recopilar información adicional, ya sea de la historia clínica, de otros informantes, del historial de tratamientos, del examen del estado mental o de los análisis clínicos, lo que permitirá reducir esta lista de diagnóstico diferencial a un único contendiente más probable que se convertirá en el diagnóstico inicial y que llevará a un plan de tratamiento inicial. Sin embargo, aún debemos mantener la mente abierta a la posibilidad de que nueva información adicional que pudiera surgir después de completar la evaluación inicial pueda justificar un cambio de diagnóstico y, posiblemente, del plan de tratamiento. Por ejemplo, un diagnóstico inicial de trastorno depresivo mayor recurrente podría cambiarse por el de trastorno bipolar I después de que una copia solicitada del historial médico de una hospitalización pasada revele que lo que el paciente tildó de episodio depresivo mayor pasado fue en realidad un episodio maníaco con características mixtas.

Este manual debería mejorar la habilidad de formular un diagnóstico diferencial completo al presentar el problema desde varias perspectivas diferentes. En el capítulo 1, «Diagnóstico diferencial paso a paso», se exploran los problemas de diagnóstico diferencial que deben considerarse en cada paciente evaluado al proporcionar un marco diagnóstico de seis pasos. En el capítulo 2, «Diagnóstico diferencial mediante árboles de decisión», el diagnóstico diferencial se aborda de abajo arriba, es decir, desde un punto de origen que comienza con el/los síntoma(s) presentado(s) por el paciente, como serían un estado de ánimo deprimido, delirios o insomnio. Cada uno de los 30 árboles de decisión indica qué diagnósticos del DSM-5-TR deben considerarse en el diagnóstico diferencial de ese síntoma en particular, y ofrece nodos de decisión que reflejan el proceso de pensamiento implicado en la elección entre los posibles contendientes. En el capítulo 3, «Diagnóstico diferencial mediante tablas», el diagnóstico diferencial se aborda desde un punto posterior en el proceso de evaluación diagnóstica, es decir, después de haber llegado a un diagnóstico tentativo y querer asegurarse de que todas las alternativas razonables se hayan considerado suficientemente. El capítulo contiene 67 tablas de diagnóstico diferencial, una para cada uno de los trastornos más importantes del DSM-5-TR. Para facilitar la conexión entre los árboles de decisión del capítulo 2 y las tablas de diagnóstico diferencial del capítulo 3, cada uno de los trastornos incluidos en las ramas terminales de los árboles de decisión indica la tabla de diagnóstico diferencial correspondiente. Además, los apéndices de este manual incluyen la clasificación del DSM-5-TR, que se ha incluido para facilitar la codificación y proporcionar una visión general de todos los diagnósticos del DSM-5-TR que deben considerarse al formular un diagnóstico diferencial, y los índices alfabéticos de los árboles de decisión y las tablas de diagnóstico diferencial, que proporcionan una forma alternativa de localizar determinado árbol de decisión o tabla de diagnóstico diferencial en particular.

Las informaciones que proporcionan los árboles de decisión y las tablas de diagnóstico diferencial se solapan en cierta medida, pero cada formato tiene sus propias fortalezas y puede ser más o menos útil dependiendo de la situación. Los árboles de decisión destacan las reglas algorítmicas generales que rigen la clasificación de un síntoma particular. Las tablas de diagnóstico diferencial, que se refieren a la mayoría de los trastornos del DSM-5-TR, indican aquellos trastornos que comparten características importantes y que, por lo tanto, deben considerarse y descartarse. Las tablas tienen la ventaja de proporcionar una comparación directa de cada trastorno, resaltando tanto los puntos de similitud como los puntos de diferenciación. Los distintos lectores usarán este manual con fines diferentes y de formas distintas. A algunas personas les interesará adquirir una visión general completa del proceso de diagnosticar conforme el DSM-5-TR y encontrarán gratificante la lectura del manual de principio a fin. Otras utilizarán el manual como una guía de referencia que ayude a desentrañar el diagnóstico diferencial de determinado paciente.

El arte y la ciencia del diagnóstico psiquiátrico se ven tanto obstaculizados como bendecidos por el hecho de que los individuos son mucho más complejos que las reglas diagnósticas establecidas en cualquier conjunto de árboles de decisión o tablas. Por un lado, los clínicos siempre deben evitar la tentación de aplicar los criterios del DSM-5-TR o los árboles de decisión y las tablas de diagnóstico diferencial de este manual de manera mecánica o rutinaria. Los enfoques aquí descritos pretenden mejorar, no reemplazar, el papel central del juicio clínico y la sabiduría de la experiencia acumulada. Por otro lado, los clínicos que no estén al tanto de las pautas de diagnóstico diferencial incluidas en el DSM-5-TR podrían desarrollar hábitos diagnósticos idiosincráticos, socavando una de las funciones centrales del DSM-5-TR, que es facilitar la comunicación de la información diagnóstica entre los clínicos, y entre estos y sus pacientes y familiares. Es útil conocer y aprovechar la precisión que ofrece seguir las reglas del DSM-5-TR, pero sin quedar esclavizado por ellas.

Agradecimientos

Quiero agradecer a Jared W. Keeley, Ph.D., Cary Kogan, Ph.D., Richard J. Loewenstein, M.D., Andrew E. Skodol, M.D., y Dan J. Stein, M.D., Ph.D., la ayuda prestada en el desarrollo del árbol de los comportamientos patológicos repetitivos (2.16) y el árbol de la despersonalización/desrealización (2.18). También quiero dar las gracias a Allen Frances, M.D., y Harold Alan Pincus, M.D., mis coautores en las ediciones del *Manual de diagnóstico diferencial del DSM-IV y DSM-IV-TR*, por ayudar a sentar unas bases sólidas para este libro. Por último, quiero agradecer a las personas de la American Psychiatric Association Publishing que ayudaron en la producción de este libro: Rick Prather, gerente de Producción, quien redibujó y compuso de forma experta todos los árboles de decisión; Rebecca Richters, editora sénior, por su hábil revisión editorial, y, especialmente, Ann M. Eng, editora del DSM, cuya minuciosa edición de los árboles de decisión, del texto de los capítulos y de las tablas de diagnóstico diferencial ha ayudado a asegurar que todos los detalles estén correctos.

Diagnóstico diferencial paso a paso

El proceso de diagnóstico diferencial del DSM-5-TR se puede desglosar en seis pasos básicos: 1) descartar la simulación y el trastorno facticio; 2) descartar la etiología por sustancias; 3) descartar la etiología por una afección médica; 4) determinar el trastorno mental independiente (es decir, no inducido por sustancias y no debido a otra afección médica); 5) diferenciar los trastornos de adaptación de los demás trastornos, especificados y no especificados, y 6) establecer el límite con la ausencia de trastorno mental. La lectura exhaustiva de este capítulo aportará un marco útil para comprender y aplicar los árboles de decisiones presentados en el siguiente capítulo.

Paso 1: Descartar la simulación y el trastorno facticio

El primer paso es descartar la simulación y el trastorno facticio (que implican la producción intencional de síntomas físicos o psicológicos falsos o exagerados) porque, si el paciente no está siendo honesto sobre la naturaleza o gravedad de sus síntomas, todas las apuestas quedan anuladas en cuanto a la capacidad del clínico para llegar a un diagnóstico psiquiátrico preciso. La mayoría del trabajo psiquiátrico depende de que exista colaboración de buena fe entre el clínico y el paciente para descubrir la naturaleza y la causa de los síntomas presentados. Sin embargo, hay momentos en los que las cosas pueden no ser como parecen. Algunos pacientes pueden optar por engañar al clínico produciendo o fingiendo los síntomas que presentan. Dos afecciones del DSM-5-TR se caracterizan por cursar con fingimiento: la simulación y el trastorno facticio. Estas dos afecciones se diferencian en función de la motivación del engaño. Cuando la motivación es lograr un objetivo claramente reconocible (por ejemplo, compensación de un seguro, evitar responsabilidades legales o militares, obtener medicamentos), se considera que el paciente está simulando. Cuando el comportamiento engañoso se produce incluso en ausencia de recompensas externas evidentes, el diagnóstico es de trastorno facticio. Aunque la motivación de muchas personas con trastorno facticio es asumir un rol de enfermo, este requisito fue eliminado del DSM-5 debido a la dificultad que conlleva determinar la motivación subyacente de un individuo a partir del comportamiento observado.

Sin duda, la intención no es abogar por tratar a cada paciente como si fuera un testigo hostil ni por convertir a cada clínico en un desconfiado fiscal. Es más bien que el índice de sospecha del clínico debe elevarse: 1) cuando existen incentivos externos claros para el paciente en relación con un diagnóstico psiquiátrico (por ejemplo, determinaciones de discapacidad, evaluaciones forenses en casos penales o civiles, entornos penitenciarios); 2) cuando el paciente presenta un conjunto de síntomas psiquiátricos que se ajusta más a la idea popular de la enfermedad mental que a una entidad clínica reconocida; 3) cuando la naturaleza de los síntomas cambia radicalmente de un encuentro clínico a otro; 4) cuando el paciente tiene una presentación que imita la de un modelo a seguir (por ejemplo, otro paciente de la unidad, un familiar cercano con enfermedad mental), y 5) cuando el paciente es característicamente manipulador o sugestionable. Por último, es útil que los clínicos sean conscientes de las tendencias que ellos mismos puedan tener a ser excesivamente escépticos o excesivamente crédulos.

Paso 2: Descartar la etiología por sustancias (incluidos las drogas de abuso y los medicamentos)

La primera pregunta que siempre se debe considerar en el diagnóstico diferencial es si los síntomas presentados se deben a alguna sustancia que esté afectando directamente al sistema nervioso central (SNC). Prácticamente, cualquier cuadro encontrado en un entorno de salud mental puede estar causado por el consumo de sustancias. No detectar una etiología por sustancias es probablemente el error diagnóstico más común en la práctica clínica. Este error es particularmente desafortunado porque hacer un diagnóstico correcto tiene implicaciones inmediatas en el tratamiento. Por ejemplo, si el clínico determina que los síntomas psicóticos se deben a una intoxicación por cocaína, generalmente no tiene sentido que el paciente comience inmediatamente a tomar un medicamento antipsicótico, a menos que los síntomas psicóticos estén poniendo al paciente (o a otros) en peligro inmediato. La determinación de si la psicopatología se debe o no al consumo de sustancias a menudo puede ser difícil porque, aunque el consumo de sustancias es bastante común y una amplia variedad de síntomas diferentes pueden ser causados por sustancias, el hecho de que el consumo de sustancias y la psicopatología se produzcan al mismo tiempo no implica necesariamente una relación de causa y efecto entre ellos.

Obviamente, la primera tarea es determinar si la persona ha estado consumiendo alguna sustancia. Esto implica una cuidadosa recopilación de los antecedentes y un minucioso examen físico en busca de signos de una intoxicación por sustancias o abstinencia de sustancias. Debido a que las personas que abusan de sustancias suelen subestimar su consumo, suele ser prudente consultar con los familiares y obtener un análisis de laboratorio de líquidos corporales para determinar el uso reciente de determinadas sustancias. Hay que recordar que los pacientes que consumen o están expuestos a varias sustancias (no solo drogas de abuso) pueden presentar síntomas psiquiátricos. La psicopatología inducida por medicamentos es común y muchas veces pasa desapercibida, especialmente a medida que la población envejece y muchas personas toman múltiples medicamentos. Aunque es menos común, se debe considerar la exposición a toxinas, especialmente en las personas con ocupaciones que puedan ponerlas en contacto con ellas.

Una vez establecido el consumo de sustancias, la siguiente tarea es determinar si existe una relación etiológica con la sintomatología psiquiátrica. Esto requiere distinguir entre tres posibles relaciones del consumo de sustancias con la psicopatología: 1) los síntomas psiquiátricos resultan de los efectos directos de la sustancia en el SNC (lo que da lugar a un diagnóstico de trastorno mental inducido por sustancias/medicamentos en el DSM-5-TR; por ejemplo, el trastorno psicótico inducido por cocaína y el trastorno depresivo inducido por reserpina); 2) el consumo de sustancias es una consecuencia (o característica asociada) del trastorno psiquiátrico primario (por ejemplo, la automedicación, y 3) los síntomas psiquiátricos y el consumo de sustancias son independientes. A continuación se explican estas relaciones:

1. **Al diagnosticar un trastorno mental inducido por sustancias/medicamentos, hay tres consideraciones que hacer para determinar si existe o no una relación causal entre el uso de la sustancia y la sintomatología psiquiátrica.** En primer lugar, se debe determinar si existe relación temporal cercana entre el uso de la sustancia o medicamento y los síntomas psiquiátricos. A continuación se debe considerar la probabilidad de que ese patrón particular de uso de sustancias/medicamentos pueda dar lugar a los síntomas psiquiátricos observados. Y por último se debe considerar si existen mejores explicaciones alternativas (es decir, una causa no inducida por sustancias/medicamentos) para el cuadro clínico.

- **Considerar si existe una relación temporal entre el uso de sustancias/medicamentos y el inicio o mantenimiento de la psicopatología.**

   La determinación de si hubo un período de tiempo en el que los síntomas psiquiátricos estuvieron presentes fuera del contexto del uso de sustancias/medicamentos es probablemente el mejor método (aunque aún falible) para evaluar la relación etiológica entre el uso de sustancias/medicamentos y los síntomas psiquiátricos. En los extremos, esto es relativamente sencillo. Si el inicio de la psicopatología precede claramente al inicio del uso de sustancias/medicamentos, es probable que exista una afección psiquiátrica no inducida por sustancias/medicamentos que sea primaria y que el uso de sustancias/medicamentos sea secundario (por ejemplo, como forma de automedicación) o no esté relacionado. Por el contrario, si el inicio del uso de sustancias/medicamentos precede claramente y de cerca a la psicopatología, se otorga mayor credibilidad a la probabilidad de un trastorno mental inducido por sustancias/medicamentos. Desafortunadamente, en la práctica esta determinación aparentemente simple puede ser bastante difícil de discernir, porque los inicios del uso de sustancias/medicamentos y de la psicopatología pueden ser más o menos simultáneos o imposibles de reconstruir retrospectivamente. En tales situaciones, se deberá confiar en la evolución de los síntomas psiquiátricos cuando la persona ya no esté tomando la sustancia o el medicamento.

   Los síntomas psiquiátricos que se desarrollan durante o poco después de una intoxicación por sustancias, una abstinencia de sustancias o un consumo de medicamentos son el resultado de los efectos de la sustancia o medicamento sobre los sistemas de neurotransmisión. Una vez que estos efectos han desaparecido (tras un período de ausencia de consumo una vez superada la fase de abstinencia), los síntomas psiquiátricos deberían resolverse espontáneamente. La persistencia de la sintomatología psiquiátrica durante un período significativo de tiempo después de concluir la abstinencia aguda o la intoxicación grave, o después de suspender un medicamento, sugiere que la psicopatología es primaria y no se debe al uso de sustancias/medicamentos. Las excepciones son el tipo persistente de trastorno neurocognitivo mayor o leve inducido por sustancias/medicamentos, en el que, por definición, el deterioro neurocognitivo continúa siendo significativo después de un período prolongado de abstinencia, y el trastorno de percepción persistente por alucinógenos, en el que, tras cesar el uso de alucinógenos, uno o más de los síntomas perceptivos que la persona experimentó con la intoxicación por alucinógenos (por ejemplo, alucinaciones geométricas, destellos de color, estelas de imágenes de objetos en movimiento, halos alrededor de objetos) se vuelven a experimentar.

Los criterios del DSM-5-TR para los cuadros de los trastornos mentales inducidos por sustancias/medicamentos sugieren que los síntomas psiquiátricos se atribuyan al uso de sustancias si remiten dentro de 1 mes tras el cese de la intoxicación aguda, la abstinencia o el uso de medicación. Sin embargo, cabe destacar que la necesidad de esperar 1 mes completo antes de realizar un diagnóstico de trastorno psiquiátrico independiente es solo una pauta que debe aplicarse con juicio clínico; dependiendo del entorno, podría tener sentido utilizar una duración más prolongada o más corta, según el interés por evitar falsos positivos frente a falsos negativos en la detección de un trastorno mental inducido por sustancias/medicamentos. Por un lado, algunos clínicos, especialmente aquellos que trabajan en entornos de tratamiento del abuso de sustancias, están más preocupados por la posibilidad de diagnosticar erróneamente un cuadro de trastorno mental inducido por sustancias/medicamentos como trastorno mental independiente no causado por sustancias, y podrían preferir dejar pasar 6-8 semanas de abstinencia antes de considerar que el diagnóstico sea un trastorno mental independiente. Y por otro, a los clínicos que trabajan principalmente en entornos psiquiátricos les puede preocupar más que, dada la magnitud del consumo de sustancias entre los pacientes atendidos en entornos clínicos, un período de espera tan largo resulte impracticable y pueda conducir a un sobrediagnóstico de los trastornos mentales inducidos por sustancias/medicamentos y un infradiagnóstico de los trastornos mentales independientes. Además, se debe reconocer que el marco temporal de 1 mes para todos los casos se aplica a una gran variedad de sustancias y medicamentos con propiedades farmacocinéticas muy diferentes y, por consiguiente, a una amplia variedad de posibles psicopatologías. Por lo tanto, el marco temporal debe aplicarse de manera flexible, considerando la extensión, duración y naturaleza del consumo de sustancias/medicamentos.

A veces simplemente no es posible determinar si hubo o no un período de tiempo en el que los síntomas psiquiátricos se produjeron fuera de los períodos de uso de sustancias/medicamentos. Esto puede ocurrir en la situación que se encuentra con frecuencia en la que el paciente no tiene suficiente memoria para permitir una determinación cuidadosa de las relaciones temporales pasadas. Además, el uso de sustancias y los síntomas psiquiátricos pueden iniciarse alrededor del mismo período (a menudo en la adolescencia), y ambos pueden ser más o menos crónicos y continuos. En estas situaciones puede ser necesario evaluar al paciente durante un período sin consumo de sustancias o, en el caso de un trastorno psiquiátrico sospechoso de estar inducido por medicación, suspender la medicación implicada. Si los síntomas psiquiátricos persisten en ausencia del uso de sustancias/medicamentos, entonces el trastorno psiquiátrico puede considerarse independiente. Si los síntomas remiten durante los períodos de abstinencia, entonces es probable que el uso de sustancias sea primario. Es importante darse cuenta de que este juicio solo se puede hacer después de esperar el tiempo suficiente para estar seguros de que los síntomas psiquiátricos no son consecuencia de la abstinencia. Idealmente, el mejor entorno para hacer esta determinación es en una instalación donde se pueda controlar el acceso del paciente a las sustancias y se pueda evaluar la sintomatología psiquiátrica del paciente de forma seriada. Por supuesto, a menudo es imposible observar a un paciente durante un período tan largo como serían 4 semanas en un entorno estrictamente controlado. En consecuencia, estos juicios deben basarse en observaciones menos controladas, y la confianza del clínico en la precisión del diagnóstico debe ser más cautelosa.

- **Al determinar la probabilidad de que el patrón de consumo de sustancias/medicamentos pueda explicar los síntomas, considerar si la naturaleza, cantidad y duración del consumo de sustancias/medicamentos concuerdan con el desarrollo de los síntomas psiquiátricos observados.**

  Solo ciertas sustancias y medicamentos se sabe que están relacionados causalmente con determinados síntomas psiquiátricos. Además, la cantidad de sustancia o medicamento tomada y la duración del consumo deben estar por encima de cierto umbral para poder considerarse de forma razonable la causa de la sintomatología psiquiátrica. Por ejemplo, un estado de ánimo deprimido grave y persistente después del uso aislado de una pequeña cantidad de cocaína probablemente no debería considerarse atribuible al consumo de cocaína, aunque a veces el estado de ánimo deprimido se asocie a la abstinencia de cocaína. En las personas que son consumidoras habituales de sustancias, un cambio significativo de la cantidad consumida (ya sea un aumento considerable o una disminución de magnitud suficiente como para desencadenar síntomas de abstinencia) puede en algunos casos causar el desarrollo de síntomas psiquiátricos.

- **Considerar otros factores de la presentación que sugieran causas distintas de una sustancia o medicamento.**

  Entre estos factores están los antecedentes de varios episodios similares no relacionados con el uso de sustancias/medicamentos, una sólida historia familiar del trastorno psiquiátrico independiente que se considere y la presencia de hallazgos en el examen físico o las analíticas que sugieran que podría estar involucrada alguna afección médica no psiquiátrica. Considerar factores distintos del consumo de sustancias/medicamentos como causa de la presentación de síntomas psiquiátricos requiere un juicio clínico preciso (y a menudo esperar y observar) para poder sopesar las distintas probabilidades relativas en estas situaciones. Por ejemplo, una persona puede tener antecedentes familiares significativos de trastornos de ansiedad y aun así tener un ataque de pánico inducido por cocaína que no necesariamente presagie el desarrollo de un trastorno de pánico independiente.

2. **En algunos casos, el consumo de sustancias puede ser la consecuencia o una característica asociada (en lugar de la causa) de la sintomatología psiquiátrica.** No es raro que el comportamiento de tomar sustancias se considere una forma de automedicación para las dolencias psiquiátricas. Por ejemplo, una persona con trastorno de ansiedad independiente podría consumir alcohol en exceso por sus efectos sedantes y ansiolíticos. Una implicación interesante del uso de sustancias para automedicarse es que las personas con ciertos trastornos psiquiátricos a menudo eligen preferentemente ciertas clases de sustancias. Por ejemplo, los pacientes con síntomas negativos de esquizofrenia a menudo prefieren los estimulantes, mientras que los pacientes con trastornos de ansiedad suelen preferir los

depresores del SNC. La característica distintiva de todo trastorno psiquiátrico independiente con consumo secundario de sustancias es que el trastorno psiquiátrico independiente ocurre primero y/o existe en momentos de la vida de la persona en los que esta no consume ninguna sustancia. En la situación más clásica, el período de sintomatología psiquiátrica comórbida con el consumo de sustancias va precedido inmediatamente por un período de tiempo en el que la persona tenía la sintomatología psiquiátrica pero no consumía la sustancia. Por ejemplo, una persona que lleva 5 meses de consumo excesivo de alcohol y sintomatología depresiva podría referir que el consumo de alcohol comenzó en medio de un episodio depresivo mayor, tal vez como forma de contrarrestar el insomnio. Claramente, la validez de este juicio depende de la precisión del relato retrospectivo del paciente. Dado que esta información a veces es sospechosa, puede ser útil consultar con otros informantes (por ejemplo, familiares) o revisar el historial para documentar la presencia de síntomas psiquiátricos que tuvieran lugar en ausencia del consumo de sustancias.

3. **En otros casos, tanto el trastorno psiquiátrico como el consumo de sustancias pueden no estar inicialmente relacionados y ser relativamente independientes entre sí.** Las altas tasas de prevalencia tanto de los trastornos psiquiátricos como de los trastornos por consumo de sustancias significan que, por pura casualidad, se esperaría que algunos pacientes tuvieran dos patologías aparentemente independientes (aunque puede haber algún factor subyacente común que predisponga al desarrollo tanto del trastorno por consumo de sustancias como del trastorno psiquiátrico). Por supuesto, incluso si inicialmente son independientes, los dos trastornos pueden interactuar para exacerbarse mutuamente y complicar el tratamiento general. Esta relación independiente es esencialmente un diagnóstico realizado por exclusión. Cuando uno se enfrenta a un paciente que presenta tanto sintomatología psiquiátrica como consumo de sustancias, primero se debe descartar que uno esté causando el otro. La falta de relación causal en cualquiera de las direcciones es más probable si hay períodos en los que los síntomas psiquiátricos ocurren en ausencia del consumo de sustancias y si el consumo de sustancias ocurre en momentos no relacionados con la sintomatología psiquiátrica.

Después de decidir que determinado cuadro se debe a los efectos directos de una sustancia o medicamento, se determina cuál es el trastorno mental inducido por sustancias/medicamentos del DSM-5-TR que mejor describe la presentación. El DSM-5-TR incluye varios trastornos mentales inducidos por sustancias/medicamentos específicos, junto con la intoxicación por sustancias y la abstinencia de sustancias. Consultar el árbol de consumo excesivo o problemático de sustancias (2.28) en el capítulo 2, «Diagnóstico diferencial mediante árboles decisión», para conocer los pasos a dar para llegar a esta determinación. Consultar también la clasificación del DSM-5-TR, sección de «Trastornos relacionados con sustancias y trastornos adictivos» en el apéndice de este libro, para conocer los trastornos mentales inducidos por sustancias/medicamentos específicos de cada clase de sustancias.

Paso 3: Descartar un trastorno debido a otra afección médica

Tras descartar una etiología inducida por sustancias/medicamentos, el clínico determina a continuación si los síntomas psiquiátricos se deben o no a los efectos directos de una afección médica no psiquiátrica. Este paso y el anterior del diagnóstico diferencial conforman lo que tradicionalmente se consideraban las «exclusiones orgánicas» en psiquiatría, en las que se pedía al clínico que primero considerara y descartara las causas «físicas» de la sintomatología psiquiátrica. Aunque el DSM ya no utiliza palabras como *orgánico* o *físico*, para evitar el anacrónico dualismo mente-cuerpo implícito en tales términos, la necesidad de descartar primero sustancias y afecciones médicas no psiquiátricas como causas específicas de la sintomatología psiquiátrica sigue siendo crucial. Por razones similares, se evita la frase «debido a una afección médica» en el DSM debido a la posible implicación de que la sintomatología psiquiátrica y los trastornos mentales estén separados y sean distintos del concepto de «afecciones médicas». De hecho, desde la perspectiva de la clasificación de enfermedades, los trastornos psiquiátricos son solo un capítulo de la Clasificación Internacional de Enfermedades (CIE), al igual que las enfermedades infecciosas, las afecciones neurológicas y así sucesivamente. En consecuencia, cuando se utiliza la frase «debido a otra afección médica» en los nombres de los trastornos del DSM-5-TR, lo que realmente se quiere decir es que los síntomas se deben a una afección médica que está clasificada fuera del capítulo de los trastornos mentales de la CIE, es decir, una afección médica no psiquiátrica. En el texto del DSM-5-TR, la frase «afección médica» se modifica con adjetivos como *otra, otro* o *general* para aclarar que la afección etiológica, al igual que un trastorno mental, es una afección médica, pero se diferencia de las afecciones médicas psiquiátricas por no ser de naturaleza psiquiátrica.

Desde la perspectiva del diagnóstico diferencial, descartar una etiología médica no psiquiátrica es una de las distinciones más importantes y difíciles en el diagnóstico psiquiátrico. Es importante porque muchas personas con afecciones médicas no psiquiátricas tienen síntomas psiquiátricos como complicación de la afección médica y muchas personas con síntomas psiquiátricos tienen una afección médica subyacente. Las implicaciones terapéuticas de este paso del diagnóstico diferencial también son profundas. La identificación y el tratamiento adecuados de la afección médica no psiquiátrica subyacente pueden ser cruciales tanto para evitar complicaciones médicas como para reducir la sintomatología psiquiátrica.

Este diagnóstico diferencial puede ser difícil por cuatro razones: 1) los síntomas de algunos trastornos psiquiátricos y de muchas afecciones médicas no psiquiátricas pueden ser idénticos (por ejemplo, los síntomas de pérdida de peso y fatiga pueden atribuirse a un trastorno depresivo o de ansiedad, o a una afección médica no psiquiátrica); 2) a veces, los primeros síntomas de una afección médica son psiquiátricos (por ejemplo, la depresión que precede a otros síntomas en el cáncer de páncreas o en un tumor cerebral); 3) la relación entre la afección médica no psiquiátrica y los síntomas psiquiátricos puede ser complicada (por ejemplo, la depresión o la ansiedad como reacción psicológica a tener la afección médica no psiquiátrica frente a la afección médica como causa de la depresión o la ansiedad a través de su efecto fisiológico directo sobre el SNC), y 4) los pacientes psiquiátricos suelen ser atendidos en entornos principalmente orientados a la identificación y el tratamiento de trastornos mentales, en los que puede haber una menor expectativa y familiaridad con el diagnóstico de las afecciones médicas.

Prácticamente cualquier presentación psiquiátrica puede estar causada por los efectos fisiológicos directos de una afección médica no psiquiátrica, y estas presentaciones se diagnostican en el DSM-5-TR como uno de los trastornos mentales debidos a otra afección médica (por ejemplo, un trastorno depresivo debido a hipotiroidismo). No es difícil sospechar el posible papel etiológico de una afección médica no psiquiátrica si el paciente se encuentra en un hospital general o en un entorno ambulatorio de atención primaria. El verdadero desafío diagnóstico se produce en los entornos de salud mental, en los que la tasa base de afecciones médicas no psiquiátricas es mucho menor pero, no obstante, importante. Aunque no es factible (ni rentable) solicitar todas las pruebas de detección concebibles a todos los pacientes, es importante dirigir la historia clínica, el examen físico y las pruebas de laboratorio hacia el diagnóstico de aquellas afecciones médicas no psiquiátricas que se encuentran con más frecuencia y que probablemente expliquen los síntomas psiquiátricos presentados (por ejemplo, pruebas de función tiroidea para la depresión, imágenes cerebrales para los síntomas psicóticos de inicio tardío).

Una vez establecida la presencia de una afección médica no psiquiátrica, la siguiente tarea es determinar su relación etiológica, si la hubiera, con los síntomas psiquiátricos. Existen cinco posibles relaciones: 1) la afección médica no psiquiátrica causa los síntomas psiquiátricos a través de un efecto fisiológico directo en el cerebro; 2) la afección médica no psiquiátrica causa los síntomas psiquiátricos a través de un mecanismo psicológico (por ejemplo, síntomas depresivos en respuesta al diagnóstico de cáncer, diagnosticado como trastorno depresivo mayor o trastorno de adaptación); 3) la medicación tomada para la afección médica no psiquiátrica causa los síntomas psiquiátricos, en cuyo caso el diagnóstico es de trastorno mental inducido por medicación (v. «Paso 2: Descartar la etiología por sustancias» en este capítulo); 4) los síntomas psiquiátricos causan o afectan adversamente a la afección médica no psiquiátrica (por ejemplo, en este caso pueden indicarse los factores psicológicos que afectan a otras afecciones médicas), y 5) los síntomas psiquiátricos y la afección médica no psiquiátrica son coincidentes (por ejemplo, hipertensión y esquizofrenia). Sin embargo, en el mundo clínico real varias de estas relaciones pueden ocurrir simultáneamente con una etiología multifactorial (por ejemplo, un paciente tratado con un medicamento antihipertensivo que sufre un derrame cerebral puede desarrollar depresión debido a la combinación de los efectos directos del derrame en el cerebro, la reacción psicológica a la parálisis resultante y un efecto secundario del medicamento antihipertensivo).

Hay dos indicios que sugieren que la psicopatología está causada por el efecto fisiológico directo de una afección médica no psiquiátrica. Desafortunadamente, ninguno de ellos es infalible y siempre es necesaria la evaluación clínica.

- **La primera pista implica la naturaleza de la relación temporal y requiere considerar si los síntomas psiquiátricos:** *a)* **comienzan después del inicio de la afección médica no psiquiátrica,** *b)* **varían en gravedad con la gravedad de la afección médica y** *c)* **remiten cuando la afección médica se resuelve.** Cuando todas estas relaciones se pueden demostrar, se puede argumentar de manera bastante convincente que la afección médica no psiquiátrica ha causado los síntomas psiquiátricos; sin embargo, esta pista no establece que la relación sea fisiológica (la covariación temporal también podría deberse a una reacción psicológica a la afección médica no psiquiátrica). Además, a veces la relación temporal no es un buen indicador de la etiología subyacente. Por ejemplo, los síntomas psiquiátricos pueden ser el primer indicio de la afección médica no psiquiátrica y pueden preceder en meses o años a cualquier otra manifestación. Por el contrario, los síntomas psiquiátricos pueden ser una manifestación relativamente tardía que ocurre meses o años después de que la afección médica no psiquiátrica se haya establecido (por ejemplo, la depresión en la enfermedad de Parkinson).
- **La segunda pista para considerar una afección médica no psiquiátrica en el diagnóstico diferencial es si la presentación psiquiátrica es atípica en términos del patrón de síntomas, la edad de inicio o el curso.** Por ejemplo, la presentación demanda un examen médico cuando una pérdida de memoria o de peso importante acompaña a una depresión relativamente leve, o cuando una desorientación grave se acompaña de síntomas psicóticos. De manera similar, la primera aparición de un episodio maníaco en

un paciente anciano puede sugerir que hay una afección médica no psiquiátrica involucrada en su etiología. Sin embargo, la atipicidad no indica por sí sola una etiología médica no psiquiátrica, pues la heterogeneidad de los trastornos psiquiátricos independientes conduce a muchas presentaciones «atípicas».

No obstante, la conclusión más importante con respecto a esta tarea del diagnóstico diferencial es no pasar por alto las posibles afecciones médicas no psiquiátricas subyacentes que pudieran ser importantes. Establecer la naturaleza de la relación causal a menudo requiere una evaluación cuidadosa, un seguimiento longitudinal y ensayos de tratamiento.

Finalmente, si el clínico concluye que una afección médica no psiquiátrica es la responsable de los síntomas psiquiátricos, debe determinar cuál de los trastornos mentales debidos a otra afección médica del DSM-5-TR describe mejor la presentación. El DSM-5-TR incluye varios trastornos de este tipo, cada uno diferenciado por el cuadro sintomático predominante. Estos trastornos se incluyen en los diferentes árboles de decisión de este libro y son los siguientes: trastorno psicótico debido a otra afección médica, trastorno bipolar o relacionado debido a otra afección médica, trastorno depresivo debido a otra afección médica, trastorno de ansiedad debido a otra afección médica, trastorno obsesivo-compulsivo o relacionado debido a otra afección médica, delirium debido a otra afección médica, trastorno neurocognitivo mayor o leve debido a otra afección médica, cambio de personalidad debido a otra afección médica y otro trastorno mental especificado/no especificado debido a otra afección médica. Consultar también la clasificación del DSM-5-TR en el apéndice de este libro para conocer los trastornos específicos.

Paso 4: Determinar el trastorno mental independiente específico

Una vez descartados el uso de sustancias y las afecciones médicas no psiquiátricas como etiologías, el siguiente paso es determinar cuál de los trastornos mentales independientes del DSM-5-TR explica mejor la sintomatología presentada. Muchos de los grupos diagnósticos del DSM-5-TR (por ejemplo, trastornos del espectro de la esquizofrenia y otros trastornos psicóticos, trastornos de ansiedad, trastornos disociativos) están organizados en torno a síntomas comunes precisamente para facilitar este diagnóstico diferencial. Los árboles de decisión del capítulo 2 proporcionan los puntos de decisión necesarios para elegir entre los trastornos mentales independientes que pudieran explicar cada síntoma presentado. Una vez que el clínico ha seleccionado lo que parece ser el trastorno más probable, quizá desee revisar la tabla de diagnóstico diferencial pertinente en el capítulo 3, «Diagnóstico diferencial mediante tablas», para asegurarse de que se hayan considerado y descartado todos los demás posibles contendientes en el diagnóstico diferencial.

Paso 5: Diferenciar los trastornos de adaptación del resto de los trastornos especificados u otros trastornos mentales no especificados

Muchas de las presentaciones clínicas de los trastornos mentales (especialmente en los entornos ambulatorios y de atención primaria) no se ajustan a los patrones sintomáticos particulares de los criterios diagnósticos del DSM-5-TR o no alcanzan los umbrales de gravedad o duración establecidos para merecer uno de los diagnósticos específicos del DSM-5-TR. En tales situaciones, si la presentación sintomática es lo suficientemente grave como para causar un deterioro o malestar clínicamente significativos y refleja una disfunción de los procesos psicológicos, biológicos o de desarrollo subyacentes al funcionamiento mental del individuo (parte de la definición de trastorno mental del DSM-5-TR, p. 14), sigue siendo pertinente un diagnóstico de trastorno mental y la diferenciación se reduce a un trastorno de adaptación o a una de las categorías residuales de «otro especificado» o «no especificado». Si se considera clínicamente que los síntomas se han desarrollado como una respuesta desadaptativa a un estresor psicosocial, el diagnóstico será el de trastorno de adaptación. Si se juzga que no hay un estresor que sea responsable del desarrollo de los síntomas clínicamente significativos, entonces se puede diagnosticar la categoría relevante de «otro especificado» o «no especificado», eligiendo la categoría residual apropiada en función de cuál de los grupos diagnósticos del DSM-5-TR cubra mejor la presentación sintomática. Por ejemplo, si la presentación del paciente se caracteriza por síntomas depresivos que no cumplen los criterios de ninguno de los trastornos incluidos en el capítulo «Trastornos depresivos» del DSM-5-TR, entonces se diagnostica «otro trastorno depresivo especificado» o «trastorno depresivo no especificado» (se proporcionan reglas sobre cuál de estas dos categorías utilizar en el siguiente párrafo). Dado que las situaciones estresantes son una característica diaria en la vida de la mayoría de las personas, el juicio en este paso se centra más en si un estresor es la causa de los síntomas que en si hay un estresor presente.

El DSM-5-TR ofrece dos versiones de categorías residuales: otro trastorno mental especificado y trastorno mental no especificado. Como sugieren estos nombres, la diferenciación entre ambos depende de si el clínico elige especificar la razón por la cual la presentación sintomática no cumple los criterios de ninguna categoría específica de ese grupo diagnóstico. Si el clínico desea indicar la razón específica, el nombre del trastorno («otro trastorno mental especificado») va seguido de la razón por la cual la presentación no se ajusta a ninguna de las definiciones de los trastornos específicos. En algunos casos, la razón específica puede aparecer ya como uno de los ejemplos de cuadros que no cumplen los criterios diagnósticos de ninguna de las categorías específicas del grupo diagnóstico. Por ejemplo, si un paciente presenta un cuadro sintomático clínicamente significativo, caracterizado por 4 semanas de estado de ánimo deprimido la mayor parte del día, casi todos los días, acompañado solo por dos síntomas depresivos adicionales (por ejemplo, insomnio y fatiga), el clínico podría registrar: otro trastorno depresivo especificado, episodio depresivo con síntomas insuficientes, que aparece mencionado como tercer ejemplo de otro trastorno depresivo especificado. En otros casos, el clínico puede registrar su propia descripción de la presentación clínica (por ejemplo, otro trastorno disruptivo, de control de los impulsos y de la conducta especificado; comportamiento sexual compulsivo). Si el clínico decide no indicar la razón específica por la que la presentación no se ajusta a ninguno de los criterios diagnósticos específicos, se utiliza la designación de trastorno mental no especificado. Por ejemplo, si el clínico opta por no indicar la razón por la cual la presentación depresiva no encaja en ninguna de las categorías especificadas, en su lugar se realiza el diagnóstico de trastorno depresivo no especificado. El clínico también podría elegir la opción «no especificado» si no hay suficiente información para hacer un diagnóstico más específico y espera que se obtenga información adicional, o si considera que es lo mejor en interés del paciente no ser específico sobre la razón (por ejemplo, para evitar ofrecer información potencialmente estigmatizante sobre el paciente). Dado que las categorías residuales de otro trastorno mental especificado y trastorno mental no especificado difieren solo en cuanto a si el clínico elige indicar o no la razón por la que no se cumplen los criterios de ningún trastorno específico, a lo largo de este libro estas dos categorías se combinan en una sola para facilitar la referencia: «otro trastorno mental especificado/no especificado».

Paso 6: Establecer el límite entre con y sin trastorno mental

Generalmente, el último paso de cada uno de los árboles de decisión es establecer el límite entre la presencia y la ausencia de un trastorno mental. Esta decisión no es en absoluto la menos importante o la más fácil de tomar. Tomados individualmente, muchos de los síntomas incluidos en el DSM-5-TR son bastante comunes y no son por sí solos indicativos de la presencia de un trastorno mental. Durante el transcurso de la vida, la mayoría de las personas pueden experimentar períodos de ansiedad, depresión, insomnio o disfunción sexual que pueden considerarse como nada más que una parte esperada de la condición humana. Para dejar claro que no todas las personas que experimentan esto cumplen los requisitos diagnósticos de un trastorno mental, el DSM-5-TR incluye en la mayoría de los conjuntos de criterios un criterio que generalmente se formula más o menos de la siguiente manera: «El trastorno causa malestar o deterioro clínicamente significativos en las áreas sociales, ocupacionales u otras áreas importantes del funcionamiento». Conforme a este criterio, toda psicopatología debe provocar problemas clínicamente significativos para poder justificar un diagnóstico de trastorno mental. Por ejemplo, un diagnóstico de trastorno de deseo sexual hipoactivo masculino, que incluye el requisito de que el bajo deseo sexual cause malestar clínicamente significativo en el individuo, no se haría en un hombre con poco deseo sexual que no está actualmente en una relación y que no se siente particularmente molesto por su falta de deseo.

Desafortunadamente, pero de forma necesaria, el DSM-5-TR no intenta definir el término *clínicamente significativo*. El límite entre el trastorno y la normalidad solo puede establecerse mediante el juicio clínico, y no por reglas fijas. Lo que puede parecer clínicamente significativo está sin duda influenciado por el contexto cultural, el entorno en el que se ve al individuo, el sesgo del clínico, el sesgo del paciente y la disponibilidad de recursos. La «depresión» leve puede parecer mucho más clínicamente significativa en un entorno de atención primaria que en una sala de urgencias psiquiátricas o un hospital estatal, donde el énfasis se hace en la identificación y el tratamiento de dolencias mucho más incapacitantes.

En los entornos clínicos de salud mental, el juicio sobre si un cuadro es clínicamente significativo no suele ser un problema; el hecho de que la persona haya buscado ayuda automáticamente hace que la presentación sea «clínicamente significativa». Más desafiantes son las situaciones en las que el cuadro sintomático se descubre durante el tratamiento de otro trastorno mental o una afección médica no psiquiátrica, lo cual, dada la alta comorbilidad entre unos trastornos mentales y otros, y entre los trastornos mentales y las afecciones médicas no psiquiátricas, no es un hecho poco común. En general, si la presentación psiquiátrica comórbida requiere atención clínica y tratamiento, se considera clínicamente significativa.

Finalmente, algunas afecciones que pueden afectar al funcionamiento, como el duelo no complicado, pueden no reunir los requisitos de las categorías otro trastorno especificado o trastorno no especificado debido a que no representan una disfunción psicológica o biológica interna del individuo, como se requiere en la definición de trastorno mental del DSM-5-TR.

Tales presentaciones sintomáticas «normales» pero incapacitantes pueden ser dignas de atención clínica, pero no calificarse como trastornos mentales, y se les debe asignar en lo posible
un código (generalmente un código Z de la CIE-10-MC) del capítulo «Otras afecciones que
pueden ser objeto de atención clínica» del DSM-5-TR, que concluye la Sección II.

Diagnóstico diferencial y comorbilidad

El diagnóstico diferencial se basa generalmente en la idea de que el clínico elige un solo diagnóstico entre un grupo de diagnósticos competidores y mutuamente excluyentes para explicar
mejor una determinada presentación de síntomas. Por ejemplo, en un paciente que presenta
delirios, alucinaciones y síntomas maníacos, la pregunta es si el mejor diagnóstico es el de esquizofrenia, el de trastorno esquizoafectivo o el de trastorno bipolar con características psicóticas;
solo se puede dar uno de estos para describir la presentación actual. Sin embargo, muy a menudo
los diagnósticos del DSM-5-TR no son mutuamente excluyentes y la asignación de más de un
diagnóstico del DSM-5-TR a un paciente dado no solo está permitida, sino que es necesaria para
describir adecuadamente los síntomas presentados. Por lo tanto, el clínico puede necesitar consultar múltiples árboles de decisión en este libro para cubrir adecuadamente todos los aspectos
clínicamente significativos de la presentación del paciente. Por ejemplo, un paciente que presenta múltiples ataques de pánico inesperados, depresión significativa, atracones de comida y
consumo problemático de sustancias requeriría considerar los siguientes árboles de decisión:
ataques de pánico (2.14), estado de ánimo depresivo (2.10), cambio de apetito o peso, o comportamiento alimentario anormal (2.20) y consumo excesivo o problemático de sustancias (2.28).
Además, debido a la comorbilidad dentro de los grupos diagnósticos, pueden ser necesarias
múltiples pasadas por un mismo árbol de decisión para cubrir todos los diagnósticos posibles.
Por ejemplo, es bien conocido que, si un paciente tiene un trastorno de ansiedad (por ejemplo,
trastorno de ansiedad social), es más probable que tenga otros trastornos de ansiedad comórbidos (por ejemplo, trastorno de ansiedad por separación, trastorno de pánico). Sin embargo, el
árbol de la ansiedad (2.13) ayuda a diferenciar entre los diversos trastornos de ansiedad y, por lo
tanto, un pase por este árbol dará como resultado el diagnóstico de solo uno de los trastornos de
ansiedad. Se necesitan múltiples pases por el árbol de la ansiedad, respondiendo de manera
diferente a las preguntas clave cada vez, dependiendo de cuál sea el síntoma de ansiedad que se
esté enfocando actualmente, a fin de captar la comorbilidad.

Los usos de múltiples diagnósticos en sí mismo no es ni bueno ni malo siempre y cuando se
entiendan las implicaciones. Una visión ingenua y errónea de la comorbilidad podría asumir que
un paciente al que se le asigna más de un diagnóstico descriptivo tiene en realidad múltiples afecciones independientes. Esta, ciertamente, no es la única relación posible. De hecho, hay seis formas
diferentes en las que dos afecciones llamadas comórbidas pueden estar relacionadas entre sí:

1. La afección A puede causar o predisponer a la afección B.
2. La afección B puede causar o predisponer a la afección A.
3. Una afección subyacente C puede causar o predisponer tanto a la afección A como a la B.
4. Las afecciones A y B pueden, de hecho, formar parte de un síndrome unificado más com-
   plejo que se haya dividido artificialmente en el sistema de diagnóstico.
5. La relación entre las afecciones A y B puede estar artificialmente potenciada por superposición en la definición.
6. La comorbilidad es el resultado de una coocurrencia casual, que puede ser especialmente
   probable para aquellas afecciones que tienen altas tasas de base.

La naturaleza particular de estas relaciones a menudo es muy difícil de determinar. El punto principal a tener en cuenta es que, si un paciente «presenta» más de un diagnóstico del DSM-5-TR, ello no significa que haya más de un proceso fisiopatológico subyacente. En cambio, los diagnósticos del DSM-5-TR deben considerarse como bloques descriptivos útiles para comunicar la información diagnóstica.

Cómo utilizar el manual: Ejemplo de caso

Con el fin de demostrar cómo utilizar las herramientas de diagnóstico proporcionadas en este manual para determinar un diagnóstico diferencial, considerar el siguiente caso, adaptado de *DSM-5-TR Casos clínicos*, editado por John W. Barnhill, M.D. (pp. 36-38).[1]

> John Evans es un hombre blanco, soltero, de 25 años y desempleado, que durante años había acudido a un psiquiatra para tratar su psicosis, depresión, ansiedad y abuso de marihuana y alcohol.
>
> Después de una infancia aparentemente normal, el Sr. Evans comenzó a presentar ánimo disfórico, anhedonia, baja energía y aislamiento social a los 15 años. Alrededor de la misma época, el Sr. Evans comenzó a beber alcohol y a fumar marihuana todos los días. Además, desarrolló ataques de pánico recurrentes, marcados por la aparición repentina de palpitaciones, sudoración y pensamientos de que iba a morir. Estando en su estado más deprimido y ansioso, recibió dos veces una combinación de sertralina 100 mg/día y psicoterapia. En ambos casos, los síntomas depresivos más intensos mejoraron en pocas semanas y al cabo de unos meses suspendió la sertralina. Entre los episodios de depresión grave, generalmente se le veía triste, irritable y sin motivación. Su rendimiento escolar disminuyó alrededor del décimo grado y se mantuvo marginal durante el resto de la escuela secundaria. No asistió a la universidad, como sus padres esperaban, sino que vivía en casa y hacía trabajos ocasionales en el vecindario.
>
> Alrededor de los 20 años, el Sr. Evans tuvo un episodio psicótico en el que tuvo la convicción de haber asesinado a personas cuando tenía 6 años. Aunque no podía recordar quiénes eran esas personas ni las circunstancias, estaba absolutamente convencido de que aquello había sucedido, lo que le confirmaban voces constantes que lo acusaban de ser un asesino. También llegó a creer que otras personas lo castigarían por lo que había sucedido y, por lo tanto, temía por su vida. En las semanas siguientes se sintió culpable y obsesionado con la idea de que debería suicidarse cortándose las muñecas, lo que culminó en su hospitalización psiquiátrica. Aunque al ingreso predominaba la ansiedad, el Sr. Evans pronto se mostró muy deprimido, con anhedonia prominente, sueño deficiente y disminución del apetito y la concentración. Con el uso combinado de medicamentos antipsicóticos y antidepresivos, tanto la depresión como los síntomas psicóticos remitieron después de 4 semanas. Por lo tanto, la duración total del episodio psicótico fue de aproximadamente 7 semanas, cuatro de las cuales también se caracterizaron por un trastorno depresivo mayor. El Sr. Evans había sido hospitalizado con el mismo patrón de síntomas dos veces más antes de los 22 años, y cada uno de estos episodios había comenzado con varias semanas de delirios y alucinaciones relacionados con su convicción de que había asesinado a alguien cuando era niño, seguidos de una depresión aguda que duraría 1 mes más. Ambas recaídas habían tenido lugar mientras, al parecer, tomaba dosis razonables de medicamentos antipsicóticos y antidepresivos. Durante los 3 años previos a esta evaluación, el Sr. Evans había estado tomando clozapina y no había tenido ni alucinaciones ni delirios. También había tomado su medicación antidepresiva y había acudido a la

---

[1] Adaptado con permiso de Ahmed AO: «Triste y psicótico» en *DSM-5-TR Casos clínicos*. Editado por Barnhill JW. Washington, DC, American Psychiatric Association Publishing, 2023, pp. 36-38. Copyright © 2023 American Psychiatric Association Publishing.

psicoterapia de apoyo, aunque su ánimo disfórico, irritabilidad y falta de motivación nunca se resolvieron por completo.

La historia del Sr. Evans era significativa por el abuso de marihuana y alcohol, que había comenzado a los 15 años. Antes del inicio de la psicosis a los 20 años, fumaba varios porros de marihuana casi todos los días y bebía en exceso los fines de semana, habiendo ocasiones en las que perdía el conocimiento. Después del inicio de la psicosis redujo significativamente el consumo de marihuana y alcohol, con dos períodos de abstinencia de varios meses, pero continuó teniendo episodios psicóticos hasta los 22 años. Comenzó a asistir a grupos de Alcohólicos Anónimos y Narcóticos Anónimos, logró la sobriedad de la marihuana y el alcohol a los 23 años, y había permanecido sobrio durante los 2 años previos a esta evaluación.

Esta presentación de caso incluye tanto síntomas psicóticos prominentes (delirios y alucinaciones) como síntomas anímicos (depresión). Por lo tanto, el clínico puede comenzar el proceso de diagnóstico diferencial con cualquiera de los siguientes árboles de decisión: delirios (2.5), alucinaciones (2.6) o estado de ánimo deprimido (2.10). Dada la naturaleza especialmente prominente de los delirios, comenzamos primero con el árbol de los delirios (2.5). La primera pregunta, si las creencias son una manifestación de un sistema de creencias cultural o religioso sancionado, puede responderse con un «no» porque la creencia fija del Sr. Evans de que asesinó a personas cuando tenía 6 años no es una manifestación de ningún sistema de creencias sancionado y, por lo tanto, se considera propiamente un delirio. La siguiente pregunta, sobre si los delirios se deben a los efectos fisiológicos directos de alguna sustancia, debe considerarse seriamente dada la circunstancia de que sus delirios surgieron por primera vez a los 20 años, durante un período en el que fumaba varios porros de marihuana casi a diario. Para responder a esta pregunta, debemos considerar el paso 2 de los seis pasos de diagnóstico diferencial presentados anteriormente en este capítulo, que orienta sobre cómo descartar una etiología de sustancias. Al determinar si hay una relación causal entre el consumo de marihuana y los delirios, debemos determinar si se cumplen las tres condiciones siguientes: 1) que haya una relación temporal cercana entre el uso de marihuana y el inicio y mantenimiento de los delirios; 2) que el patrón de consumo de marihuana sea coherente (en términos de dosis y duración) con el desarrollo de los delirios, y 3) que no haya una explicación alternativa (es decir, no inducida por sustancias/medicamentos) para los delirios. Aunque no es común que la marihuana cause delirios floridos, el uso intensivo de marihuana en algunos individuos vulnerables puede provocar delirios durante la intoxicación, por lo que se cumple la segunda condición (es decir, el uso de sustancias es lo suficientemente intenso y/o prolongado como para inducir el síntoma). Sin embargo, al evaluar la primera condición, aunque los delirios surgieron durante un consumo intensivo de marihuana, el hecho de que persistieran en el hospital, cuando el Sr. Evans no la consumía, y luego volvieran a ocurrir cuando el uso de marihuana era mínimo, indica que los delirios no pueden explicarse como manifestación del consumo de marihuana. Por lo tanto, la respuesta a la segunda pregunta del árbol de los delirios, sobre si el cannabis es la etiología de los delirios, es «no». La ausencia de afecciones médicas no psiquiátricas que refiere el Sr. Evans también descarta la etiología médica y, por lo tanto, la respuesta a la siguiente pregunta también es «no».

Tras descartar las etiologías culturales y religiosas, inducidas por sustancias/medicamentos y médicas no psiquiátricas de los delirios del Sr. Evans, debemos diferenciar entre los trastornos psicóticos y anímicos independientes que pudieran explicar los delirios. La siguiente pregunta, sobre si los delirios han ocurrido solo en el contexto de un estado de ánimo elevado, expansivo o irritable, se responde con un «no» debido a la ausencia de antecedentes de síntomas maníacos o hipomaníacos. La pregunta siguiente, sobre si los delirios han ocurrido solo en el contexto de un estado de ánimo deprimido, también se responde con un «no» porque los delirios también ocurrieron en momentos en los que el Sr. Evans no estaba experimentando un episodio depresivo (es decir, cada episodio psicótico se caracteriza por un período de varias semanas de delirios antes del desarrollo de los síntomas depresivos graves).

El siguiente bloque de preguntas en el árbol de los delirios proporciona el diagnóstico diferencial de los delirios no limitados por el estado de ánimo. La pregunta sobre si los delirios duran 1 mes o más se responde con un «sí» (es decir, cada vez que ha habido delirios, estos han durado varias semanas), moviéndonos por primera vez a la derecha en el árbol de decisiones para considerar la distinción entre esquizofrenia, trastorno esquizofreniforme, trastorno esquizoafectivo, trastorno delirante y otro trastorno del espectro de la esquizofrenia o psicótico especificado. La pregunta siguiente sobre si los delirios van acompañados de otros síntomas psicóticos característicos de la esquizofrenia (es decir, alucinaciones, discurso desorganizado, comportamiento gravemente desorganizado o catatónico, o síntomas negativos) también se responde con un «sí», dado que, en el caso del Sr. Evans, los delirios de haber asesinado a una persona cuando era niño van acompañados de alucinaciones auditivas acusatorias. La siguiente pregunta (es decir, si hay antecedentes de episodios depresivos mayores o maníacos) se responde con un «sí» dada la historia de episodios depresivos mayores recurrentes, al igual que la pregunta siguiente (es decir, si durante un período ininterrumpido de la enfermedad, los síntomas psicóticos aparecen simultáneamente con los episodios anímicos), pues los delirios y las alucinaciones continuaron persistiendo después de que surgieran los episodios depresivos mayores, indicando así un período de superposición.

La siguiente pregunta, que proporciona la distinción diagnóstica diferencial crucial entre el trastorno esquizoafectivo y la esquizofrenia, inquiere si, durante un período ininterrumpido de enfermedad, los episodios anímicos han estado presentes durante la *mayoría* de la duración total de las fases activa y residual de la enfermedad. En el caso del Sr. Evans, cada uno de los episodios psicóticos estuvo presente durante aproximadamente 7-8 semanas, con alrededor de cuatro de esas semanas caracterizadas por la aparición simultánea de un episodio depresivo mayor grave. Por lo tanto, no es el caso de que los episodios anímicos estuvieran presentes durante la mayoría del tiempo durante un episodio ininterrumpido de la enfermedad, por lo que la pregunta se responde con un «sí», descartando los diagnósticos tanto de esquizofrenia como de trastorno esquizofreniforme. La siguiente pregunta, sobre si las ideas delirantes y las alucinaciones han ocurrido durante al menos 2 semanas en ausencia de un episodio depresivo mayor o un episodio maníaco, se responde con un «sí» (es decir, durante las primeras 3 o 4 semanas del episodio psicótico el Sr. Evans estaba ansioso, pero no presentaba un estado de ánimo deprimido significativo), lo que nos lleva a la rama terminal del árbol de las ideas delirantes (2.5) y al diagnóstico de trastorno esquizoafectivo. Cabe destacar que, dada la total concurrencia de las ideas delirantes y las alucinaciones durante los episodios psicóticos, si hubiéramos comenzado con el árbol de las alucinaciones (2.6) en lugar de con el árbol de las ideas delirantes (2.5), habríamos pasado por casi la misma secuencia de pasos para llegar al diagnóstico de trastorno esquizoafectivo, dada la similitud de la estructura ramificada de los árboles de los delirios y de las alucinaciones.

Alternativamente, podríamos haber abordado este caso desde la perspectiva de los graves síntomas depresivos del Sr. Evans y haber comenzado con el árbol del estado de ánimo depresivo (2.10). La primera pregunta de este árbol indaga sobre la posible etiología por sustancias de los síntomas depresivos. Aplicando los mismos principios discutidos en los párrafos anteriores con respecto a la relación entre el consumo de marihuana del Sr. Evans y sus delirios, esta pregunta también puede responderse de forma negativa porque, aunque el uso de marihuana es suficiente para causar un estado de ánimo deprimido, el hecho de que el Sr. Evans continuara experimentando episodios de depresión aguda después de dejar de consumir marihuana en grandes cantidades indica que, al igual que los delirios, su depresión no puede considerarse inducida por la marihuana. La siguiente pregunta es si la depresión se debe a los efectos fisiológicos directos de una afección médica no psiquiátrica, y esa pregunta también puede responderse con un «no» debido a la ausencia de antecedentes de problemas médicos. La siguiente pregunta es si el estado de ánimo deprimido formaba parte de un episodio depresivo mayor. La respuesta a esa pregunta es «sí», dado que los períodos depresivos que se desarrollaron después del inicio de los delirios y las alucinaciones se caracterizaron por aproximadamente 4 semanas de estado de ánimo disfórico, anhedonia prominente, sueño deficiente, disminución del apetito y reducción de la concentración, cumpliendo así los criterios sindrómicos del episodio depresivo mayor. Cabe destacar que el árbol de decisiones no termina en este punto, sino que el flujo diagnóstico continúa hacia delante porque el episodio depresivo mayor no es una entidad diagnóstica codificable en el DSM-5-TR, sino que constituye uno de los elementos básicos para los diagnósticos de trastorno bipolar I o II, trastorno depresivo mayor y trastorno esquizoafectivo. La siguiente pregunta, sobre la presencia de síntomas maníacos o hipomaníacos clínicamente significativos, se responde con un «no», lo que nos lleva a considerar la relación entre los episodios depresivos mayores y los síntomas psicóticos. La pregunta sobre si hay antecedentes de delirios o alucinaciones se responde con un «sí», lo que nos lleva a la pregunta crítica sobre si los delirios o las alucinaciones tienen lugar exclusivamente durante episodios maníacos o depresivos mayores. En el caso del Sr. Evans, los síntomas psicóticos no han ocurrido exclusivamente durante los episodios depresivos mayores (es decir, los delirios y las alucinaciones aparecieron en solitario durante 3-4 semanas antes del inicio del episodio depresivo), por lo que la respuesta a esta pregunta es «no». En este punto del árbol del estado de ánimo depresivo (2.10), en lugar de ofrecerse preguntas adicionales, se nos dice que hay un trastorno del espectro de la esquizofrenia o psicótico de otro tipo presente, y se nos pide ir al árbol de los delirios (2.5) o al árbol de las alucinaciones (2.6) para el diagnóstico diferencial, lo que conduce al diagnóstico de trastorno esquizoafectivo.

Después de llegar al diagnóstico de trastorno esquizoafectivo a través del uso de los árboles de decisión, podemos consultar la clasificación del DSM-5-TR en el apéndice para obtener el código diagnóstico del trastorno esquizoafectivo y/o podemos revisar la tabla de diagnóstico diferencial del trastorno esquizoafectivo en el capítulo 3 (Tabla 3.2.2) para confirmar que los principales contendientes del diagnóstico de trastorno esquizoafectivo se han descartado adecuadamente. Los dos principales contendientes diagnósticos en este caso son la esquizofrenia y el trastorno depresivo mayor con características psicóticas. En consecuencia, la tabla de diagnóstico diferencial del trastorno esquizoafectivo señala que la esquizofrenia se diferencia del trastorno esquizoafectivo en que la primera se caracteriza por episodios de ánimo que «han estado presentes durante una minoría de la duración total de los períodos activos y residuales de la enfermedad». En el caso del Sr. Evans, cada episodio de la enfermedad se caracterizó por la presencia de un episodio depresivo mayor durante más de la mitad del tiempo (es decir, aproximadamente 4 semanas) de la duración total (es decir, 7-8 semanas), descartando así el diagnóstico de esquizofrenia. Además, la tabla también señala que el trastorno esquizoafectivo se diferencia del trastorno depresivo mayor con características psicóticas por el hecho de que el trastorno depresivo mayor con características psicóticas se caracteriza por síntomas psicóticos que ocurren exclusivamente durante los episodios depresivos mayores. En el caso del Sr. Evans, los síntomas psicóticos no estaban confinados exclusivamente a los episodios depresivos, descartándose así el diagnóstico de trastorno depresivo mayor con características psicóticas.

Diagnóstico diferencial mediante árboles de decisión

El diagnóstico diferencial es el alma de todo encuentro clínico inicial y el comienzo de todo plan de tratamiento. El clínico debe determinar qué trastornos son posibles candidatos a considerar y luego elegir entre ellos el trastorno (o los trastornos) que mejor explique los síntomas presentados. El mayor problema encontrado en el diagnóstico diferencial es la tendencia al cierre prematuro al llegar a un diagnóstico final. Estudios de ciencias cognitivas han indicado que los clínicos suelen decidir el diagnóstico en los primeros 5 minutos del encuentro con el paciente y luego pasan el resto de la evaluación interpretando (y a menudo malinterpretando) la información obtenida a través de este sesgo diagnóstico. Las impresiones iniciales pueden ser valiosas para sugerir qué preguntas deben hacerse y qué hipótesis deben probarse. Desafortunadamente, sin embargo, las primeras impresiones a veces son erróneas, especialmente porque el estado actual del paciente puede no reflejar fielmente el curso longitudinal. Un diagnóstico preciso requiere una consideración metódica de todos los posibles contendientes en el diagnóstico diferencial.

Quizás la mejor manera de evitar llegar prematuramente a una conclusión diagnóstica es abordar el problema de abajo arriba, generando el diagnóstico diferencial partiendo de los síntomas presentados. Este capítulo del manual, que incluye 30 árboles de decisión orientados a los síntomas, facilita este proceso. Cada árbol de decisión comienza con un síntoma particular y luego muestra nodos de decisión para determinar qué diagnóstico puede explicarlo mejor. Con cualquier paciente dado pueden aplicarse (y a menudo se aplican) varios árboles. En muchos casos, seguir las ramas de los diferentes árboles de decisión pertinentes llevará al mismo diagnóstico, sugiriendo que los síntomas presentados constituyen un solo síndrome. En otros casos se puede indicar más de un diagnóstico.

El primer paso para utilizar estos árboles de decisión es determinar cuáles son aplicables al cuadro clínico. Las listas de los árboles de decisiones incluidos en este manual están organizadas de tres formas diferentes para facilitar la búsqueda de los relevantes. Al final de esta introducción al capítulo 2 se proporcionan dos listas: la primera enumera los árboles de decisión siguiendo el orden de los grupos diagnósticos del DSM-5-TR (los árboles relacionados con los cuadros referentes al neurodesarrollo se enumeran primero, los árboles relacionados con los cuadros psicóticos en segundo lugar, y así sucesivamente) y la segunda lista está organizada según cada dominio del examen del estado mental (árboles relacionados con el estado de ánimo/afecto, árboles relacionados con el comportamiento, y así sucesivamente). Por último al final de este manual se incluye un índice alfabético de los árboles de decisiones, así como un índice alfabético de las tablas de diagnóstico diferencial cubiertas en el capítulo 3.

Cada árbol de decisión se presenta de manera estandarizada. El síntoma principal de cada árbol se muestra en negrita dentro de un recuadro sombreado en azul en la parte superior izquierda. Los recuadros del extremo derecho, los diagnósticos resultantes, se indican con sombreado azul y borde grueso; estos muestran todos los trastornos que deben considerarse en el diagnóstico diferencial del síntoma principal. En estos recuadros (es decir, los diagnósticos resultantes), los números entre paréntesis después del diagnóstico o los diagnósticos se refieren a la tabla de diagnóstico diferencial correspondiente del capítulo 3. Los recuadros intermedios no sombreados son los nodos de decisión, que indican cómo se descartan o se confirman los diferentes trastornos. El clínico debe considerar la afirmación que aparece en el recuadro de decisión y luego seguir la rama «S», si la respuesta es «sí», y la rama «N», si la respuesta es «no». Algunos recuadros intermedios no son nodos de decisión en sí mismos, sino que representan conclusiones diagnósticas intermedias y, por lo tanto, carecen de las opciones «S» y «N». Por ejemplo, el árbol del estado de ánimo elevado o expansivo (2.8) incluye recuadros intermedios en los que se afirma la presencia de un episodio maníaco o un episodio hipomaníaco, reflejando el hecho de que el episodio maníaco y el episodio hipomaníaco son elementos fundamentales para los diagnósticos de trastorno bipolar I y trastorno bipolar II.

En la mayoría de los árboles de decisión, el primer o segundo nodo se refiere a si la presentación se debe o no a los efectos fisiológicos directos de una sustancia o medicamento; si es así, el diagnóstico es el de un trastorno mental inducido por sustancias/medicamentos. En la mayoría de los casos se señalan las clases específicas de sustancias conocidas por inducir la presentación sintomática correspondiente al punto de entrada del árbol de decisión, y la lista de sustancias adopta el mismo formato utilizado en la tabla 1 («Diagnósticos asociados a una clase de sustancias») al principio del capítulo «Trastornos relacionados con sustancias y trastornos adictivos» del DSM-5-TR, en el que «(I)» indica que el síntoma inducido por la sustancia tiene su inicio durante la intoxicación, «(A)» indica que su inicio ocurre durante la abstinencia de la sustancia, y «(I/A)» indica que el síntoma puede tener su inicio durante la intoxicación o la abstinencia.

Se debe tener en cuenta que las designaciones separadas del DSM-5-TR para las categorías residuales (por ejemplo, otro trastorno de ansiedad especificado y otro trastorno de ansiedad no especificado) se han combinado en una sola categoría residual (por ejemplo, otro trastorno de ansiedad especificado/no especificado). Estos diagnósticos solo difieren en cuanto a si el clínico elige especificar la razón por la que no se cumplen los criterios de un trastorno específico («otro especificado») o elige no especificar nada («no especificado»).

El clínico siempre debe tener en cuenta que los árboles de decisión no son más que una visión general del sistema diagnóstico del DSM-5-TR y una guía para el diagnóstico diferencial. Siempre se requiere juicio clínico en la evaluación de cada nodo de decisión. Además, cuando el clínico ha llegado a un diagnóstico resultante del árbol (es decir, un «diagnóstico final"), es importante revisar el conjunto real de criterios del DSM-5-TR del trastorno en cuestión para asegurarse de que se han cumplido efectivamente todos los criterios de ese trastorno. Esta confirmación es necesaria por dos razones. En primer lugar, los árboles de decisión contienen solo versiones resumidas de los criterios diagnósticos del DSM-5-TR, y no el texto completo de los criterios. En segundo lugar, los árboles de decisión solo incluyen una selección de criterios de entre el conjunto de todos ellos, es decir, aquellos criterios diagnósticos que diferencian entre los diversos trastornos del DSM-5-TR. Es preciso repasar los conjuntos completos de criterios diagnósticos del DSM-5-TR para asegurarse de que el caso cumple con el conjunto completo de características diagnósticas requeridas y de requisitos de curso (por ejemplo, persistencia, duración mínima); en su mayor parte, estos no están incluidos en los árboles de decisión.

Muchos de los árboles de decisión siguen un formato estándar que refleja el proceso de pensamiento paso a paso utilizado en la realización de un diagnóstico diferencial, presentado en el capítulo 1 de este manual. La primera consideración es si el síntoma en particular es el resultado de los efectos fisiológicos directos del uso de sustancias (incluidos los medicamentos) o una afección médica no psiquiátrica (pasos 2 y 3 del capítulo 1). Los siguientes pasos del árbol de decisión suelen abarcar los trastornos mentales independientes que pueden dar cuenta del síntoma (paso 4). Los nodos de decisión finales de la mayoría de los árboles de decisión facilitan el diagnóstico diferencial de aquellas presentaciones que no se ajustan a, o que no alcanzan el umbral de, determinado diagnóstico específico del DSM-5-TR. Estos nodos de decisión diferencian entre el trastorno de adaptación, la categoría residual de otro trastorno especificado o no especificado, y la ausencia de trastorno mental (pasos 5 y 6). El paso importante de considerar si el síntoma presentado ha sido fingido (como en la simulación o el trastorno facticio) se ha incluido explícitamente en los siguientes árboles de decisión: síntomas somáticos o ansiedad por enfermedad o el aspecto físico (2.19), pérdida de memoria o deterioro de la memoria (2.29) y deterioro cognitivo (2.30), ya que estos son los tipos de síntomas que se simulan con mayor frecuencia. Sin embargo, como se comenta en el paso 1 del capítulo 1, estar atento a la posibilidad de que los síntomas puedan haber sido fingidos es algo aplicable a la evaluación de todos los síntomas presentados, especialmente en ciertos contextos y entornos (por ejemplo, forenses).

Como se ha señalado anteriormente, el orden de los 30 árboles de decisión de este manual corresponde aproximadamente a la organización de los trastornos del DSM-5-TR. Las siguientes listas muestran los árboles de decisión organizados por: 1) agrupación diagnóstica del DSM-5-TR y 2) dominio del examen del estado mental.

Árboles de decisión organizados por agrupación diagnóstica del DSM-5-TR

Presentaciones de trastornos del neurodesarrollo

Esquizofrenia y otras manifestaciones psicóticas

Árboles de decisión organizados por agrupación diagnóstica del DSM-5-TR
(*continuación*)

Árboles de decisión organizados por dominio del examen del estado mental

Estado de ánimo/afecto

Comportamiento

Motor

Cognición

Forma del pensamiento/habla

Contenido del pensamiento

Alteración perceptiva

Síntomas somáticos

Características de la personalidad

Sueño/comida/sexo

Árboles de decisión organizados por dominio del examen del estado mental (*continuación*)

Funcionamiento

2.1   Bajo rendimiento escolar

Factores etiológicos

2.17   Traumas o factores de estrés psicosocial involucrados en la etiología

2.28   Consumo excesivo o problemático de sustancias

2.1 Árbol de decisión del bajo rendimiento escolar

El bajo rendimiento escolar es un aspecto demasiado común y muy inespecífico de la infancia y la adolescencia. Por un lado, los clínicos ciertamente no deben asumir que todo mal estudiante tiene un trastorno mental subyacente en su bajo rendimiento académico. Por otro lado, la mayoría (si no todos) de los trastornos mentales que aparecen en los niños probablemente afectarán negativamente al rendimiento escolar, no siendo infrecuente que la queja principal sean los problemas académicos.

En la evaluación de las causas del bajo rendimiento escolar generalmente se incluirán pruebas para medir el coeficiente intelectual general y los déficits en las distintas habilidades académicas (por ejemplo, lectura, matemáticas, escritura, lenguaje expresivo y receptivo). Para hacer un diagnóstico definitivo de trastorno del neurodesarrollo, el DSM-5-TR requiere que las dificultades de aprendizaje o de comunicación estén sustancial y cuantificablemente por debajo de lo que sería de esperar para la edad del individuo, y que dichas dificultades interfieran sustancialmente con el rendimiento escolar, laboral o social. El siguiente paso es una evaluación cuidadosa de los posibles trastornos psiquiátricos que pudieran haber afectado al rendimiento escolar. Esto implica una historia clínica detallada (complementada con informes de padres, maestros y pediatras), la observación clínica y una evaluación del posible consumo de sustancias. Por ejemplo, ¿está el bajo rendimiento escolar asociado a déficits de la función intelectual y adaptativa (como en el trastorno del desarrollo intelectual)? ¿Existen déficits significativos en el uso social de la comunicación verbal y no verbal (como en el trastorno del espectro autista y el trastorno de la comunicación social [pragmático])? ¿Existen síntomas clínicamente significativos de falta de atención y/o comportamiento hiperactivo-impulsivo en dos o más entornos diferentes (como en el trastorno de déficit de atención/hiperactividad)? ¿Existen rabietas frecuentes e incontrolables además de un estado basal de irascibilidad e irritabilidad persistentes (como en el trastorno disruptivo del estado de ánimo)? ¿Hay un patrón de comportamientos antisociales como el absentismo escolar (como en el trastorno de la conducta)? ¿Existe rechazo al colegio por incapacidad de separarse de las figuras de apego (como en el trastorno de ansiedad por separación)? ¿Existe un estado de ánimo deprimido clínicamente significativo (como en el trastorno depresivo mayor)? Debido a que los trastornos del neurodesarrollo y otros trastornos mentales concurren frecuentemente, es importante evaluar todas las posibilidades del árbol (lo que puede requerir recorrer el árbol varias veces) y hacer los diagnósticos que correspondan.

La presencia de un trastorno psiquiátrico no garantiza que este sea la causa del rendimiento escolar problemático. Otros factores (por ejemplo, malos hábitos de trabajo, ver demasiada televisión o jugar a videojuegos en exceso, falta de motivación, mala escolarización, entorno familiar o comunitario disruptivo) también pueden desempeñar un papel significativo. Ocasionalmente, el trastorno psiquiátrico (por ejemplo, trastorno de adaptación, trastorno negativista desafiante, trastorno depresivo mayor) puede ser más consecuencia que causa del mal rendimiento escolar.

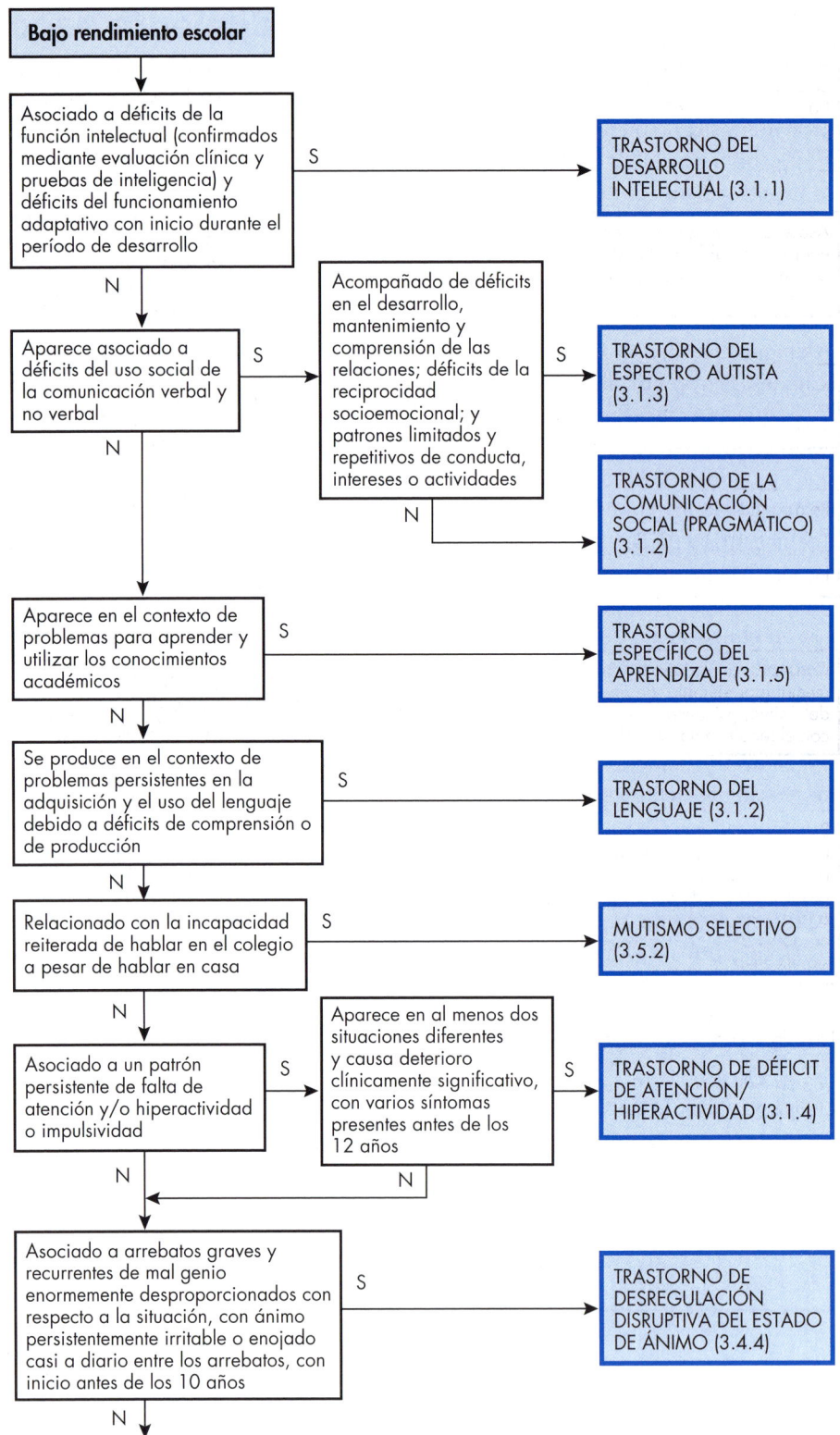

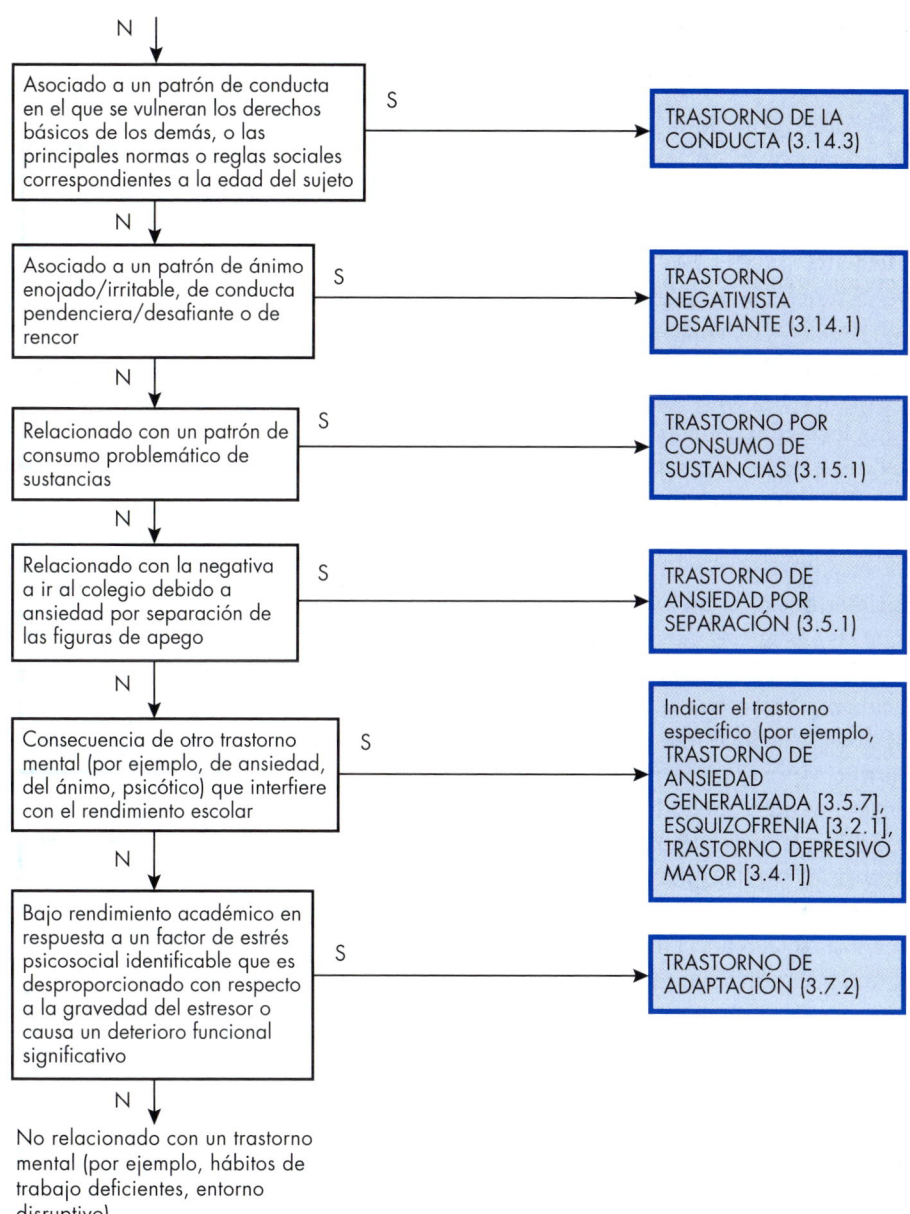

N

Asociado a un patrón de conducta en el que se vulneran los derechos básicos de los demás, o las principales normas o reglas sociales correspondientes a la edad del sujeto — S → TRASTORNO DE LA CONDUCTA (3.14.3)

N

Asociado a un patrón de ánimo enojado/irritable, de conducta pendenciera/desafiante o de rencor — S → TRASTORNO NEGATIVISTA DESAFIANTE (3.14.1)

N

Relacionado con un patrón de consumo problemático de sustancias — S → TRASTORNO POR CONSUMO DE SUSTANCIAS (3.15.1)

N

Relacionado con la negativa a ir al colegio debido a ansiedad por separación de las figuras de apego — S → TRASTORNO DE ANSIEDAD POR SEPARACIÓN (3.5.1)

N

Consecuencia de otro trastorno mental (por ejemplo, de ansiedad, del ánimo, psicótico) que interfiere con el rendimiento escolar — S → Indicar el trastorno específico (por ejemplo, TRASTORNO DE ANSIEDAD GENERALIZADA [3.5.7], ESQUIZOFRENIA [3.2.1], TRASTORNO DEPRESIVO MAYOR [3.4.1])

N

Bajo rendimiento académico en respuesta a un factor de estrés psicosocial identificable que es desproporcionado con respecto a la gravedad del estresor o causa un deterioro funcional significativo — S → TRASTORNO DE ADAPTACIÓN (3.7.2)

N

No relacionado con un trastorno mental (por ejemplo, hábitos de trabajo deficientes, entorno disruptivo)

2.2 Árbol de decisión de los problemas de conducta de un niño o adolescente

Una razón común para derivar a un niño o adolescente a un profesional de la salud mental es la de solicitar una evaluación o un posible tratamiento para un problema de conducta. Sin embargo, cabe destacar que muchos de los problemas de conducta que se observan en niños o adolescentes no se deben a un trastorno mental. En algunos casos, los problemas de conducta no son lo suficientemente graves o prolongados como para justificar un diagnóstico de trastorno mental. En otros, el problema es más la consecuencia de una alteración del entorno familiar que una alteración principalmente del propio niño. Por último, hay algunos problemas de conducta muy graves (por ejemplo, tiroteos, atracos, violaciones) que se producen por razones ajenas al ámbito de los trastornos mentales cubiertos en el DSM-5-TR (por ejemplo, por venganza).

Los problemas de conducta de inicio en la infancia suelen asociarse particularmente al trastorno de déficit de atención/hiperactividad, al trastorno negativista desafiante, al trastorno disruptivo del estado de ánimo, al trastorno del espectro autista, al trastorno de movimientos estereotipados y al trastorno del desarrollo intelectual (discapacidad intelectual). La diferenciación entre ellos suele ser sencilla y se determina mediante la consideración de los síntomas acompañantes.

Un primer inicio de problemas de comportamiento durante la adolescencia sugiere claramente que las sustancias pueden desempeñar un papel importante. Los problemas de comportamiento pueden ser el resultado del efecto directo de la sustancia sobre el cerebro (como en la intoxicación por sustancias), pueden ser el subproducto de un trastorno por consumo de sustancias (por ejemplo, actividades ilegales asociadas con la obtención) o pueden estar motivados por algún beneficio (por ejemplo, un plan para enriquecerse rápidamente como traficante de drogas). Otros trastornos que a menudo tienen inicio en la infancia tardía o la adolescencia temprana son el tipo de inicio en la adolescencia del trastorno de la conducta (que tiene un mejor pronóstico que el tipo de inicio en la infancia, que ocurre antes de los 10 años), el trastorno depresivo mayor, el trastorno bipolar, la esquizofrenia, la cleptomanía y la piromanía. El trastorno de la conducta que comienza en la infancia (es decir, antes de los 10 años) es particularmente preocupante y se asocia a una mayor incidencia de violencia, peores relaciones con los demás y más probabilidades de que el niño se convierta en un adulto con trastorno de la personalidad antisocial.

Los problemas de conducta que ocurren en respuesta a un estresor psicosocial sugieren: bien un diagnóstico de trastorno de estrés postraumático o de trastorno de estrés agudo, si el estresor es de naturaleza particularmente traumática y los problemas de conducta van acompañados de síntomas intrusivos asociados con el suceso traumático, evitación de recordatorios del suceso y un cambio en la cognición, el estado de ánimo y la activación; o bien un diagnóstico de trastorno de adaptación.

Si los problemas de conducta no están cubiertos por ninguno de los nodos de decisión vistos hasta ahora y los problemas son clínicamente significativos y representan una disfunción psicológica o biológica en el individuo, se aplicarían las categorías residuales: otro trastorno disruptivo, del control de los impulsos y de la conducta especificado/no especificado, dependiendo de si el clínico desea registrar la presentación sintomática en el expediente (en cuyo caso se utilizaría «otro trastorno disruptivo, del control de los impulsos y de la conducta especificado», seguido de la razón específica) o no lo desea (en cuyo caso se utilizaría «trastorno disruptivo, del control de los impulsos y de la conducta no especificado»). De lo contrario, los problemas de conducta se considerarían problemáticos, pero no indicativos de un trastorno mental, lo que podría justificar la asignación del código Z72.810 Comportamiento antisocial en niños o adolescentes, que está incluido en el capítulo «Otras afecciones que pueden ser objeto de atención clínica» del DSM-5-TR.

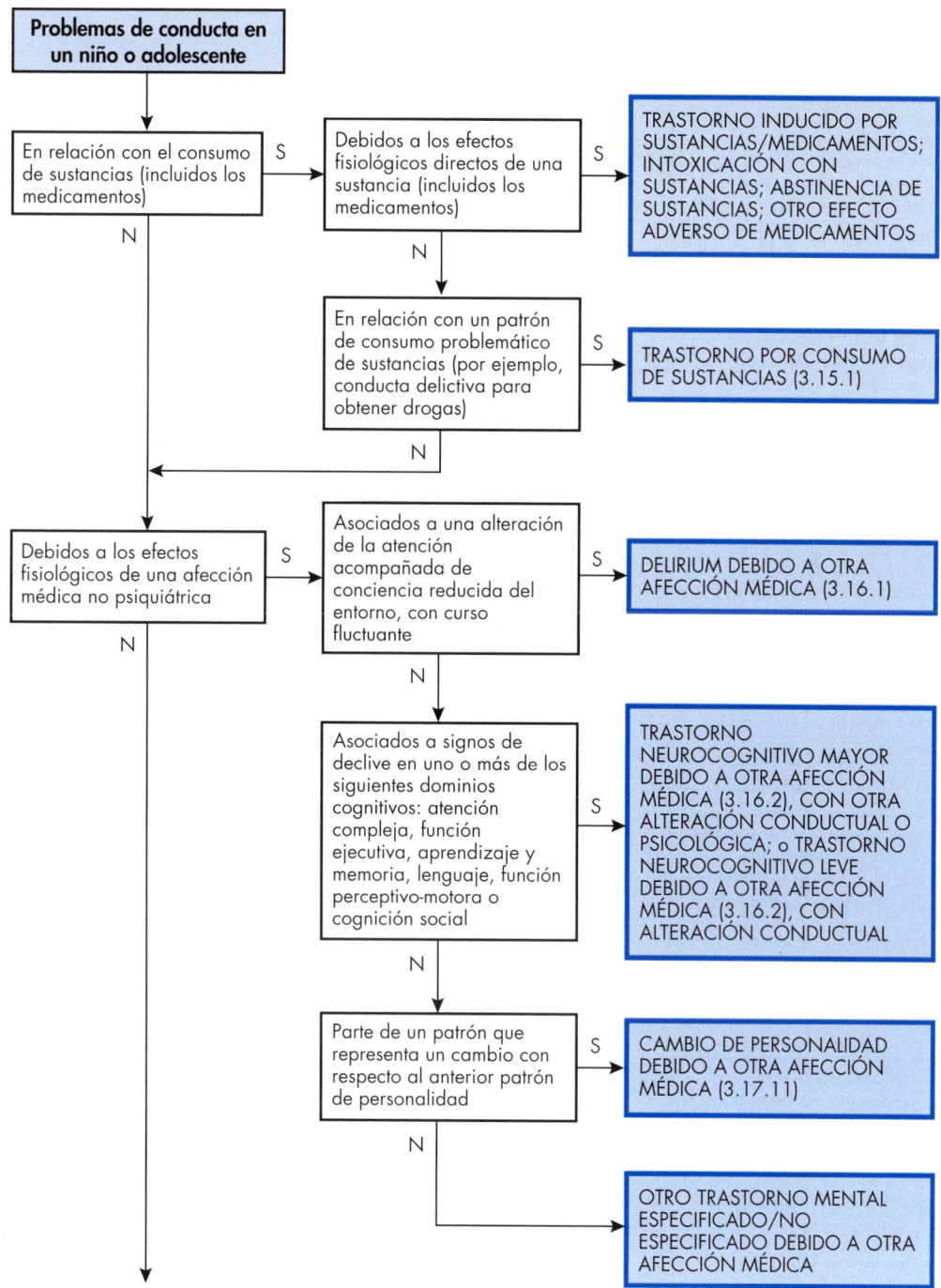

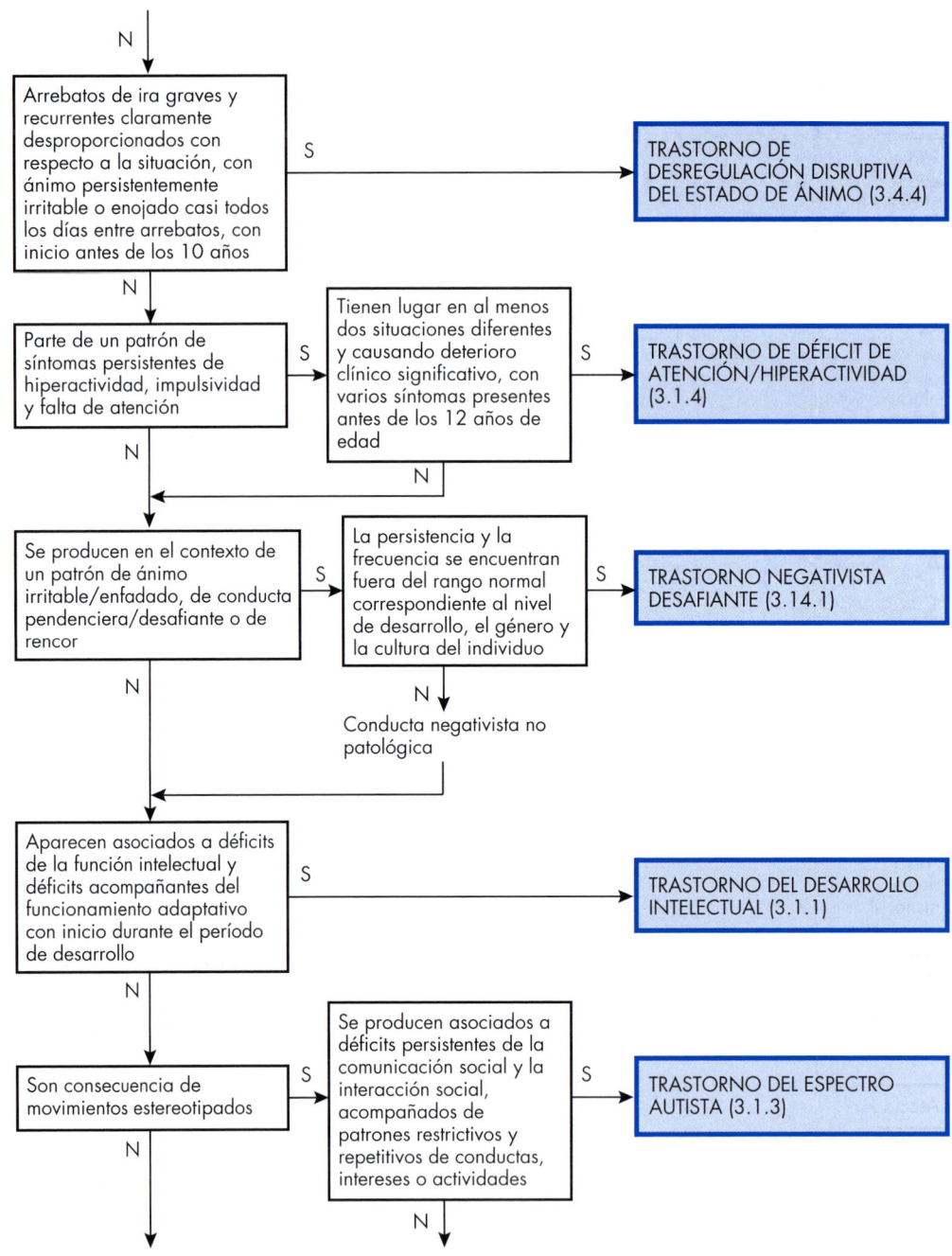

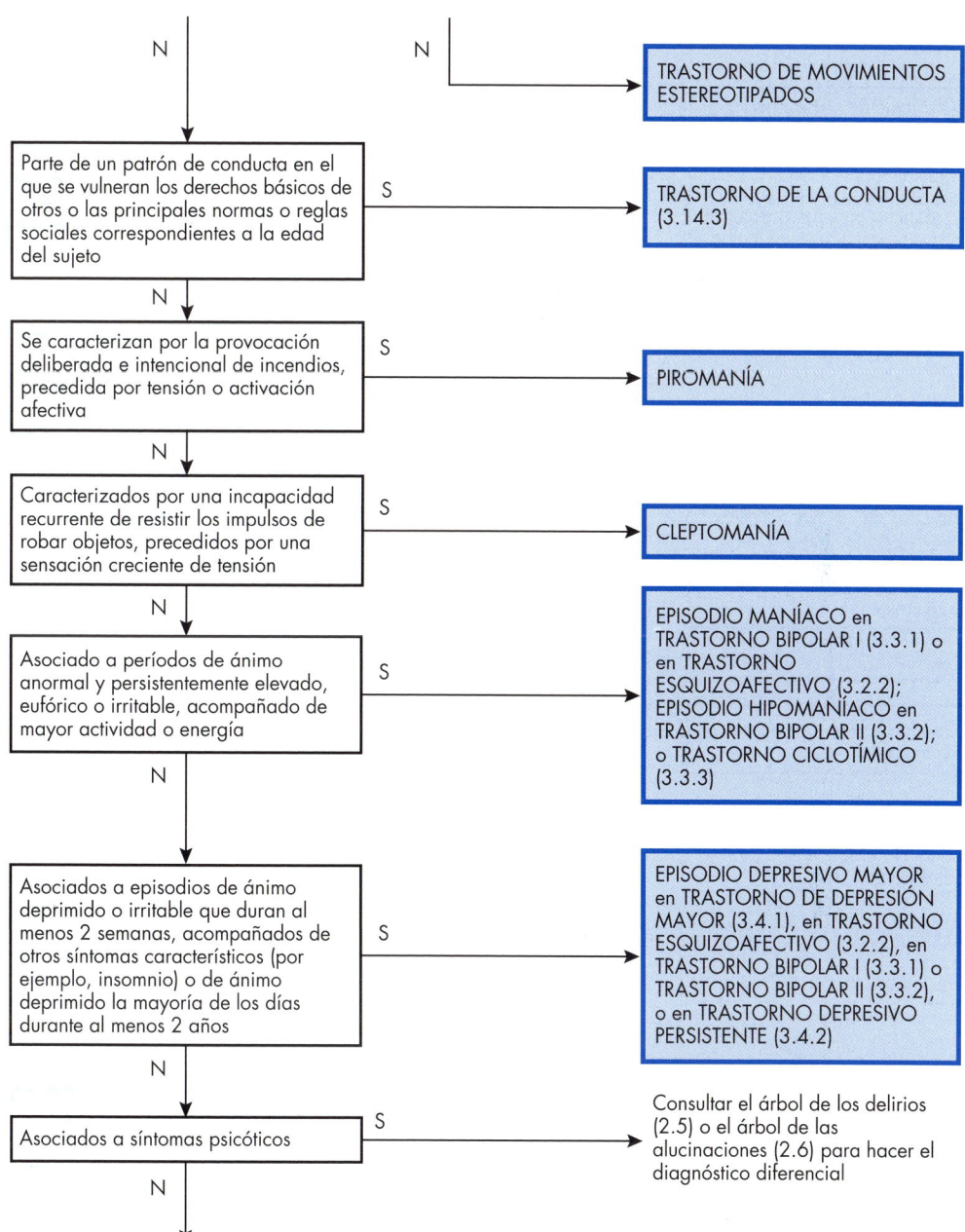

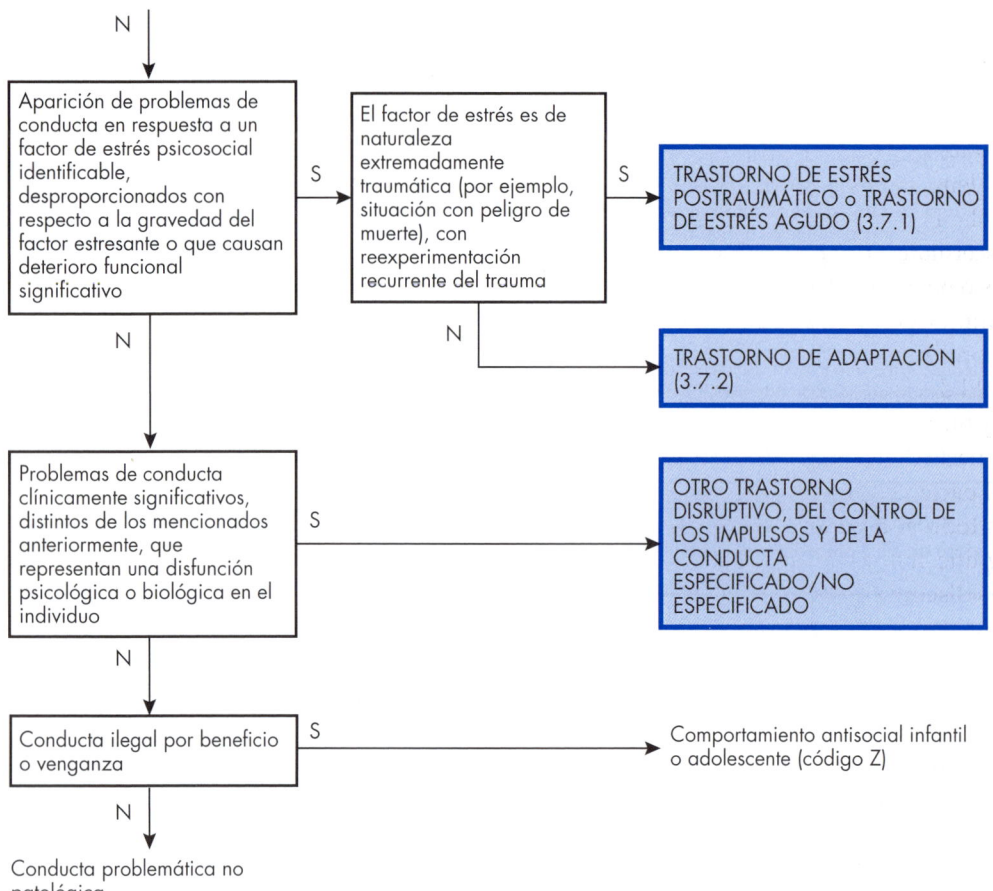

N

Aparición de problemas de conducta en respuesta a un factor de estrés psicosocial identificable, desproporcionados con respecto a la gravedad del factor estresante o que causan deterioro funcional significativo

S →

El factor de estrés es de naturaleza extremadamente traumática (por ejemplo, situación con peligro de muerte), con reexperimentación recurrente del trauma

S →

TRASTORNO DE ESTRÉS POSTRAUMÁTICO o TRASTORNO DE ESTRÉS AGUDO (3.7.1)

N

TRASTORNO DE ADAPTACIÓN (3.7.2)

N

Problemas de conducta clínicamente significativos, distintos de los mencionados anteriormente, que representan una disfunción psicológica o biológica en el individuo

S →

OTRO TRASTORNO DISRUPTIVO, DEL CONTROL DE LOS IMPULSOS Y DE LA CONDUCTA ESPECIFICADO/NO ESPECIFICADO

N

Conducta ilegal por beneficio o venganza

S →

Comportamiento antisocial infantil o adolescente (código Z)

N

Conducta problemática no patológica

2.3 Árbol de decisión de las alteraciones del habla

El árbol de decisión de las alteraciones del habla abarca varios tipos de psicopatología que pueden manifestarse en la capacidad de la persona para hablar o en la calidad del habla. La *producción del habla alterada* puede estar relacionada con problemas en la adquisición y el uso del lenguaje, con la capacidad de articular palabras de forma inteligible o con la fluidez del habla. El *discurso desorganizado* se caracteriza por el cambio de un tema a otro sin conexión discernible o por proporcionar respuestas a preguntas que solo están oblicuamente relacionadas o no están relacionadas con la pregunta. Otras alteraciones del habla son los déficits de la comprensión y el seguimiento de las reglas sociales de la comunicación verbal, el habla lenta o apresurada, y el habla repetitiva o estereotipada.

El discurso desorganizado es uno de los síntomas más difíciles de diagnosticar porque no hay un estándar por el cual juzgar cuándo un discurso es «desorganizado». Este juicio depende, en parte, de la capacidad del clínico para comprender y del patrón de producción del habla del paciente. Además, nadie habla en frases lógicamente coherentes y sintácticamente correctas todo el tiempo. Muchos clínicos y aprendices tienden a interpretar como clínicamente significativa un habla ligeramente ilógica, denominándola «laxitud de asociaciones». Los tipos de «discurso desorganizado» cubiertos en este árbol de decisión deberían ser obvios incluso para el observador más casual. Si al clínico le resulta difícil decidir si el habla de un paciente está desorganizada o no, entonces probablemente no debería considerarse patológica.

Una vez que se establece que el individuo tiene una alteración del habla, la siguiente tarea es determinar cuál de los muchos trastornos mentales posibles lo explica mejor. Esto suele requerir una evaluación del contexto y de los síntomas acompañantes. La alteración del habla en el delirium va acompañado de un trastorno de la atención y la conciencia, mientras que la alteración del habla del trastorno neurocognitivo mayor o leve va acompañado de otros déficits cognitivos. La afasia (alteración de la comprensión o transmisión de ideas a través del lenguaje debido a una lesión o enfermedad de los centros cerebrales implicados en el lenguaje) que ocurre en ausencia de otros síntomas cognitivos puede diagnosticarse utilizando el código de síntoma R47.01 de la CIE-10-MC.

El discurso desorganizado es una manifestación común del consumo de sustancias. Por lo general bastará con un diagnóstico de intoxicación con sustancias o abstinencia de sustancias, pero si el discurso está gravemente desorganizado, ello sugiere la presencia de un delirium por intoxicación con sustancias o por abstinencia de sustancias, o bien de un trastorno neurocognitivo mayor inducido por sustancias/medicamentos subyacente. El diagnóstico diferencial del discurso desorganizado en un episodio maníaco, frente al de esquizofrenia, ha sido objeto de considerable discusión. Se supone que el discurso desorganizado de un episodio de esquizofrenia (por ejemplo, las llamadas asociaciones laxas) se distingue teóricamente de la «fuga de ideas» de la manía partiendo de la capacidad del observador para seguir el hilo del pensamiento. Teóricamente, al menos el clínico puede discernir cómo pasa el paciente de un tema a otro en la fuga de ideas, mientras que los descarrilamientos del discurso de los pacientes con esquizofrenia son mucho menos comprensibles. Aunque esta distinción puede ser útil en los casos más clásicos, en la frontera hay muchos casos en los que es difícil o imposible distinguir entre las asociaciones laxas y la fuga de ideas. De manera similar, aunque el habla rápida o apresurada es característica de la manía, el habla de un paciente excitado o agitado con esquizofrenia también puede resultar abrumadora. Por lo tanto, es mejor basar el diagnóstico diferencial entre esquizofrenia y episodios maníacos en los síntomas acompañantes y en el curso general, en lugar de en una evaluación aislada del patrón del habla.

El árbol de decisión también incluye el diagnóstico diferencial de varios trastornos que se caracterizan por un deterioro del habla que se presenta por primera vez durante el desarrollo. Un diagnóstico de trastorno del lenguaje puede justificarse si el individuo presenta síntomas como dificultad para entender palabras, frases o tipos específicos de palabras; un vocabulario notablemente limitado, y/o dificultad para producir frases. Las dificultades de la producción de los sonidos del habla que interfieren con la inteligibilidad pueden justificar un diagnóstico de trastorno fonológico. Los problemas de fluidez y del patrón temporal del habla que son inapropiados para la edad y las habilidades lingüísticas sugieren un diagnóstico de trastorno de la fluidez de inicio en la infancia (tartamudeo). En el trastorno del espectro autista y el trastorno de la comunicación social (pragmática), existen déficits en el uso social de la comunicación verbal y no verbal. Estos problemas pueden manifestarse en la persona en forma de dificultades para entender y seguir las reglas sociales de la comunicación verbal y no verbal en contextos naturalistas, de dificultad para cambiar el lenguaje según las necesidades del interlocutor o la situación, y de problemas para seguir las reglas de las conversaciones y las narraciones. Los estallidos vocales inapropiados que ocurren en el contexto de un habla por lo demás normal sugieren un trastorno de tics.

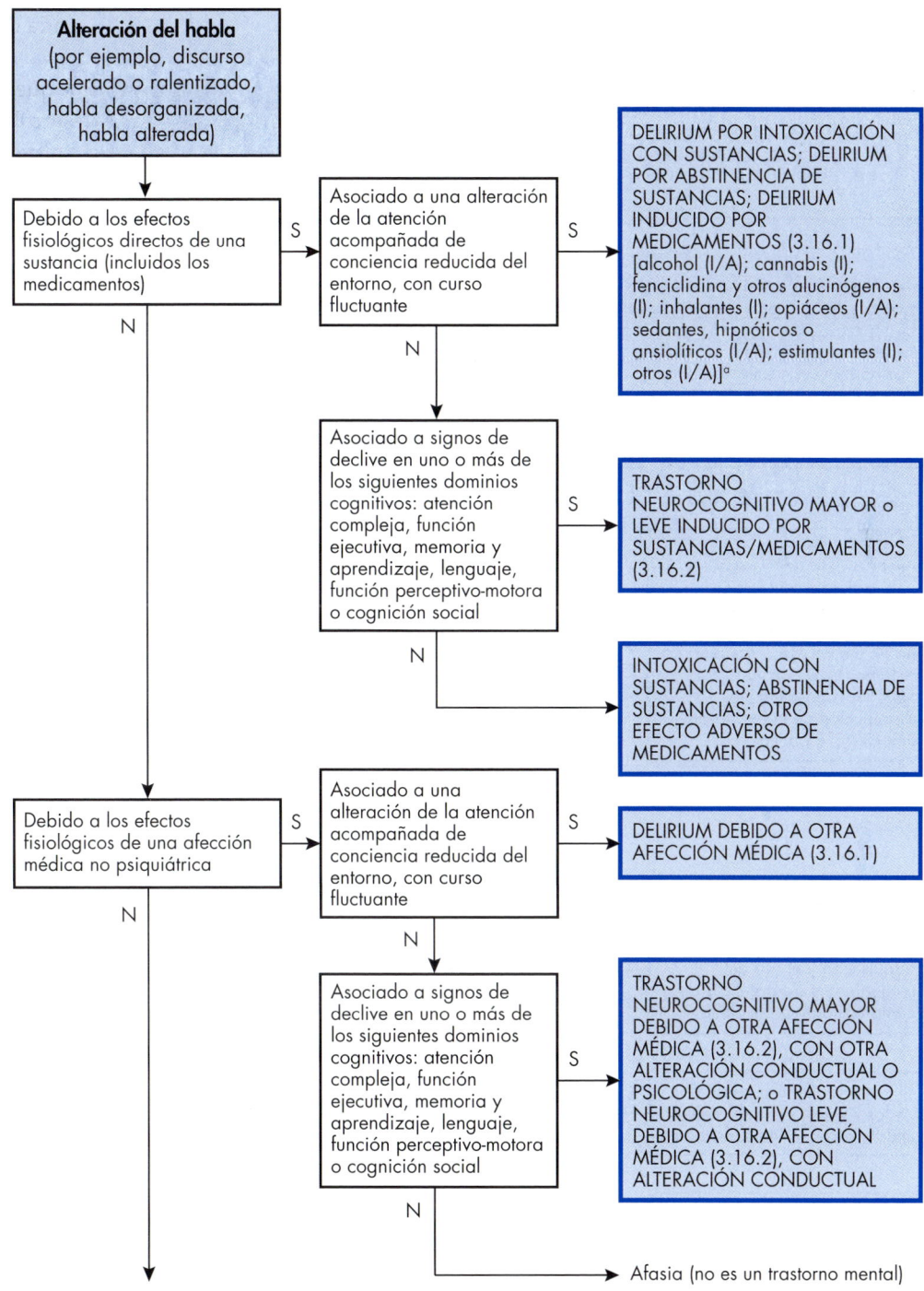

ᵃ I = Se produce durante la intoxicación con sustancias; I/A = se produce durante la intoxicación con o la abstinencia de sustancias, según se indica en el DSM-5-TR, y tabla 1: «Diagnósticos asociados a una clase de sustancia», p. 545.

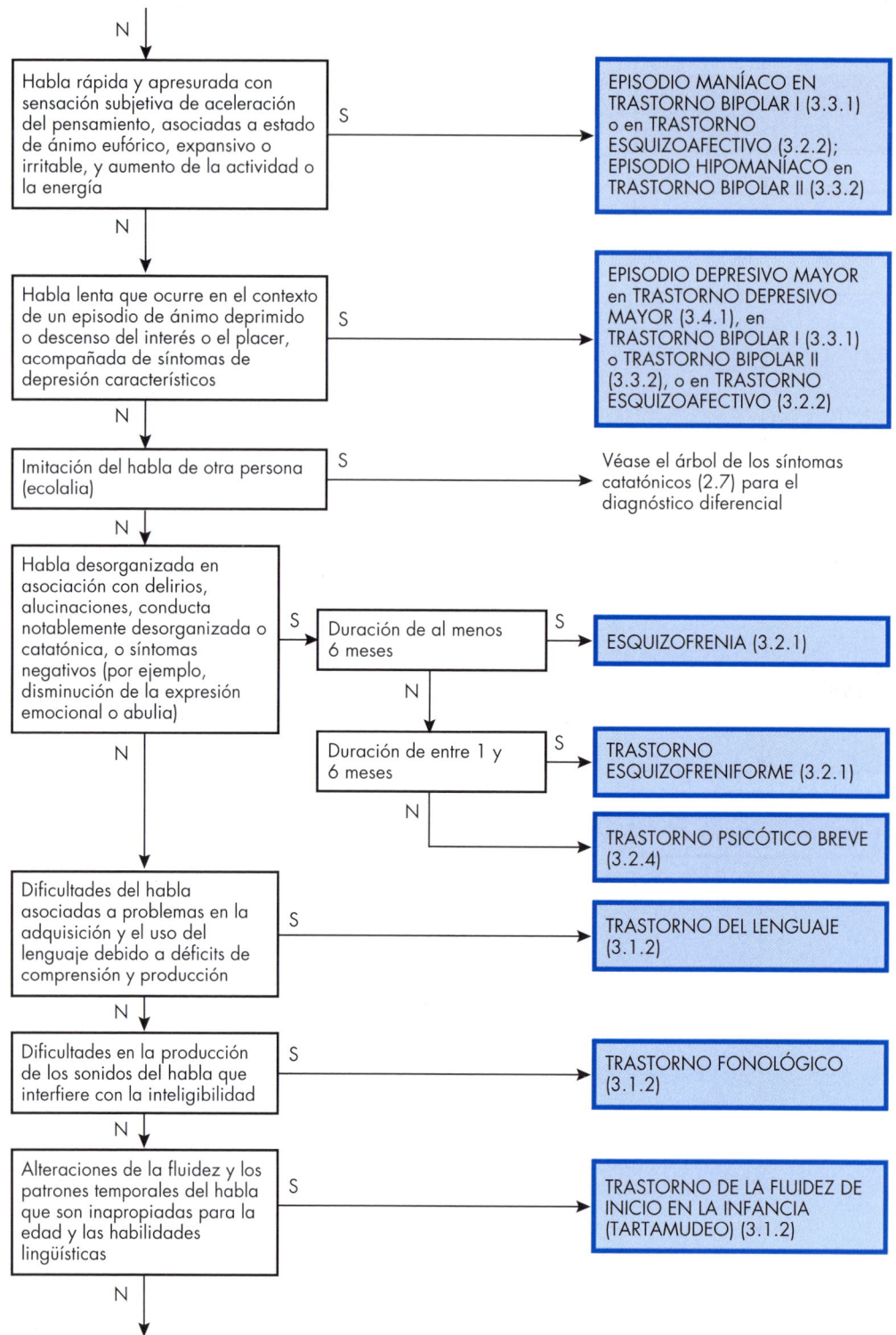

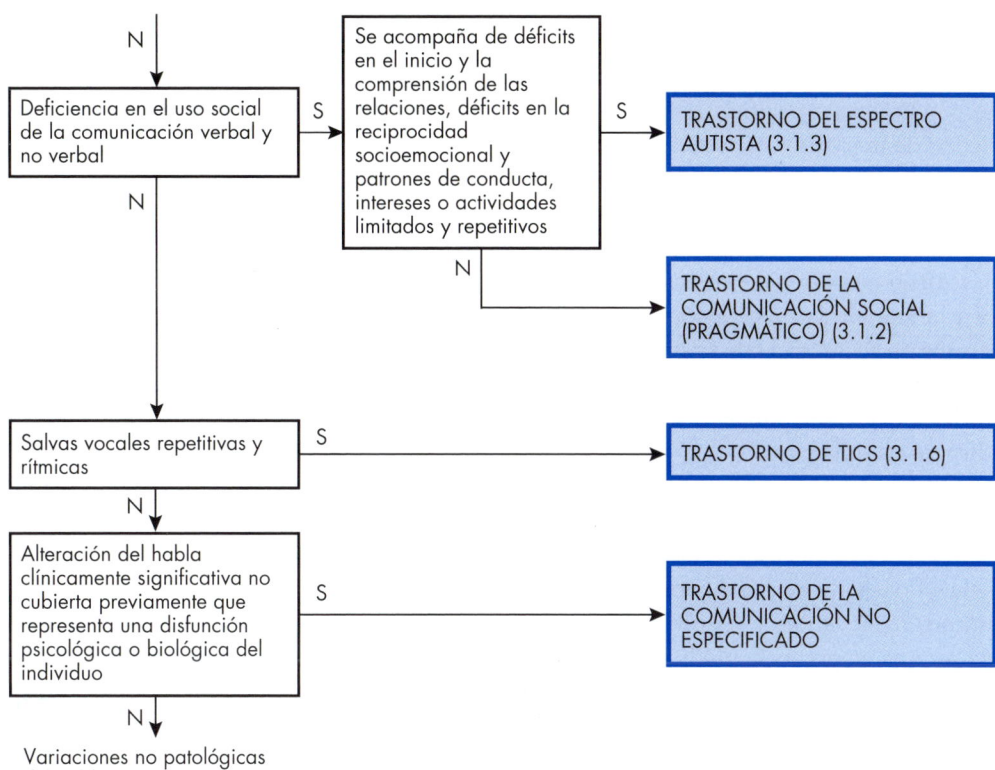

2.4 Árbol de decisión de la distraibilidad

La *distraibilidad* es la incapacidad de filtrar estímulos externos al intentar concentrarse en una tarea o actividad específica. Este es un síntoma muy inespecífico que ocurre en una amplia variedad de trastornos mentales, así como en individuos sin ningún trastorno mental. El diagnóstico diferencial se basa en la edad de inicio, la gravedad, los síntomas con los que se asocia la distracción y en si esta se debe a una reacción a un factor estresante externo. La falta de atención clínicamente significativa con inicio en la infancia temprana sugiere un diagnóstico de trastorno de déficit de atención/hiperactividad. La falta de atención con inicio en la adolescencia sugiere varios trastornos posibles, como intoxicación con sustancias recurrente o síndrome de abstinencia de sustancias, trastorno depresivo mayor o trastorno bipolar, y esquizofrenia. Cuando la falta de atención debuta en la vida adulta, es especialmente importante considerar el posible papel etiológico de un medicamento, una droga de abuso o una afección médica no psiquiátrica.

El clínico debería considerar un diagnóstico de delirium cuando la falta de atención es grave y se asocia a otros síntomas cognitivos o perceptivos (por ejemplo, desorientación, alucinaciones). La característica principal del delirium es una alteración de la atención y la conciencia: el paciente no puede apreciar ni responder adecuadamente al entorno externo, filtrar estímulos irrelevantes y seguir instrucciones o responder preguntas. Dado que el delirium suele ser una emergencia médica, es crucial identificar (y luego corregir) los factores etiológicos subyacentes que puedan estar relacionados con una afección médica no psiquiátrica, el uso de sustancias (incluidos los efectos secundarios de los medicamentos) o alguna combinación de estos.

La distracción rara vez es el síntoma principal en trastornos distintos del trastorno de déficit de atención/hiperactividad y el delirium. La evaluación del diagnóstico diferencial depende de cuáles sean las características acompañantes (por ejemplo, estado de ánimo elevado en el episodio maníaco, preocupación y ansiedad excesivas en el trastorno de ansiedad generalizada, síntomas psicóticos persistentes en la esquizofrenia). También es siempre útil determinar si el paciente ha experimentado factores estresantes psicosociales que puedan estar causando o aumentando la distracción.

Finalmente, cada persona tiene habilidades diferentes para filtrar los estímulos externos del entorno. Además, la naturaleza y el nivel de estimulación característicos del entorno pueden aumentar o reducir la capacidad de cada individuo para mantener la atención. Si una manifestación particular de distracción constituye un aspecto de un trastorno mental o debe considerarse dentro del rango normal, depende de su gravedad y persistencia, y de si causa malestar o deterioro clínicamente significativos.

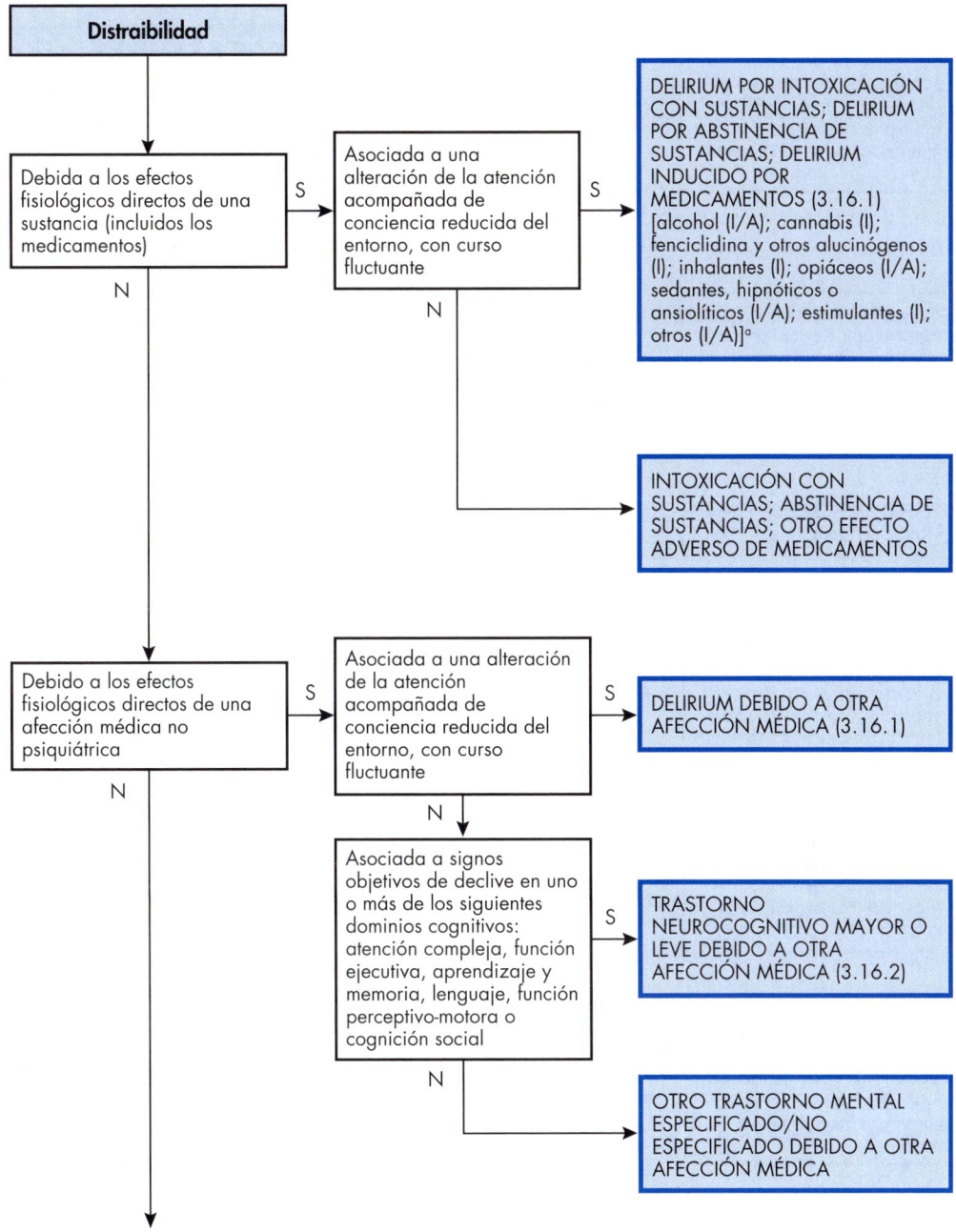

ᵃ I = que ocurre durante la intoxicación con sustancias; I/A = que ocurre durante la intoxicación con sustancias o la abstinencia de sustancias, según se indica en el DSM-5-TR, tabla 1: «Diagnósticos asociados a una clase de sustancia», p. 545.

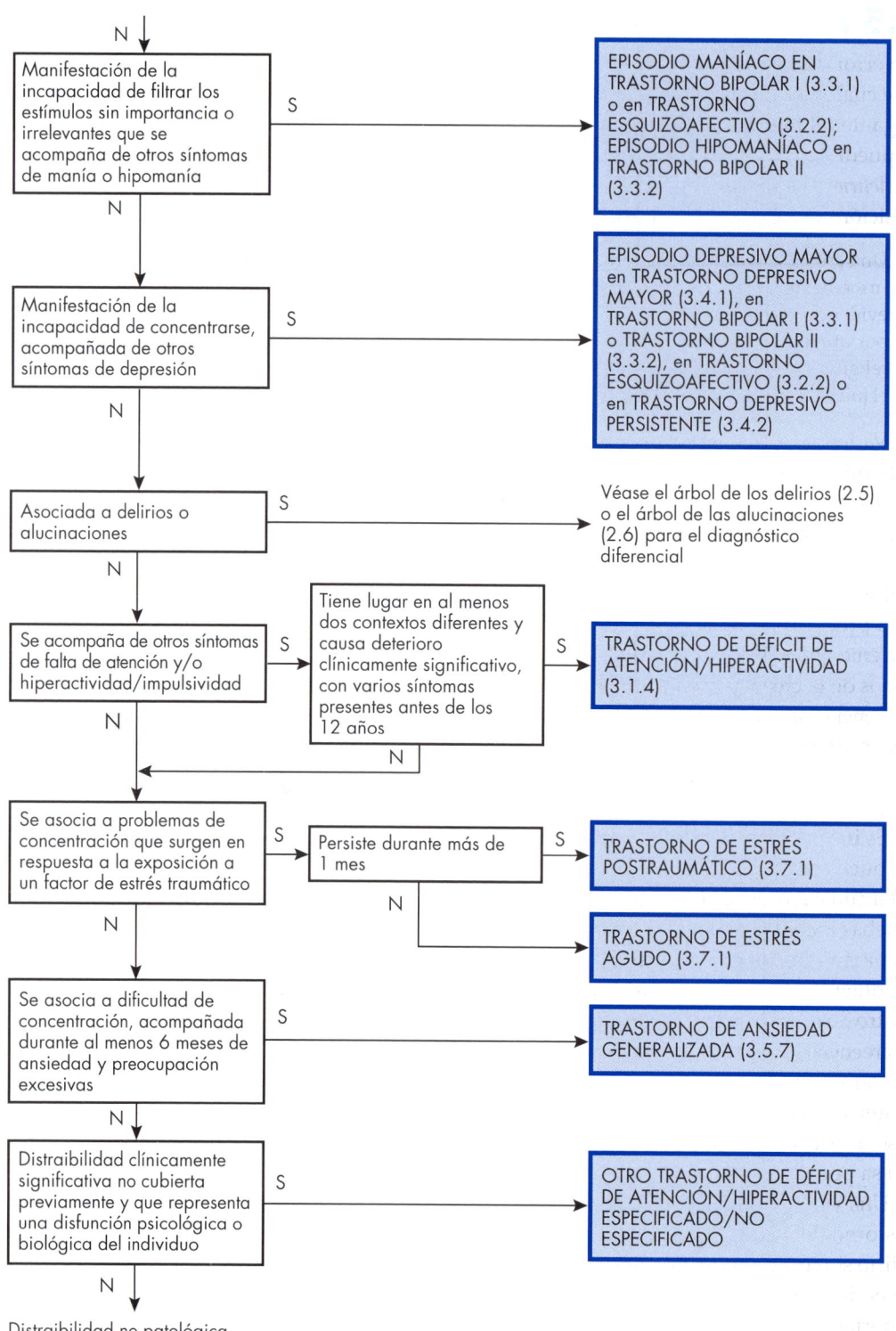

2.5 Árbol de decisión de los delirios

Un error demasiado común en relación con el diagnóstico diferencial de los delirios es asumir que cualquier creencia firmemente sostenida que sea inusual, extraña o aparentemente extravagante (al menos desde la perspectiva del clínico) es un delirio. Estas atribuciones erróneas se pueden evitar considerando en qué medida la creencia de la persona se ajusta a la definición de *delirio* en el glosario del DSM-5 (el glosario fue omitido en el DSM-5-TR debido a la superposición con el texto revisado):

> Una creencia falsa basada en una inferencia incorrecta sobre la realidad externa, que se mantiene firmemente a pesar de lo que casi todos los demás creen y a pesar de lo que constituye una prueba u evidencia incontrovertible y obvia en sentido contrario. La creencia no es aceptada ordinariamente por otros miembros de la cultura o subcultura de la persona (por ejemplo, no es un artículo de fe religiosa). Cuando una creencia falsa implica un juicio de valor, se considera un delirio solo cuando el juicio es tan extremo que desafía la credibilidad. (DSM-5, p. 819)

Varios aspectos de esta definición del glosario del DSM-5 deben tenerse en cuenta al intentar determinar si las creencias de un paciente deben considerarse delirantes. Las convicciones delirantes son impermeables a las pruebas convincentes de su improbabilidad y la persona permanece completamente convencida de su veracidad, rechazando de plano las explicaciones alternativas. Al decidir si una creencia es lo suficientemente fija y falsa como para considerarse un delirio, el clínico debería primero determinar que ha ocurrido un grave error en la inferencia y en la prueba de la realidad, y luego determinar la fuerza de la convicción. Puede ser útil pedir al paciente que hable extensamente de su convicción, porque a menudo solo en los detalles específicos de la creencia y en cómo la persona llegó a esa creencia se hacen evidentes los errores de inferencia. Al evaluar la fuerza de la convicción, delirante, el clínico debería presentar explicaciones alternativas (por ejemplo, la posibilidad de que las llamadas telefónicas sospechosas se deban a personas marcando un número equivocado). El paciente que no puede reconocer ni siquiera la posibilidad de estas explicaciones es muy probable que tenga un delirio.

Es importante tener en cuenta que la determinación de si una creencia religiosa es un delirio puede ser especialmente difícil porque las creencias religiosas no pueden someterse a la determinación de si son «verdaderas» o «falsas» y, por lo tanto, no pueden cuestionarse con pruebas incontrovertibles o pruebas en contra. En tales situaciones, el clínico debe considerar los parámetros del sistema de creencias que es característico de la religión a la que la persona se adhiere y determinar si las creencias de la persona se desvían notablemente de lo que otros dentro de la misma persuasión religiosa creen. Si el clínico no está familiarizado con el sistema de creencias del trasfondo cultural o religioso del individuo, a menudo es necesario consultar con otras personas que estén familiarizadas con la cultura o religión del paciente para evitar diagnosticar erróneamente una creencia religiosa como un delirio. Como se señala en el primer paso de este árbol de decisión, las creencias fijas que están avaladas por la cultura o la religión de esa persona no deben considerarse delirios.

Una vez que el clínico determina que existe un delirio, la siguiente tarea es considerar qué trastorno del DSM-5-TR explica mejor su presencia. El contenido y la forma particulares de un delirio son mucho menos importantes para hacer el diagnóstico que el contexto en el que ocurre el delirio. El error diagnóstico más común aquí es pasar por alto el papel críticamente importante de las sustancias (incluidos los medicamentos) y las afecciones médicas no psiquiátricas en la etiología de los delirios. En los individuos más jóvenes que presentan delirios, la historia clínica detallada y el análisis de drogas son especialmente importantes para descartar el papel de las drogas de abuso. El debut del pensamiento delirante a una edad avanzada siempre debería alertar sobre una posible afección médica no psiquiátrica subyacente o el efecto secundario de alguna medicación.

Una vez descartadas las etiologías médicas no psiquiátricas y de sustancias, la primera decisión implica determinar si los delirios ocurren solo en el contexto de un episodio maníaco o un episodio depresivo mayor, en cuyo caso el diagnóstico es de trastorno bipolar I con características psicóticas, trastorno bipolar II con características psicóticas o trastorno depresivo mayor con características psicóticas, dependiendo de si se ha producido un episodio maníaco (trastorno bipolar I), un episodio hipomaníaco y un episodio depresivo mayor (trastorno bipolar II), o un episodio depresivo mayor en ausencia de cualquier episodio maníaco o hipomaníaco (trastorno depresivo mayor).

El siguiente paso implica considerar la duración de los delirios. Si los delirios están presentes durante menos de 1 mes (pero al menos 1 día), el diagnóstico es de trastorno psicótico breve. En el caso de los delirios que duran 1 mes o más, el diagnóstico diferencial depende de si van acompañados de alucinaciones, discurso desorganizado, comportamiento gravemente desorganizado o catatónico, o síntomas negativos, cumpliendo así el Criterio A de la esquizofrenia y el trastorno esquizofreniforme (es decir, dos o más síntomas del Criterio A, cada uno presente durante una parte significativa del tiempo durante un período de 1 mes). Si es así, el diagnóstico diferencial se establece entre la esquizofrenia o el trastorno esquizofreniforme y el trastorno esquizoafectivo, y depende en primer lugar de si ha habido antecedentes de episodios depresivos mayores o maníacos. Si no ha habido antecedentes de episodios de ánimo, el diagnóstico depende de la duración del trastorno psicótico: trastorno esquizofreniforme si la duración es inferior a 6 meses y esquizofrenia si la duración es de 6 meses o más.

Si ha habido antecedentes de episodios anímicos, el árbol pasa por cada uno de los criterios del trastorno esquizoafectivo sucesivamente: si los síntomas psicóticos coinciden con episodios de ánimo durante un período ininterrumpido de enfermedad (Criterio A); si las alucinaciones o delirios han estado presentes durante al menos 2 semanas en ausencia de un episodio de ánimo importante (Criterio B), y si los episodios de ánimo han estado presentes durante la mayor parte de la duración total de los períodos activos y residuales de la enfermedad (Criterio C). Si alguno de estos criterios no se cumple, el diagnóstico es de esquizofrenia o trastorno esquizofreniforme (dependiendo de la duración), más un diagnóstico comórbido de otro trastorno bipolar especificado o relacionado, o de otro trastorno depresivo especificado para indicar la presencia del tipo relevante de episodios de ánimo. Si todos los episodios de ánimo se superponen a la perturbación psicótica, se puede dar un diagnóstico comórbido de otro trastorno bipolar especificado/no especificado o relacionado, o de otro trastorno depresivo especificado/no especificado si los episodios anímicos son clínicamente significativos. Sin embargo, si alguno de los episodios de ánimo ocurrió en momentos distintos a la perturbación psicótica, en su lugar se da un diagnóstico comórbido adicional de trastorno bipolar I, trastorno bipolar II o trastorno depresivo mayor.

Si se presentan delirios que duran al menos 1 mes en ausencia de síntomas que cumplan el Criterio A de la esquizofrenia (es decir, al menos 1 mes de alucinaciones, discurso desorganizado, comportamiento gravemente desorganizado o catatónico, o síntomas negativos), el diagnóstico dependerá de si también ha habido antecedentes de episodios depresivos mayores o maníacos. Si no hay tal historial, el diagnóstico será de trastorno delirante. Si hay antecedentes de episodios maníacos o depresivos mayores, el diagnóstico aún puede ser de trastorno delirante si la duración total de los episodios de ánimo es breve en comparación con la duración total de los períodos delirantes (por ejemplo, menos del 25 % de la duración total de los delirios). En tales casos, la presencia de los episodios anímicos se puede indicar dando un diagnóstico comórbido de otro trastorno bipolar o relacionado especificado/no especificado, u otro trastorno depresivo especificado/no especificado si todos los episodios de ánimo se superponen a los períodos delirantes. Sin embargo, si alguno de los episodios de ánimo ocurrió en momentos distintos de los períodos delirantes, se dará un diagnóstico comórbido de trastorno bipolar I (si hubo episodios maníacos), trastorno bipolar II (si hubo episodios hipomaníacos y depresivos mayores) o trastorno depresivo mayor (si solo hubo episodios depresivos mayores).

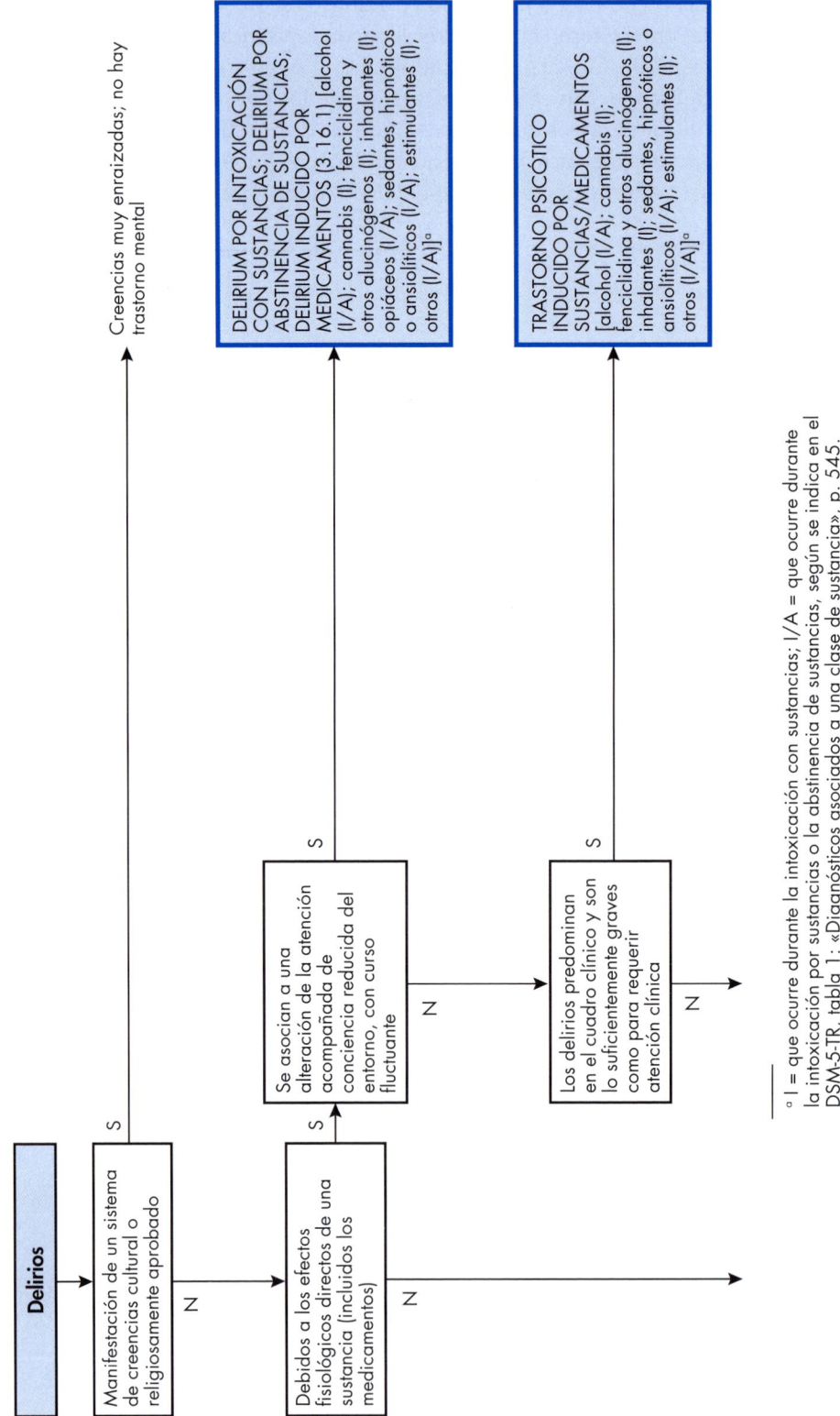

Delirios

Manifestación de un sistema de creencias cultural o religiosamente aprobado → S → Creencias muy enraizadas; no hay trastorno mental

N ↓

Debidos a los efectos fisiológicos directos de una sustancia (incluidos los medicamentos) → S → Se asocian a una alteración de la atención acompañada de conciencia reducida del entorno, con curso fluctuante → S → DELIRIUM POR INTOXICACIÓN CON SUSTANCIAS; DELIRIUM POR ABSTINENCIA DE SUSTANCIAS; DELIRIUM INDUCIDO POR MEDICAMENTOS (3.16.1) [alcohol (I/A); cannabis (I); fenciclidina y otros alucinógenos (I); inhalantes (I); opiáceos (I/A); sedantes, hipnóticos o ansiolíticos (I/A); estimulantes (I); otros (I/A)][a]

N ↓

Los delirios predominan en el cuadro clínico y son lo suficientemente graves como para requerir atención clínica → S → TRASTORNO PSICÓTICO INDUCIDO POR SUSTANCIAS/MEDICAMENTOS [alcohol (I/A); cannabis (I); fenciclidina y otros alucinógenos (I); inhalantes (I); sedantes, hipnóticos o ansiolíticos (I/A); estimulantes (I); otros (I/A)][a]

N ↓

[a] I = que ocurre durante la intoxicación con sustancias; I/A = que ocurre durante la intoxicación por sustancias o la abstinencia de sustancias, según se indica en el DSM-5-TR, tabla 1: «Diagnósticos asociados a una clase de sustancia», p. 545.

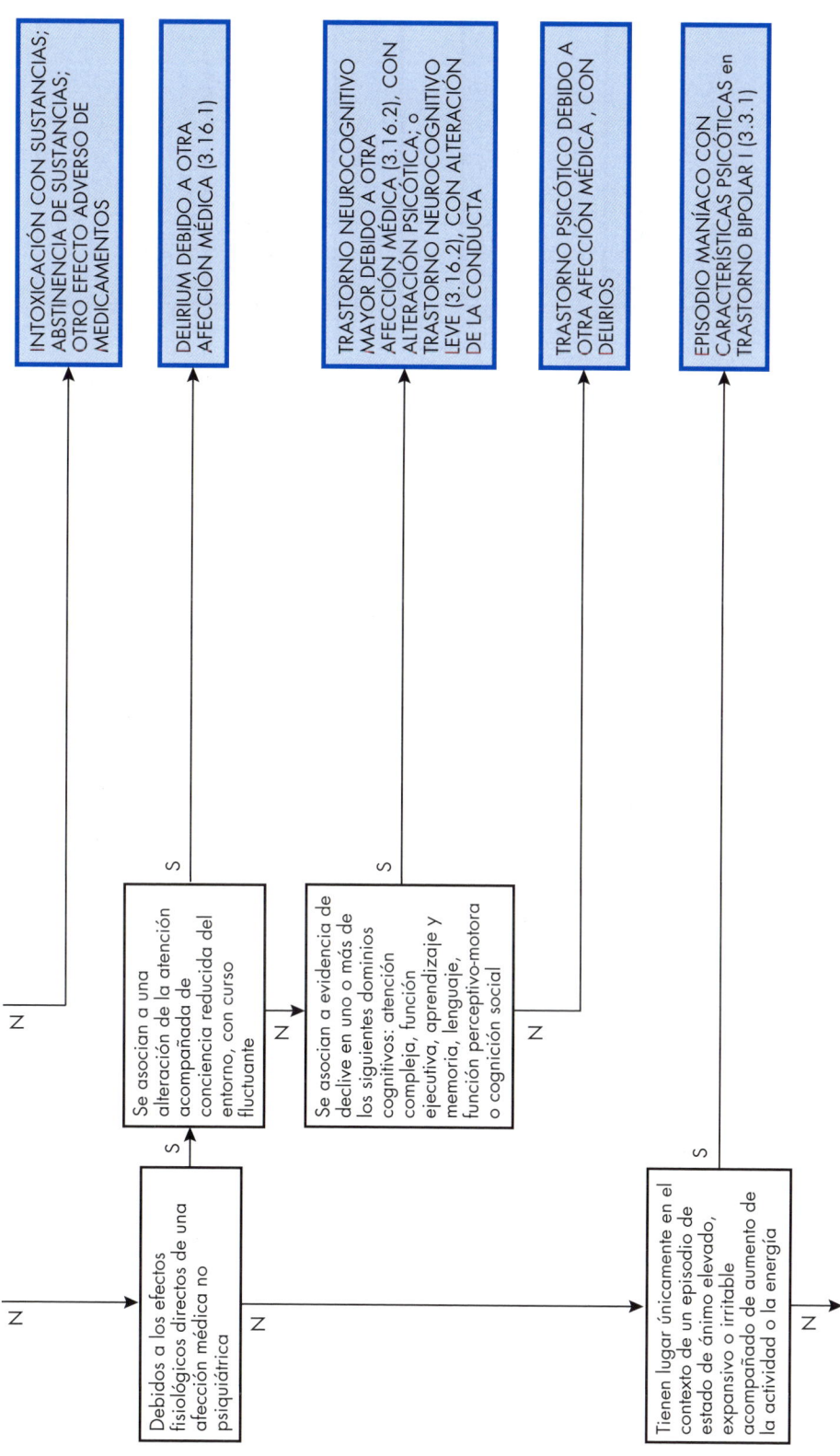

INTOXICACIÓN CON SUSTANCIAS; ABSTINENCIA DE SUSTANCIAS; OTRO EFECTO ADVERSO DE MEDICAMENTOS

DELIRIUM DEBIDO A OTRA AFECCIÓN MÉDICA (3.16.1)

TRASTORNO NEUROCOGNITIVO MAYOR DEBIDO A OTRA AFECCIÓN MÉDICA (3.16.2), CON ALTERACIÓN PSICÓTICA; o TRASTORNO NEUROCOGNITIVO LEVE (3.16.2), CON ALTERACIÓN DE LA CONDUCTA

TRASTORNO PSICÓTICO DEBIDO A OTRA AFECCIÓN MÉDICA , CON DELIRIOS

EPISODIO MANÍACO CON CARACTERÍSTICAS PSICÓTICAS en TRASTORNO BIPOLAR I (3.3.1)

Se asocian a una alteración de la atención acompañada de conciencia reducida del entorno, con curso fluctuante

Se asocian a evidencia de declive en uno o más de los siguientes dominios cognitivos: atención compleja, función ejecutiva, aprendizaje y memoria, lenguaje, función perceptivo-motora o cognición social

Debidos a los efectos fisiológicos directos de una afección médica no psiquiátrica

Tienen lugar únicamente en el contexto de un episodio de estado de ánimo elevado, expansivo o irritable acompañado de aumento de la actividad o la energía

N S N N S N S N

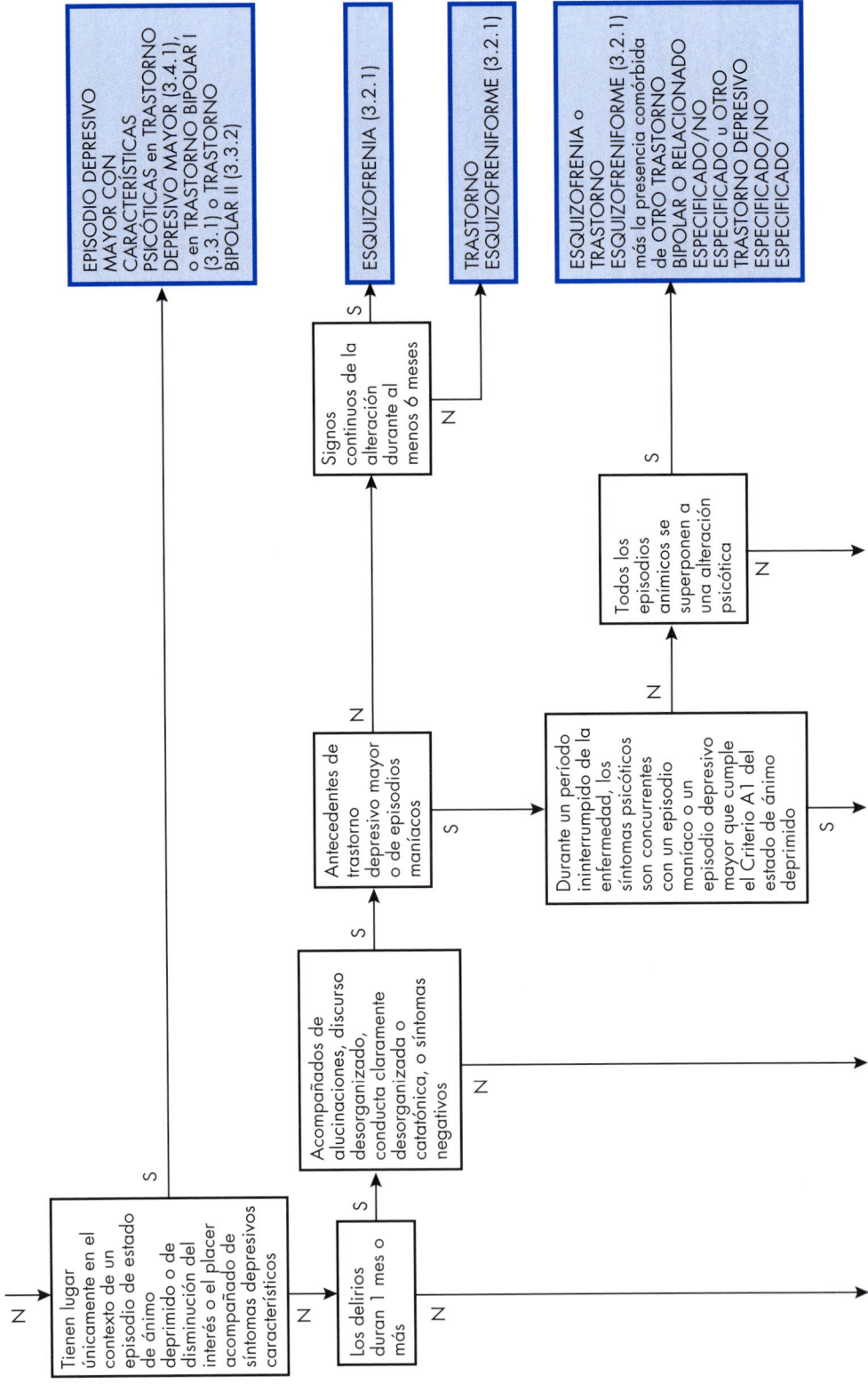

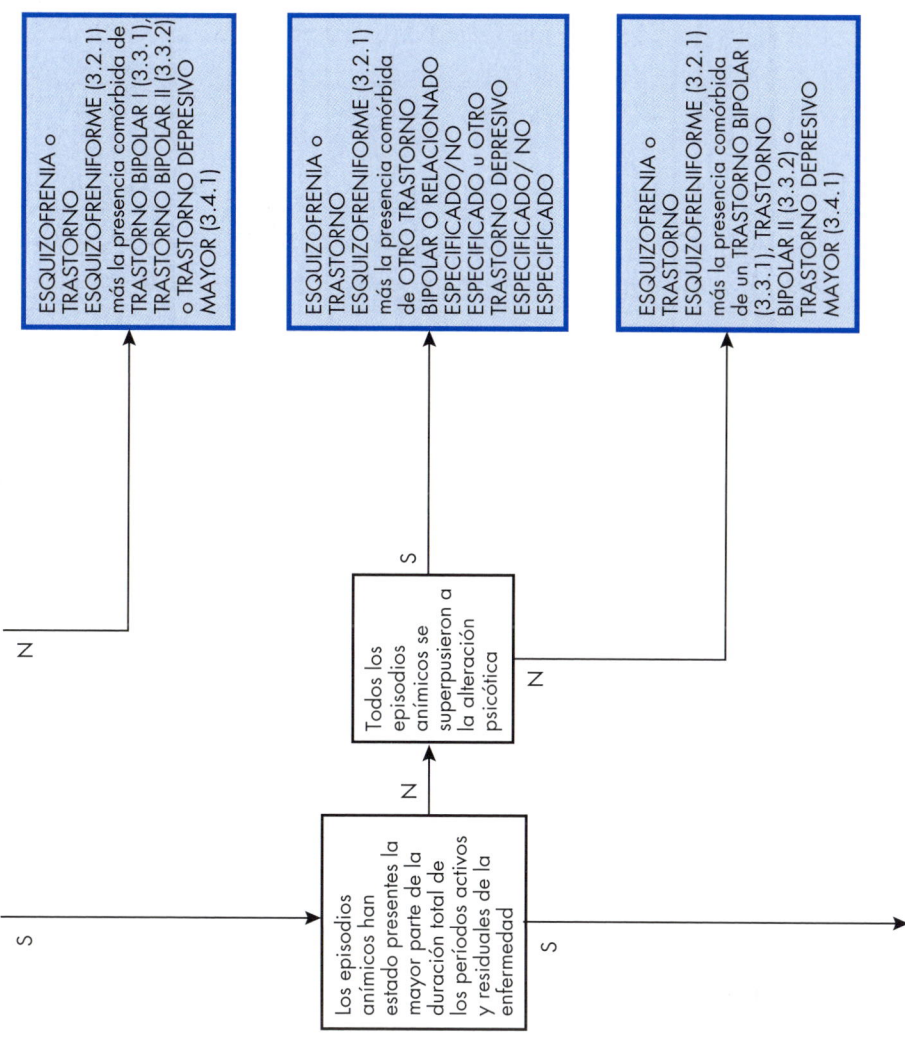

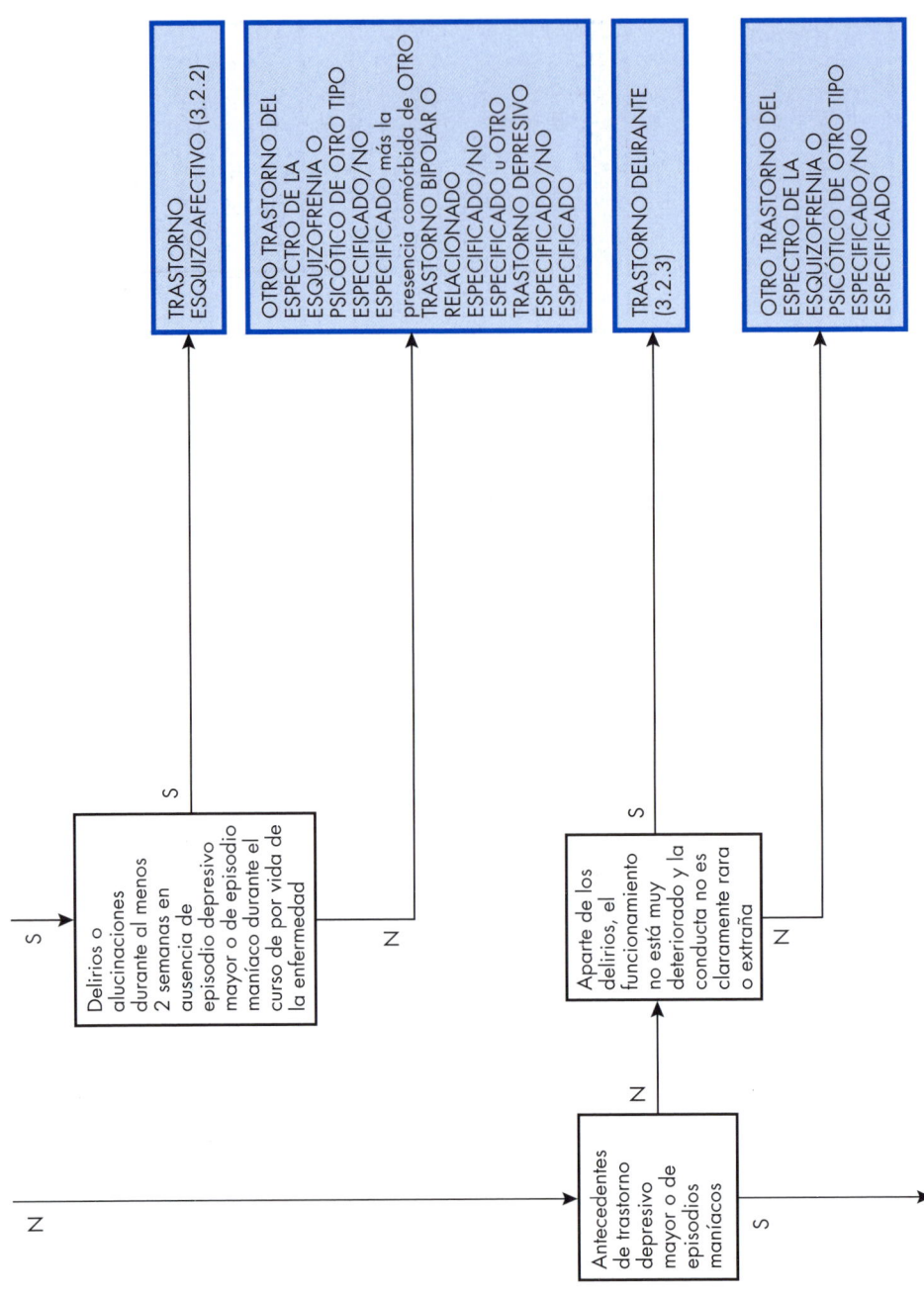

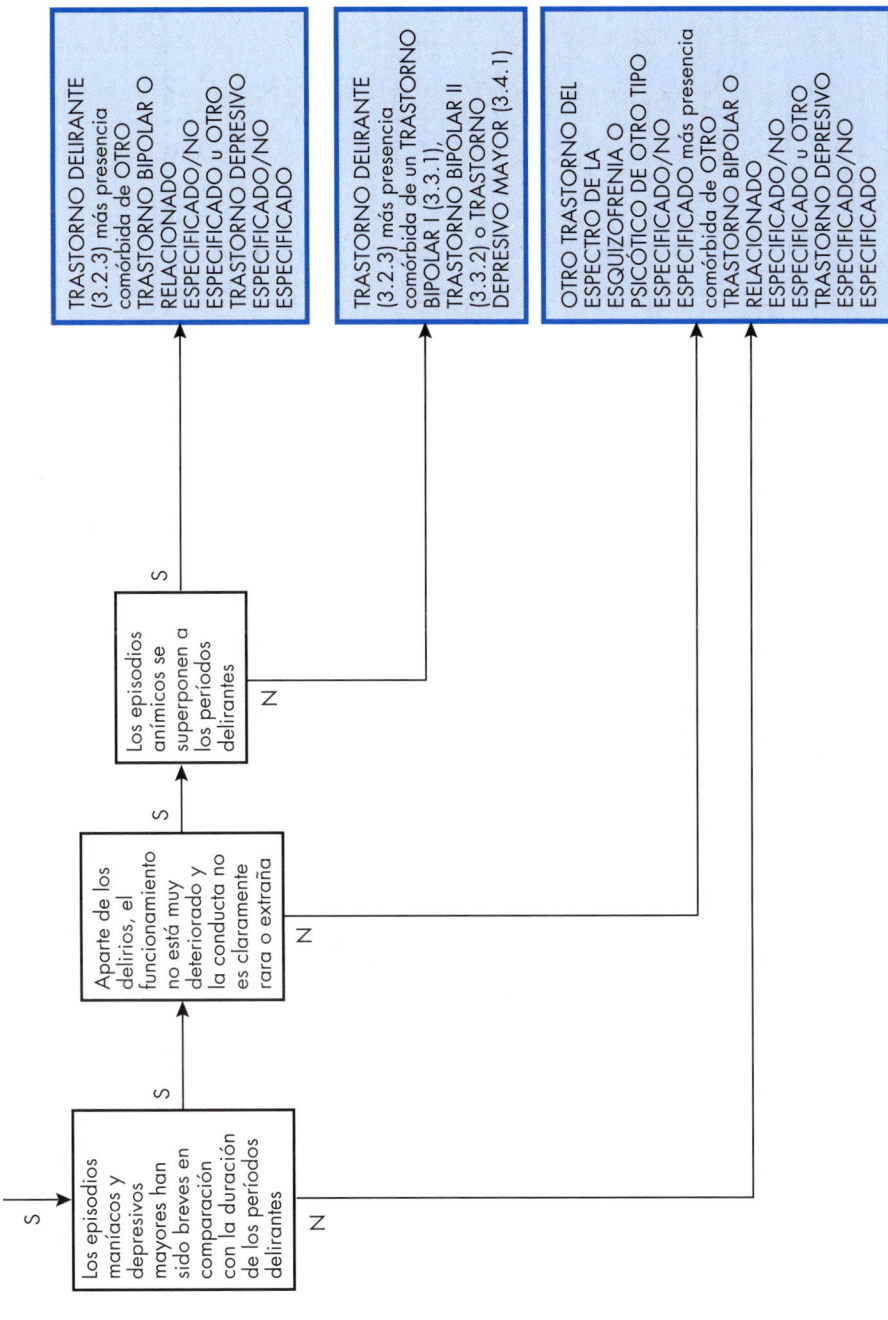

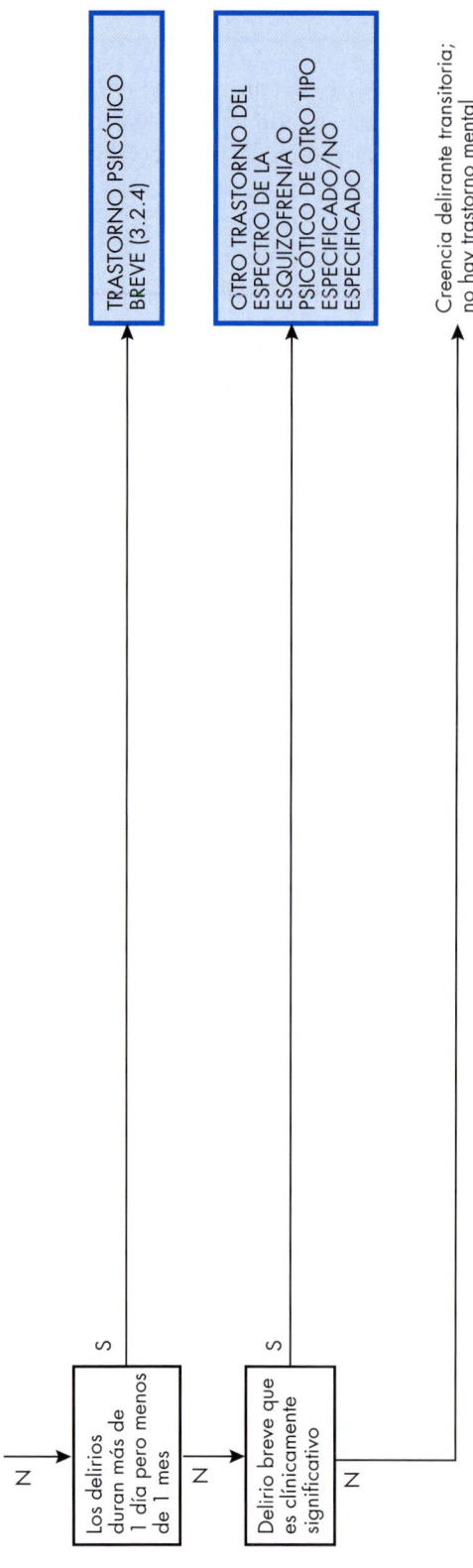

2.6 Árbol de decisión de las alucinaciones

Las *alucinaciones* son percepciones sensoriales sin estimulación externa. Las *ilusiones*, por otro lado, implican una percepción errónea de un estímulo real. Cuando las ilusiones ocurren en ausencia de alucinaciones, no se consideran en el diagnóstico de un trastorno psicótico, sino que sugieren delirium, intoxicación con sustancias o abstinencia de sustancias, trastorno de la personalidad esquizotípica o ausencia de trastorno mental.

Al intentar determinar la etiología de una alucinación, el clínico debe considerar la modalidad sensorial involucrada (es decir, si la alucinación es auditiva, visual, gustativa, olfativa o táctil). Como regla general, las alucinaciones visuales, gustativas y olfativas son especialmente sugestivas de una sustancia etiológica o una afección médica no psiquiátrica y requieren una exhaustiva evaluación médica. De manera similar, la edad avanzada en el primer episodio de alucinaciones de cualquier modalidad sugiere la necesidad de una evaluación médica especialmente cuidadosa. Las alucinaciones pueden ocurrir en el contexto de un delirium (ya sea inducido por sustancias o medicamentos, o debido a una afección médica no psiquiátrica); en el contexto de un trastorno neurocognitivo mayor o leve debido a otra afección médica (en cuyo caso el diagnóstico sería de trastorno neurocognitivo mayor, con trastorno psicótico, o trastorno neurocognitivo leve, con trastorno de la conducta); en ausencia de deterioro cognitivo acompañante como consecuencia fisiológica directa de una sustancia/medicamento o de una afección médica no psiquiátrica (diagnosticado, respectivamente, como trastorno psicótico inducido por sustancias/medicamentos o trastorno psicótico debido a otra afección médica), o como característica típica de una intoxicación con sustancias o una abstinencia de sustancias.

Tras descartar una afección médica no psiquiátrica o una sustancia como factor etiológico, el clínico debe considerar entonces si la alucinación es indicativa de un trastorno psicótico independiente. Hay cuatro circunstancias en las que las «alucinaciones» no deben contar para el diagnóstico de un trastorno psicótico: 1) experiencias alucinatorias que forman parte de un ritual religioso o son una experiencia culturalmente aceptada (por ejemplo, escuchar la voz de un familiar fallecido dando consejos); 2) alucinaciones hipnagógicas o hipnopómpicas que ocurren al principio o al final de los episodios de sueño; 3) alucinaciones inducidas por sustancias que ocurren con una prueba de realidad intacta (por ejemplo, un individuo que es consciente de que las perturbaciones perceptivas se deben al uso reciente de alucinógenos), y 4) alucinaciones que ocurren en el contexto del trastorno de síntomas neurológicos funcionales (es decir, alucinaciones de conversión), que tienden a afectar a múltiples modalidades sensoriales al mismo tiempo y a tener un contenido psicológicamente significativo que se le presenta al clínico en forma de una historia interesante.

La siguiente tarea es determinar si hay síntomas anímicos clínicamente significativos y, en caso afirmativo, la relación entre las alucinaciones y dichos síntomas anímicos. La presencia de un episodio maníaco o depresivo mayor plantea la posibilidad de que las alucinaciones formen parte de un trastorno bipolar I con características psicóticas, un trastorno bipolar II con características psicóticas, un trastorno depresivo mayor con características psicóticas o un trastorno esquizoafectivo. El diagnóstico diferencial aquí depende de la relación temporal entre las alucinaciones y los episodios anímicos. Si las alucinaciones se limitan completamente a los episodios anímicos, entonces el diagnóstico es de trastorno bipolar I con características psicóticas, trastorno bipolar II con características psicóticas o trastorno depresivo mayor con características psicóticas. Tales alucinaciones pueden ser congruentes con el estado de ánimo (por ejemplo, voces acusatorias y castigadoras en una persona con depresión) o incongruentes con el estado de ánimo (es decir, alucinaciones que no tienen nada que ver con el estado de ánimo predominante).

El siguiente paso en el proceso implica considerar la duración de las alucinaciones: si las alucinaciones han estado presentes durante menos de 1 mes (pero al menos 1 día), el diagnóstico es de trastorno psicótico breve. En el caso de las alucinaciones que duran 1 mes o más, el diagnóstico diferencial depende de si van acompañadas de delirios, discurso desorganizado, comportamiento gravemente desorganizado o catatónico, o síntomas negativos, cumpliendo así el Criterio A de esquizofrenia o el trastorno esquizofreniforme (es decir, dos o más síntomas del Criterio A, cada uno presente durante una parte significativa del tiempo durante un período de 1 mes). Si es así, el diagnóstico diferencial se establece entre esquizofrenia o trastorno esquizofreniforme y trastorno esquizoafectivo, y dependerá primero de si hay antecedentes de episodios depresivos mayores o maníacos. Si no hay antecedentes de episodios anímicos, el diagnóstico depende de la duración del trastorno psicótico: trastorno esquizofreniforme si la duración es inferior a 6 meses y esquizofrenia si la duración es de 6 meses o más.

Si ha habido antecedentes de episodios del estado de ánimo, se analizan cada uno de los criterios del trastorno esquizoafectivo sucesivamente: si los síntomas psicóticos coinciden con episodios anímicos durante un período ininterrumpido de enfermedad (Criterio A); si las alucinaciones o delirios han estado presentes durante al menos 2 semanas en ausencia de un episodio anímico importante (Criterio B), y si los episodios anímicos han estado presentes durante la mayoría de la duración total de los períodos activos y residuales de la enfermedad (Criterio C) (por ejemplo, un trastorno psicótico de 2 años con 1 año y medio de síntomas anímicos). Si alguno de estos criterios no se cumple, se descarta el trastorno esquizoafectivo y el diagnóstico es de esquizofrenia o trastorno esquizofreniforme (dependiendo de la duración), más un diagnóstico comórbido de trastorno bipolar o depresivo para indicar la presencia del tipo relevante de episodios anímicos. Si todos los episodios anímicos se superponen al trastorno psicótico, se puede dar un diagnóstico comórbido de otro trastorno bipolar o relacionado especificado/no especificado, o de otro trastorno depresivo especificado/no especificado si los episodios afectivos son clínicamente significativos. Sin embargo, si alguno de los episodios anímicos ocurrió en momentos no coincidentes con el trastorno psicótico, en su lugar se da un diagnóstico comórbido adicional de trastorno bipolar I, trastorno bipolar II o trastorno depresivo mayor.

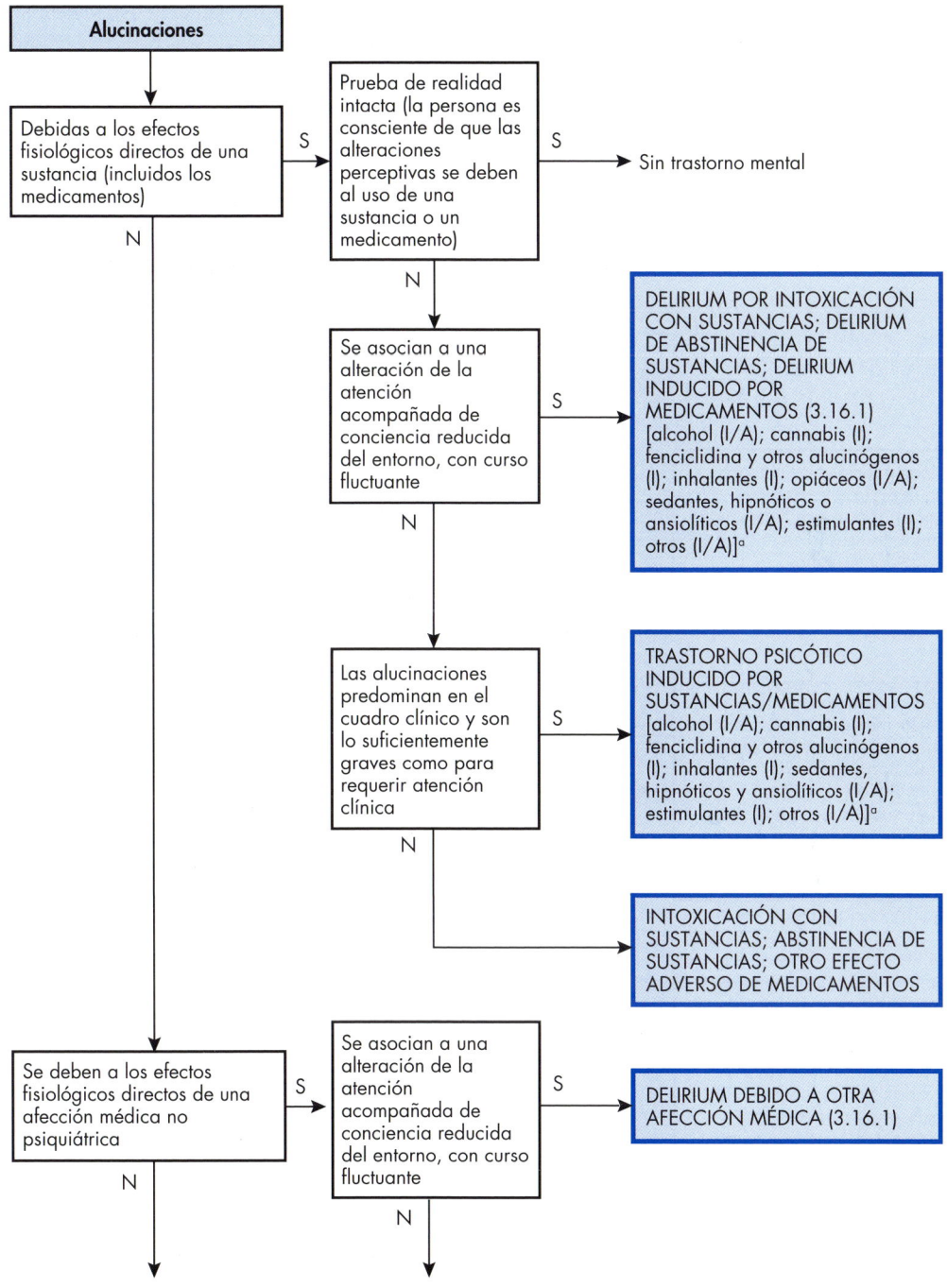

ᵃ I = que ocurre durante la intoxicación con sustancias; I/A = que ocurre durante la intoxicación con sustancias o la abstinencia de sustancias, según se indica en el DSM-5-TR, tabla 1: «Diagnósticos asociados a una clase de sustancia», p. 545.

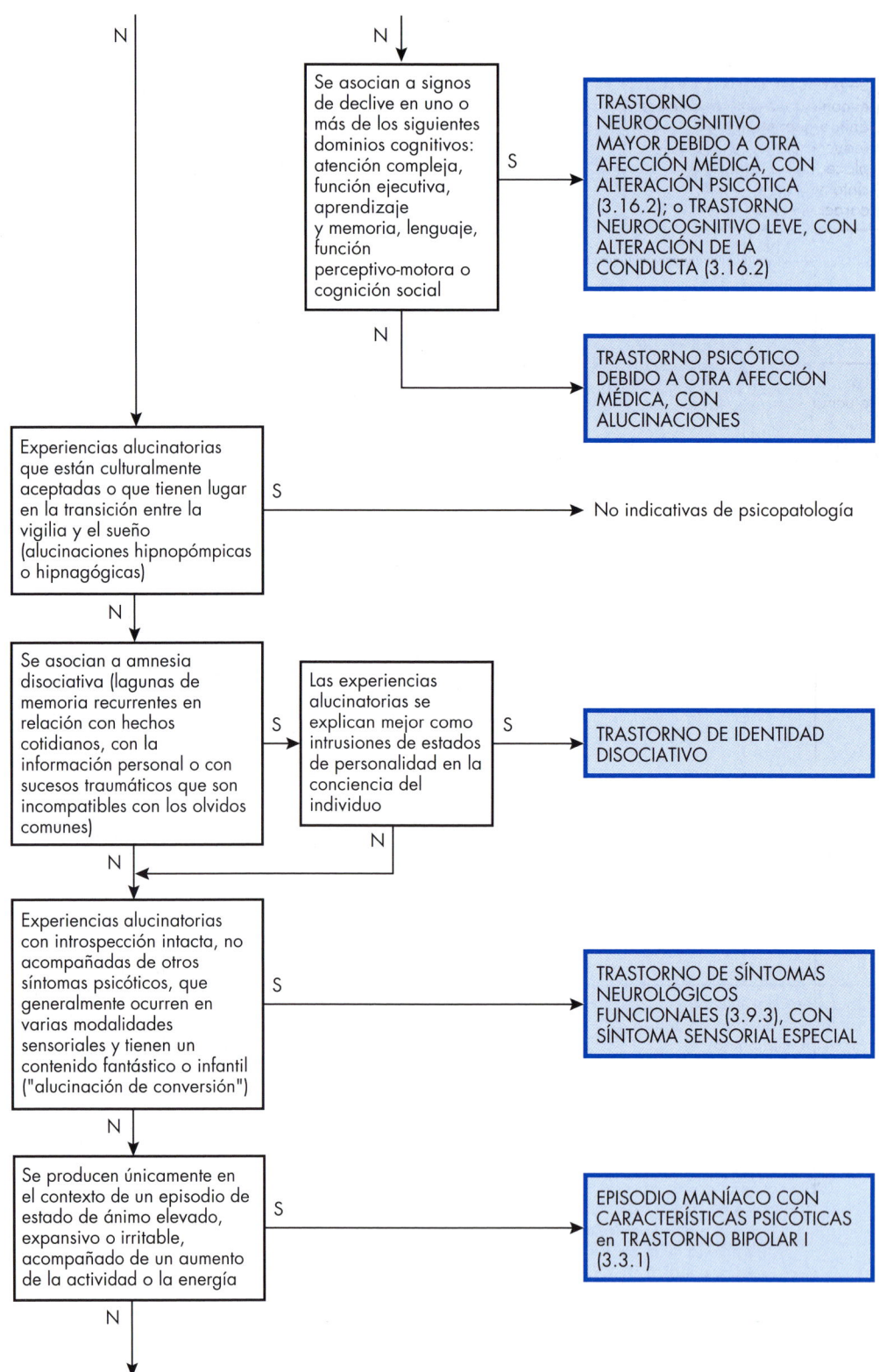

N

N

Se asocian a signos de declive en uno o más de los siguientes dominios cognitivos: atención compleja, función ejecutiva, aprendizaje y memoria, lenguaje, función perceptivo-motora o cognición social

S → TRASTORNO NEUROCOGNITIVO MAYOR DEBIDO A OTRA AFECCIÓN MÉDICA, CON ALTERACIÓN PSICÓTICA (3.16.2); o TRASTORNO NEUROCOGNITIVO LEVE, CON ALTERACIÓN DE LA CONDUCTA (3.16.2)

N

→ TRASTORNO PSICÓTICO DEBIDO A OTRA AFECCIÓN MÉDICA, CON ALUCINACIONES

Experiencias alucinatorias que están culturalmente aceptadas o que tienen lugar en la transición entre la vigilia y el sueño (alucinaciones hipnopómpicas o hipnagógicas)

S → No indicativas de psicopatología

N

Se asocian a amnesia disociativa (lagunas de memoria recurrentes en relación con hechos cotidianos, con la información personal o con sucesos traumáticos que son incompatibles con los olvidos comunes)

S → Las experiencias alucinatorias se explican mejor como intrusiones de estados de personalidad en la conciencia del individuo

S → TRASTORNO DE IDENTIDAD DISOCIATIVO

N

N

Experiencias alucinatorias con introspección intacta, no acompañadas de otros síntomas psicóticos, que generalmente ocurren en varias modalidades sensoriales y tienen un contenido fantástico o infantil ("alucinación de conversión")

S → TRASTORNO DE SÍNTOMAS NEUROLÓGICOS FUNCIONALES (3.9.3), CON SÍNTOMA SENSORIAL ESPECIAL

N

Se producen únicamente en el contexto de un episodio de estado de ánimo elevado, expansivo o irritable, acompañado de un aumento de la actividad o la energía

S → EPISODIO MANÍACO CON CARACTERÍSTICAS PSICÓTICAS en TRASTORNO BIPOLAR I (3.3.1)

N

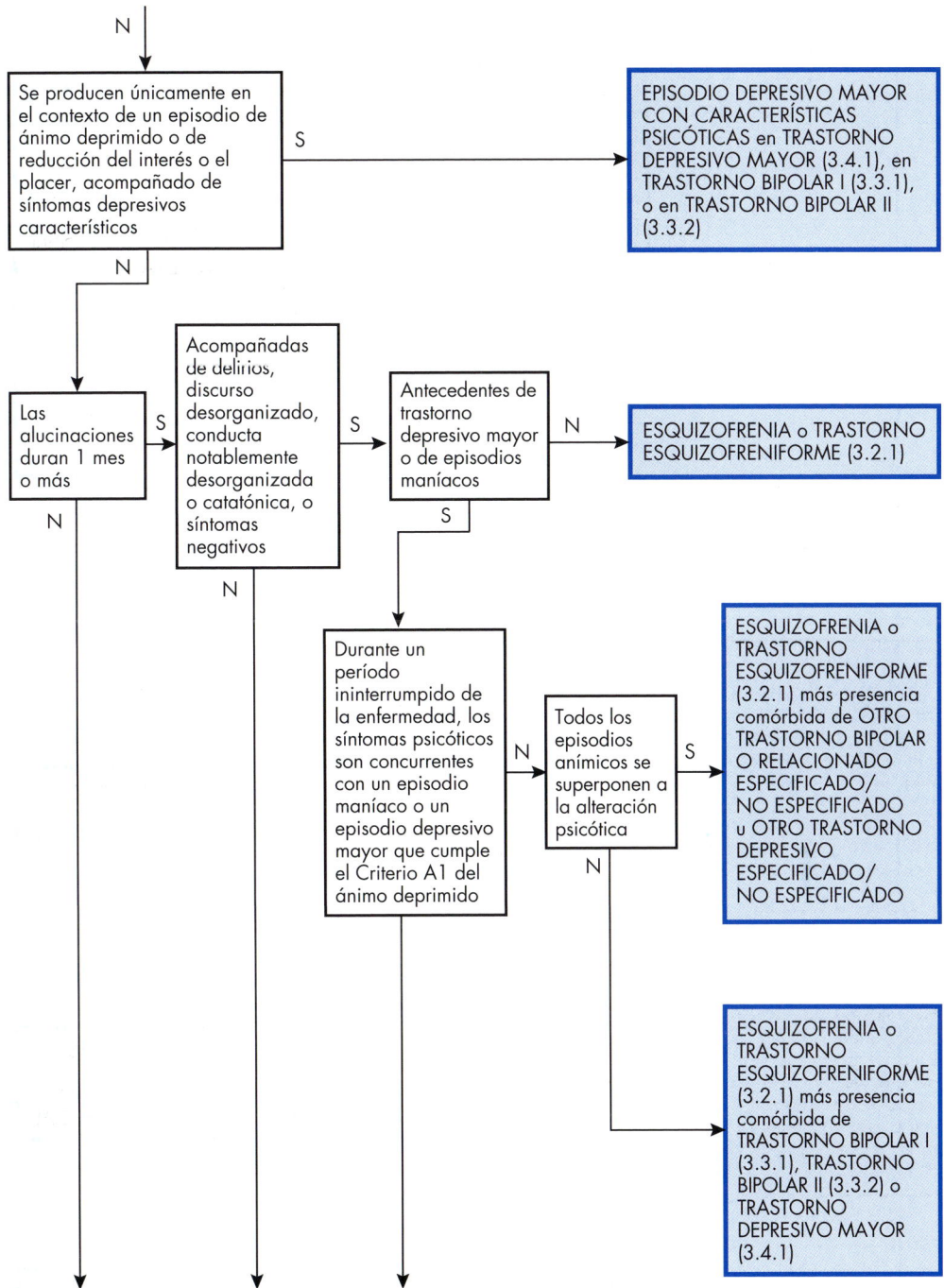

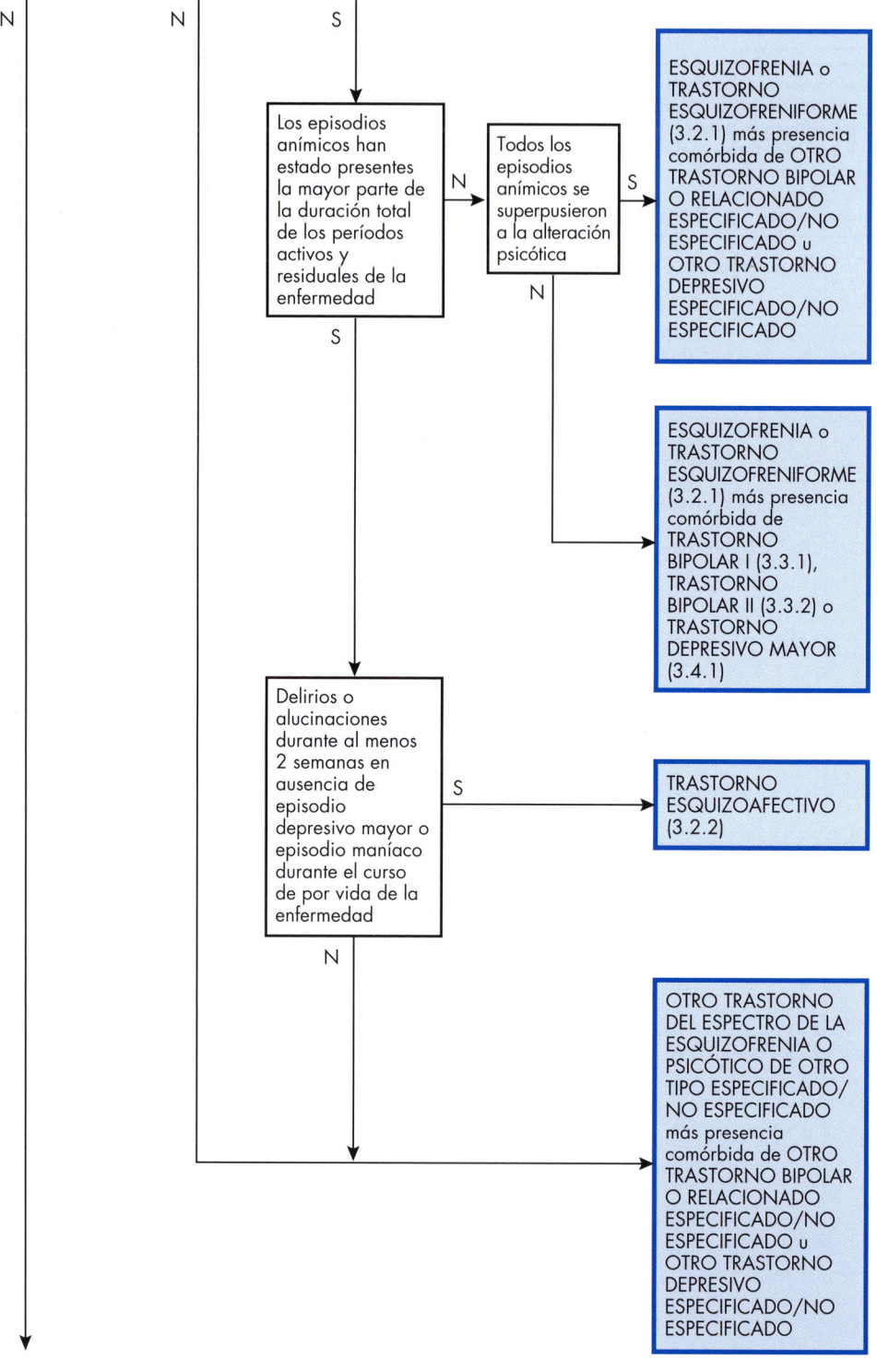

N

N

S

Los episodios anímicos han estado presentes la mayor parte de la duración total de los períodos activos y residuales de la enfermedad

N

S

Todos los episodios anímicos se superpusieron a la alteración psicótica

S

N

S

ESQUIZOFRENIA o TRASTORNO ESQUIZOFRENIFORME (3.2.1) más presencia comórbida de OTRO TRASTORNO BIPOLAR O RELACIONADO ESPECIFICADO/NO ESPECIFICADO u OTRO TRASTORNO DEPRESIVO ESPECIFICADO/NO ESPECIFICADO

ESQUIZOFRENIA o TRASTORNO ESQUIZOFRENIFORME (3.2.1) más presencia comórbida de TRASTORNO BIPOLAR I (3.3.1), TRASTORNO BIPOLAR II (3.3.2) o TRASTORNO DEPRESIVO MAYOR (3.4.1)

Delirios o alucinaciones durante al menos 2 semanas en ausencia de episodio depresivo mayor o episodio maníaco durante el curso de por vida de la enfermedad

S

N

TRASTORNO ESQUIZOAFECTIVO (3.2.2)

OTRO TRASTORNO DEL ESPECTRO DE LA ESQUIZOFRENIA O PSICÓTICO DE OTRO TIPO ESPECIFICADO/ NO ESPECIFICADO más presencia comórbida de OTRO TRASTORNO BIPOLAR O RELACIONADO ESPECIFICADO/NO ESPECIFICADO u OTRO TRASTORNO DEPRESIVO ESPECIFICADO/NO ESPECIFICADO

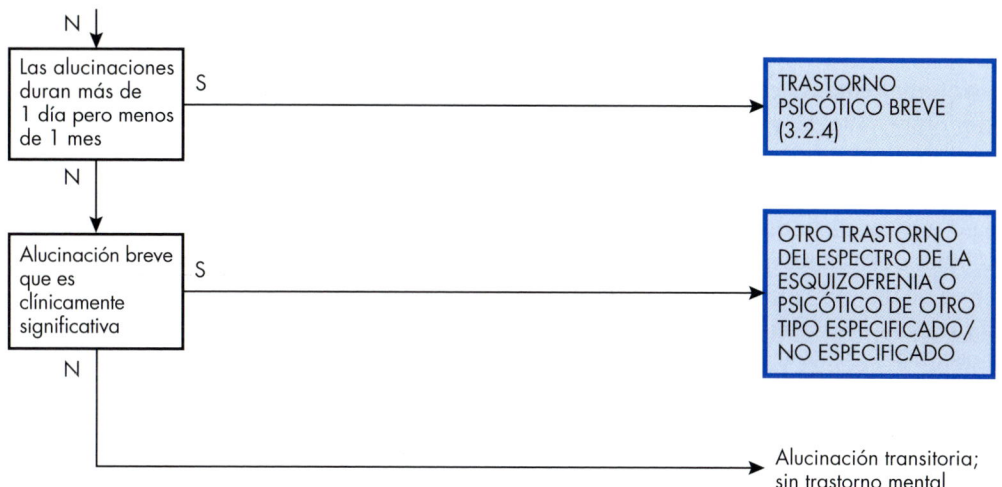

2.7 Árbol de decisión de los síntomas catatónicos

Los síntomas catatónicos incluidos aquí abarcan el estupor (es decir, ausencia de actividad psicomotora, falta de relación activa con el entorno), la catalepsia (esto es, inducción pasiva de una postura que se mantiene en contra de la gravedad), la flexibilidad cérea (es decir, resistencia leve y uniforme al posicionamiento por parte del examinador), el mutismo (esto es, ninguna o muy poca respuesta verbal), el negativismo (es decir, oponerse o no responder a instrucciones o estímulos externos), las posturas anormales (esto es, el mantenimiento espontáneo y activo de una postura contra la gravedad), los manierismos (es decir, caricaturas extrañas y circunstanciales de acciones normales), la estereotipia (esto es, movimientos repetitivos, anormalmente frecuentes y sin finalidad), la agitación (no influenciada por estímulos externos), las muecas, la ecolalia (es decir, imitar el habla de otra persona) y la ecopraxia (esto es, imitar los movimientos de otra persona).

La tarea inicial es determinar si está presente el «síndrome» de catatonía (es decir, tres o más síntomas catatónicos). Esto puede ser difícil porque varios de los elementos individuales se asemejan a otros tipos de síntomas característicos de los trastornos del DSM-5-TR (por ejemplo, la excitación catatónica puede parecerse a la agitación psicomotora de un episodio maníaco o depresivo mayor, el estupor catatónico puede parecerse al retardo psicomotor extremo de un episodio depresivo mayor o un delirium, el mutismo catatónico puede parecerse a la alogia y la avolición de la esquizofrenia). El juicio sobre estas distinciones se basa, en parte, en el contexto en el que ocurre el síntoma (es decir, la presencia de múltiples síntomas catatónicos frente a la presencia de síntomas característicos del otro trastorno) y en su presentación (esto es, las personas con síntomas catatónicos parecen estar ajenas a los estímulos ambientales externos, aunque más tarde puedan informar con precisión de lo que estaba sucediendo a su alrededor).

Si hay síntomas catatónicos pero no constituyen un síndrome de catatonía, primero se debe considerar una etiología inducida por sustancias o medicamentos para los síntomas. Si los síntomas se deben a los efectos fisiológicos directos del uso de sustancias, como en la intoxicación con fenciclidina, se aplicaría un diagnóstico de intoxicación con sustancias o abstinencia de sustancias. Si se considera que los síntomas de tipo catatónico se deben al uso de un medicamento antipsicótico u otro agente bloqueador de los receptores de dopamina, entonces se aplicaría uno de los trastornos del movimiento inducidos por medicamentos (es decir, síndrome neuroléptico maligno, distonía aguda inducida por medicamentos o parkinsonismo inducido por medicamentos). De lo contrario, para los síntomas catatónicos por debajo del umbral del síndrome de catatonía (es decir, menos de tres síntomas catatónicos) que se consideran clínicamente significativos y representan una disfunción psicológica o conductual, cumpliendo así los requisitos definitorios del trastorno mental, se aplicaría la categoría residual de catatonía no especificada. Téngase en cuenta que, puesto que los diagnósticos de trastorno catatónico debido a otra afección médica y catatonía asociada a otro trastorno mental del DSM-5-TR requieren la presencia del síndrome de catatonía, las presentaciones de uno o dos síntomas catatónicos debidos a una afección médica no psiquiátrica o asociados con otro trastorno mental se diagnostican, por lo tanto, como catatonía no especificada.

Una vez establecido el síndrome de catatonía, el siguiente paso es determinar la etiología. Un síndrome catatónico puede deberse a los efectos fisiológicos directos de una afección médica neurológica o de otro tipo no psiquiátrica (en cuyo caso se diagnostica de trastorno catatónico debido a otra afección médica). El síndrome de catatonía puede ser la manifestación de un episodio maníaco, un episodio depresivo mayor o un trastorno del espectro autista, en cuyo caso se diagnostica de catatonía asociada a trastorno bipolar I, trastorno bipolar II, trastorno depresivo mayor o trastorno del espectro autista, respectivamente). Un síndrome catatónico también puede ocurrir en el contexto de otros síntomas psicóticos, como delirios, alucinaciones o discurso desorganizado, en cuyo caso se diagnosticaría como catatonía asociada a [el trastorno psicótico apropiado (por ejemplo, la esquizofrenia)].

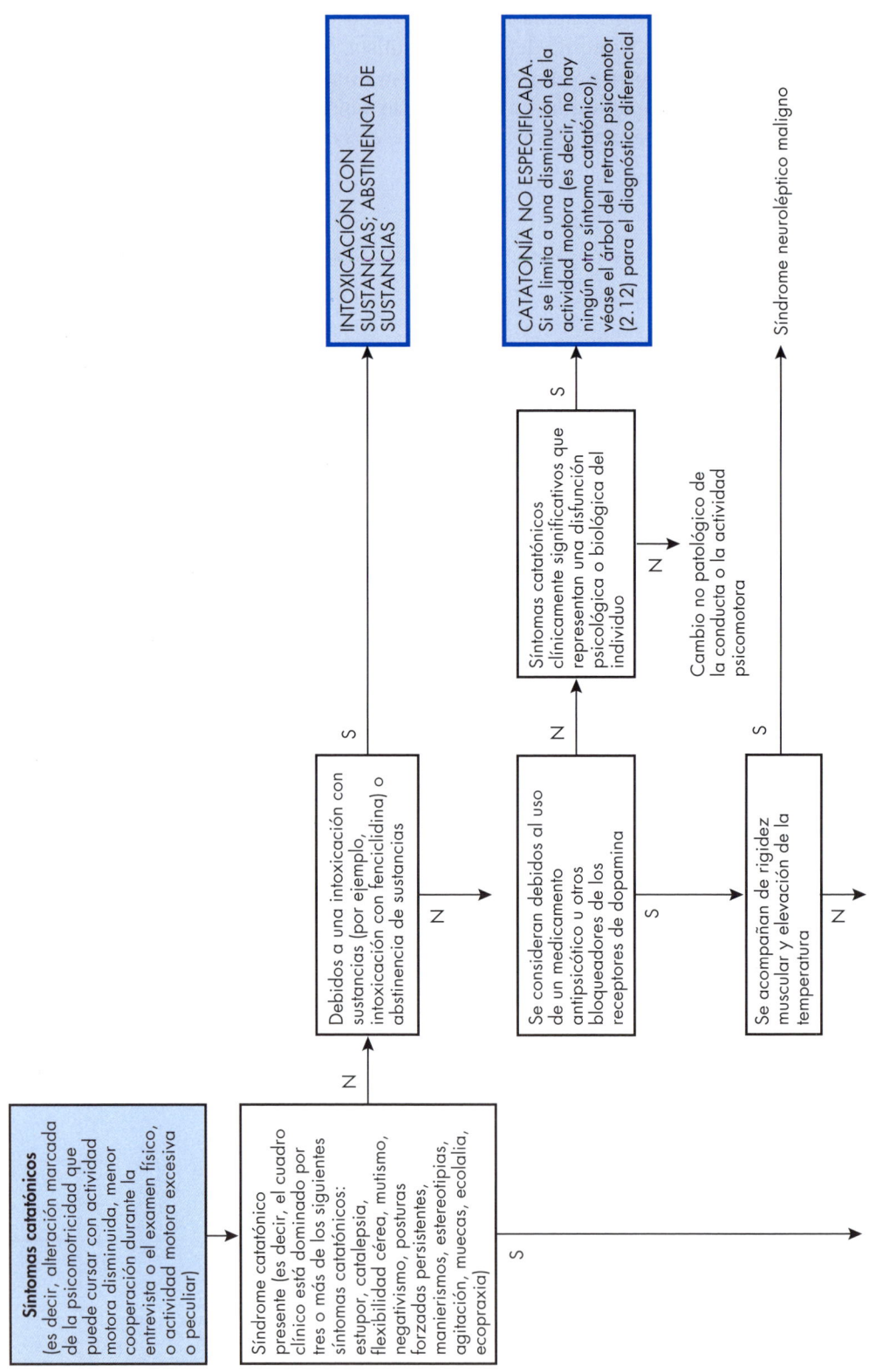

Síntomas catatónicos
(es decir, alteración marcada de la psicomotricidad que puede cursar con actividad motora disminuida, menor cooperación durante la entrevista o el examen físico, o actividad motora excesiva o peculiar)

Síndrome catatónico presente (es decir, el cuadro clínico está dominado por tres o más de los siguientes síntomas catatónicos: estupor, catalepsia, flexibilidad cérea, mutismo, negativismo, posturas forzadas persistentes, manierismos, estereotipias, agitación, muecas, ecolalia, ecopraxia)

N

Debidos a una intoxicación con sustancias (por ejemplo, intoxicación con fenciclidina) o abstinencia de sustancias

S → INTOXICACIÓN CON SUSTANCIAS; ABSTINENCIA DE SUSTANCIAS

N

Se consideran debidos al uso de un medicamento antipsicótico u otros bloqueadores de los receptores de dopamina

N → Síntomas catatónicos clínicamente significativos que representan una disfunción psicológica o biológica del individuo

S → CATATONÍA NO ESPECIFICADA. Si se limita a una disminución de la actividad motora (es decir, no hay ningún otro síntoma catatónico), véase el árbol del retraso psicomotor (2.12) para el diagnóstico diferencial

N → Cambio no patológico de la conducta o la actividad psicomotora

S

Se acompañan de rigidez muscular y elevación de la temperatura

S → Síndrome neuroléptico maligno

N

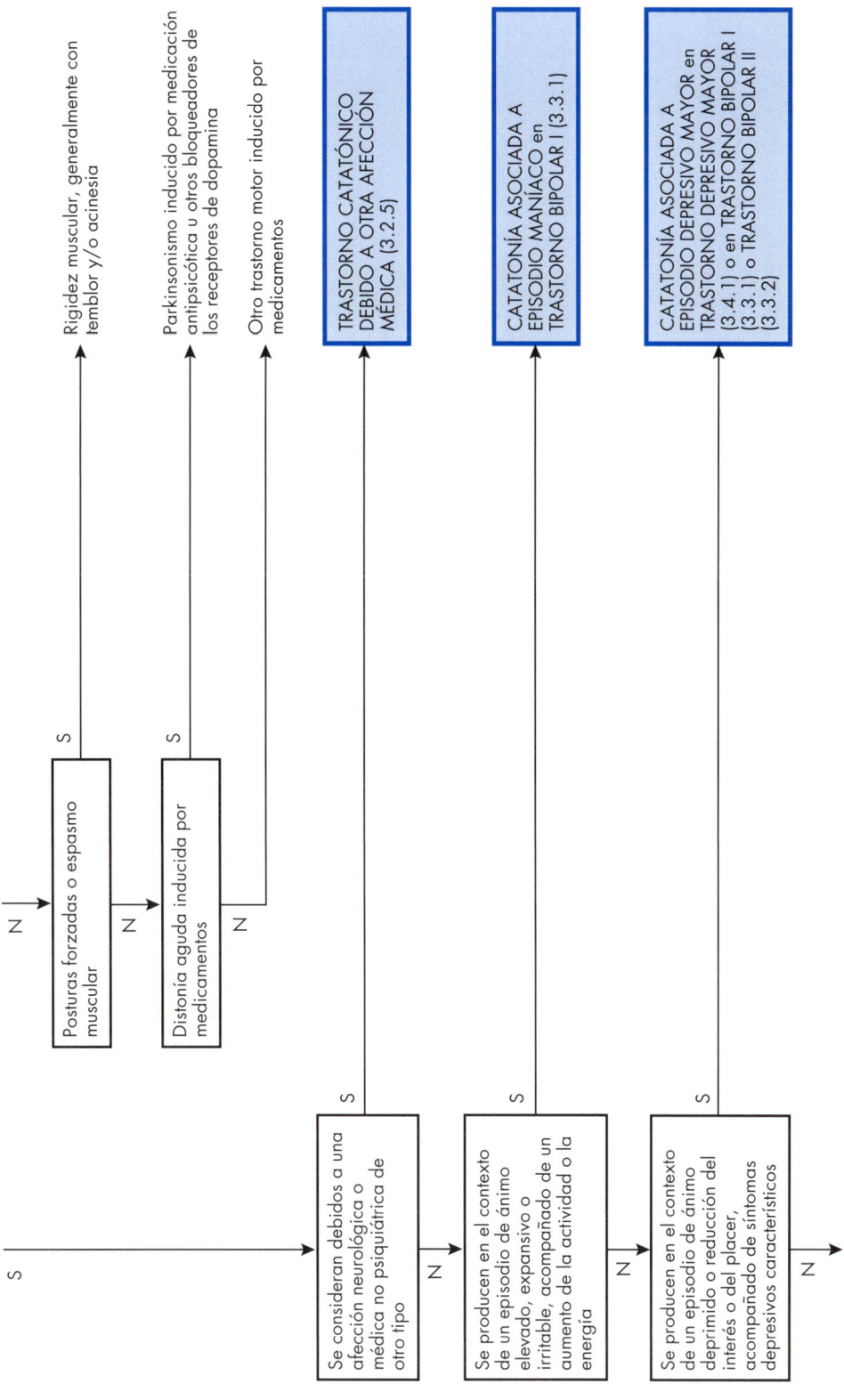

S

Posturas forzadas o espasmo muscular

N

S → Rigidez muscular, generalmente con temblor y/o acinesia

N

Distonía aguda inducida por medicamentos

S → Parkinsonismo inducido por medicación antipsicótica u otros bloqueadores de los receptores de dopamina

N → Otro trastorno motor inducido por medicamentos

S

Se consideran debidos a una afección neurológica o médica no psiquiátrica de otro tipo

S → **TRASTORNO CATATÓNICO DEBIDO A OTRA AFECCIÓN MÉDICA (3.2.5)**

N

Se producen en el contexto de un episodio de ánimo elevado, expansivo o irritable, acompañado de un aumento de la actividad o la energía

S → **CATATONÍA ASOCIADA A EPISODIO MANÍACO en TRASTORNO BIPOLAR I (3.3.1)**

N

Se producen en el contexto de un episodio de ánimo deprimido o reducción del interés o del placer, acompañado de síntomas depresivos característicos

S → **CATATONÍA ASOCIADA A EPISODIO DEPRESIVO MAYOR en TRASTORNO DEPRESIVO MAYOR (3.4.1) o en TRASTORNO BIPOLAR I (3.3.1) o TRASTORNO BIPOLAR II (3.3.2)**

N

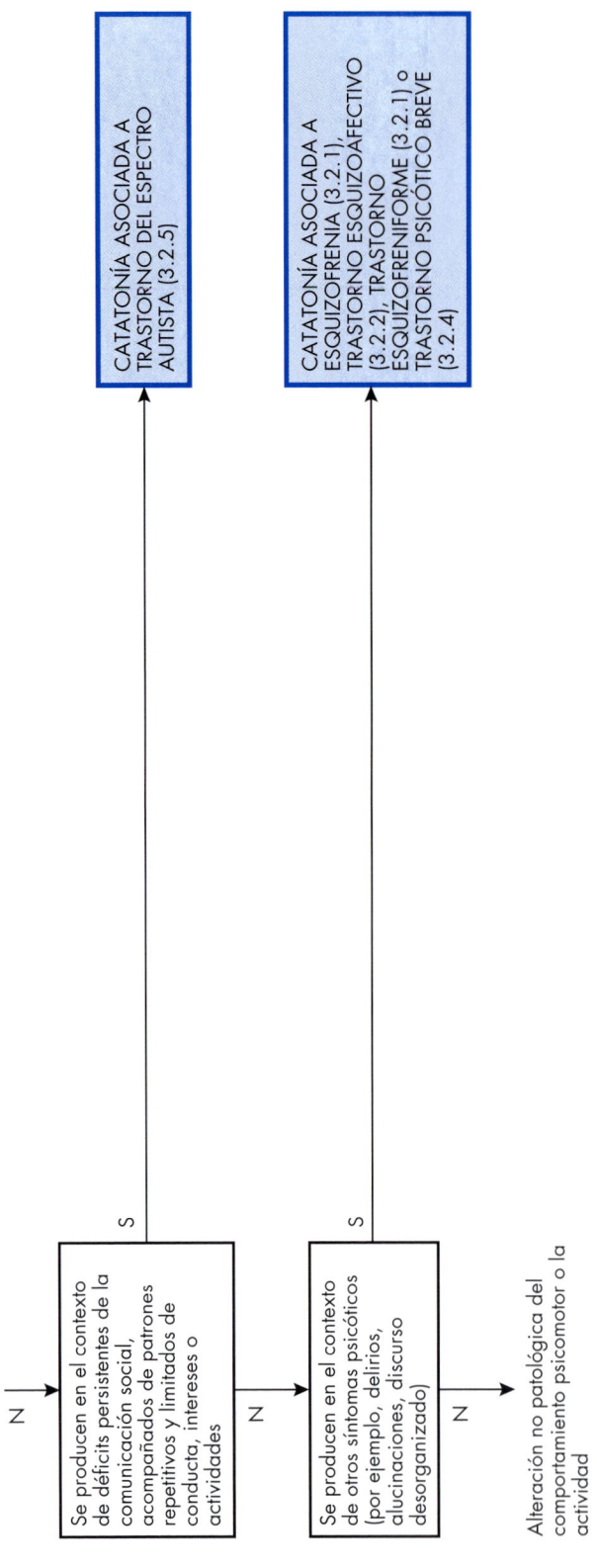

2.8 Árbol de decisión del estado de ánimo elevado o expansivo

La mayoría de las personas han experimentado al menos algunos períodos de estado de ánimo elevado o expansivo a lo largo de la vida, generalmente en respuesta a algún suceso o experiencia particularmente maravillosos, como enamorarse, tener un hijo, graduarse, conseguir el trabajo deseado, ganar en un evento deportivo o ganar en un juego de azar. Estos estados de ánimo solo se convierten en preocupantes cuando están *anormalmente* elevados o son anormalmente expansivos y no guardan relación con los factores contextuales.

El primer paso en el diagnóstico diferencial es asegurarse de que la alteración del estado de ánimo no esté causada por el consumo de sustancias/medicamentos o una afección médica no psiquiátrica. El primer instinto del clínico, especialmente ante la aparición tardía de estos síntomas, debería llevarlo a realizar un exhaustivo examen médico y a evaluar si la persona está tomando algún medicamento (o droga de abuso) capaz de producir cambios de humor como efecto secundario. En los individuos más jóvenes siempre existe la seria posibilidad de que los cambios de humor estén causados por los efectos de una intoxicación con sustancias o abstinencia de sustancias. Las afecciones médicas no psiquiátricas que pueden causar un estado de ánimo elevado o expansivo son la enfermedad de Cushing, la esclerosis múltiple, el ictus, las lesiones cerebrales traumáticas y la encefalitis por anticuerpos antirreceptor de *N*-metil-D-aspartato.

El siguiente paso es determinar si el estado de ánimo elevado es parte de un episodio maníaco o hipomaníaco. Como se describe en los criterios del DSM-5-TR, dichos episodios forman los cimientos de los trastornos bipolares. Cabe destacar que las definiciones sintomáticas de los episodios maníacos e hipomaníacos son esencialmente las mismas. El límite entre ellos depende del juicio clínico sobre la gravedad y el deterioro causado por la alteración del estado de ánimo. Por definición, un episodio hipomaníaco no causa deterioro o malestar marcados y puede incluso ser compatible con un mejor rendimiento social y laboral. Los trastornos bipolares se componen de combinaciones de episodios maníacos, hipomaníacos y depresivos mayores. El trastorno bipolar I consiste en uno o más episodios maníacos y (opcionalmente) uno o más episodios depresivos mayores. El término *bipolar* se utiliza incluso en aquellos individuos que solo han tenido episodios maníacos unipolares (sin episodios depresivos), porque la gran mayoría de estos individuos acaban teniendo episodios depresivos mayores y el curso, la carga familiar y los problemas de tratamiento son equivalentes a los de los individuos que han tenido tanto episodios maníacos como depresivos mayores. El trastorno bipolar II consiste en uno o más episodios depresivos mayores con episodios hipomaníacos intercurrentes.

Si ha habido uno o más episodios maníacos, el diagnóstico dependerá de si hay antecedentes de delirios o alucinaciones. Si no los hay, el diagnóstico es de trastorno bipolar I. Si los hay y los delirios y alucinaciones se han limitado a los episodios maníacos o depresivos mayores, entonces el diagnóstico es de trastorno bipolar I con características psicóticas. Si los delirios o alucinaciones ocurren fuera de los límites de los episodios maníacos o depresivos mayores, entonces se necesitará diagnosticar un trastorno del espectro de la esquizofrenia y otros trastornos psicóticos para dar cuenta de los síntomas psicóticos (consultar el árbol de los delirios [2.5] o el árbol de las alucinaciones [2.6] para el diagnóstico del trastorno psicótico).

Si ha habido episodios hipomaníacos (y no episodios maníacos) y al menos un episodio depresivo mayor, el diagnóstico dependerá igualmente de si hay antecedentes de delirios o alucinaciones. Si no hay tal historial, el diagnóstico es de trastorno bipolar II. Si lo hay y los delirios y alucinaciones se han limitado a los episodios depresivos mayores, entonces el diagnóstico es de trastorno bipolar II con rasgos psicóticos. Si los delirios y/o alucinaciones ocurren fuera de los límites de los episodios depresivos mayores, entonces se necesitará diagnosticar un trastorno del espectro de la esquizofrenia y otros trastornos psicóticos para dar cuenta de los síntomas psicóticos (consultar el árbol de los delirios [2.5] o el árbol de las alucinaciones [2.6] para el diagnóstico del trastorno psicótico).

El trastorno ciclotímico es relativamente poco común entre los trastornos bipolares y relacionados, y se caracteriza por numerosos períodos alternantes de hipomanía y depresión que son menos graves que un episodio maníaco, hipomaníaco o depresivo mayor.

Finalmente, dado que en la mayoría de las personas los períodos de ánimo elevado y expansivo son habituales de forma intermitente durante el juego (es decir, al menos cuando la persona está ganando), es importante *no* diagnosticar tales síntomas como evidencia de manía cuando se limitan a episodios de juego. Sin embargo, dado que algunas personas pueden participar en juegos (a menudo imprudentes) durante los episodios maníacos, la combinación de juego y ánimo expansivo no descarta necesariamente un diagnóstico de trastorno bipolar I.

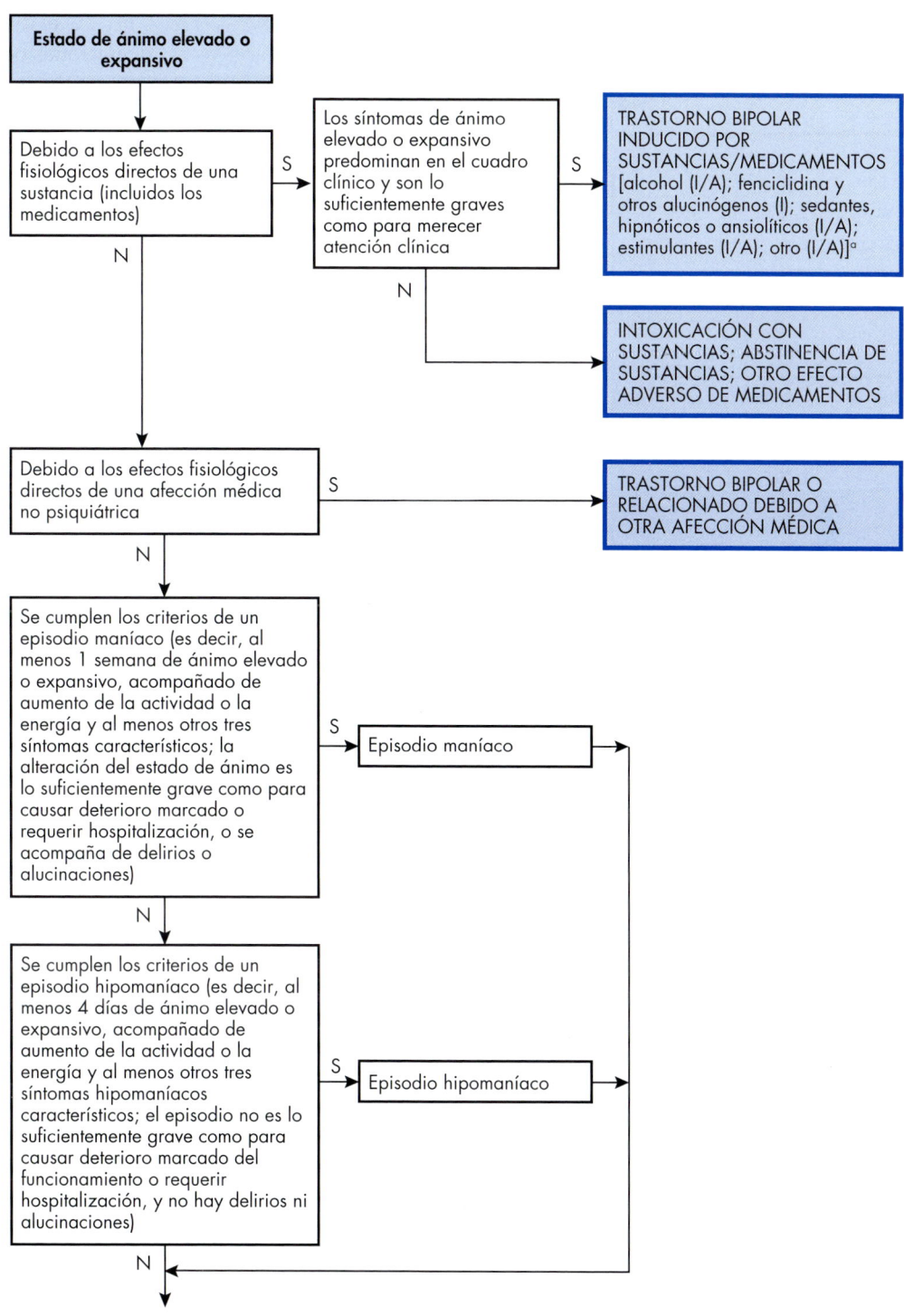

^a I = que ocurre durante la intoxicación con sustancias; I/A = que ocurre durante la intoxicación con sustancias o la abstinencia de sustancias, según se indica en el DSM-5-TR, tabla 1: «Diagnósticos asociados a una clase de sustancia», p. 545.

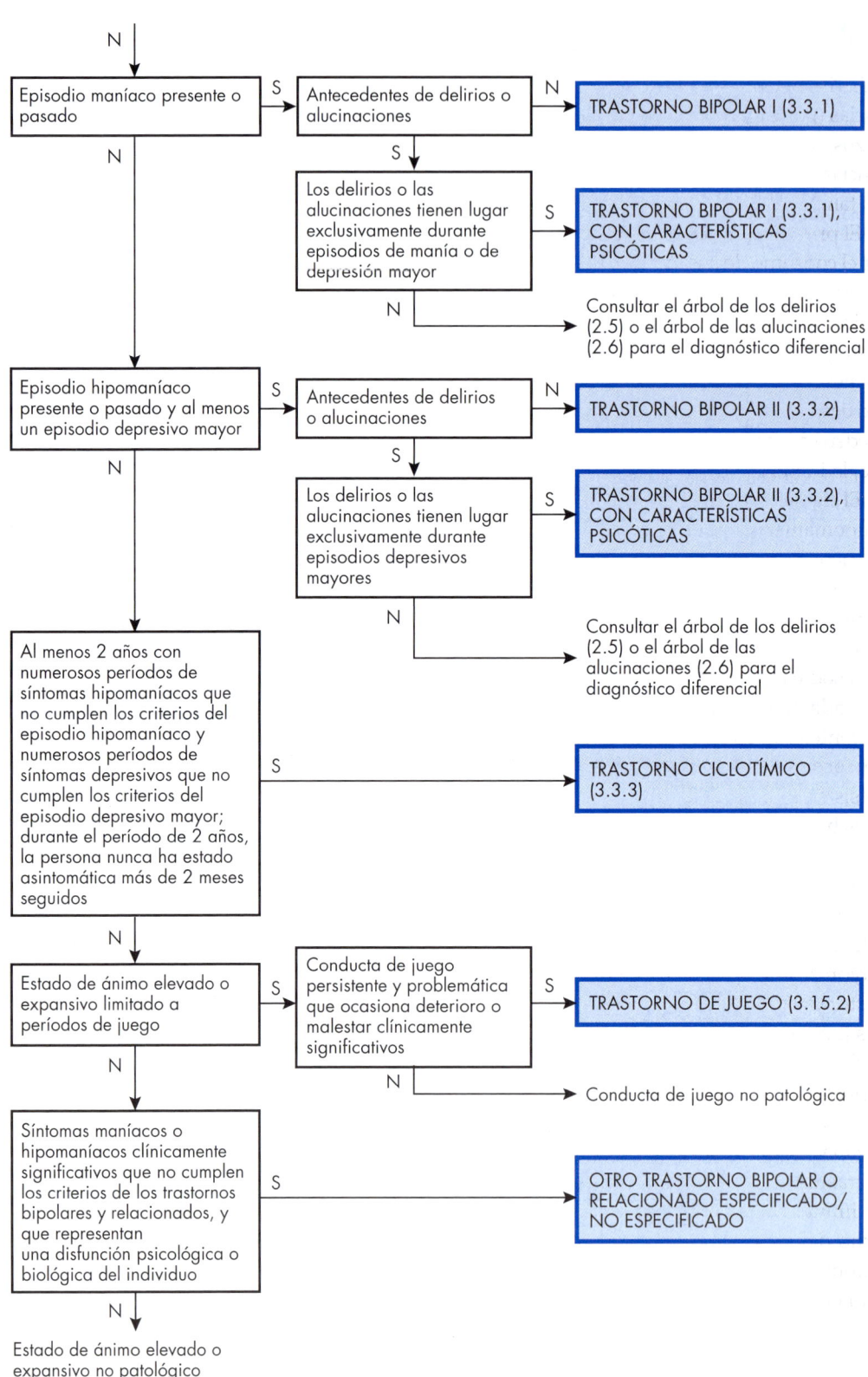

2.9 Árbol de decisión del estado de ánimo irritable

Todas las personas pueden volverse más o menos irritables bajo el conjunto adecuado de circunstancias (por ejemplo, no dormir lo suficiente, quedar atrapado en el tráfico, la presión de cumplir plazos). El árbol de decisión del estado de ánimo irritable no está destinado a aplicarse a las experiencias cotidianas de estado de ánimo irritable, sino más bien a los períodos de irritabilidad que son tan persistentes o tan graves que causan malestar o deterioro clínicamente significativos.

El primer paso del diagnóstico diferencial es asegurarse de que la irritabilidad no esté causada por el consumo de sustancias/medicamentos o por una afección médica no psiquiátrica. El primer instinto del clínico, especialmente ante la aparición tardía de estos síntomas, debería conducir a realizar un exhaustivo examen médico y a evaluar si la persona está tomando algún medicamento (o droga de abuso) que pueda producir irritabilidad como efecto secundario. En los individuos más jóvenes siempre existe la clara posibilidad de que la irritabilidad esté causada por los efectos de una intoxicación con sustancias o abstinencia de sustancias. Las dolencias médicas no psiquiátricas que pueden causar un estado de ánimo irritable son el dolor crónico, el hipertiroidismo, la hipoglucemia, la lesión cerebral traumática, la enfermedad de Wilson y el síndrome del ovario poliquístico.

El siguiente paso es determinar si el estado de ánimo irritable es parte de un episodio maníaco o hipomaníaco. Los episodios reiterados de estado de ánimo anormal y persistentemente irritable, acompañados de aumento de la actividad o la energía y al menos otros cuatro síntomas característicos, definen el episodio maníaco o hipomaníaco. Se requiere tener cuatro síntomas maníacos o hipomaníacos asociados (en lugar de los tres típicos) para hacer un diagnóstico de episodio maníaco o hipomaníaco en ausencia de estado de ánimo elevado o expansivo para que el episodio pueda diferenciarse más fácilmente de un episodio depresivo mayor con irritabilidad asociada. Como se describe en los criterios del DSM-5-TR, estos episodios anímicos son los cimientos de los trastornos bipolares. El trastorno bipolar I consiste en uno o más episodios maníacos y (opcionalmente) uno o más episodios depresivos mayores. El trastorno bipolar II consiste en uno o más episodios depresivos mayores con episodios hipomaníacos intercurrentes.

Si ha habido uno o más episodios maníacos, el diagnóstico dependerá de si hay antecedentes de delirios o alucinaciones. Si no los hay, el diagnóstico es de trastorno bipolar I. Si existe tal historial y los delirios y alucinaciones se han limitado a los episodios maníacos o depresivos mayores, entonces el diagnóstico es de trastorno bipolar I con características psicóticas. Si los delirios y/o alucinaciones ocurren fuera de los límites de los episodios maníacos y depresivos mayores, entonces se deberá diagnosticar un trastorno del espectro de la esquizofrenia y otros trastornos psicóticos para dar cuenta de los síntomas psicóticos (consultar el árbol de los delirios [2.5] o el árbol de las alucinaciones [2.6] para el diagnóstico del trastorno psicótico).

Si ha habido episodios hipomaníacos (y no episodios maníacos) y al menos un episodio depresivo mayor, el diagnóstico dependerá igualmente de si hay antecedentes de delirios o alucinaciones. Si no los hay, el diagnóstico es de trastorno bipolar II. Si los hay y los delirios y alucinaciones se han limitado a los episodios depresivos mayores, entonces el diagnóstico es de trastorno bipolar II con rasgos psicóticos. Si los delirios y/o alucinaciones ocurren fuera de los límites de los episodios depresivos mayores, entonces se necesitará diagnosticar un trastorno del espectro de la esquizofrenia y otros trastornos psicóticos para dar cuenta de los síntomas psicóticos (consultar el árbol de los delirios [2.5] o el árbol de las alucinaciones [2.6] para el diagnóstico del trastorno psicótico).

En el trastorno ciclotímico, que se caracteriza por un patrón persistente de alternancia entre períodos de hipomanía y síntomas depresivos que no cumplen los criterios de un episodio hipomaníaco o depresivo mayor, puede haber un estado de ánimo irritable durante los períodos de síntomas de hipomanía.

Hasta aquí, el árbol del estado de ánimo irritable se asemeja mucho al árbol del estado de ánimo elevado o expansivo, pero, dado que la irritabilidad se asocia también a los trastornos depresivos, este árbol también debe indagar la posibilidad de que el estado de ánimo irritable sea indicativo de un trastorno depresivo en lugar de un trastorno bipolar. Según la definición original del DSM-III, el episodio depresivo mayor se definía en términos de un «estado de ánimo disfórico» que se caracterizaba por síntomas como sentirse deprimido, triste, melancólico, desesperanzado, bajo, decaído *o irritable*. Un vestigio de esa definición del DSM-III que aparece en ediciones posteriores del DSM es que el estado de ánimo irritable todavía se incluye como síntoma anímico alternativo del Criterio A1 en los niños y adolescentes. Por lo tanto, los siguientes pasos del árbol de decisión implican considerar si el estado de ánimo irritable ocurre en el contexto de un episodio depresivo mayor, un trastorno depresivo persistente o un trastorno disfórico premenstrual. En aquellos casos en que se han cumplido los criterios de un episodio depresivo mayor, el diagnóstico final depende de si ha habido antecedentes de delirios o alucinaciones y de si el trastorno depresivo es «persistente» (es decir, tiene una duración de 2 años o más). Si no hay antecedentes de delirios o alucinaciones y el trastorno depresivo no es persistente, el diagnóstico es simplemente de trastorno depresivo mayor. Sin embargo, si hay un período de estado de ánimo deprimido la mayor parte del día, la mayoría de los días, durante al menos 2 años, se realiza un diagnóstico adicional de trastorno depresivo persistente con episodio depresivo mayor persistente si se han cumplido los criterios del episodio depresivo mayor durante todo el período de 2 años; alternativamente, se realizaría un diagnóstico de trastorno depresivo persistente con episodios depresivos mayores intermitentes para indicar la cronicidad de la depresión. Si hay antecedentes de delirios o alucinaciones que ocurren exclusivamente durante los episodios depresivos mayores, se diagnostica un trastorno depresivo mayor con características psicóticas en lugar de un trastorno depresivo mayor (es decir, trastorno depresivo mayor con características psicóticas más trastorno depresivo persistente, con episodio depresivo mayor persistente; trastorno depresivo mayor más trastorno depresivo persistente, con episodios depresivos mayores intermitentes, o trastorno depresivo mayor con características psicóticas). Si los delirios o alucinaciones ocurren fuera de los episodios depresivos mayores, consultar el árbol de los delirios (2.5) o el árbol de las alucinaciones (2.6) para determinar el diagnóstico diferencial de qué trastorno del espectro de la esquizofrenia y otros trastornos psicóticos es el más aplicable.

El diagnóstico de trastorno depresivo persistente, con trastorno distímico puro, por sí solo está justificado en las presentaciones caracterizadas por depresión crónica que persiste durante al menos 2 años y que se mantiene constantemente por debajo del umbral de los síntomas del episodio depresivo mayor. Los períodos de ánimo deprimido que están regularmente presentes en la última semana antes del inicio de la menstruación y que desaparecen en la semana posterior a la menstruación se diagnostican como trastorno disfórico premenstrual.

A continuación, en el diferencial se encuentran dos trastornos con irritabilidad prominente que tienen su inicio en la infancia: el trastorno de desregulación disruptiva del estado de ánimo, que se caracteriza por arrebatos de mal genio frecuentes y graves que son claramente desproporcionados a la situación, con estado de ánimo persistentemente enfadado o irritable entre los arrebatos; y el trastorno negativista desafiante, que también se caracteriza por un patrón de estado de ánimo enojado e irritable persistente que se acompaña de discusiones, desafíos y rencor. Si la irritabilidad forma parte fundamental del repertorio característico de los estados de ánimo de la persona, el diagnóstico de un trastorno de la personalidad podría ser el más apropiado. Además, dos de los trastornos de la personalidad del DSM-5-TR, el trastorno de la personalidad límite y el trastorno de la personalidad antisocial, incluyen la irritabilidad crónica entre sus características distintivas.

Finalmente, la irritabilidad clínicamente significativa distinta de la mencionada hasta ahora podría cumplir los criterios diagnósticos de un trastorno de adaptación si la irritabilidad ocurre como respuesta desadaptativa a un estresor psicosocial. De lo contrario, la irritabilidad clínicamente significativa que no cumple los criterios de ningún otro trastorno mental y se considera que representa una disfunción psicológica o biológica en el individuo podría clasificarse en una de las categorías residuales no especificadas. Dado que el estado de ánimo irritable puede ser característico tanto de los trastornos bipolares y relacionados como de los trastornos depresivos, la opción de especificarlo es una cuestión de juicio clínico. Si se considera que la presentación es más compatible con un trastorno bipolar o relacionado, se debería diagnosticar un trastorno bipolar o relacionado no especificado. Si es más compatible con un trastorno depresivo, se debería diagnosticar un trastorno depresivo no especificado. Si la presentación no se considera claramente más bipolar o depresiva, se puede diagnosticar un trastorno del estado de ánimo no especificado a la espera de información adicional que aclare la situación.

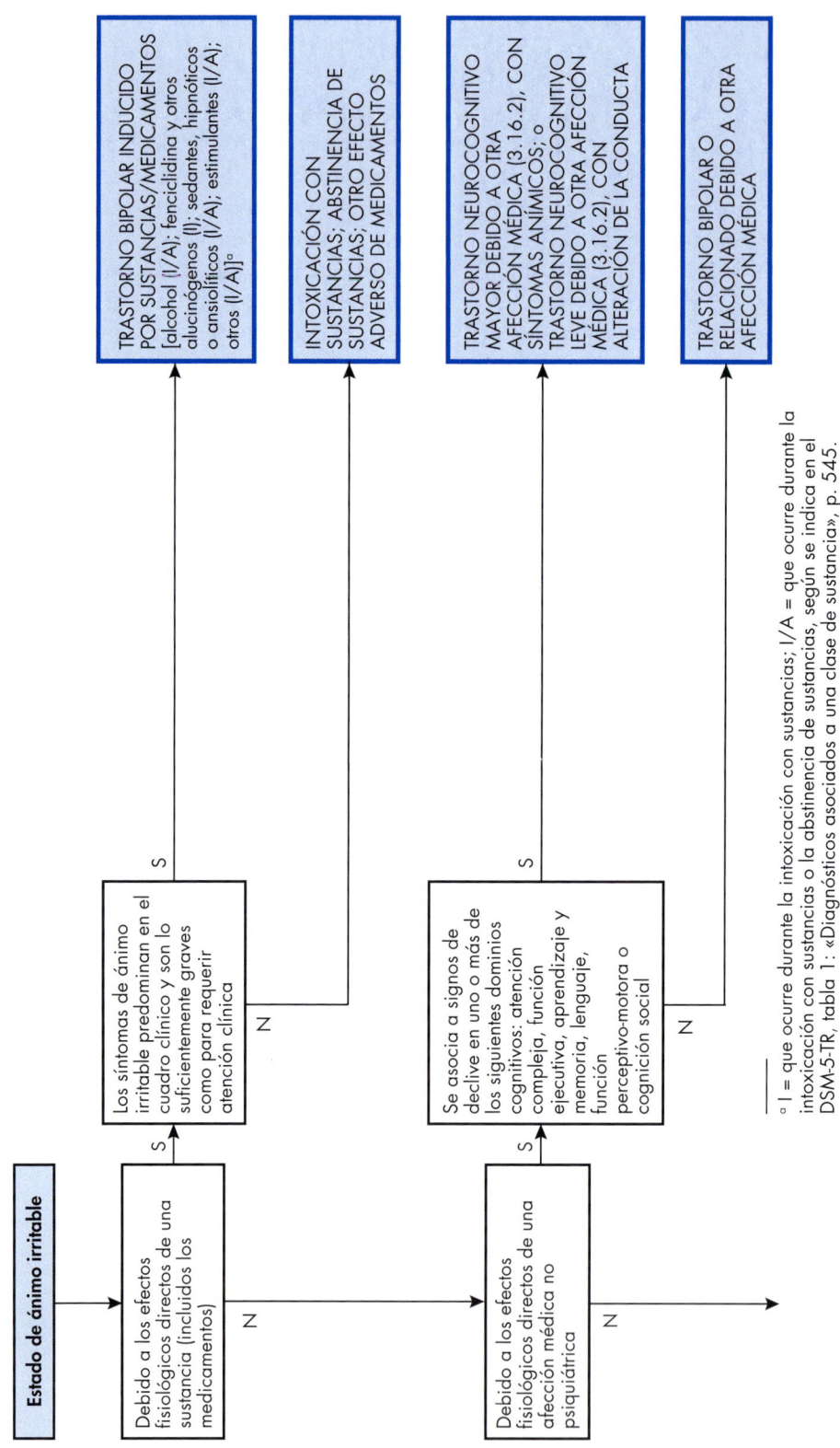

Estado de ánimo irritable

Debido a los efectos fisiológicos directos de una sustancia (incluidos los medicamentos)

→ S → Los síntomas de ánimo irritable predominan en el cuadro clínico y son lo suficientemente graves como para requerir atención clínica

→ S → TRASTORNO BIPOLAR INDUCIDO POR SUSTANCIAS/MEDICAMENTOS [alcohol (I/A); fenciclidina y otros alucinógenos (I); sedantes, hipnóticos o ansiolíticos (I/A); estimulantes (I/A); otros (I/A)]ᵃ

→ N → INTOXICACIÓN CON SUSTANCIAS; ABSTINENCIA DE SUSTANCIAS; OTRO EFECTO ADVERSO DE MEDICAMENTOS

↓ N

Debido a los efectos fisiológicos directos de una afección médica no psiquiátrica

→ S → Se asocia a signos de declive en uno o más de los siguientes dominios cognitivos: atención compleja, función ejecutiva, aprendizaje y memoria, lenguaje, función perceptivo-motora o cognición social

→ S → TRASTORNO NEUROCOGNITIVO MAYOR DEBIDO A OTRA AFECCIÓN MÉDICA (3.16.2), CON SÍNTOMAS ANÍMICOS; o TRASTORNO NEUROCOGNITIVO LEVE DEBIDO A OTRA AFECCIÓN MÉDICA (3.16.2), CON ALTERACIÓN DE LA CONDUCTA

→ N → TRASTORNO BIPOLAR O RELACIONADO DEBIDO A OTRA AFECCIÓN MÉDICA

↓ N

ᵃ I = que ocurre durante la intoxicación con sustancias; I/A = que ocurre durante la intoxicación con sustancias o la abstinencia de sustancias, según se indica en el DSM-5-TR, tabla 1: «Diagnósticos asociados a una clase de sustancia», p. 545.

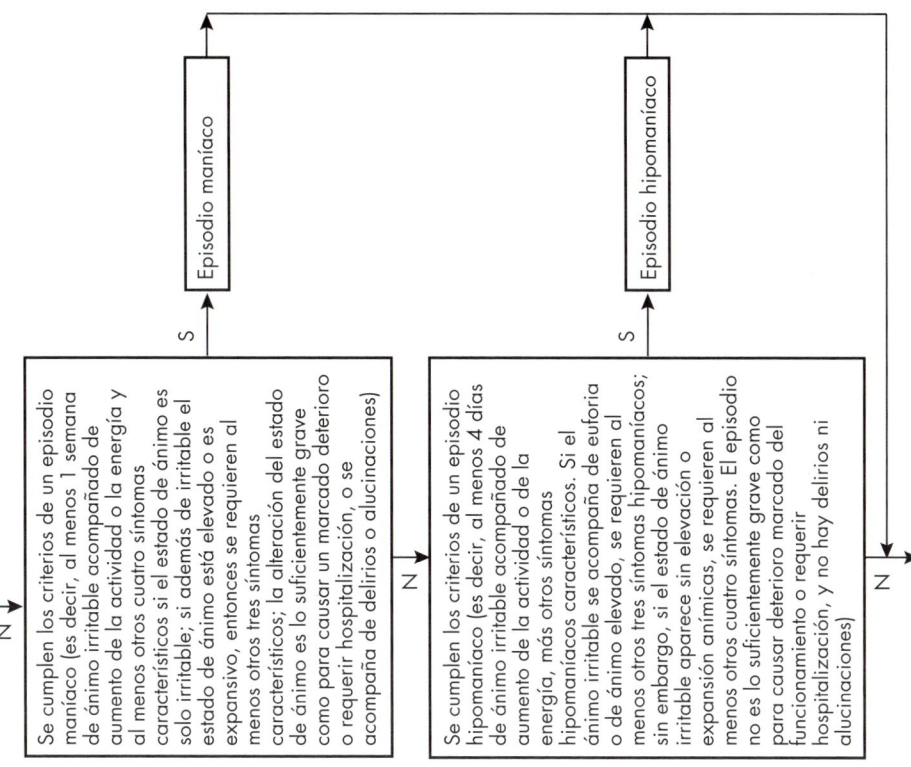

Se cumplen los criterios de un episodio maníaco (es decir, al menos 1 semana de ánimo irritable acompañado de aumento de la actividad o la energía y al menos otros cuatro síntomas característicos si el estado de ánimo es solo irritable; si además de irritable el estado de ánimo está elevado o es expansivo, entonces se requieren al menos otros tres síntomas característicos; la alteración del estado de ánimo es lo suficientemente grave como para causar un marcado deterioro o requerir hospitalización, o se acompaña de delirios o alucinaciones)

Episodio maníaco

Se cumplen los criterios de un episodio hipomaníaco (es decir, al menos 4 días de ánimo irritable acompañado de aumento de la actividad o de la energía, más otros síntomas hipomaníacos característicos. Si el ánimo irritable se acompaña de euforia o de ánimo elevado, se requieren al menos otros tres síntomas hipomaníacos; sin embargo, si el estado de ánimo irritable aparece sin elevación o expansión anímicas, se requieren al menos otros cuatro síntomas. El episodio no es lo suficientemente grave como para causar deterioro marcado del funcionamiento o requerir hospitalización, y no hay delirios ni alucinaciones)

Episodio hipomaníaco

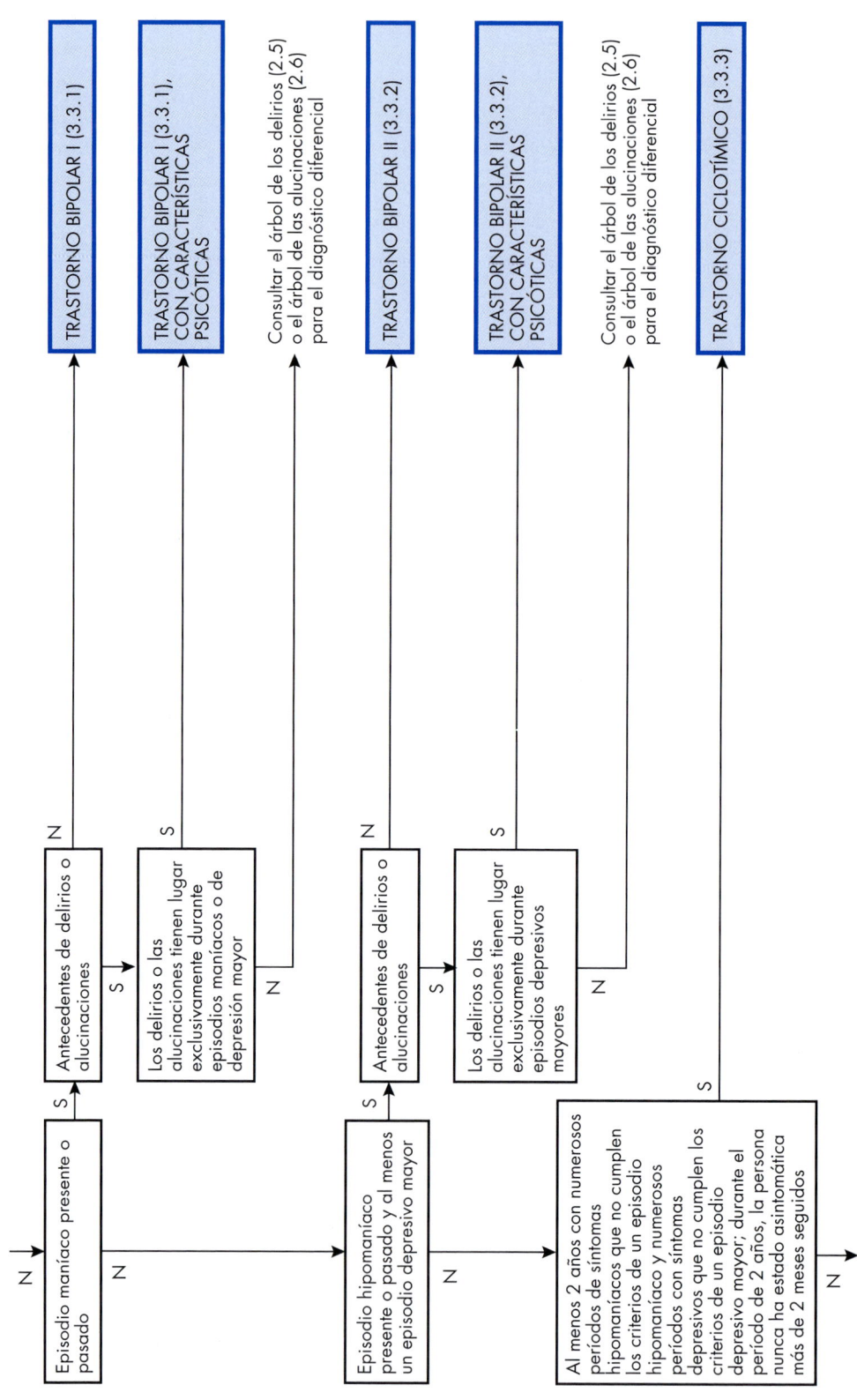

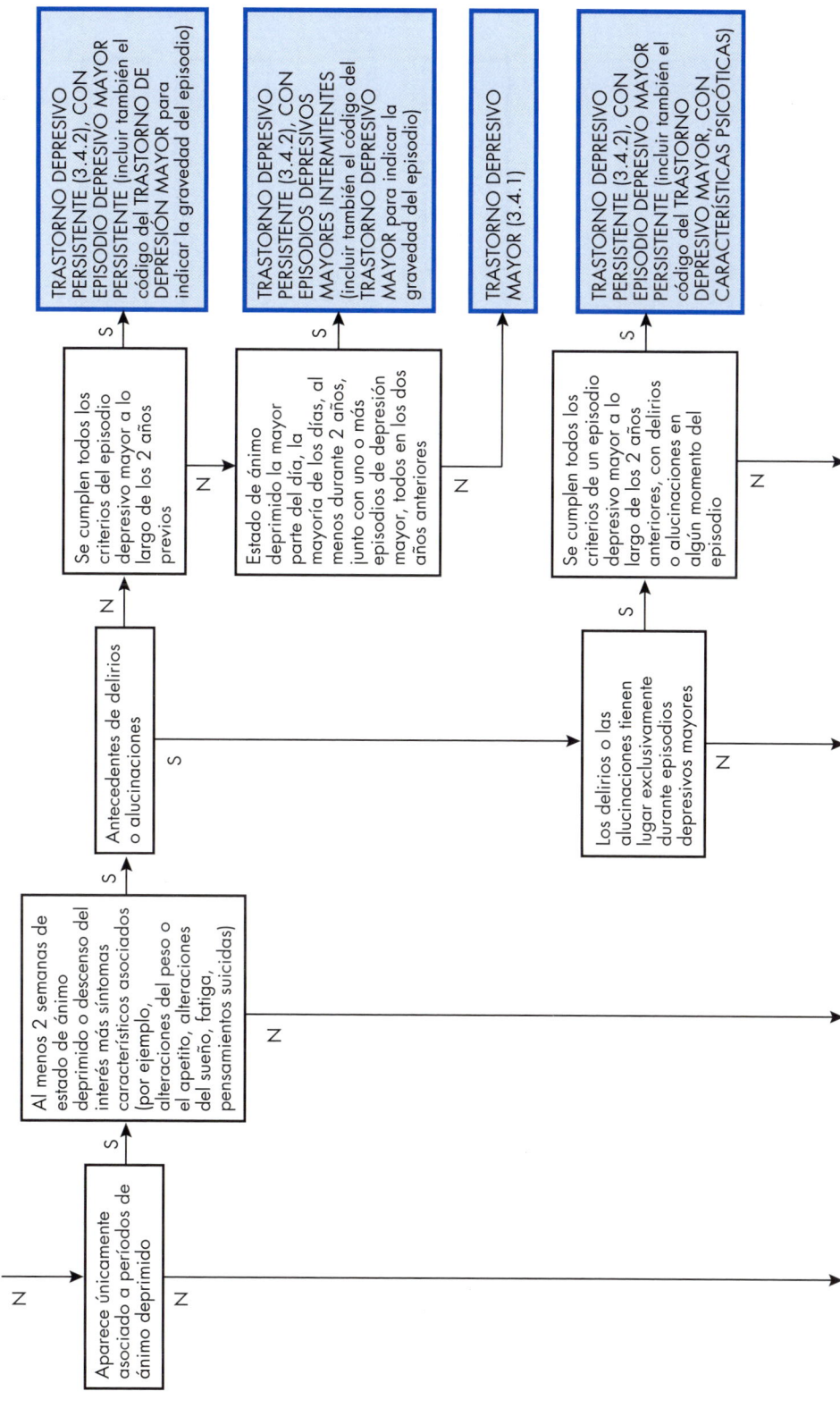

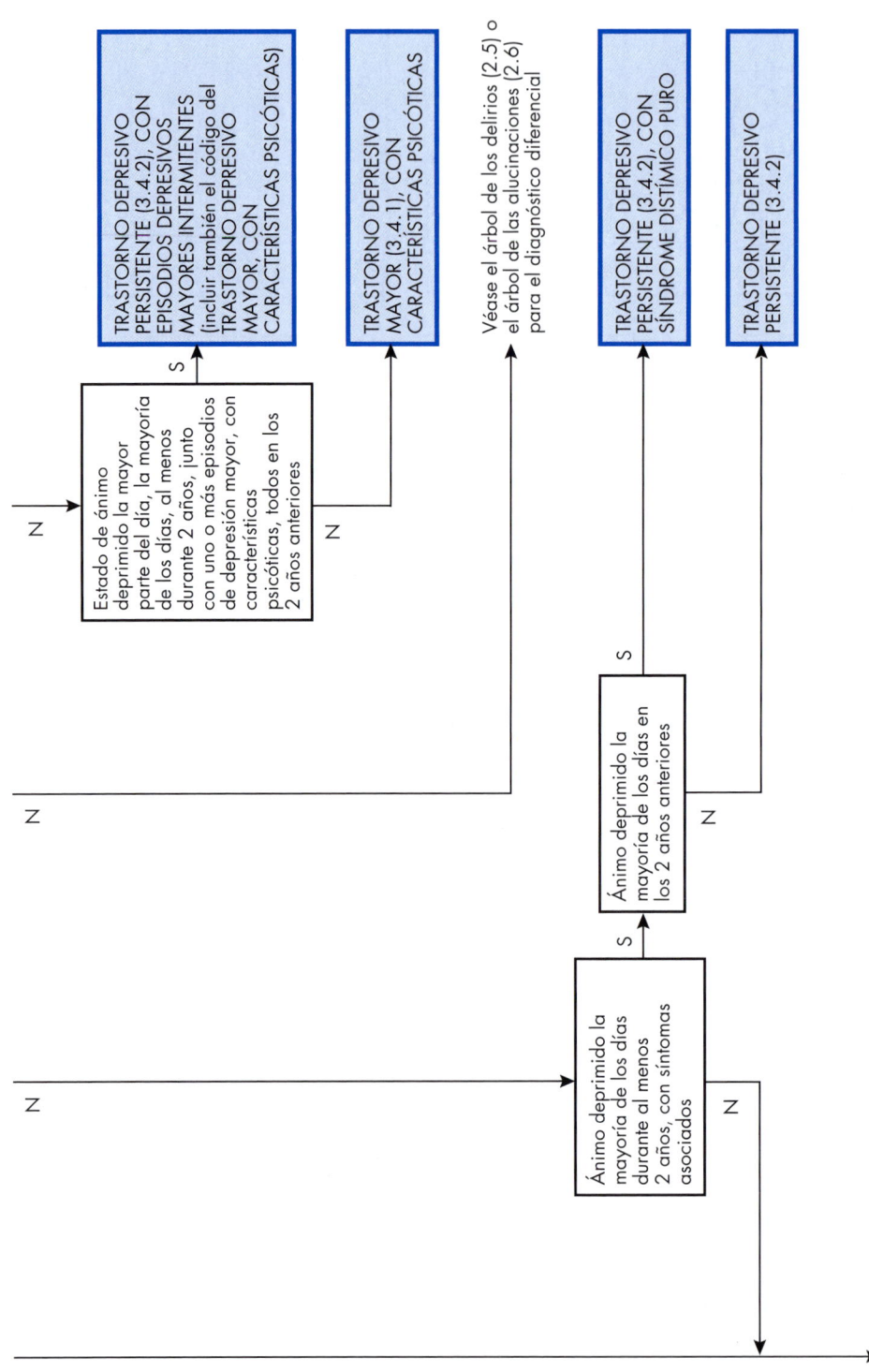

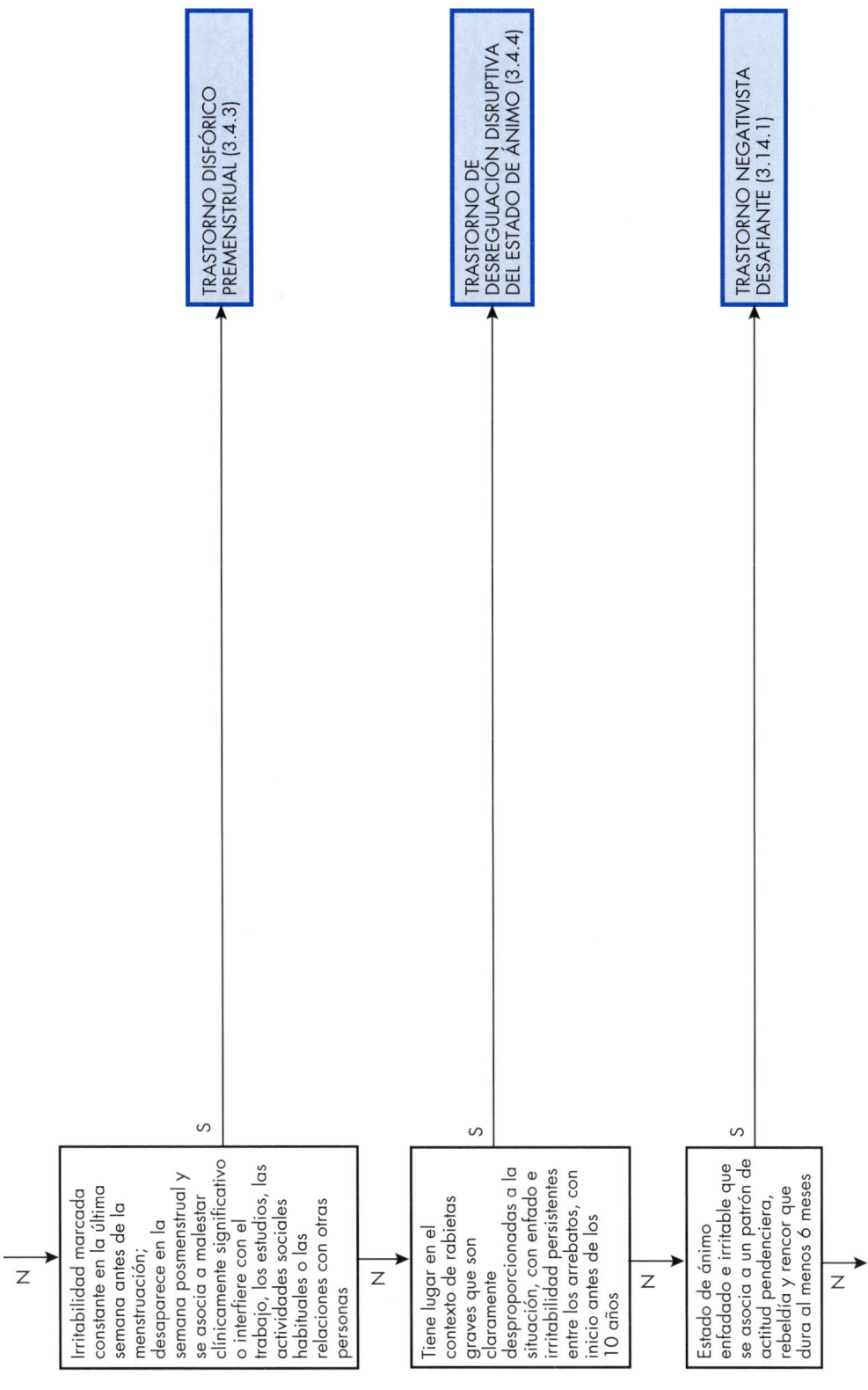

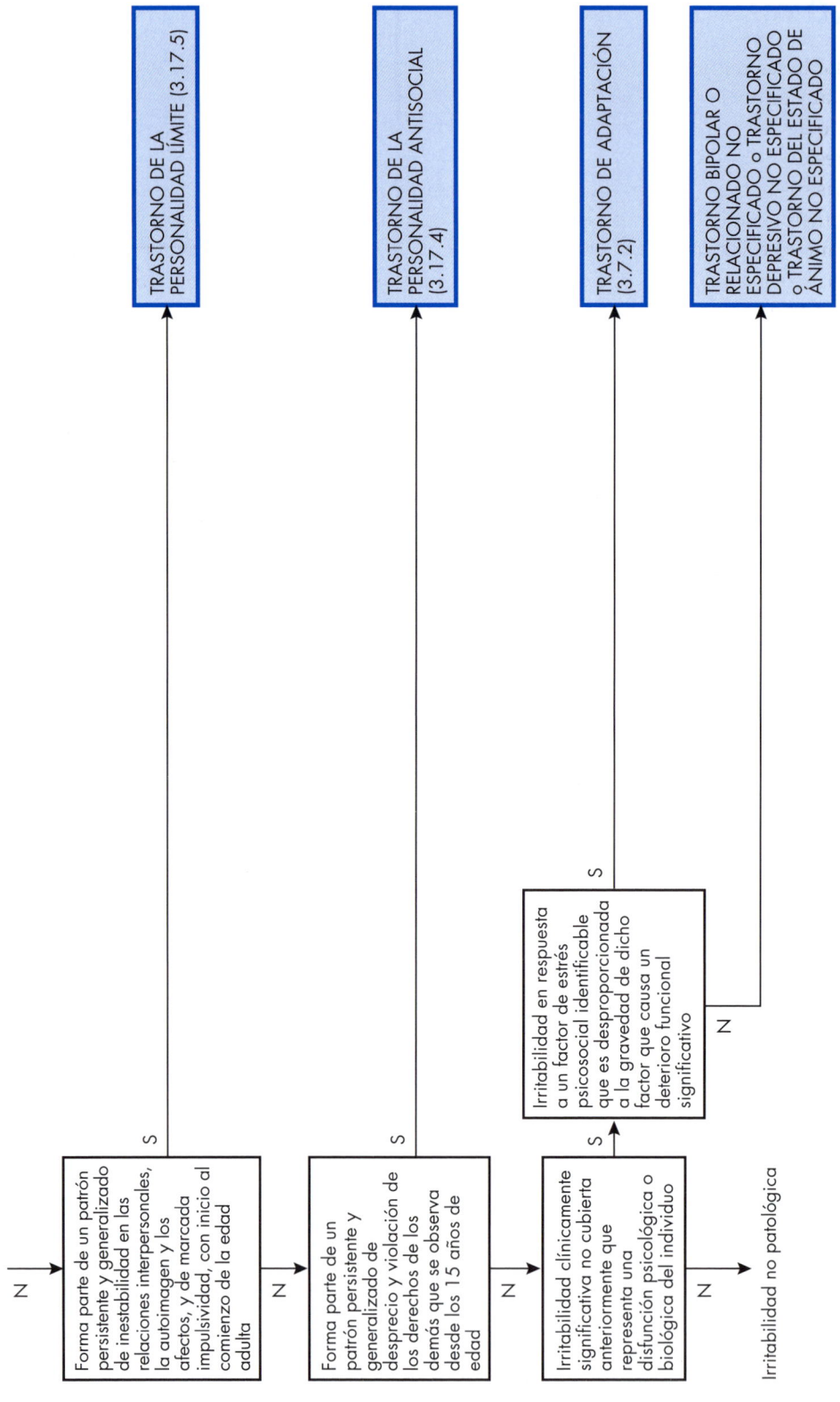

2.10 Árbol de decisión del estado de ánimo deprimido

El estado de ánimo deprimido es uno de los síntomas más comunes en los entornos de salud mental y es un componente de muchas afecciones psiquiátricas. El diagnóstico diferencial del estado de ánimo deprimido requiere tener en cuenta tanto el contexto en el que se produce la depresión como la agrupación y duración de los síntomas.

Las sustancias (drogas de abuso, efectos secundarios de los medicamentos) deben descartarse lo primero como causa del estado de ánimo deprimido. La depresión puede surgir en el contexto de la intoxicación con sustancias (por ejemplo, consumo de cannabis), resultar del uso o la retirada de un medicamento, o ser parte de la abstinencia de sustancias (por ejemplo, de la cocaína). Dado que el estado de ánimo deprimido es un concomitante frecuente de la intoxicación por sustancias y la abstinencia de sustancias, generalmente no requiere un diagnóstico separado. Sin embargo, si los síntomas depresivos predominan en la presentación clínica y son lo suficientemente graves como para requerir atención clínica, entonces el diagnóstico de trastorno depresivo inducido por sustancias/medicamentos puede ser más apropiado que el diagnóstico de intoxicación con sustancias o abstinencia de sustancias. La diferenciación entre el trastorno depresivo inducido por sustancias/medicamentos y un trastorno depresivo no inducido por sustancias puede hacerse históricamente documentando que el estado de ánimo deprimido ocurre solo en relación con el uso de la sustancia/medicamento de que se trate. Cuando no se dispone de esta información histórica, generalmente se requiere un período de abstinencia para determinar si el estado de ánimo deprimido se resuelve o no una vez que los efectos de la sustancia desaparecen. Según el DSM-5-TR es conveniente esperar «aproximadamente 1 mes» después de cesar el consumo de sustancias para ver si los síntomas del estado de ánimo se resuelven espontáneamente, aunque el período real de tiempo de espera que se requiere varía dependiendo de la droga y la situación clínica. Otros factores que deben considerarse son los antecedentes previos de episodios depresivos mayores, los antecedentes familiares y la probabilidad de que el tipo de sustancia en la cantidad utilizada pueda haber causado los síntomas depresivos. Véase el paso 2, «Descartar la etiología por sustancias (incluidos drogas de abuso, medicamentos)» del capítulo 1, «Diagnóstico diferencial paso a paso». Si los síntomas anímicos persisten después de un período de espera razonable, entonces es poco probable que se trate de un trastorno depresivo inducido por sustancias/medicamentos y el diagnóstico deberá ser de trastorno depresivo no inducido por sustancias.

Una de las determinaciones diagnósticas diferenciales más difíciles en psiquiatría es distinguir entre los trastornos depresivos independientes y aquellos que son consecuencia fisiológica directa de una afección médica no psiquiátrica. Se sabe que varias afecciones médicas no psiquiátricas causan depresión a través de su efecto directo sobre el cerebro. Si también está presente un deterioro cognitivo grave, se debe considerar el trastorno neurocognitivo mayor debido a otra afección médica. Sin embargo, es importante no asumir que un deterioro cognitivo grave indica necesariamente un diagnóstico de trastorno neurocognitivo debido a otra afección médica. El deterioro cognitivo que puede ocurrir como parte de un episodio depresivo mayor puede ser lo suficientemente grave como para imitar un trastorno neurocognitivo mayor. A menudo, solo el tiempo, las evaluaciones seriadas y las pruebas secuenciales de tratamiento con antidepresivos confirmarán si determinado cuadro se explica mejor por un trastorno neurocognitivo mayor o un episodio depresivo mayor con síntomas cognitivos graves.

El siguiente paso consiste en determinar si ha habido algún episodio depresivo mayor, maníaco o hipomaníaco, pues el diagnóstico de un trastorno del estado de ánimo episódico en el DSM-5-TR depende de la combinación de estos episodios: el trastorno depresivo mayor requiere al menos un episodio depresivo mayor y nunca episodios maníacos o hipomaníacos; el trastorno bipolar I requiere al menos un episodio maníaco (con o sin episodios depresivos mayores), y el trastorno bipolar II requiere al menos un episodio hipomaníaco y al menos un episodio depresivo mayor, pero nunca episodios maníacos. El árbol 2.10 primero verifica la presencia (o historia) de un episodio depresivo mayor (es decir, un período de estado de ánimo deprimido, presente la mayor parte del día, casi todos los días, durante al menos 2 semanas, acompañado por al menos cuatro síntomas característicos como interés disminuido, cambios del apetito y el sueño, sentirse sin valor o culpable, y pensamientos o comportamientos suicidas). Sin embargo, si al mismo tiempo se cumplen los criterios de un episodio maníaco, el episodio es en cambio un episodio maníaco con características mixtas, en lugar de un episodio depresivo mayor.

La siguiente pregunta sobre síntomas maníacos o hipomaníacos tiene como objetivo determinar si el diagnóstico final será de trastorno bipolar o relacionado (trastorno bipolar I, trastorno bipolar II u otro trastorno bipolar o relacionado especificado/no especificado) o de trastorno depresivo. Si alguna vez se han cumplido los criterios de un episodio maníaco, el diagnóstico final depende de si ha habido antecedentes de delirios o alucinaciones. Si no hay tales antecedentes, el diagnóstico es de trastorno bipolar I. Si los delirios y/o las alucinaciones ocurren solamente durante los episodios maníacos, el diagnóstico es de trastorno bipolar I, maníaco, con características psicóticas; sin embargo, si los delirios y/o las alucinaciones ocurren en otros momentos distintos de los episodios maníacos, el diagnóstico es de uno de los trastornos del espectro de la esquizofrenia y otros trastornos psicóticos. Si se han cumplido los criterios de un episodio hipomaníaco además del episodio depresivo mayor, el diagnóstico final también depende de si ha habido antecedentes de delirios o alucinaciones durante los episodios depresivos mayores. Si no los ha habido, el diagnóstico es de trastorno bipolar II. Si los delirios y/o alucinaciones ocurren exclusivamente durante los episodios depresivos mayores, el diagnóstico es de trastorno bipolar II, deprimido, con características psicóticas; sin embargo, si los delirios y/o alucinaciones ocurren en otros momentos distintos de los episodios depresivos mayores, el diagnóstico es de uno de los trastornos del espectro de la esquizofrenia y otros trastornos psicóticos. En los casos en los que hay un episodio depresivo mayor con síntomas maníacos o hipomaníacos clínicamente significativos que no cumplen los criterios de un episodio maníaco o hipomaníaco, el diagnóstico final también depende de si ha habido antecedentes de delirios o alucinaciones. Si no hay tales antecedentes, el diagnóstico es de otro trastorno bipolar o relacionado especificado/no especificado más trastorno depresivo mayor. Si los delirios y/o alucinaciones ocurren exclusivamente durante los episodios depresivos mayores, el diagnóstico es de otro trastorno bipolar o relacionado especificado/no especificado más trastorno depresivo mayor con características psicóticas; y si no, el diagnóstico es de uno de los trastornos del espectro de la esquizofrenia y otros trastornos psicóticos. Por último, si ha habido 2 años o más de numerosos períodos con síntomas hipomaníacos y numerosos períodos con síntomas depresivos (y no hay antecedentes de episodios depresivos mayores, maníacos o hipomaníacos), el diagnóstico es de trastorno ciclotímico.

Una vez descartada la presencia de síntomas maníacos o hipomaníacos a lo largo de la vida, los nodos de decisión restantes en el árbol determinan qué trastorno depresivo explica mejor la presentación sintomática. En aquellos casos en los que se han cumplido los criterios de un episodio depresivo mayor, el diagnóstico final depende de si ha habido antecedentes de delirios o alucinaciones y de si el trastorno depresivo es «persistente» (es decir, tiene una duración de 2 años o más). Si no hay antecedentes de delirios o alucinaciones, y el trastorno depresivo no es persistente, el diagnóstico es simplemente de trastorno depresivo mayor. Sin embargo, si hay un período de estado de ánimo deprimido la mayor parte del día, la mayoría de los días, durante al menos 2 años, se realiza un diagnóstico adicional de trastorno depresivo persistente, con episodio depresivo mayor persistente si se han cumplido los criterios de un episodio depresivo mayor durante todo un período de 2 años; alternativamente, se realizaría un diagnóstico de trastorno depresivo persistente, con episodios depresivos mayores intermitentes, para indicar la cronicidad de la depresión. Si hay antecedentes de delirios o alucinaciones que ocurren exclusivamente durante los episodios depresivos mayores, se diagnostica un trastorno depresivo mayor con características psicóticas en lugar de un trastorno depresivo mayor (es decir, trastorno depresivo mayor con características psicóticas más trastorno depresivo persistente, con episodio depresivo mayor persistente; trastorno depresivo mayor más trastorno depresivo persistente, con episodios depresivos mayores intermitentes, o trastorno depresivo mayor con características psicóticas). Si los delirios o alucinaciones ocurren fuera de los episodios depresivos mayores, consultar el árbol de los delirios (2.5) o el árbol de las alucinaciones (2.6) para determinar el diagnóstico diferencial de cuál es el trastorno del espectro de la esquizofrenia y otros trastornos psicóticos más aplicable.

Un diagnóstico de trastorno depresivo persistente, con síndrome distímico puro, por sí solo está justificado en las presentaciones caracterizadas por depresión crónica que persiste durante al menos 2 años y que se mantiene por debajo del umbral sintomático del episodio depresivo mayor (conocido en ediciones anteriores del DSM como «distimia»). Los períodos de ánimo deprimido que están regularmente presentes en la última semana antes del inicio de la menstruación y que desaparecen en la semana posterior a la menstruación se diagnostican como trastorno disfórico premenstrual.

Finalmente, si la depresión no está adecuadamente explicada por ninguno de los nodos de decisión del árbol vistos hasta ahora, aún podría justificarse un diagnóstico del DSM-5-TR. Si la depresión es una manifestación sintomática de una respuesta desadaptativa a un estresor psicosocial identificable, podría aplicarse el diagnóstico de trastorno de adaptación con estado de ánimo depresivo. Si no es así, y la depresión es clínicamente significativa y representa una disfunción psicológica o biológica en el individuo (calificable como trastorno mental), se aplicaría la categoría residual de otro trastorno depresivo especificado/no especificado. De lo contrario, la depresión se consideraría parte de la tristeza «normal» cotidiana y no indicativa de ningún trastorno mental.

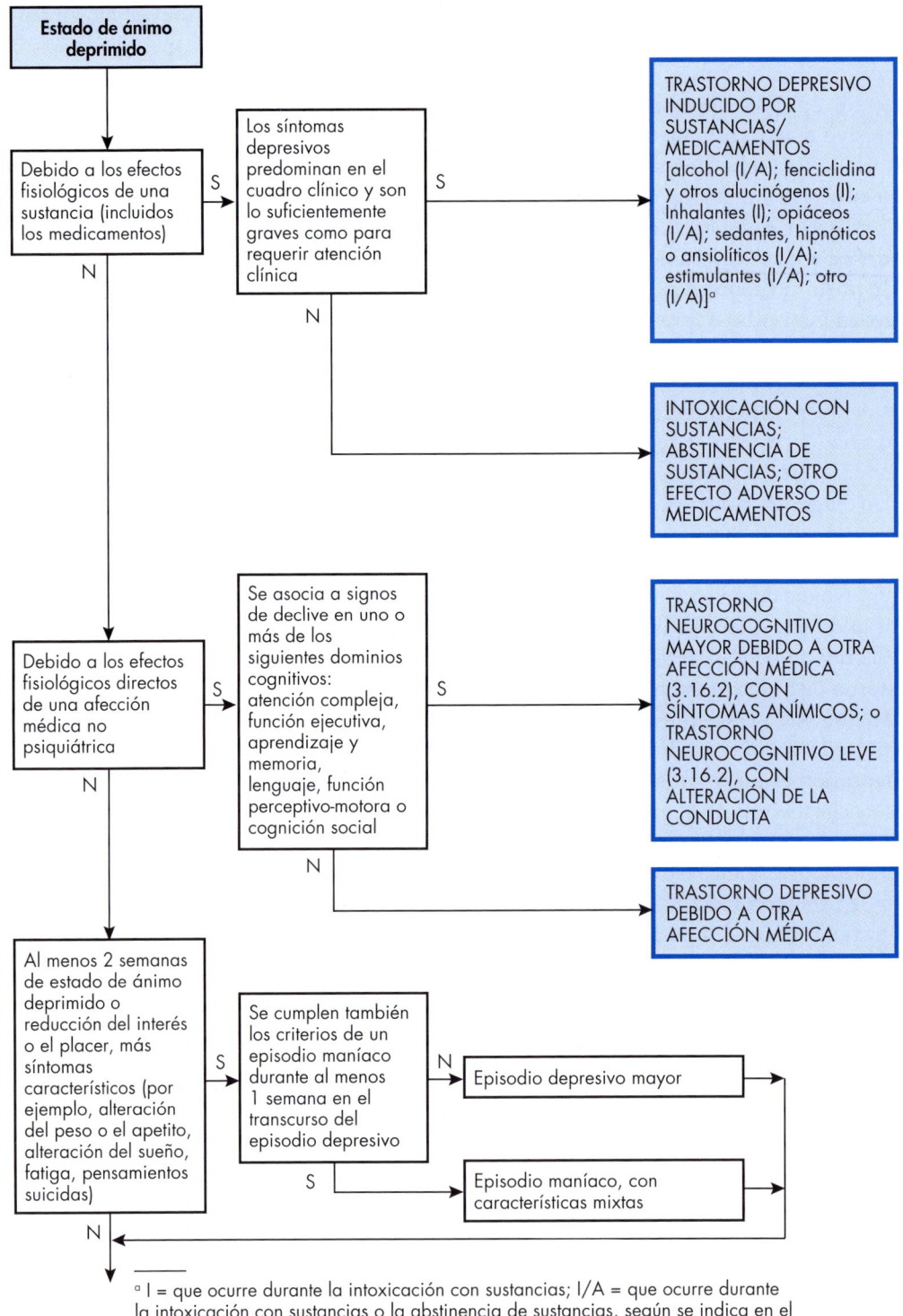

ᵃ I = que ocurre durante la intoxicación con sustancias; I/A = que ocurre durante la intoxicación con sustancias o la abstinencia de sustancias, según se indica en el DSM-5-TR, tabla 1: «Diagnósticos asociados a una clase de sustancia», p. 545.

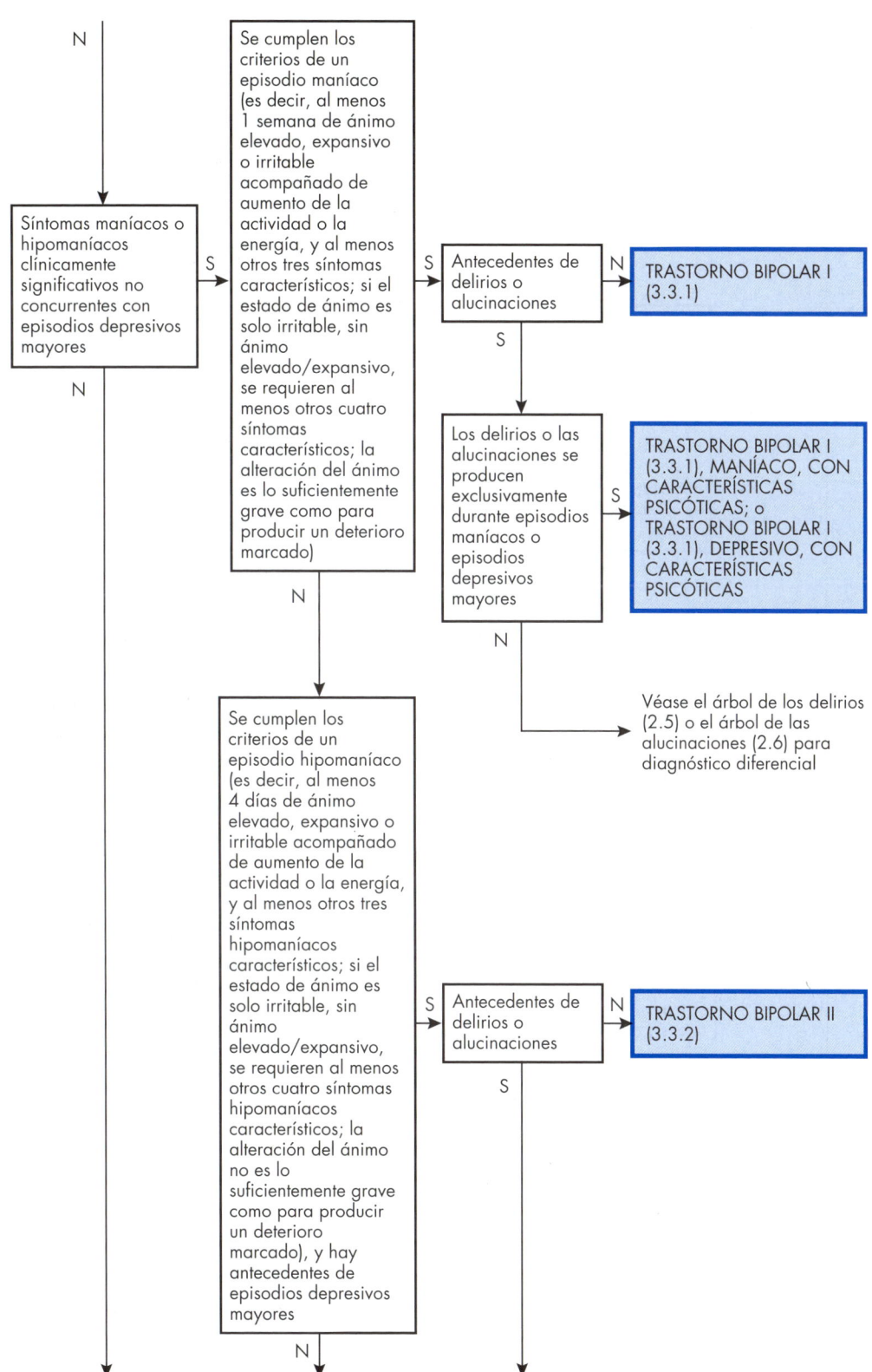

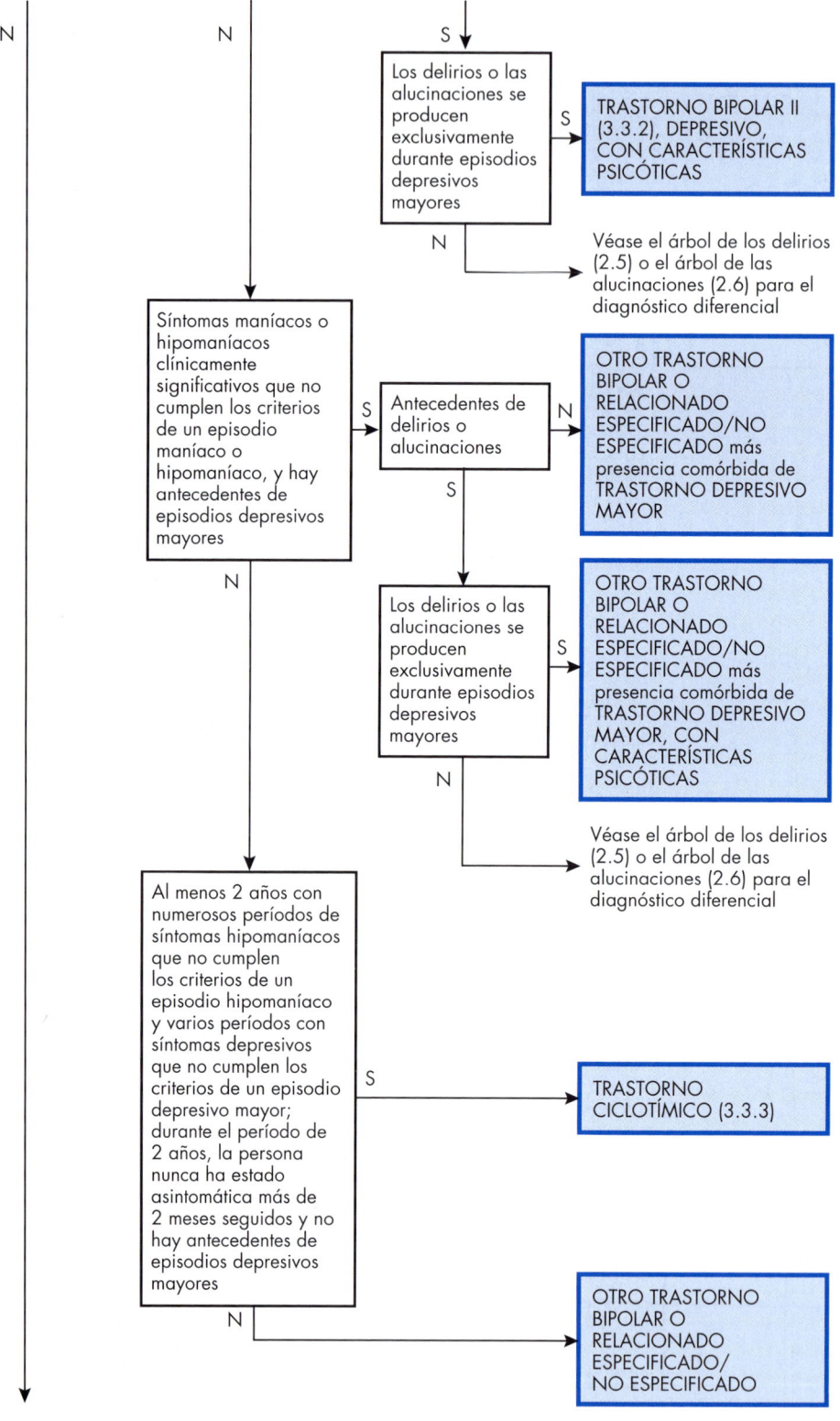

N

N

S

Los delirios o las alucinaciones se producen exclusivamente durante episodios depresivos mayores

S → TRASTORNO BIPOLAR II (3.3.2), DEPRESIVO, CON CARACTERÍSTICAS PSICÓTICAS

N

Véase el árbol de los delirios (2.5) o el árbol de las alucinaciones (2.6) para el diagnóstico diferencial

Síntomas maníacos o hipomaníacos clínicamente significativos que no cumplen los criterios de un episodio maníaco o hipomaníaco, y hay antecedentes de episodios depresivos mayores

S → Antecedentes de delirios o alucinaciones

N → OTRO TRASTORNO BIPOLAR O RELACIONADO ESPECIFICADO/NO ESPECIFICADO más presencia comórbida de TRASTORNO DEPRESIVO MAYOR

S

N

Los delirios o las alucinaciones se producen exclusivamente durante episodios depresivos mayores

S → OTRO TRASTORNO BIPOLAR O RELACIONADO ESPECIFICADO/NO ESPECIFICADO más presencia comórbida de TRASTORNO DEPRESIVO MAYOR, CON CARACTERÍSTICAS PSICÓTICAS

N

Véase el árbol de los delirios (2.5) o el árbol de las alucinaciones (2.6) para el diagnóstico diferencial

Al menos 2 años con numerosos períodos de síntomas hipomaníacos que no cumplen los criterios de un episodio hipomaníaco y varios períodos con síntomas depresivos que no cumplen los criterios de un episodio depresivo mayor; durante el período de 2 años, la persona nunca ha estado asintomática más de 2 meses seguidos y no hay antecedentes de episodios depresivos mayores

S → TRASTORNO CICLOTÍMICO (3.3.3)

N → OTRO TRASTORNO BIPOLAR O RELACIONADO ESPECIFICADO/ NO ESPECIFICADO

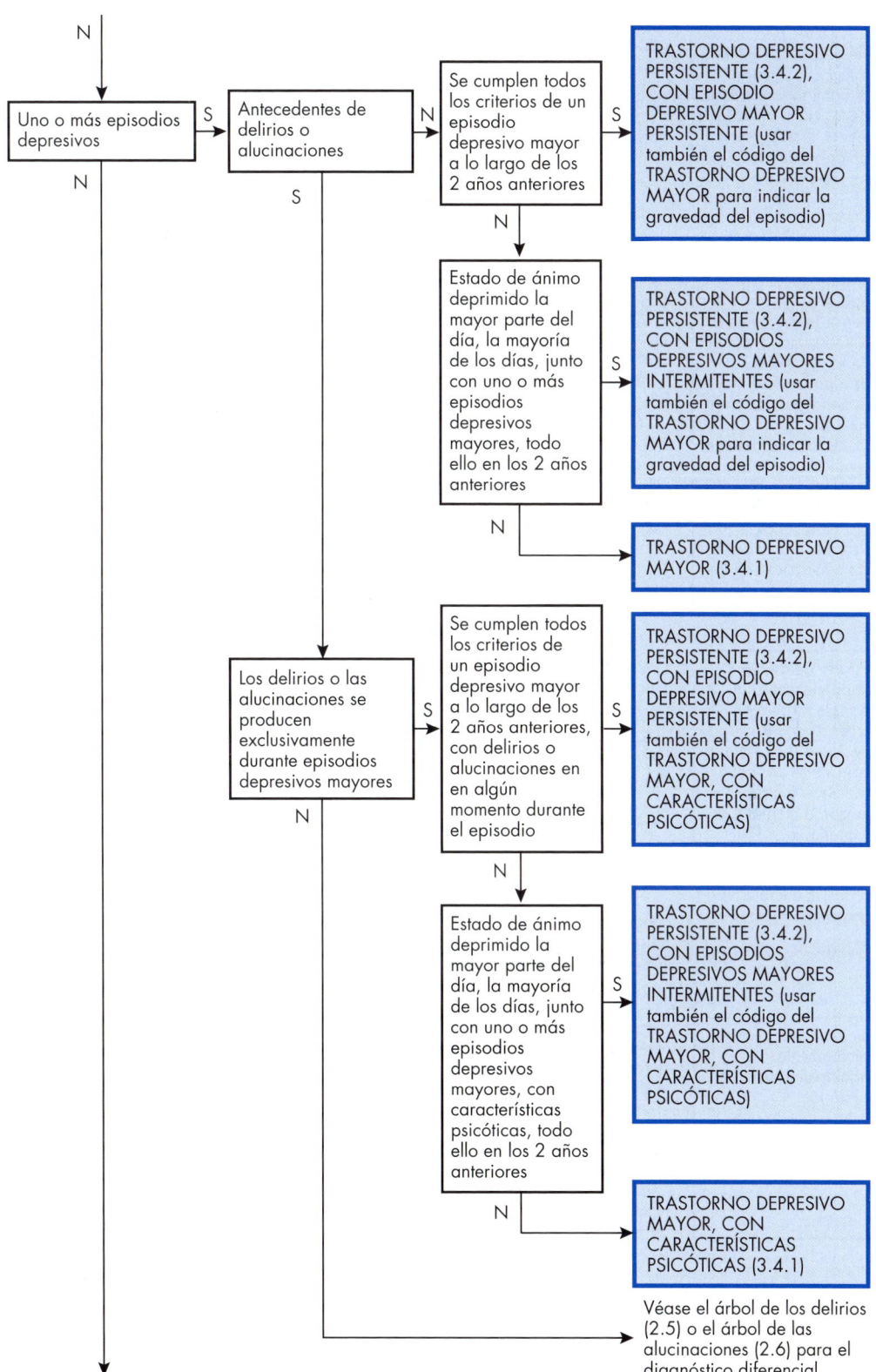

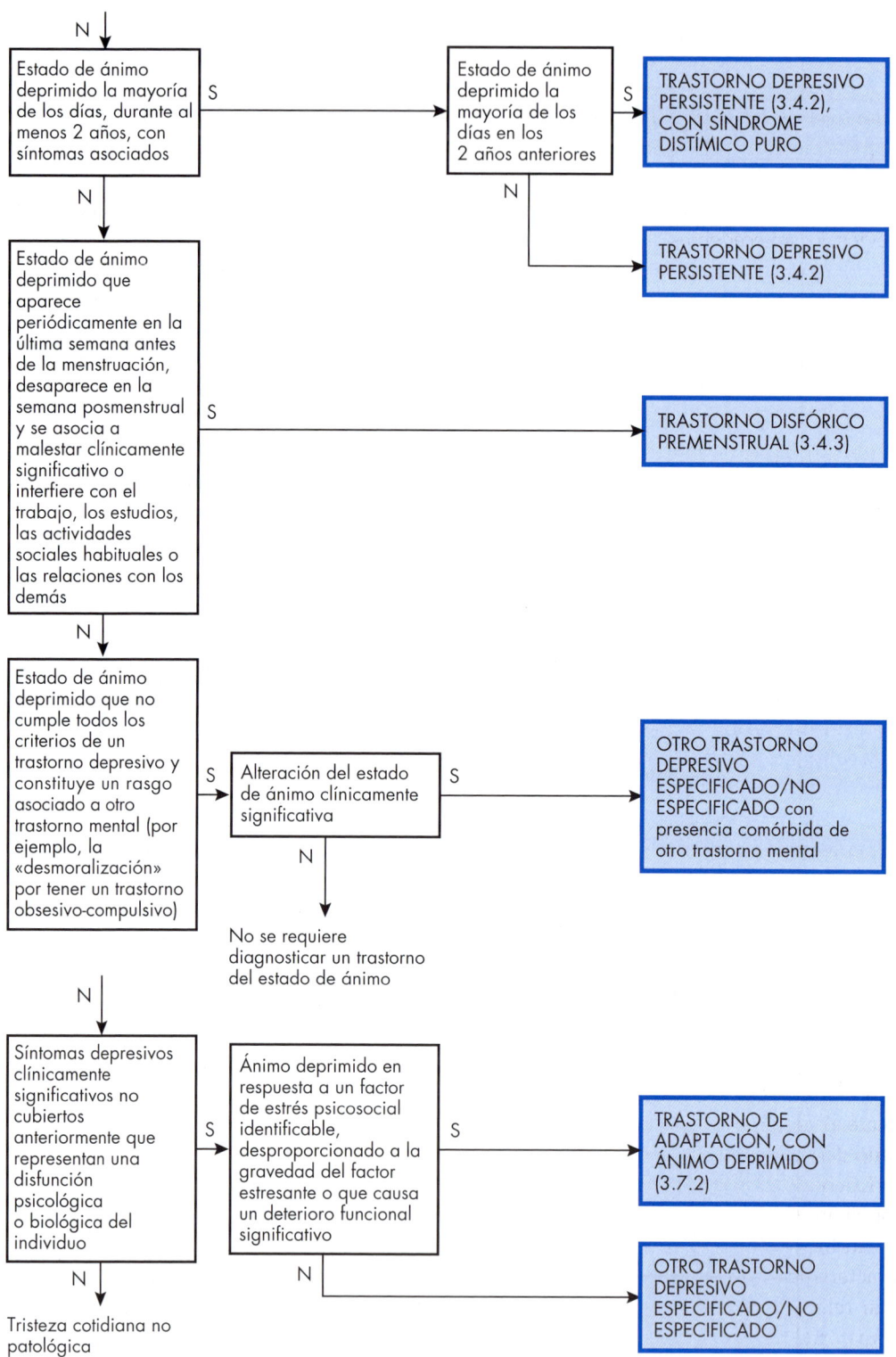

2.11 Árbol de decisión de la ideación o la conducta suicida

Cuando el clínico evalúa una posible conducta suicida, es importante determinar la urgencia de los pensamientos suicidas actuales, el grado en que se han formulado y llevado a cabo planes definitivos, la disponibilidad de un medio para el suicidio, la letalidad del método, la urgencia del impulso, la presencia de síntomas psicóticos, la historia de pensamientos e intentos de suicidio previos, los antecedentes familiares de conducta suicida y el consumo actual y pasado de sustancias. El nivel de la conducta suicida ocupa un continuo que va de los deseos recurrentes de estar muerto y los sentimientos de que los demás estarían mejor si uno muriera («pensamientos suicidas pasivos») a las conductas suicidas manifiestas, pasando por la formulación de planes suicidas.

La conducta suicida se menciona explícitamente en los criterios diagnósticos de solo cuatro trastornos: trastorno bipolar I, trastorno bipolar II, trastorno depresivo mayor (en el Criterio A9 del componente episodio depresivo mayor) y en el Criterio 5 del trastorno de la personalidad límite, lo que podría dar la impresión errónea de que la conducta suicida no es una preocupación central en otras afecciones como la esquizofrenia, el trastorno por consumo de sustancias y el trastorno de estrés postraumático, que se asocian a tasas elevadas de conducta suicida. Aprovechando el hecho de que la clasificación CIE-10-MC incluye códigos para registrar la presencia de síntomas psiquiátricos, el capítulo «Otras afecciones que pueden ser objeto de atención clínica» del DSM-5-TR proporciona códigos CIE-10-MC para indicar la presencia de conducta suicida actual, así como de antecedentes de conducta suicida. Estos códigos sintomáticos se pueden utilizar además de los códigos del trastorno mental particular que se considere asociado a la conducta suicida, o bien se pueden emplear como códigos independientes si no hay ningún trastorno mental asociado. En consecuencia, este árbol de decisión comienza asignando el código de la conducta suicida actual si hay un comportamiento potencialmente autolesivo con al menos cierta intención de morir (es decir, la definición de conducta suicida) y luego continúa con el diagnóstico diferencial de los trastornos que más se asocian con la conducta suicida.

Dado que la conducta suicida es parte de los criterios diagnósticos del episodio depresivo mayor, la mayoría de las personas relacionan el suicidio sobre todo con los trastornos del estado de ánimo. Por esta razón, la cuarta y quinta ramas del árbol ofrecen «minidiagnósticos diferenciales» de esas afecciones del DSM-5-TR que se asocian al estado de ánimo deprimido y la ideación/conducta suicida, y de aquellas con síntomas depresivos y maníacos concomitantes (los llamados estados mixtos). Como ilustra este árbol de decisión, aunque la ideación suicida es una característica típica de los trastornos del estado de ánimo, debe considerarse en el manejo de una amplia gama de trastornos del DSM-5-TR. Además, el riesgo de suicidio aumenta drásticamente cuando el individuo tiene más de un trastorno, ya que cada trastorno puede contribuir independientemente al riesgo (por ejemplo, una combinación particularmente común y peligrosa es la de trastorno depresivo mayor, trastorno por consumo de alcohol y trastorno de la personalidad límite).

La conducta suicida puede asociarse a síntomas distintos del estado de ánimo deprimido. Por ejemplo, la conducta suicida puede producirse bajo la influencia de delirios o alucinaciones auditivas de carácter imperativo (por ejemplo, en la esquizofrenia, el trastorno bipolar con características psicóticas o el trastorno depresivo mayor con características psicóticas), puede estar relacionada con la confusión u otros deterioros cognitivos (por ejemplo, en el delirium, el trastorno neurocognitivo mayor, la intoxicación con sustancias o el síndrome de abstinencia de sustancias) o puede ser resultado de la desinhibición (por ejemplo, en un episodio maníaco o una intoxicación con sustancias). Las personas con trastorno de la personalidad límite o trastorno de la personalidad antisocial tienen un riesgo de suicidio consumado del 5 al 10%, quizás como resultado de la impulsividad, los estados de ánimo lábiles, la baja tolerancia a la frustración y las altas tasas de consumo de sustancias, que son característicos de estos trastornos. De manera similar, el trastorno de la conducta es un predictor importante del suicidio en los adolescentes, especialmente cuando se acompaña de consumo de sustancias y síntomas anímicos.

La evaluación de la ideación o la conducta suicida debe tener en cuenta el hecho de que, a veces, estos síntomas se simulan como forma de lograr un ingreso en el hospital o de «resolver» otros problemas de la vida. Los pacientes aprenden rápidamente el poder que tiene la frase «quiero matarme» como forma de influir en los clínicos, los miembros de la familia y otras personas importantes en sus vidas. En la simulación, la motivación del paciente es alguna recompensa externa obvia (por ejemplo, ser trasladado de la cárcel al hospital, conseguir un lugar donde pasar la noche). En cambio, aunque la presunta motivación en el trastorno facticio es la necesidad psicológica de asumir el rol de enfermo, no es necesario determinar la motivación del individuo para hacer el diagnóstico, siempre y cuando su comportamiento sea evidente incluso en ausencia de recompensas externas. El trastorno de adaptación se aplica a aquellas personas que desarrollan ideación o conducta suicida en respuesta a un estresor psicosocial identificable y en ausencia de otros síntomas que cumplan los criterios de un trastorno específico del DSM-5-TR capaz de explicar dicha ideación o conducta suicida. Este diagnóstico se utiliza más comúnmente para describir la conducta suicida en los adolescentes.

Otra posibilidad es que, en ciertas circunstancias extremas (por ejemplo, una enfermedad terminal intratable), el deseo de quitarse la vida no necesariamente representa un trastorno mental en absoluto. Sin embargo, antes de que el clínico pueda llegar a esta conclusión, es necesaria una evaluación exhaustiva para descartar todas las demás causas más tratables de ideación suicida (por ejemplo, depresión, dolor, insomnio, psicosis, delirium).

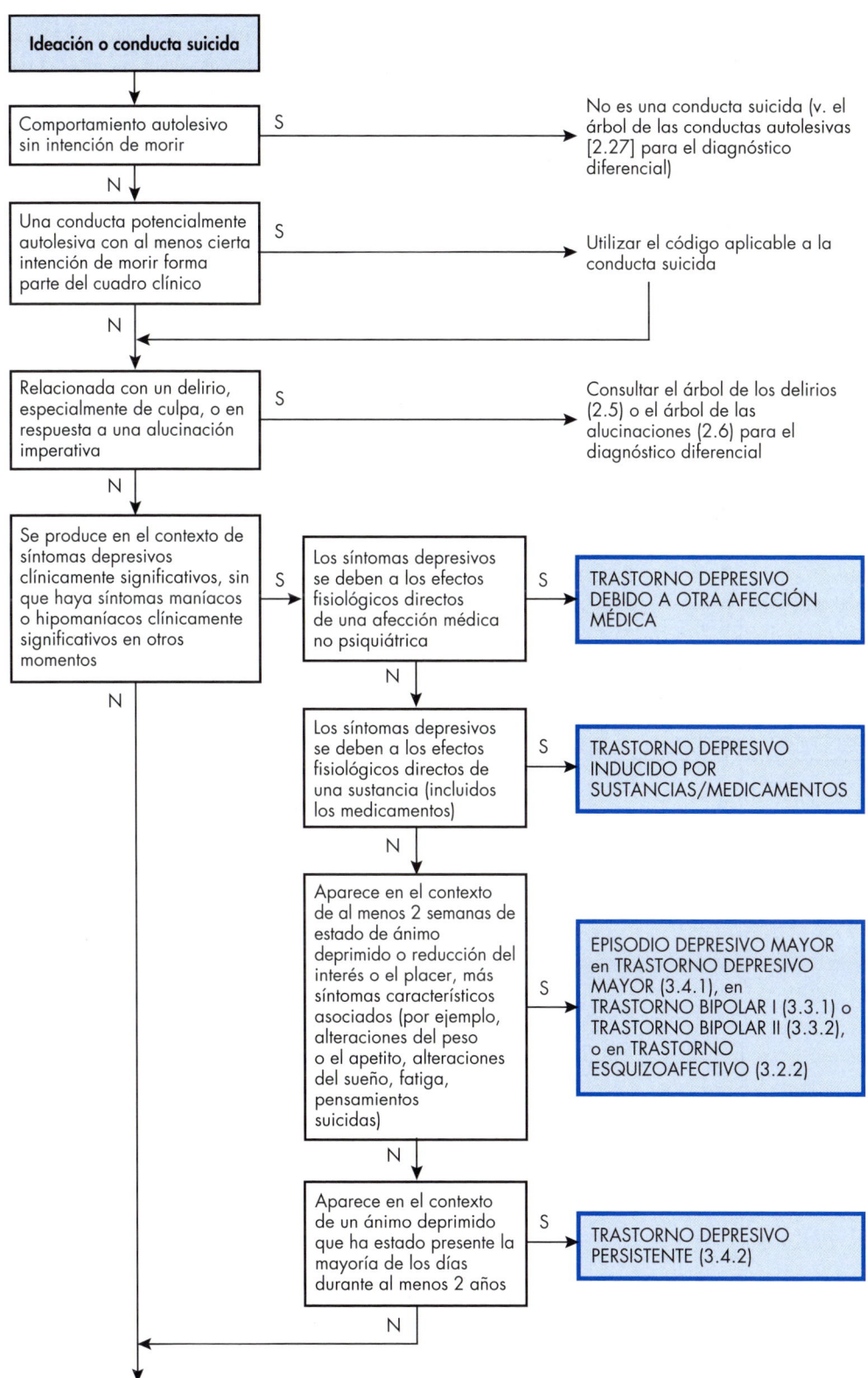

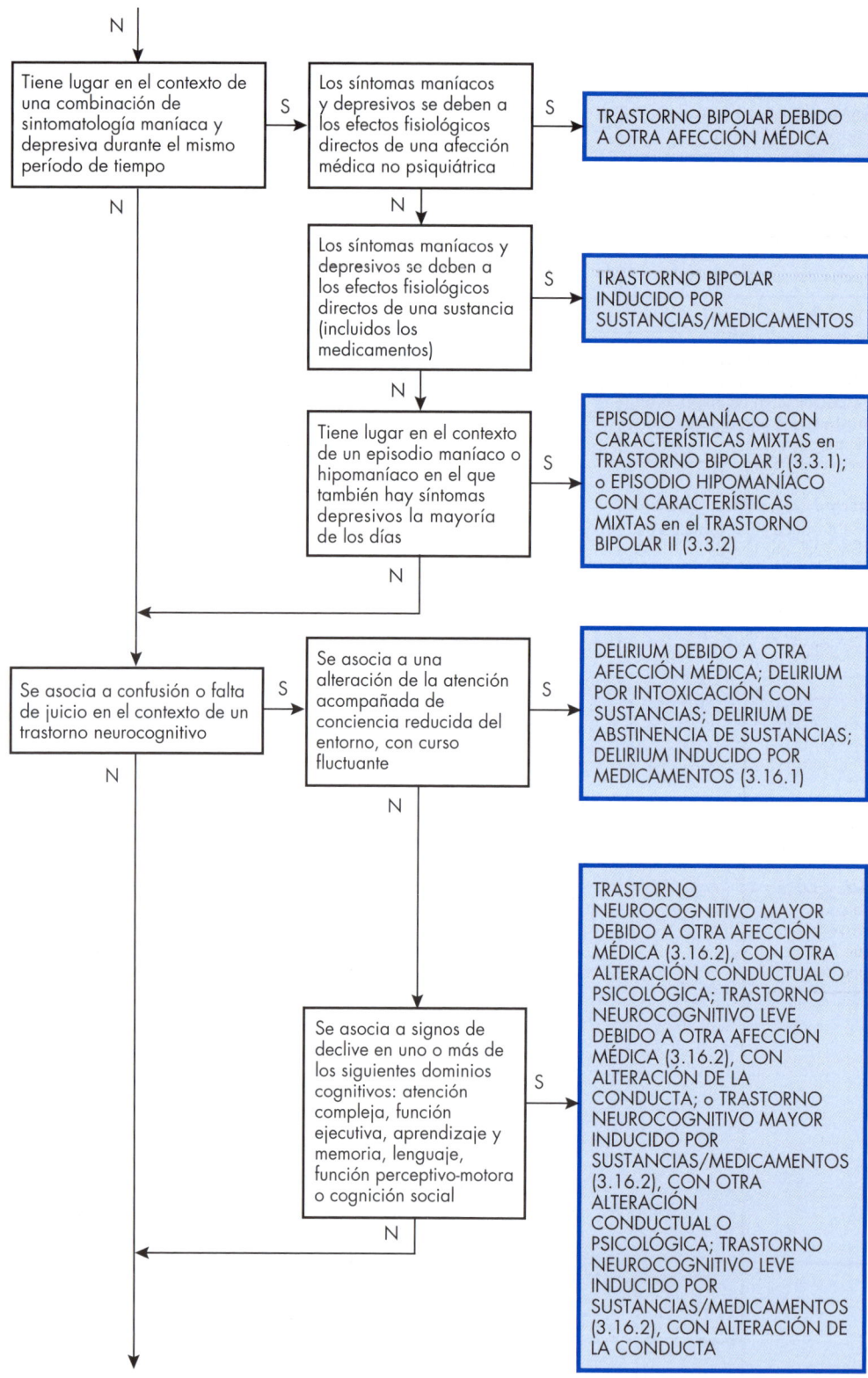

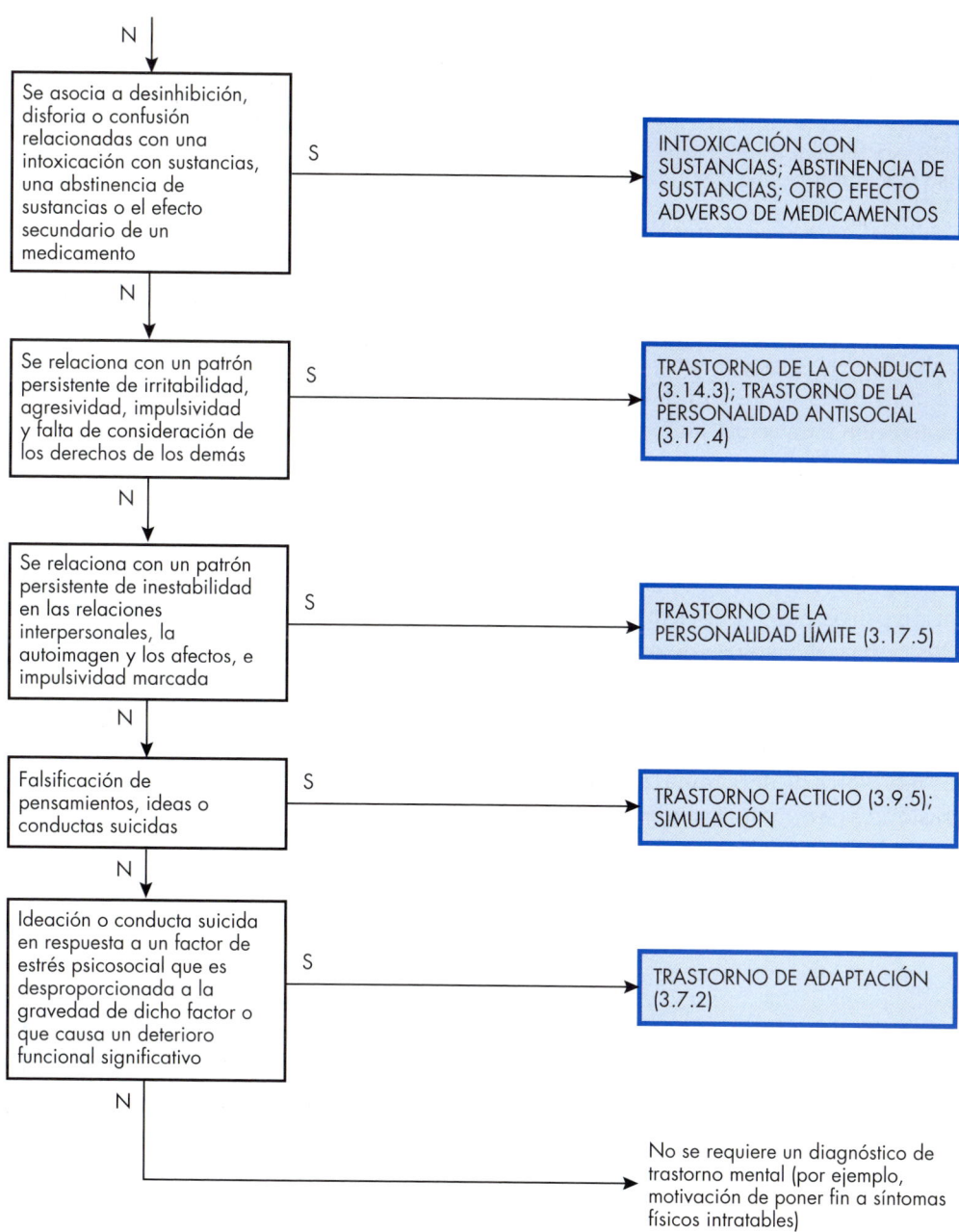

2.12 Árbol de decisión del retraso psicomotor

El retraso psicomotor se define como una ralentización generalizada y visible de los movimientos y del habla. En su forma extrema, el retraso psicomotor puede caracterizarse por una falta de respuesta y un mutismo que son indistinguibles del estupor catatónico. El síntoma de retraso psicomotor debe distinguirse de otros síntomas similares:

- La *fatiga* es una sensación subjetiva de tener menos energía o de estar cansado todo el tiempo, pero no se caracteriza por evidencia visible de movimientos lentos.
- La *parálisis plúmbea* es la sensación subjetiva del individuo de que sus brazos y piernas «pesan como si fueran de plomo», y forma parte del patrón «atípico» de síntomas del episodio depresivo mayor con características atípicas.
- La *abulia* (uno de los síntomas negativos de la esquizofrenia) se caracteriza por falta de motivación para actuar en lugar de estar físicamente ralentizado.

Las afecciones médicas no psiquiátricas pueden causar un retraso psicomotor que generalmente no justifica el diagnóstico aparte de un trastorno mental. Es importante recordar que los cambios psicomotores asociados al delirium pueden caracterizarse por agitación o retraso. Muy pocos clínicos pasan por alto las presentaciones dramáticas del delirium asociadas con agitación psicomotora (por ejemplo, el paciente que se quita una línea intravenosa). En cambio, los casos «silenciosos» de delirium asociados a retraso psicomotor son mucho más propensos a pasar desapercibidos; estos escenarios se señalan especificando el nivel de actividad psicomotora como «hipoactivo». Otra causa común de movimientos lentos «pasada por alto» es el parkinsonismo inducido por medicamentos antipsicóticos y otros agentes bloqueadores de los receptores de dopamina. Esta diferenciación se complica por el hecho de que varios de los trastornos para los que se administran medicamentos antipsicóticos también pueden manifestar retraso psicomotor (por ejemplo, esquizofrenia, trastorno bipolar o trastorno depresivo mayor con características psicóticas, delirium). Un cambio de medicación (por ejemplo, reducir la dosis de medicación antipsicótica o administrar medicación anticolinérgica) resulta a menudo útil para hacer la distinción.

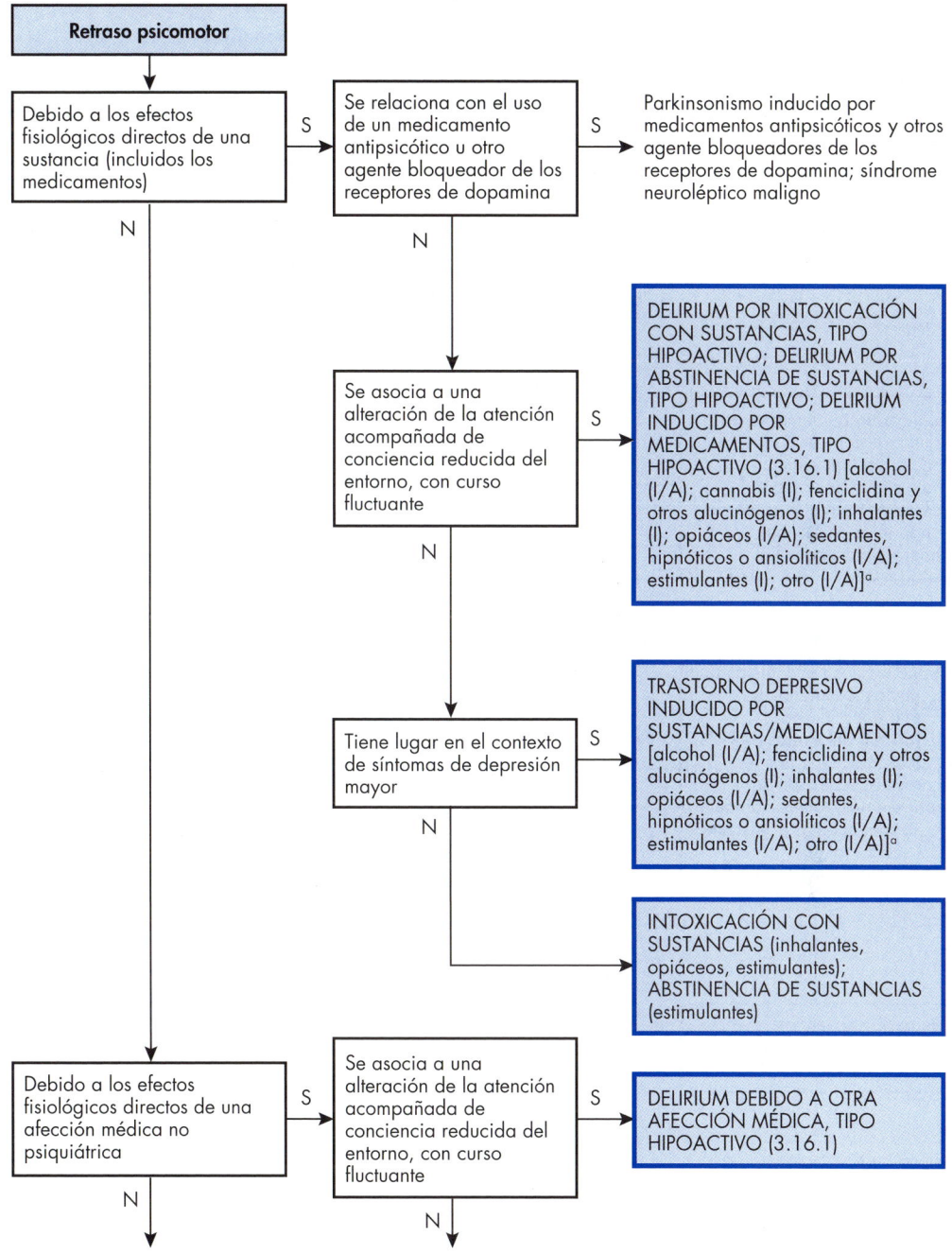

a I = que ocurre durante la intoxicación con sustancias; I/A = que ocurre durante la intoxicación con sustancias o la abstinencia de sustancias, según se indica en el DSM-5-TR, tabla 1: «Diagnósticos asociados a una clase de sustancia», p. 545.

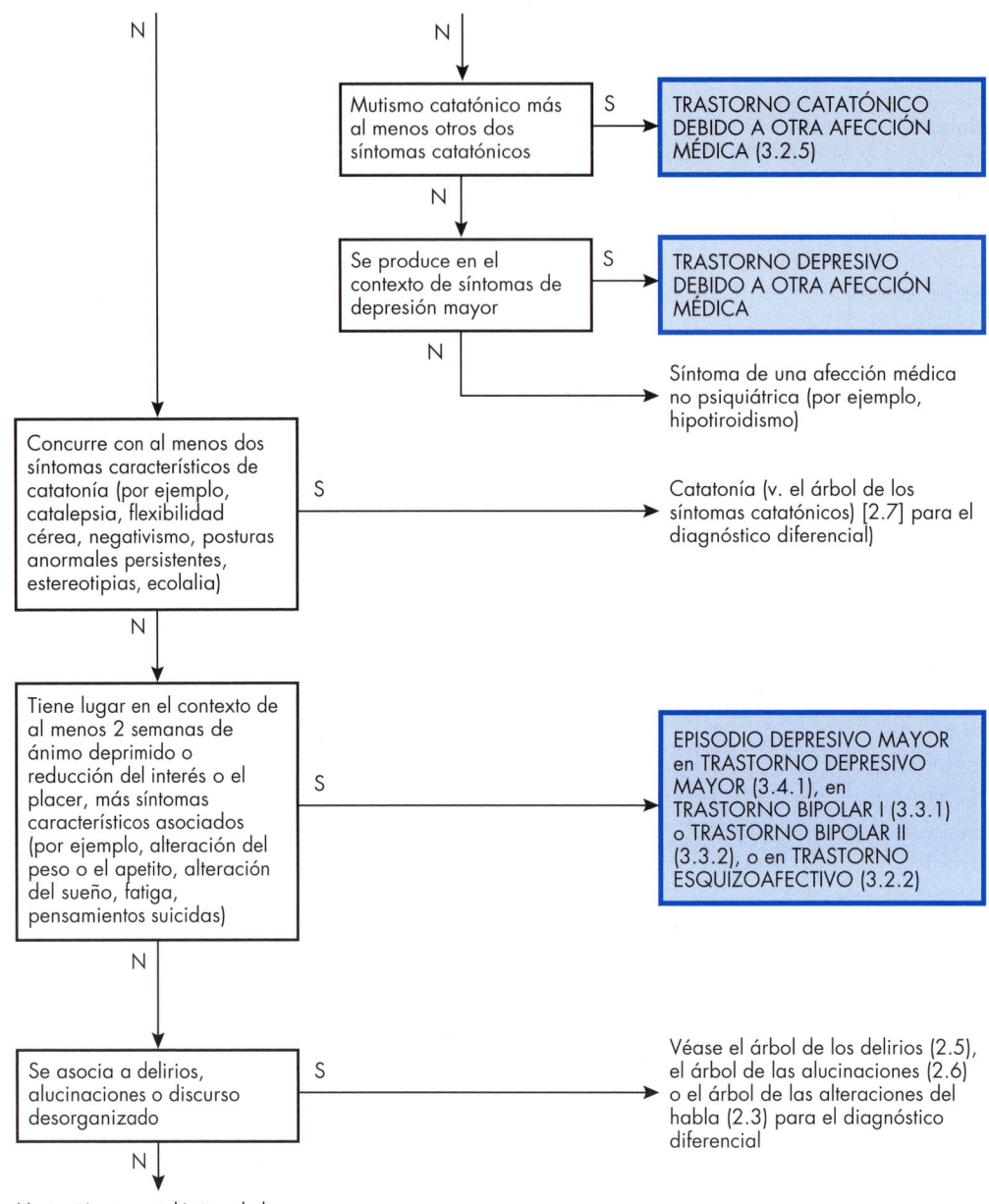

2.13 Árbol de decisión de la ansiedad

Como siempre, el primer paso del diagnóstico diferencial es descartar el uso de sustancias/medicamentos o una dolencia médica no psiquiátrica como causa fisiológica directa de la ansiedad del paciente. Debido a que la ansiedad puede ser un rasgo asociado al delirium y al trastorno neurocognitivo mayor o leve, estas afecciones más específicas también se consideran dentro de esta sección del árbol de decisión.

Cuando la ansiedad aparece en forma de episodios discretos de inicio repentino y se acompaña de una serie de síntomas somáticos (por ejemplo, palpitaciones, falta de aliento, mareos) y síntomas cognitivos (por ejemplo, miedo a volverse loco o a sufrir un ataque al corazón), se considera un ataque de pánico (o si el número de síntomas característicos no alcanza el umbral mínimo de cuatro, un «ataque de síntomas limitados»). Debido a las implicaciones terapéuticas específicas que tienen los ataques de pánico, se proporciona para ellos un árbol de decisión aparte (2.14).

Los restantes nodos de decisión del árbol de la ansiedad distinguen entre los distintos trastornos de ansiedad determinando de qué tiene miedo la persona, qué situaciones evita y si la ansiedad es en respuesta a un estresor psicosocial identificable. En el trastorno de pánico, la ansiedad está relacionada con el miedo a tener ataques de pánico adicionales y a las posibles consecuencias de estos ataques. La agorafobia es similar en el sentido de que la persona teme lugares o situaciones de los que sería difícil o embarazoso escapar en caso de sufrir un ataque de pánico o síntomas similares al pánico, pero el foco recae en el miedo y la evitación de los lugares y situaciones que pudieran desencadenar un ataque de pánico en lugar de en el ataque de pánico en sí. Reflejando la naturaleza más generalizada de la evitación en la agorafobia (en comparación con la naturaleza más limitada de las situaciones evitadas en trastornos como la fobia específica), el diagnóstico de agorafobia requiere que la persona tenga miedo a situaciones de al menos dos agrupaciones o *clusters* agorafóbicos: transporte público, espacios abiertos, espacios cerrados, hacer cola o estar en una multitud, y estar fuera de casa solo. El trastorno de ansiedad por separación, el trastorno de ansiedad social y la fobia específica tienen cada uno una forma específica de miedo y evitación (es decir, separación de las figuras de apego principales, situaciones en las que la persona puede estar expuesta al escrutinio de otros, exposición a un objeto temido [por ejemplo, una araña] o una situación [por ejemplo, volar en un avión], respectivamente). Las personas cuya ansiedad se relaciona con la salud o con tener o adquirir una enfermedad grave pueden diagnosticarse de trastorno de síntomas somáticos o trastorno de ansiedad por enfermedad, dependiendo de si la ansiedad se acompaña de síntomas somáticos angustiantes (trastorno de síntomas somáticos) o se centra en tener o adquirir una enfermedad grave (trastorno de ansiedad por enfermedad). Tanto el trastorno de acumulación como el trastorno dismórfico corporal pueden asociarse a ansiedad clínicamente significativa (por ejemplo, ansiedad de la persona que se ve obligada a desechar objetos personales; ansiedad y vergüenza porque otros observen defectos o imperfecciones imaginarios en la apariencia física).

La ansiedad que se desarrolla en respuesta a la exposición a un factor estresante traumático puede ser indicativa de trastorno de estrés postraumático o trastorno de estrés agudo si también están presentes las otras características de estos trastornos (es decir, síntomas de intrusión y evitación relacionados con el factor estresante traumático o sus circunstancias, alteraciones negativas de las cogniciones y el estado de ánimo, y alteraciones de la activación y la actividad); la diferenciación se basa en la duración (es decir, 1 mes o menos para el trastorno de estrés agudo, más de 1 mes para el trastorno de estrés postraumático). La ansiedad marcada también es común en el trastorno obsesivo-compulsivo, especialmente cuando la persona se enfrenta a aquellas situaciones que desencadenan sus obsesiones o compulsiones (por ejemplo, una persona con obsesión de contaminación y compulsión de lavado de manos que toca accidentalmente un objeto sucio).

La ansiedad es tan común en los episodios depresivos mayores, los episodios maníacos y los episodios hipomaníacos que su coexistencia es más la norma que la excepción. El clínico puede indicar la presencia de ansiedad con el especificador «con ansiedad», incluyendo la gravedad de la ansiedad (que va de leve a grave), cuando ocurre lo siguiente: si los síntomas de ansiedad están presentes la mayoría de los días del episodio depresivo mayor actual o más reciente en el trastorno depresivo mayor, el trastorno bipolar I o el trastorno bipolar II; el episodio maníaco actual o más reciente en el trastorno bipolar I; o el episodio hipomaníaco actual o más reciente en el trastorno bipolar I o el trastorno bipolar II.

Finalmente, si la ansiedad no se explica adecuadamente por ninguno de los nodos de decisión ya repasados del árbol, aún podría justificarse un diagnóstico del DSM-5-TR. Si la ansiedad es la manifestación sintomática de una respuesta desadaptativa a un estresor psicosocial identificable, el diagnóstico será de trastorno de adaptación con ansiedad. Si la ansiedad no ocurre en este contexto pero es clínicamente significativa y representa una disfunción psicológica o biológica en el individuo (reuniendo así los requisitos de un trastorno mental), se aplicaría una categoría residual. La elección del diagnóstico depende de si el clínico desea registrar la presentación sintomática en la historia clínica (en cuyo caso se utilizaría «otro trastorno de ansiedad especificado», seguido de la razón específica) o no lo desea (en cuyo caso se emplearía «trastorno de ansiedad no especificado"). De lo contrario, la ansiedad se consideraría parte del repertorio normal de expresión emocional y no indicativa de ningún trastorno mental.

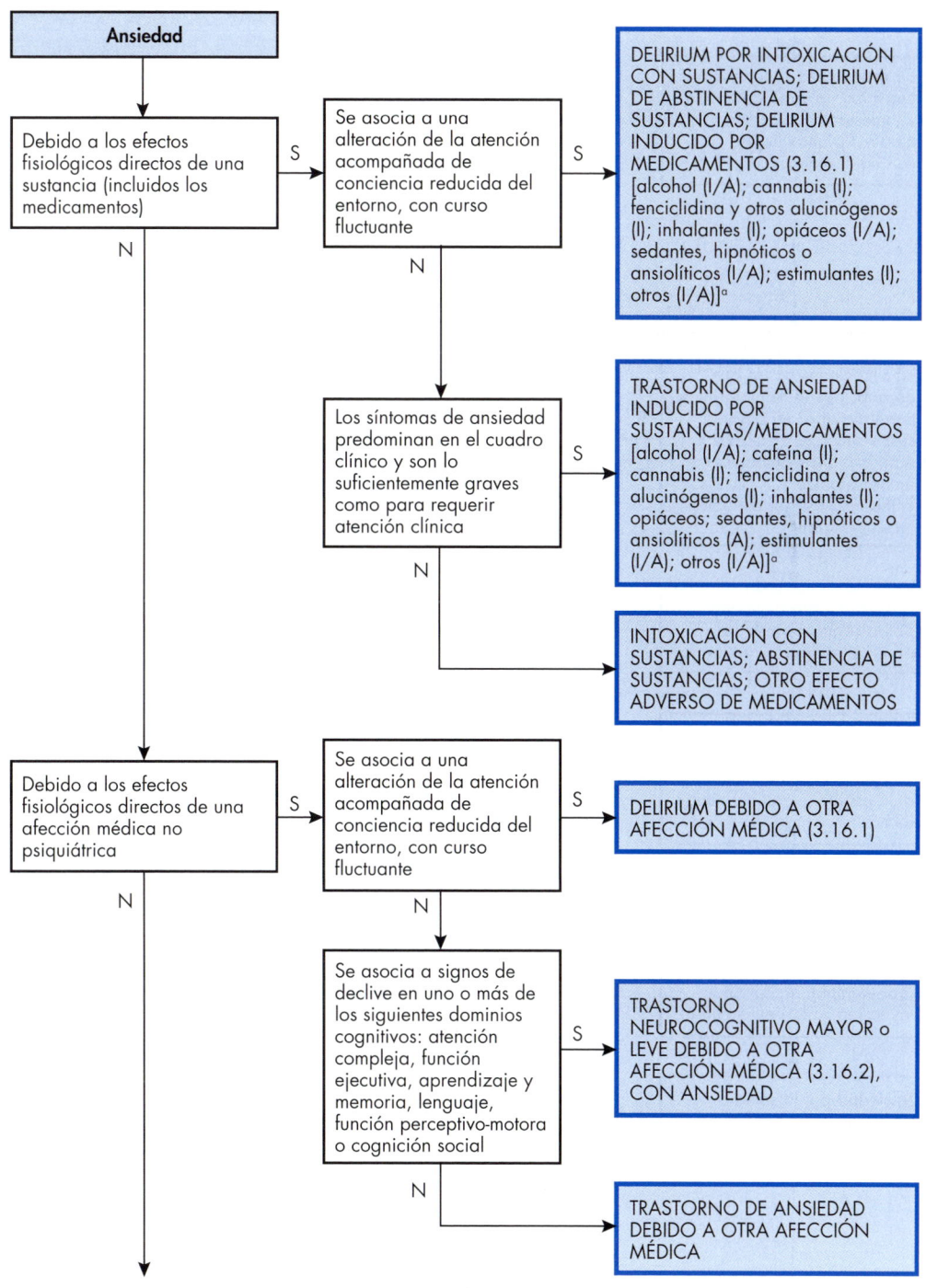

ᵃ I = que ocurre durante la intoxicación con sustancias; I/A = que ocurre durante la intoxicación con sustancias o la abstinencia de sustancias; A = que ocurre durante la abstinencia de sustancias, como se indica en el DSM-5-TR, tabla 1: «Diagnósticos asociados a una clase de sustancia», p. 545.

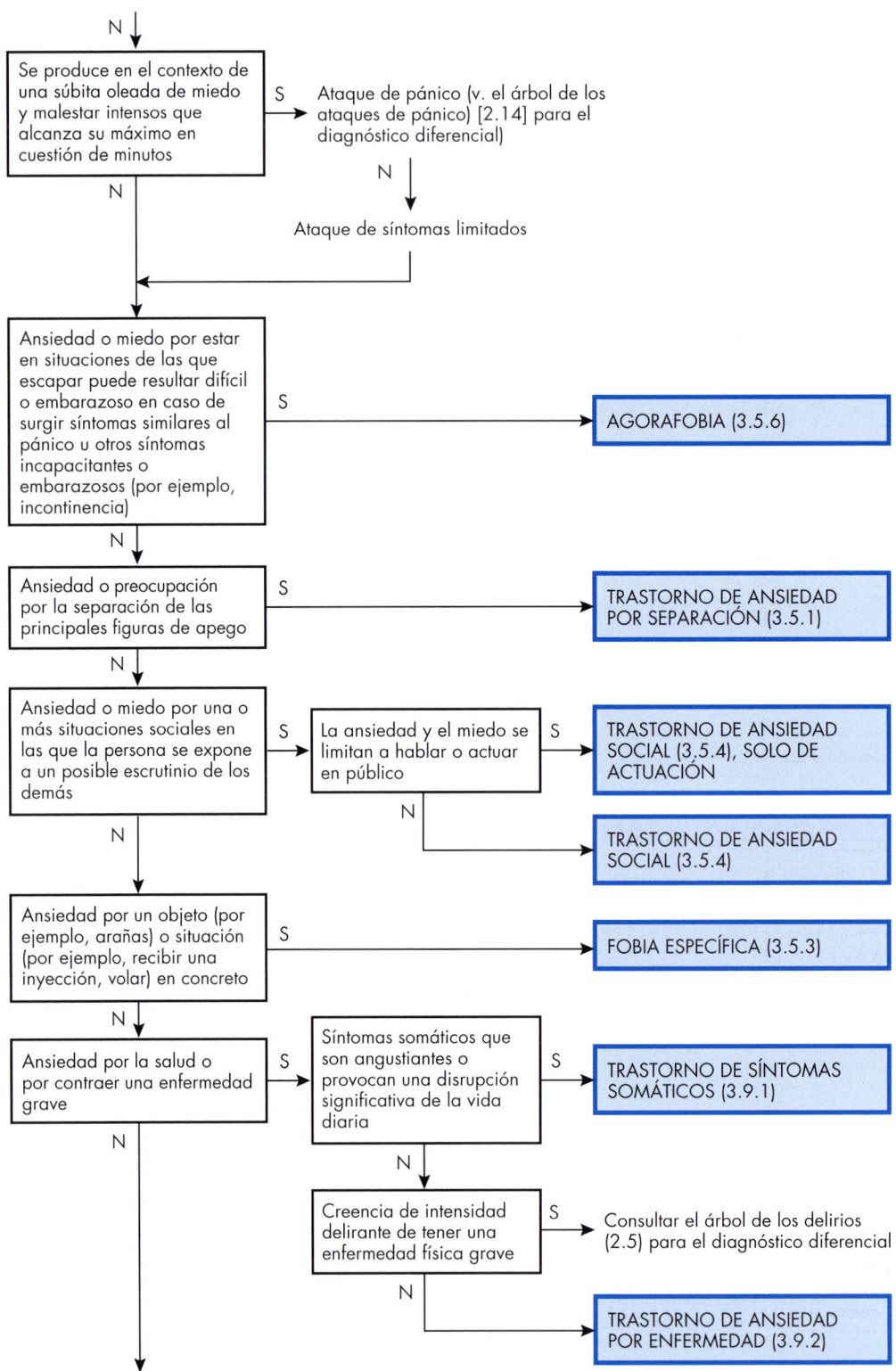

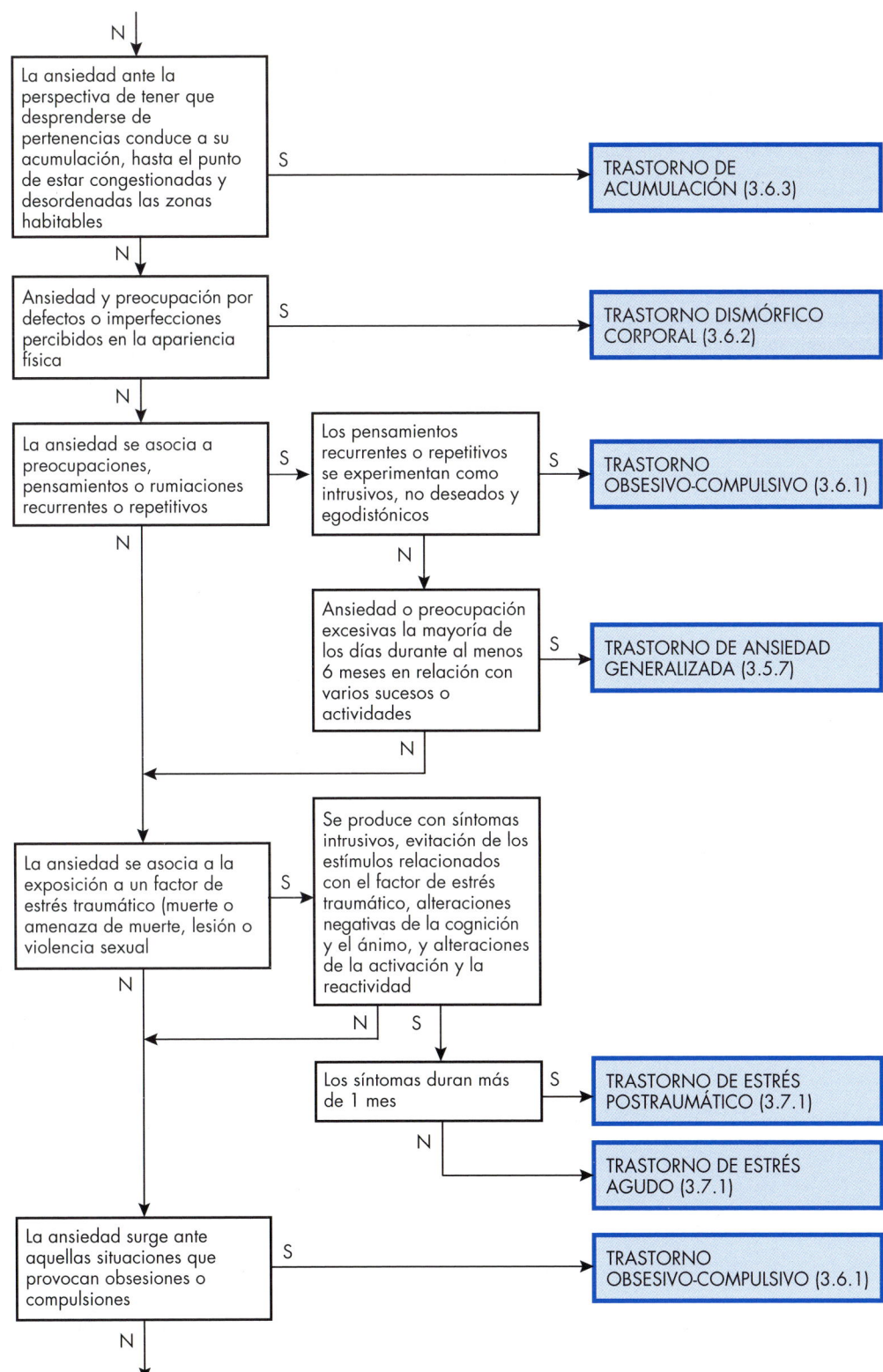

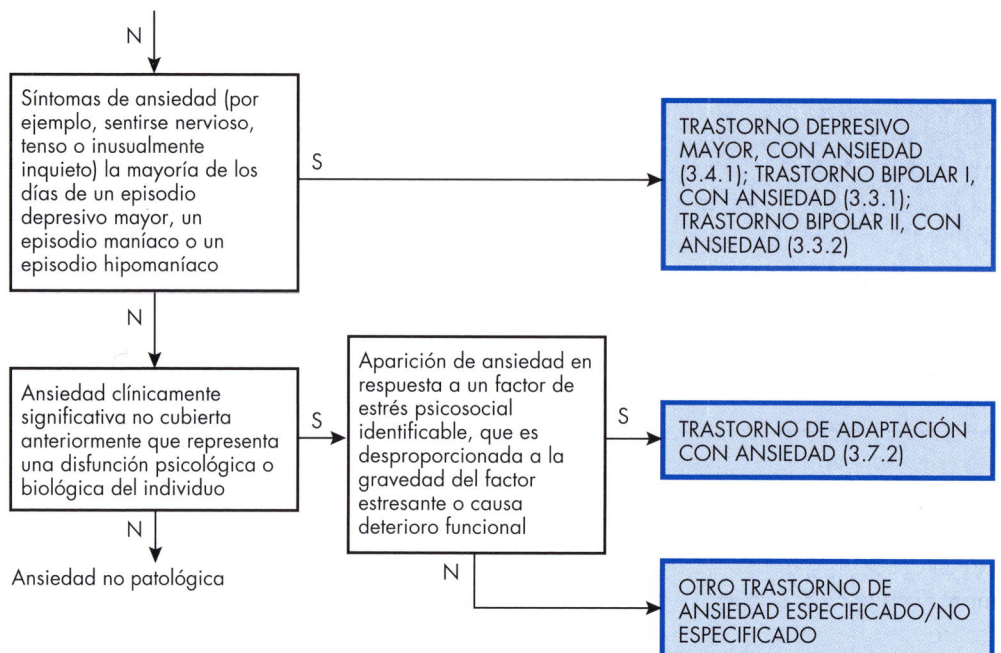

N

Síntomas de ansiedad (por ejemplo, sentirse nervioso, tenso o inusualmente inquieto) la mayoría de los días de un episodio depresivo mayor, un episodio maníaco o un episodio hipomaníaco

S → TRASTORNO DEPRESIVO MAYOR, CON ANSIEDAD (3.4.1); TRASTORNO BIPOLAR I, CON ANSIEDAD (3.3.1); TRASTORNO BIPOLAR II, CON ANSIEDAD (3.3.2)

N

Ansiedad clínicamente significativa no cubierta anteriormente que representa una disfunción psicológica o biológica del individuo

S → Aparición de ansiedad en respuesta a un factor de estrés psicosocial identificable, que es desproporcionada a la gravedad del factor estresante o causa deterioro funcional

S → TRASTORNO DE ADAPTACIÓN CON ANSIEDAD (3.7.2)

N

N

Ansiedad no patológica

→ OTRO TRASTORNO DE ANSIEDAD ESPECIFICADO/NO ESPECIFICADO

2.14 Árbol de decisión de los ataques de pánico

Los ataques de pánico son episodios discretos de miedo intenso o malestar acompañados de síntomas como palpitaciones, falta de aire, sudoración, temblores, desrealización y miedo a perder el control o morir. Aunque los ataques de pánico son necesarios para el diagnóstico del trastorno de pánico, también ocurren en asociación con otros trastornos del DSM-5-TR, enumerados en el árbol. Por ejemplo, si un paciente con fobia a las serpientes va de excursión y pisa una serpiente, esa experiencia podría fácilmente provocar un ataque de pánico, que sería indicativo de una fobia específica en lugar de un trastorno de pánico.

El primer paso del diagnóstico diferencial de un ataque de pánico es descartar la presencia de un consumo de sustancias/medicamentos potencialmente causales. Cuando se toman en dosis lo suficientemente altas o durante la abstinencia, varias sustancias y medicamentos pueden llevar a un ataque de pánico. Dado que la cafeína es una culpable común pero encubierta en este sentido, es importante hacer una historia cuidadosa del consumo de sustancias que contienen cafeína. Si los ataques de pánico relacionados con sustancias/medicamentos requieren atención clínica, se debe diagnosticar un trastorno de ansiedad inducido por sustancias/medicamentos; de lo contrario, el diagnóstico de intoxicación con sustancias o abstinencia de sustancias será suficiente. A veces las personas tienen su primer ataque de pánico mientras toman una sustancia o un medicamento y luego tienen ataques adicionales incluso aunque no tomen ninguna sustancia o medicamento. Tales ataques posteriores no deben considerarse ataques de pánico inducidos por sustancias/medicamentos, sino que podrían justificar un diagnóstico de trastorno de pánico.

A continuación se deben considerar las posibles afecciones médicas no psiquiátricas que pudieran causar los ataques, como el hipertiroidismo o un feocromocitoma. Si la evidencia indica que dicha afección médica es la causa directa del ataque de pánico (por ejemplo, el inicio de los ataques de pánico tuvo lugar en paralelo al inicio de la afección médica no psiquiátrica, y los ataques de pánico remitieron después de iniciar un tratamiento efectivo de la dolencia médica no psiquiátrica), eso sugeriría el diagnóstico de trastorno de ansiedad debido a otra afección médica.

Una vez que queda claro que los ataques de pánico no son la consecuencia fisiológica directa de una sustancia o afección médica no psiquiátrica, el siguiente paso es determinar la relación entre los ataques de pánico y un posible desencadenante situacional. Por definición, al menos dos de los ataques de pánico de un trastorno de pánico deben ser inesperados, es decir, sin relación entre los ataques y alguna señal situacional (es decir, surgen «de la nada»). En cambio, los ataques de pánico que ocurren en pacientes con trastorno de ansiedad social, fobia específica, trastorno de ansiedad por separación, trastorno de estrés postraumático o trastorno de estrés agudo, trastorno de ansiedad por enfermedad, trastorno obsesivo-compulsivo y trastorno de ansiedad generalizada están estrechamente relacionados con el desencadenante situacional pertinente (por ejemplo, situaciones sociales como hablar en público, una situación específica como lugares cerrados, estar separado de las figuras de apego importantes, estar expuesto a recordatorios de un trauma, la posibilidad de tener una enfermedad grave, preocupaciones obsesivas como el temor a la contaminación y preocupación por una serie de eventos o situaciones, respectivamente). Si los ataques de pánico no son una característica asociada a algún trastorno específico del DSM-5-TR y aun así se consideran clínicamente significativos, podría ser apropiado tanto un diagnóstico de trastorno de adaptación (si los ataques de pánico son una respuesta a un estresor psicosocial identificable) como un diagnóstico de categoría residual (otro trastorno de ansiedad especificado/no especificado). Finalmente, los ataques de pánico desencadenados por una amenaza realista (por ejemplo, ser atracado a punta de pistola) o la experiencia de un solo ataque de pánico aislado (o ataques de pánico rara vez) no justifican el diagnóstico de un trastorno mental.

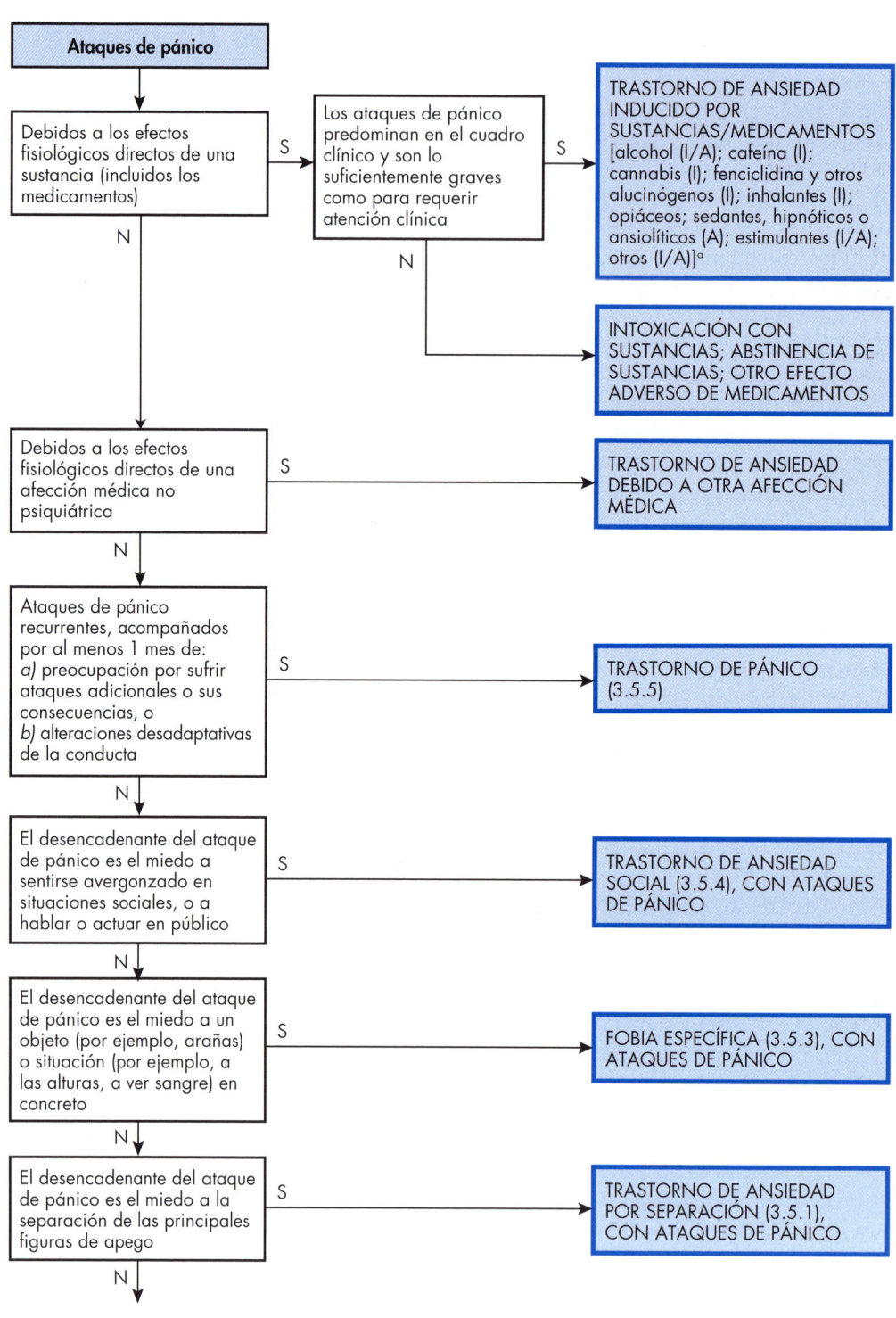

---
a I = que ocurre durante la intoxicación con sustancias; I/A = que ocurre durante la intoxicación con sustancias o la abstinencia de sustancias; A = que ocurre durante la abstinencia de sustancias, como se indica en el DSM-5-TR, tabla 1: «Diagnósticos asociados a una clase de sustancia», p. 545.

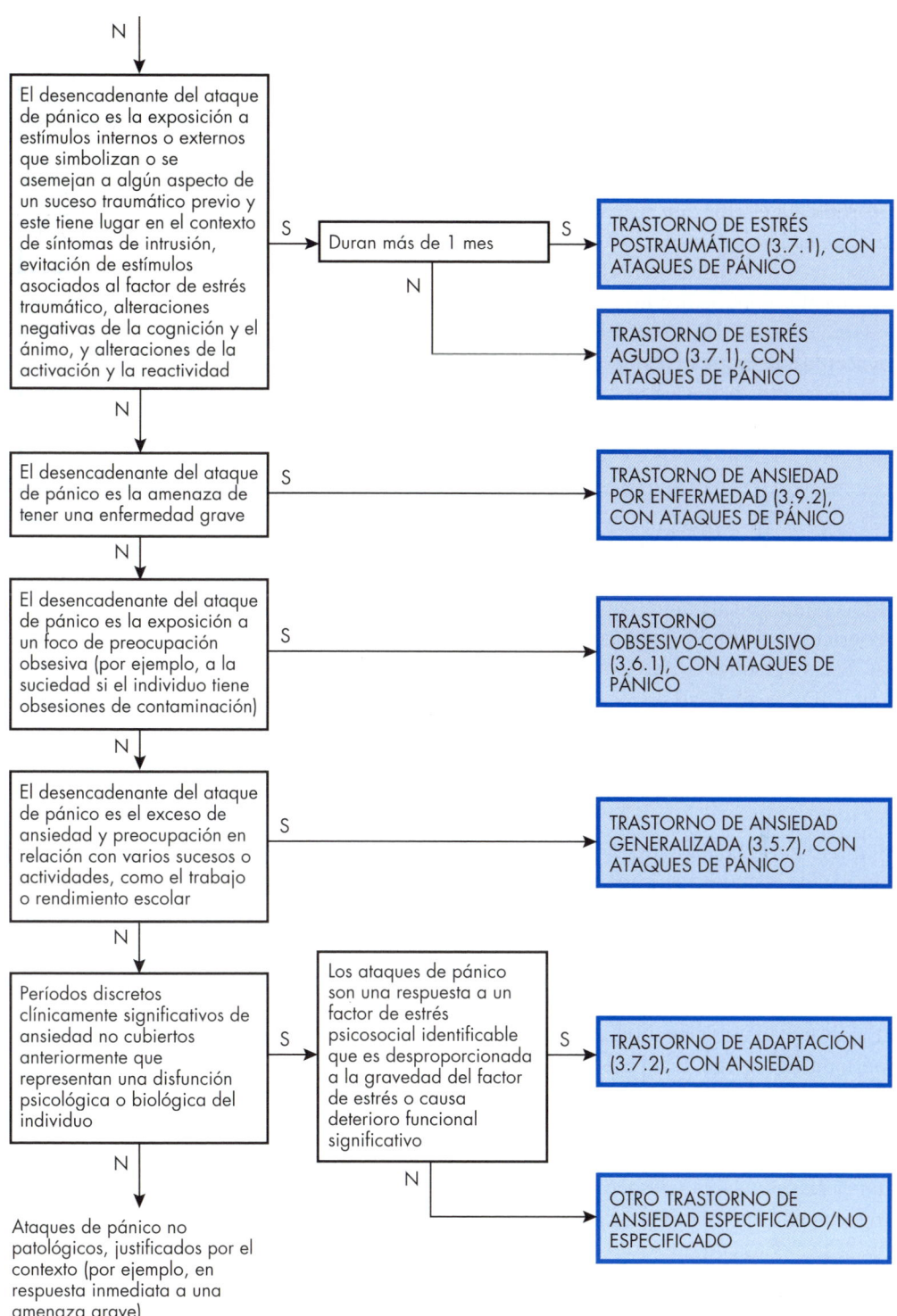

2.15 Árbol de decisión de la conducta de evitación

La conducta de evitación (especialmente de situaciones realísticamente perjudiciales) a menudo es adaptativa. Este árbol de decisión se aplica solo cuando la evitación se basa en miedos irreales o excesivos y conlleva malestar o deterioro clínicamente significativos. La evitación es un síntoma bastante ubicuo e inespecífico y una característica asociada a muchos trastornos. La evaluación de este síntoma requiere determinar las circunstancias específicas que desencadenan la evitación. Este es uno de los pocos árboles de decisión incluidos en este manual que no contiene un nodo de decisión para descartar el uso de sustancias/medicamentos o una afección médica no psiquiátrica como factor etiológico. La razón es que la conducta de evitación constituye casi siempre una reacción psicológica a una ansiedad o un miedo subyacentes. Aunque el uso de sustancias/medicamentos o una afección médica no psiquiátrica pueden causar ansiedad, la falta de asociaciones contextuales hace que sea poco probable el desarrollo de conductas de evitación relacionadas con el trastorno de ansiedad inducido por sustancias/medicamentos o el trastorno de ansiedad debido a otra afección médica.

Lo primero que hay que hacer es determinar si el comportamiento de evitación implica múltiples situaciones y lugares. Si es así, y si las situaciones se evitan por pensar que podría ser difícil escapar o recibir ayuda en caso de desarrollar síntomas similares al pánico, el diagnóstico de agorafobia podría aplicarse. Las personas relacionan el riesgo de tener un ataque de pánico o síntomas similares al pánico con determinadas ubicaciones o situaciones concretas que luego se convierten en estímulos condicionados especialmente propensos a desencadenar nuevos ataques. Estas personas evitan entonces las situaciones aparentemente «desencadenantes» para minimizar la posibilidad de tener ataques de pánico o síntomas similares al pánico.

La evitación en el trastorno de ansiedad social está relacionada con el miedo al bochorno público. Esta evitación se presenta de dos formas: la forma de ansiedad por actuación del trastorno de ansiedad social se refiere a la evitación de actividades públicas (por ejemplo, hablar, tocar música, actuar, comer, orinar, escribir) que el individuo puede realizar fácilmente en la privacidad de su hogar, y puede indicarse mediante el especificador «solo actuación»; la forma generalizada incluye prácticamente cualquier situación que implique una interacción social y en muchos casos puede ser prácticamente idéntica al trastorno de la personalidad evitativa. Las fobias específicas probablemente implican alguna interacción entre miedos innatos predeterminados evolutivamente y la presencia de experiencias tempranas aversivas que los refuerzan. En el trastorno de ansiedad por separación, que puede ocurrir tanto en la infancia como en la edad adulta, se evitan aquellas situaciones en las que la persona se encuentra separada de las figuras importantes de apego. En el trastorno de estrés postraumático y el trastorno de estrés agudo, el individuo evita las situaciones que le recuerdan un factor de estrés traumático (por ejemplo, alguien parecido a un agresor, sonidos fuertes que recuerdan la guerra, temblores que recuerdan un terremoto importante). Algunas personas con trastorno obsesivo-compulsivo aprenden que evitar ciertas situaciones desencadenantes evitará el inicio de sus obsesiones (por ejemplo, evitar los apretones de manos ayudará a reducir las obsesiones de contaminación). De manera similar, algunas personas con trastorno de ansiedad por enfermedad evitarán aquellas situaciones que creen que podrían poner en peligro su salud (por ejemplo, visitar a familiares enfermos) para no desencadenar rumiaciones sobre la posibilidad de haber contraído una enfermedad grave.

Muchos otros trastornos psiquiátricos pueden tener la evitación como característica asociada. Por ejemplo, en los trastornos psicóticos, el comportamiento de evitación puede ocurrir en el contexto de un delirio en particular, como cuando un paciente delirante evita salir a la calle por miedo a que el FBI vaya tras él. La baja motivación, que puede deberse a la anhedonia en un episodio depresivo mayor o formar parte de los síntomas negativos de la esquizofrenia, puede llevar a evitar en general salir de casa. Si existe una disfunción sexual, las situaciones sexuales pueden evitarse al generar ansiedad la posibilidad de un mal rendimiento sexual. Las personas con anorexia nerviosa y trastorno de evitación/restricción de la ingesta de alimentos evitan ciertos alimentos (por ejemplo, alimentos altos en calorías en la anorexia nerviosa, alimentos aversivos en el trastorno de evitación/restricción de la ingesta de alimentos), lo que conduce a una pérdida de peso clínicamente significativa y posible desnutrición. Un patrón generalizado de evitación caracteriza al trastorno de la personalidad evitativa, que, por definición, tiene su inicio a principios de la edad adulta y tiende a ser relativamente persistente y estable a lo largo de la vida de la persona.

Finalmente, si el comportamiento de evitación no está adecuadamente explicado por ninguno de los nodos de decisión del árbol repasados hasta ahora, aún podría justificarse un diagnóstico del DSM-5-TR. Si el comportamiento de evitación se desarrolla en respuesta a un estresor psicosocial identificable y dicha respuesta es desproporcionada a la gravedad del estresor o causa un deterioro funcional significativo, podría aplicarse un diagnóstico de trastorno de adaptación. Si el comportamiento de evitación no se desarrolló en respuesta a un estresor pero representa una disfunción psicológica o biológica del individuo que se considera clínicamente significativa (mereciendo el calificativo de trastorno mental), se aplicaría una categoría residual. En el DSM-5-TR no se incluye una categoría residual para el comportamiento de evitación en sí mismo. La categoría residual más cercana sería la de otro trastorno de ansiedad especificado/no especificado, porque lo más probable es que la evitación esté sirviendo para evitar algún tipo de ansiedad. La elección de la categoría depende de si el clínico desea registrar la presentación sintomática en la historia clínica (en cuyo caso se utilizaría «otro trastorno de ansiedad especificado», seguido de la razón específica) o no (en cuyo caso se utilizaría «trastorno de ansiedad no especificado"). De lo contrario, la evitación se consideraría parte del repertorio normal del comportamiento humano y no indicativa de un trastorno mental.

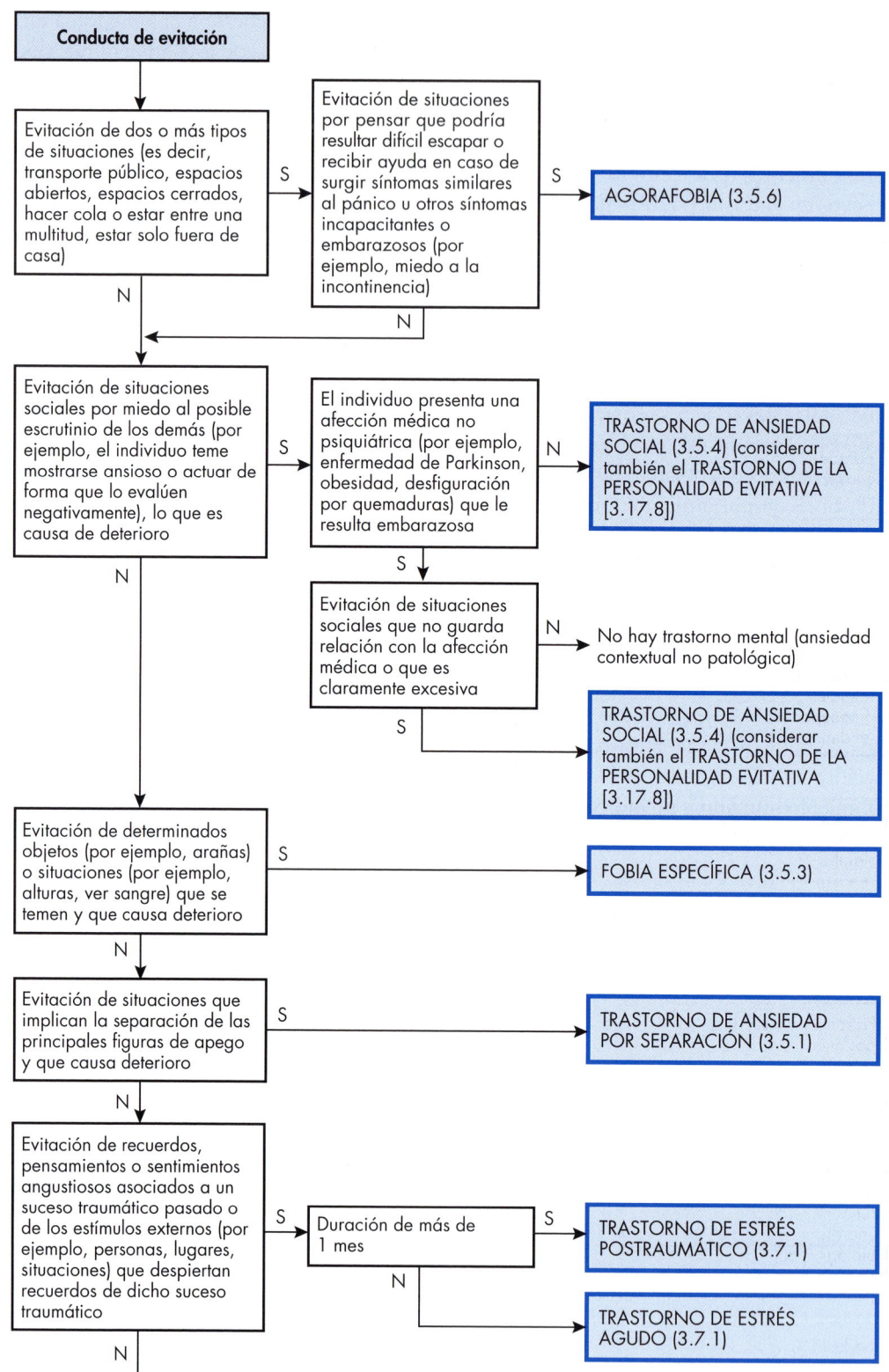

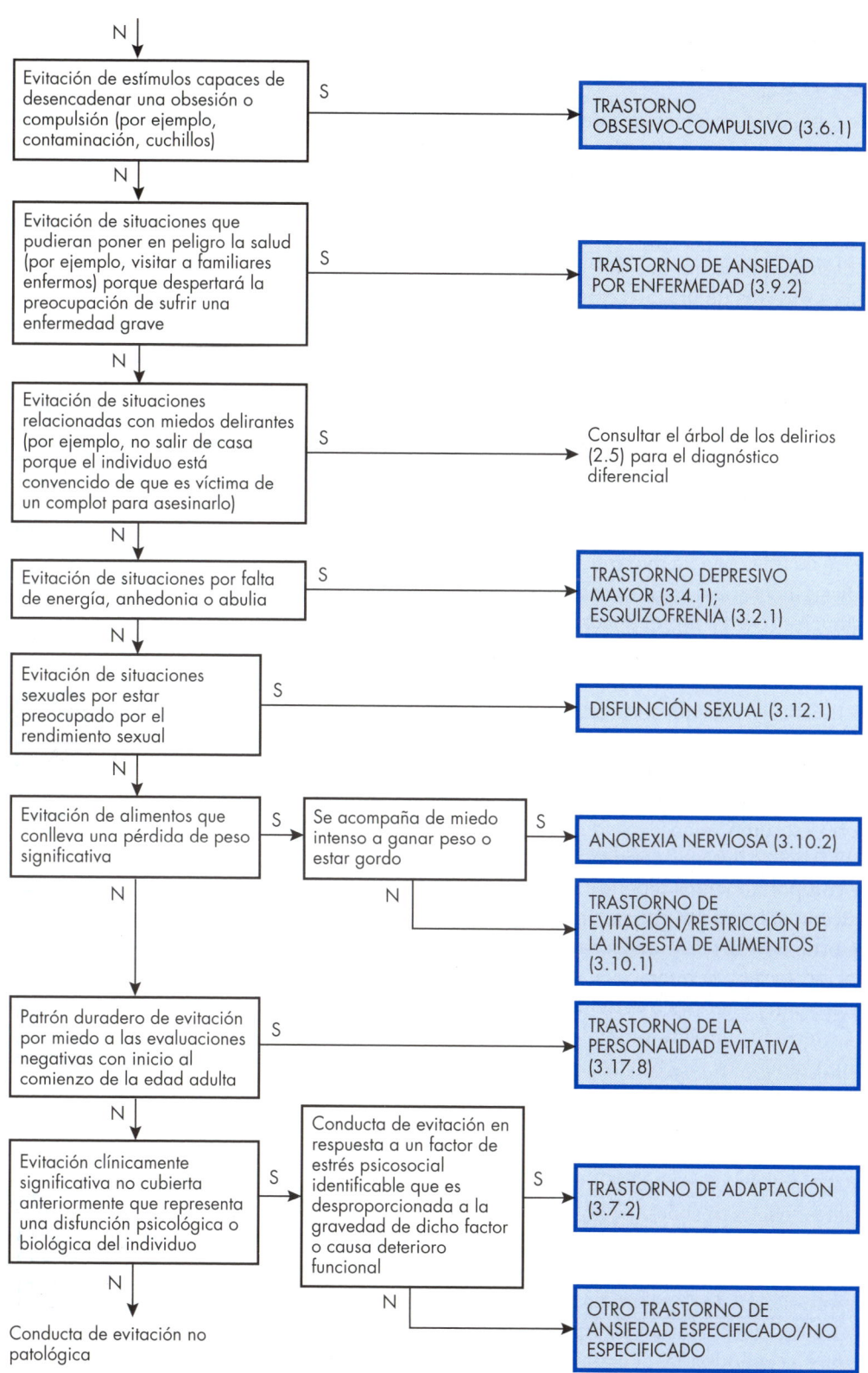

2.16 Árbol de decisión de las conductas patológicas repetitivas

Este árbol de decisión abarca diversas conductas repetitivas que pueden ser indicativas de psicopatología debido a su naturaleza angustiosa o su impacto negativo en el funcionamiento. A los efectos de este árbol de decisión, las *conductas repetitivas* se refieren a comportamientos que se repiten una y otra vez en sucesión corta (por ejemplo, movimientos motores estereotipados, tics, compulsiones, arrancarse el pelo) y que la persona suele encontrar difíciles de controlar.

El primer paso implica determinar si las conductas repetitivas se deben a los efectos fisiológicos directos de una afección médica no psiquiátrica (por ejemplo, insuficiencia hepática, que causa el hábito de rascarse la piel de forma repetitiva). Ciertos trastornos del sueño, como el síndrome de piernas inquietas y el trastorno de movimientos periódicos de las extremidades, también provocan movimientos repetitivos, especialmente de las extremidades inferiores durante la noche. Ambas entidades deben considerarse ejemplos de afección médica no psiquiátrica etiológica y, por lo tanto, justifican la selección de la rama «Sí» en este nodo de decisión. Aunque los movimientos periódicos de las piernas no forman parte de los criterios diagnósticos del síndrome de piernas inquietas, si los movimientos periódicos de las extremidades ocurren solo en el contexto del síndrome de piernas inquietas, no se realiza un diagnóstico aparte de trastorno de movimientos periódicos de las extremidades.

El siguiente paso implica considerar si los movimientos repetitivos se deben al consumo de sustancias (por ejemplo, el consumo de cocaína, que causa comportamientos repetidos de comprobación) o a un medicamento. Cabe destacar que el capítulo del DSM-5-TR «Trastornos motores inducidos por medicamentos y otros efectos adversos de los medicamentos» incluye dos trastornos motores inducidos por medicamentos caracterizados por movimientos repetitivos: la discinesia tardía (movimientos repetitivos e involuntarios de la lengua, la mandíbula, el tronco o las extremidades) y la acatisia aguda inducida por medicamentos (por ejemplo, una intensa sensación de inquietud acompañada de movimientos repetitivos de las extremidades inferiores, como balancearse de un pie a otro).

El árbol de decisión continúa con el diagnóstico diferencial de los trastornos caracterizados por comportamientos repetitivos con inicio durante el período del neurodesarrollo (es decir, trastorno del espectro autista, trastorno de movimientos estereotipados y trastorno de tics). El trastorno del espectro autista tiene dos requisitos principales: déficits persistentes de la comunicación social y la interacción social en múltiples contextos (Criterio A), y patrones de comportamiento, intereses o actividades restringidos y repetitivos (Criterio B), uno de los cuales (el Criterio B1) implica movimientos motores estereotipados o repetitivos. Por lo tanto, si los comportamientos repetitivos van acompañados de al menos otro elemento del Criterio B (es decir, insistencia en la misma rutina; adherencia inflexible a rutinas o comportamientos ritualizados; intereses restringidos y fijados, o hiperreactividad o hiporreactividad a las aferencias sensoriales) más los tres elementos del Criterio A (déficits de reciprocidad socioemocional, déficits en los comportamientos de comunicación no verbal utilizados para la interacción social y déficits en el desarrollo, mantenimiento y comprensión de las relaciones), entonces se aplicaría un diagnóstico de trastorno del espectro autista. Los comportamientos repetitivos estereotipados (como agitar las manos, balancear el cuerpo o golpearse la cabeza) con inicio durante el período de neurodesarrollo en ausencia de otros síntomas suficientes para cumplir los criterios del trastorno del espectro autista justificarían el diagnóstico de trastorno de movimientos estereotipados. Finalmente, si los comportamientos repetitivos se caracterizan por movimientos motores o vocalizaciones que son repentinos, rápidos y no rítmicos, se aplicaría el diagnóstico de uno de los trastornos de tics del DSM-5-TR (es decir, trastorno de Tourette, trastorno de tics motores o vocales persistentes, o trastorno de tics provisional), dependiendo de si los tics son motores, vocales o de ambos tipos y de su duración total.

A continuación, el árbol de decisión continúa con los trastornos obsesivo-compulsivos y relacionados (excluyendo el trastorno de acumulación), que se caracterizan, entre otros síntomas, por comportamientos repetitivos. En el trastorno obsesivo-compulsivo (TOC), los comportamientos repetitivos (compulsiones) suelen realizarse en respuesta a una obsesión y tienen la intención de reducir la ansiedad y la angustia provocadas por esa obsesión (por ejemplo, lavado de manos repetitivo en respuesta a una obsesión por la contaminación). En los casos de TOC sin obsesiones (menos del 10 %), los comportamientos repetitivos deben realizarse según ciertas reglas que deben aplicarse de forma rígida. En el trastorno dismórfico corporal, los comportamientos repetitivos adoptan la forma de autoexamen frente al espejo, aseo excesivo, rascado de la piel y búsqueda de reafirmación en los demás, cada uno de los cuales ayuda, aunque sea temporalmente, a reducir la angustia asociada a los defectos percibidos o imperfecciones de la apariencia física. La tricotilomanía (trastorno de arrancarse el pelo) y el trastorno de excoriación (rascado de la piel), conocidos colectivamente como trastornos de movimientos repetitivos centrados en el cuerpo, se caracterizan por comportamientos repetitivos dirigidos al cuerpo (arrancarse el pelo y rascarse la piel) que el individuo intenta detener repetidamente.

Los comportamientos repetitivos (como revisar repetidamente el cuerpo en busca de signos de enfermedad, pasar cantidades excesivas de tiempo buscando información sobre una enfermedad temida y acudir repetidamente al médico en busca de tranquilización) pueden ocurrir tanto en el trastorno de síntomas somáticos como en el trastorno de ansiedad por enfermedad. La principal diferencia entre estos dos trastornos es si los comportamientos repetitivos se producen en el contexto de síntomas somáticos angustiantes que la persona teme que puedan ser signos de una enfermedad potencialmente mortal (trastorno de síntomas somáticos) o si el cuadro se limita a la preocupación por tener una enfermedad grave (trastorno de ansiedad por enfermedad).

Las estereotipias (movimientos repetitivos anormalmente frecuentes y sin finalidad) pueden observarse en la esquizofrenia, la catatonía y otros trastornos psicóticos. Si las estereotipias tienen lugar en el contexto de otros síntomas psicóticos, se debe considerar el diagnóstico diferencial de los síntomas psicóticos. Si las estereotipias van acompañadas de delirios, alucinaciones o síntomas catatónicos, se ha de consultar el árbol de los delirios (2.5), el árbol de las alucinaciones (2.6) o el árbol de los síntomas catatónicos (2.7), respectivamente, para el diagnóstico diferencial.

Los movimientos motores o las vocalizaciones no rítmicos, repentinos, rápidos y recurrentes (es decir, los tics) con inicio después de los 18 años se diagnostican como «otro trastorno de tics especificado/no especificado», que aparece al final de este árbol porque la rama anterior en la que se diagnostican los trastornos de tics comienza con el requisito de que los comportamientos repetitivos tengan su inicio durante el período del neurodesarrollo (es decir, antes de los 18 años).

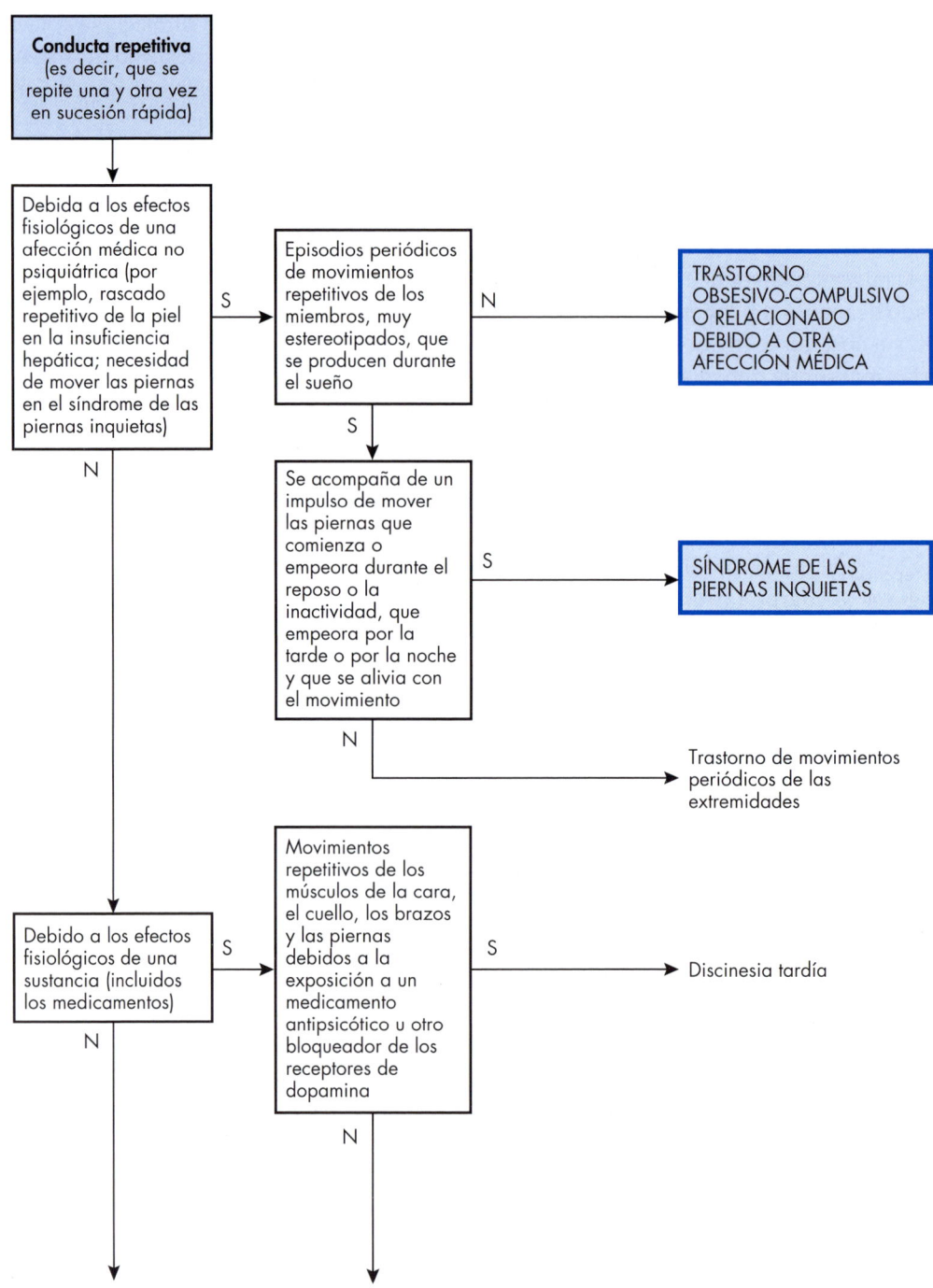

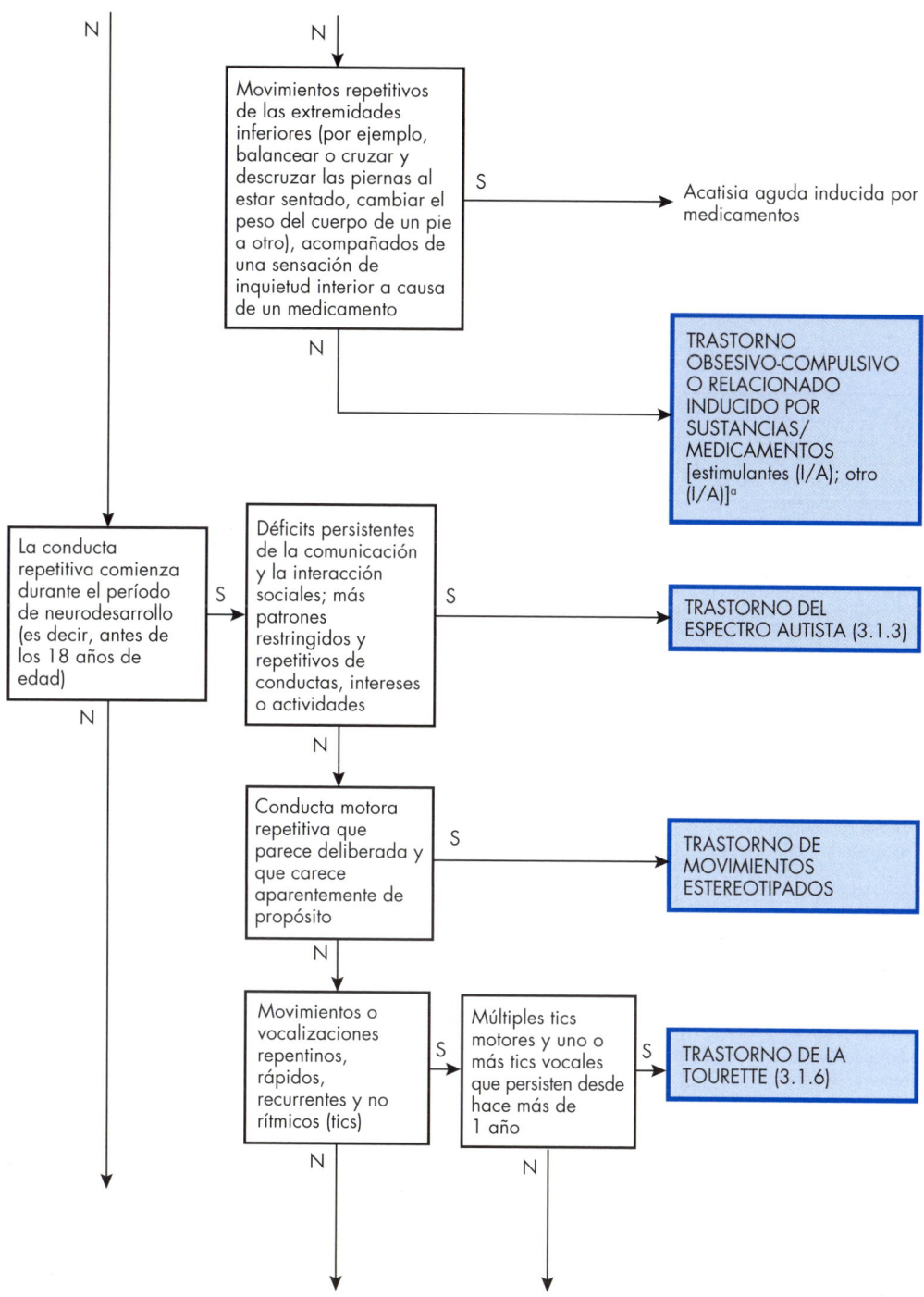

N

N

Movimientos repetitivos de las extremidades inferiores (por ejemplo, balancear o cruzar y descruzar las piernas al estar sentado, cambiar el peso del cuerpo de un pie a otro), acompañados de una sensación de inquietud interior a causa de un medicamento

S → Acatisia aguda inducida por medicamentos

N

TRASTORNO OBSESIVO-COMPULSIVO O RELACIONADO INDUCIDO POR SUSTANCIAS/ MEDICAMENTOS [estimulantes (I/A); otro (I/A)]ᵃ

La conducta repetitiva comienza durante el período de neurodesarrollo (es decir, antes de los 18 años de edad)

S →

Déficits persistentes de la comunicación y la interacción sociales; más patrones restringidos y repetitivos de conductas, intereses o actividades

S → TRASTORNO DEL ESPECTRO AUTISTA (3.1.3)

N

N

Conducta motora repetitiva que parece deliberada y que carece aparentemente de propósito

S → TRASTORNO DE MOVIMIENTOS ESTEREOTIPADOS

N

Movimientos o vocalizaciones repentinos, rápidos, recurrentes y no rítmicos (tics)

S →

Múltiples tics motores y uno o más tics vocales que persisten desde hace más de 1 año

S → TRASTORNO DE LA TOURETTE (3.1.6)

N

N

ᵃ I/A = que ocurre durante la intoxicación con sustancias o la abstinencia de sustancias, según se indica en el DSM-5-TR, tabla 1: «Diagnósticos asociados a una clase de sustancias», p. 545.

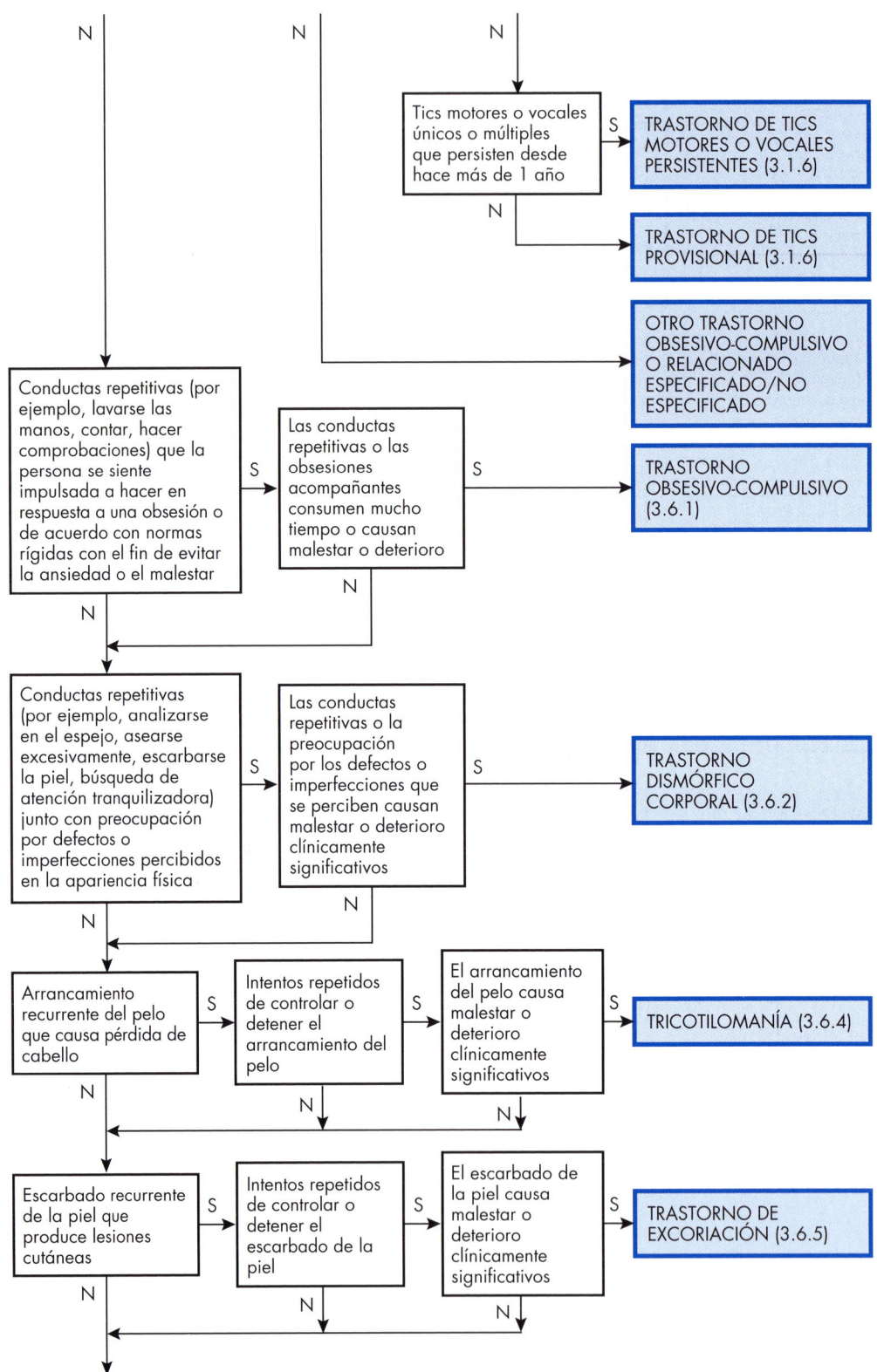

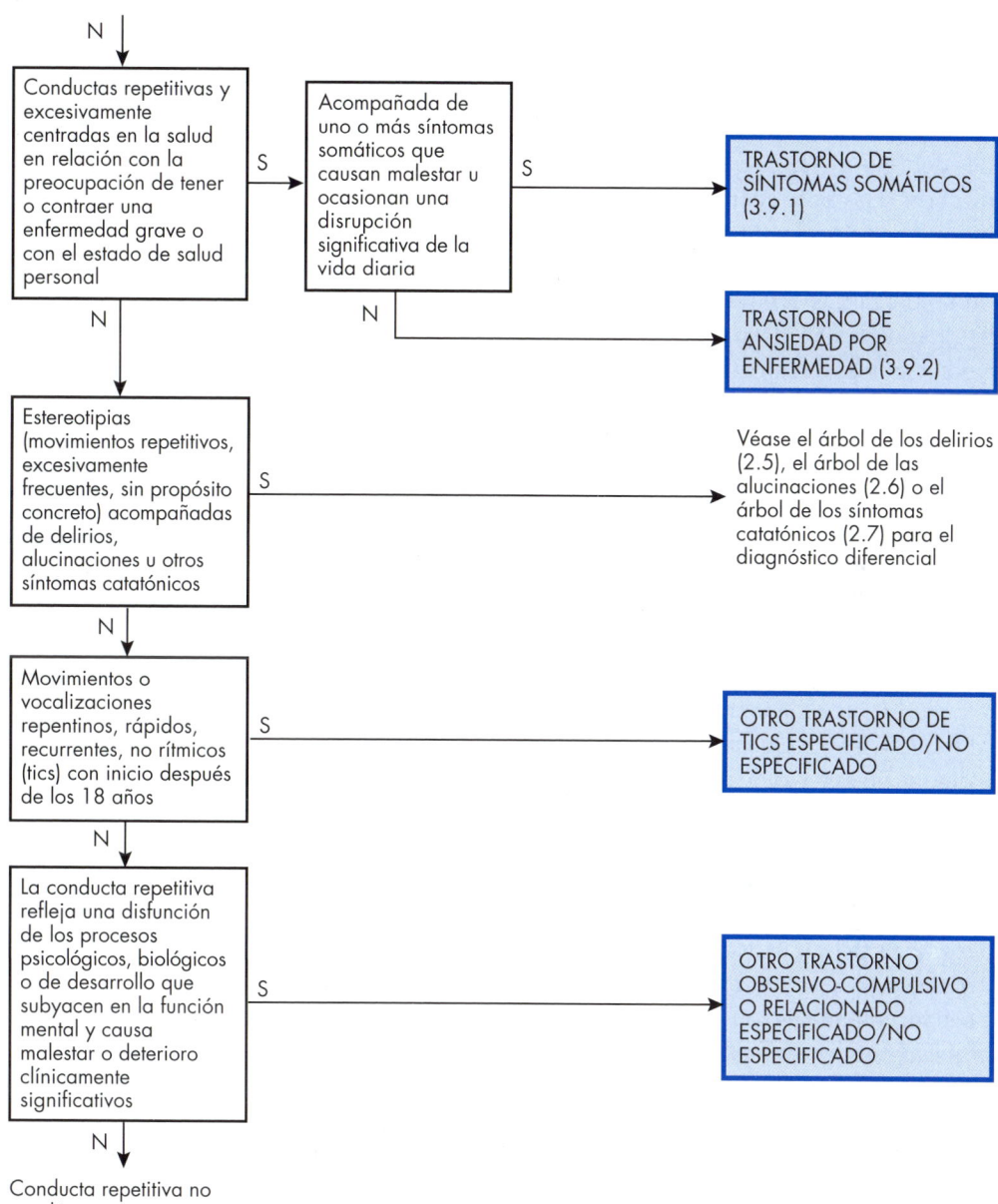

2.17 Árbol de decisión de los traumas o los factores de estrés psicosocial implicados en la etiología

Aunque los factores de estrés psicosocial son importantes en la patogénesis de todos los trastornos del DSM-5-TR, su papel etiológico concreto actúa como característica definitoria de solo unos pocos. Hay solo cuatro trastornos del DSM-5-TR que se pueden diagnosticar cuando el individuo ha estado expuesto a un factor de estrés extremo: el trastorno de estrés postraumático, el trastorno de estrés agudo, el trastorno de apego reactivo y el trastorno de relación social desinhibida. El trastorno de estrés postraumático requiere la exposición a un suceso en el que hubiera muertes o amenazas de muerte, lesiones graves o una violación sexual, y se caracteriza por síntomas de intrusión persistentes relacionados con el suceso traumático (por ejemplo, recuerdos intrusivos del suceso, sueños angustiosos, *flashbacks*, angustia ante los estímulos que recuerdan el sucesos), evitación de los estímulos asociados al suceso, alteraciones negativas de la cognición y el estado de ánimo asociadas al suceso (por ejemplo, creencias negativas del individuo sobre sí mismo y el mundo, culpabilización distorsionada de sí mismo u otros, sentimientos de desapego, estado negativo persistente, incapacidad de experimentar emociones positivas) y alteraciones marcadas de reactividad y activación. El perfil de síntomas del trastorno de estrés agudo se asemeja mucho al del trastorno de estrés postraumático, excepto que los síntomas han durado menos de 1 mes. Tanto el trastorno de apego reactivo como el trastorno de relación social desinhibida requieren una exposición prolongada a extremos de cuidado insuficiente en la infancia, como los cambios frecuentes de cuidador principal o la crianza en entornos institucionales mal dotados de personal.

Aunque no lo requiere su definición, el trastorno psicótico breve, la amnesia disociativa y el trastorno de síntomas neurológicos funcionales (trastorno de conversión) aparecen a menudo en respuesta a un estresor psicosocial grave. Se utiliza el diagnóstico de trastorno psicótico breve si la reacción a un estresor extremo implica el desarrollo de síntomas psicóticos que duran menos de 1 mes. Si la persona no puede recordar información autobiográfica importante en relación con una experiencia traumática, entonces podría aplicarse el diagnóstico de amnesia disociativa. Si la persona desarrolla síntomas de alteración de la función motora voluntaria o de la sensorial que son incompatibles con cualquier entidad neurológica reconocida en respuesta a un estresor psicosocial, entonces se aplicaría el diagnóstico de trastorno de síntomas neurológicos funcionales. Aunque el desarrollo de cada uno de estos trastornos suele estar relacionado con la exposición a un estresor traumático, los tres pueden surgir en ausencia de un estresor.

En los casos en que el estresor psicosocial implica la muerte de un ser querido pueden aplicarse múltiples diagnósticos psiquiátricos, como el trastorno de duelo prolongado, el trastorno depresivo mayor y el trastorno de estrés postraumático. Se debería considerar el diagnóstico de trastorno de duelo prolongado si, después de haber transcurrido al menos 12 meses desde la muerte de un ser querido (o después de 6 meses, si el doliente es un niño o adolescente), sigue habiendo síntomas de duelo graves con deterioro significativo. Cabe destacar que, desde una perspectiva sintomática, los síntomas característicos del trastorno de duelo prolongado, como la añoranza intensa del fallecido y la presencia constante de pensamientos y recuerdos de este, también son característicos de la reacción de duelo normal. Lo que lo convierte en trastorno es la persistencia de unos síntomas de duelo que causan deterioro casi a diario habiendo pasado más de 1 año desde la pérdida. En los casos en que las circunstancias de la muerte del ser querido coinciden con la definición de suceso traumático del Criterio A del trastorno de estrés postraumático (por ejemplo, el individuo observa cómo matan a tiros al ser querido durante un robo; el individuo sobrevive a un accidente automovilístico que ocasiona la muerte del ser querido), también podría aplicarse el diagnóstico adicional de trastorno de estrés postraumático. En algunos casos, una reacción de duelo puede evolucionar hacia un episodio depresivo mayor completo, en cuyo caso podría ser aplicable el diagnóstico de trastorno depresivo mayor, trastorno bipolar I o trastorno bipolar II. Por último, si han surgido síntomas clínicamente significativos que no cumplen los criterios del episodio depresivo mayor ni de ningún otro trastorno específico en respuesta a la pérdida de un ser querido, el diagnóstico más apropiado sería el de trastorno de adaptación.

A muchos clínicos les desconcierta la relación existente entre los trastornos de adaptación y otras entidades del DSM-5-TR a menudo desencadenadas por un estresor psicosocial. El trastorno de adaptación se diagnostica en aquellos casos en que la respuesta desadaptativa al estresor causa malestar o deterioro clínicamente significativos pero no cumple los requisitos de umbral de ningún trastorno específico del DSM-5-TR. En cambio, cuando se cumplen los criterios de un trastorno específico del DSM-5-TR, ese trastorno se diagnostica independientemente de la presencia o ausencia de estresores asociados. Por ejemplo, si se produce una reacción depresiva en respuesta a la pérdida del empleo o al descubrir que se tiene una enfermedad grave, el diagnóstico es de trastorno depresivo mayor si la reacción cumple todos los criterios del episodio depresivo mayor. Una reacción depresiva menos grave pero, no obstante, clínicamente significativa podría diagnosticarse como trastorno de adaptación con estado de ánimo depresivo.

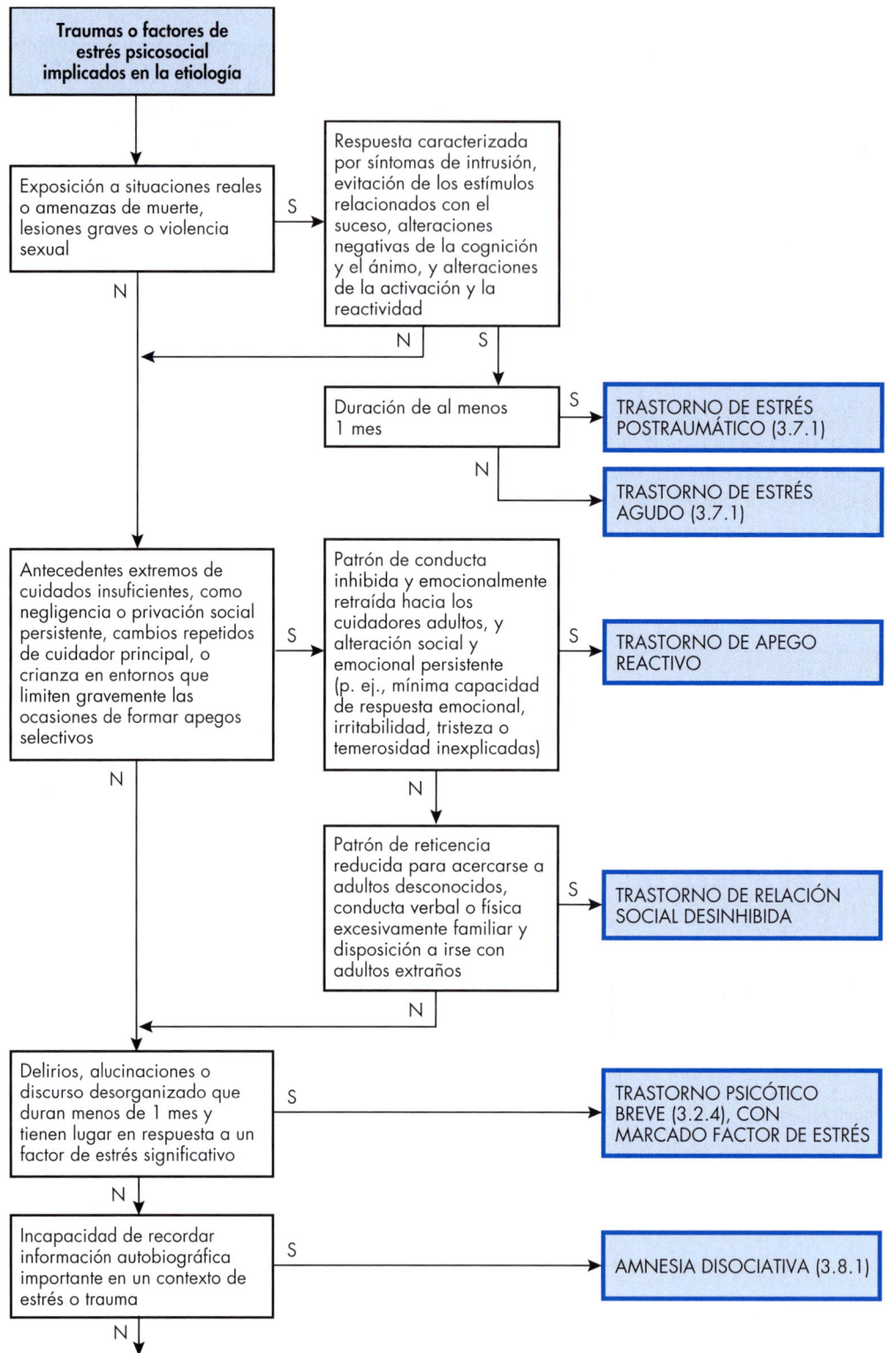

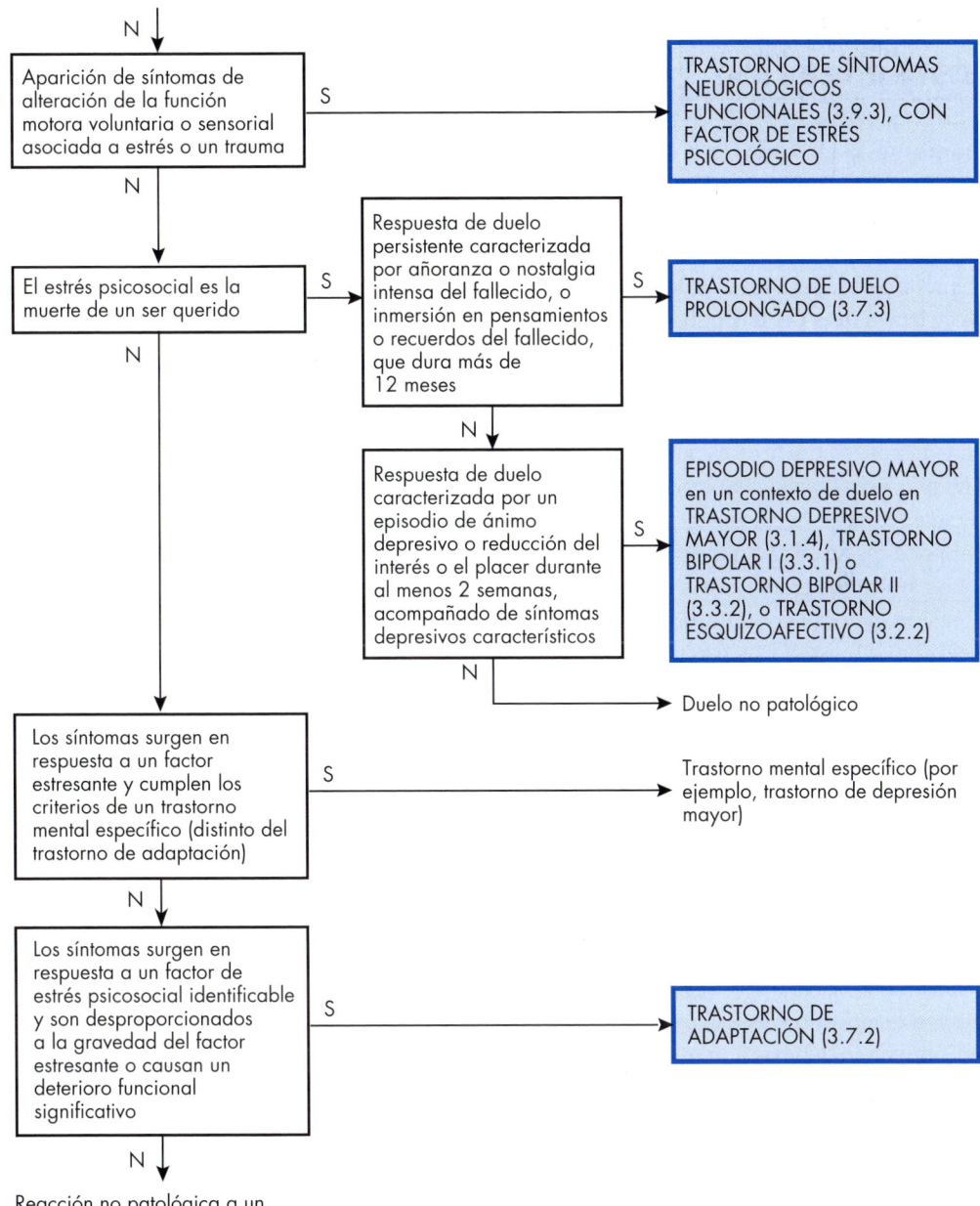

2.18 Árbol de decisión de la despersonalización/desrealización

La disociación es un proceso mental en el que el individuo se desconecta de sus pensamientos, sentimientos o recuerdos, o de su sentido de identidad. La disociación es un fenómeno normal comúnmente experimentado y no implica necesariamente que exista psicopatología. Ejemplos cotidianos son soñar despierto, quedarse en blanco mientras se conduce hasta perder una salida, «perderse» en un libro o película y desconectar durante una conferencia para darse cuenta luego de que han pasado 10-15 minutos. Cada uno de estos ejemplos implica que el individuo pierde brevemente la conciencia de su entorno inmediato antes de reconectar con el lugar en que se encuentra o el tiempo presente, o su identidad. En cambio, la disociación patológica puede variar en cuanto a gravedad a lo largo de un continuo, desde episodios angustiantes en los que el individuo se siente desconectado de su cuerpo, su mente, sus sentimientos o sus sensaciones (despersonalización), se siente desconectado de otras personas, objetos o entornos (desrealización), tiene lagunas de memoria significativas en relación con aspectos cotidianos, su información personal o sucesos traumáticos del pasado, hasta la coexistencia de dos o más identidades o estados de personalidad distintos, acompañados de comportamientos, recuerdos, percepciones y pensamientos alterados.

Los síntomas transitorios de despersonalización y/o desrealización son comunes en la población general, con una prevalencia que oscila entre el 26 y el 74 %, y entre el 31 y el 66 % en el momento de un suceso traumático (por ejemplo, un accidente de tráfico). Esto contrasta con la prevalencia relativamente baja de los trastornos disociativos, cada uno con una prevalencia estimada en los últimos 12 meses de entre el 1 y el 2 %. Aunque la disociación es una característica distintiva de los trastornos disociativos del DSM-5-TR, la despersonalización y la desrealización en particular pueden presentarse como síntoma de cualquier otro trastorno del DSM-5-TR como, por ejemplo, el trastorno de pánico y el trastorno de estrés postraumático.

Al igual que la mayoría de los síntomas psiquiátricos, la despersonalización y la desrealización pueden estar causadas por los efectos directos de una sustancia o medicamento en el sistema nervioso central (por ejemplo, intoxicación por cannabis, abstinencia de alcohol), así como formar parte de la presentación sintomática de una afección médica no psiquiátrica como, por ejemplo, un trastorno convulsivo o las migrañas. A diferencia de las otras clases diagnósticas del DSM-5-TR que incluyen diagnósticos específicos para presentaciones sintomáticas inducidas por una sustancia/medicamento o debidas a una afección médica (por ejemplo, trastorno de ansiedad inducido por cafeína, trastorno de ansiedad debido a hipertiroidismo, respectivamente), en el DSM-5-TR no existen el trastorno disociativo inducido por sustancias/medicamentos ni el trastorno disociativo debido a una afección médica. En cambio, los síntomas disociativos inducidos por el uso de sustancias o medicamentos deben diagnosticarse como intoxicación con sustancias (si los síntomas disociativos ocurren durante la intoxicación), abstinencia de sustancias (si los síntomas ocurren durante la abstinencia) o efecto adverso de medicación (si los síntomas disociativos son efectos secundarios de un medicamento; por ejemplo, algunos antihistamínicos). Los síntomas disociativos clínicamente significativos causados por una afección médica pueden diagnosticarse utilizando la categoría residual de otro trastorno mental especificado debido a otra afección médica (por ejemplo, otro trastorno mental especificado debido a un trastorno convulsivo).

Después de que el clínico descarte las sustancias y dolencias médicas como causa de los síntomas de despersonalización o desrealización, el siguiente paso es considerar si los síntomas se asocian a delirios o alucinaciones que puedan ser indicativos de un diagnóstico de esquizofrenia (dado que la despersonalización y la desrealización se incluyen entre sus características asociadas; DSM-5-TR, p. 116). Si la despersonalización o desrealización va asociada a alucinaciones, el clínico debe considerar si estas experiencias alucinatorias se explican mejor por intrusiones de estados de personalidad en la conciencia del individuo, lo cual es indicativo del trastorno de identidad disociativo. Si ese es el caso (es decir, las experiencias alucinatorias no son indicativas de psicosis), el clínico continúa con el resto del árbol de la despersonalización/desrealización para hacer el diagnóstico de trastorno de identidad disociativo. De lo contrario, el clínico debe continuar con el árbol de los delirios (2.5) o el árbol de las alucinaciones (2.6) para determinar si podría tratarse de un diagnóstico de trastorno del espectro de la esquizofrenia y otros trastornos psicóticos.

A continuación, el clínico considera si la despersonalización y/o la desrealización forman parte de la presentación clínica del trastorno de estrés agudo o del trastorno de estrés postraumático, en consonancia con la asociación entre síntomas disociativos y exposición a traumas. El trastorno de estrés agudo incluye los *flashbacks* disociativos como Criterio B3, la despersonalización/desrealización como Criterio B6 y la amnesia disociativa como Criterio B7. El trastorno de estrés postraumático incluye los *flashbacks* disociativos como Criterio B3, la amnesia disociativa como Criterio D1 y el especificador «con síntomas disociativos» si hay despersonalización o desrealización recurrente.

La despersonalización y la desrealización pueden formar parte de la presentación de los trastornos disociativos del DSM-5-TR. Aunque ni la despersonalización ni la desrealización son características definitorias explícitas del trastorno de identidad disociativo (división subjetiva y desconexión de los estados de personalidad) o de la amnesia disociativa (desconexión de los recuerdos), la despersonalización y la desrealización forman parte de las presentaciones de ambos trastornos. Dado que el diagnóstico de trastorno de identidad disociativo requiere la presencia de amnesia disociativa, para diferenciar entre estos diagnósticos el árbol primero indaga sobre la incapacidad de recordar información importante y luego pregunta sobre la alteración de la identidad. A continuación, en el árbol de decisión, el nodo de decisión sobre viajes aparentemente intencionales o episodios de deambular desconcertado determina si se aplica el subtipo de fuga disociativa al diagnóstico de amnesia disociativa.

La despersonalización, la desrealización y otros síntomas disociativos como la amnesia disociativa suelen asociarse a los episodios del trastorno de síntomas neurológicos funcionales (trastorno de conversión), especialmente en los momentos de inicio de los síntomas. De hecho, algunas personas con trastorno de identidad disociativo acuden a la consulta con síntomas neurológicos funcionales (por ejemplo, crisis no epilépticas, déficits sensoriales, trastornos motores). Mientras que el trastorno de síntomas neurológicos funcionales se clasifica en el DSM-5-TR como un trastorno de síntomas somáticos (centrándose en los síntomas que presenta), la Organización Mundial de la Salud clasifica tales cuadros en el capítulo de los trastornos disociativos de la CIE-10 y CIE-11 (es decir, trastorno de síntomas neurológicos disociativos) debido a su presunto mecanismo (una discontinuidad involuntaria en la integración normal de las funciones motoras, sensoriales o cognitivas).

La despersonalización/desrealización es uno de los 13 síntomas que pueden acompañar al repentino aumento de miedo intenso e incomodidad que caracteriza al ataque de pánico. Junto con la ideación paranoide, la despersonalización/desrealización también caracteriza los episodios transitorios relacionados con el estrés que pueden ocurrir en el trastorno de la personalidad límite (Criterio 9) y el trastorno de la personalidad esquizotípica (Criterio 3). Finalmente, después de haber considerado y descartado todas las demás explicaciones para los síntomas de despersonalización/desrealización, se puede realizar el diagnóstico de trastorno de despersonalización/desrealización si las experiencias persistentes o recurrentes de despersonalización/desrealización causan malestar o deterioro clínicamente significativos.

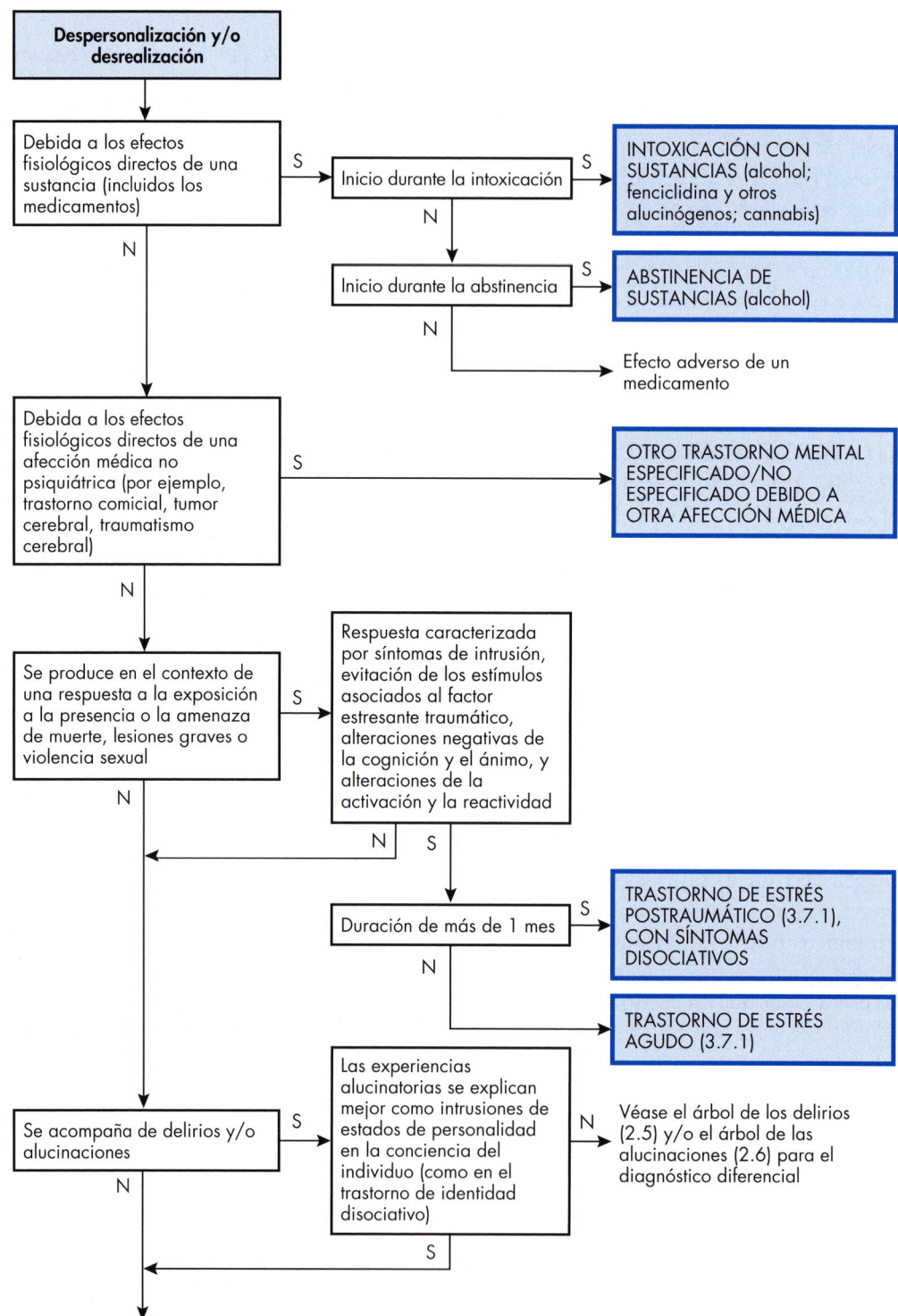

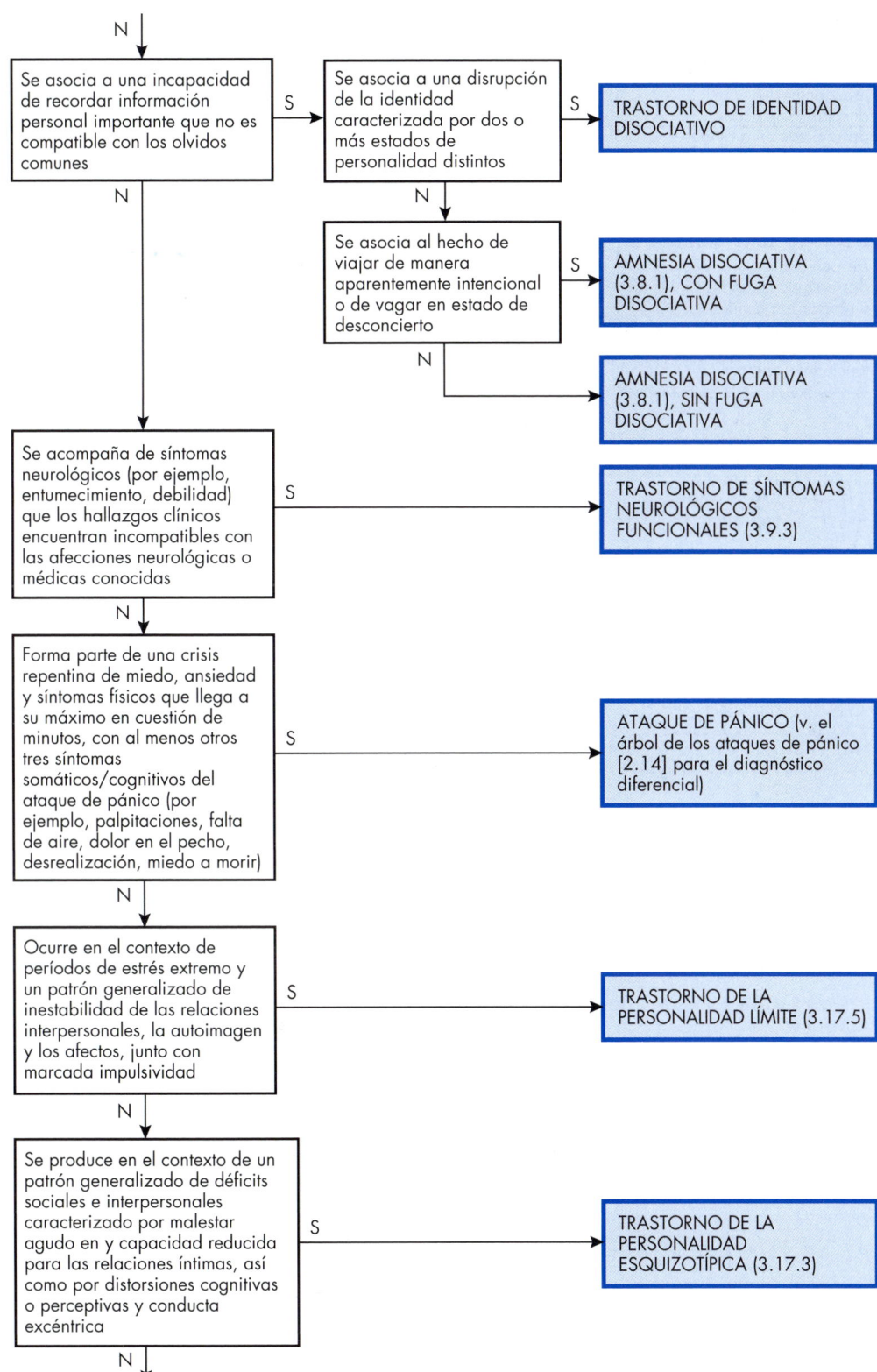

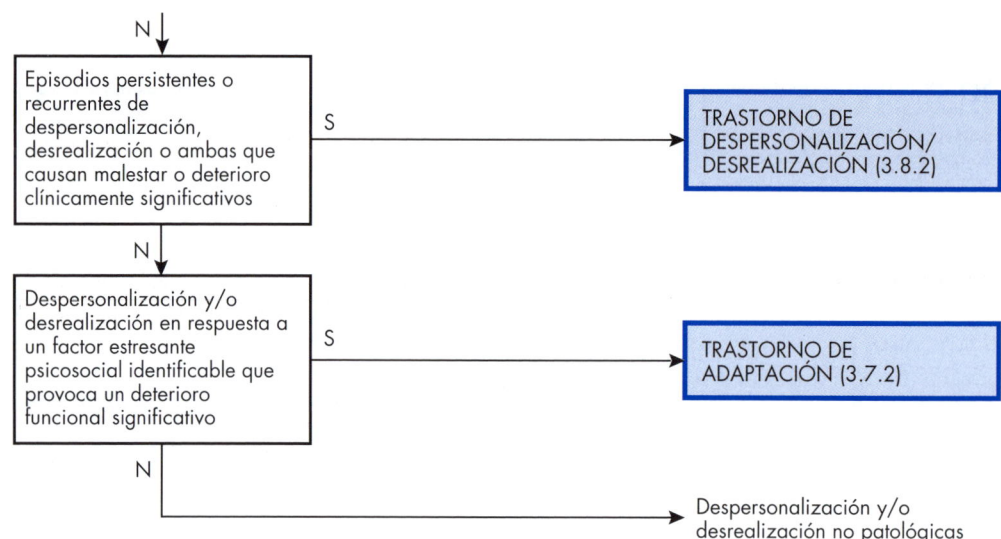

N

Episodios persistentes o recurrentes de despersonalización, desrealización o ambas que causan malestar o deterioro clínicamente significativos

S → TRASTORNO DE DESPERSONALIZACIÓN/ DESREALIZACIÓN (3.8.2)

N

Despersonalización y/o desrealización en respuesta a un factor estresante psicosocial identificable que provoca un deterioro funcional significativo

S → TRASTORNO DE ADAPTACIÓN (3.7.2)

N

Despersonalización y/o desrealización no patológicas

2.19 Árbol de decisión de las quejas somáticas y la ansiedad por enfermedad o por la apariencia

Cuando un paciente presenta quejas somáticas angustiantes, el enfoque del diagnóstico diferencial suele centrarse en qué dolencia médica no psiquiátrica explica mejor las quejas somáticas. Sin embargo, cuando las quejas somáticas van acompañadas de pensamientos, sentimientos y comportamientos anormales relacionados con los síntomas somáticos, se debe considerar la presencia de un trastorno de síntomas somáticos u otro trastorno mental.

Las quejas físicas que son fingidas por el individuo justifican el diagnóstico de trastorno facticio o la entidad no patológica conocida como simulación. La diferenciación entre estas dos entidades depende de la consideración del contexto en que se desarrollaron los síntomas somáticos. Si el fingimiento de los síntomas ocurre en ausencia de recompensas externas obvias, el diagnóstico es de trastorno facticio, mientras que el fingimiento en entornos en los que la presencia de los síntomas somáticos proporciona al paciente un beneficio financiero u obvio de otro tipo sugiere la simulación.

Las quejas somáticas pueden ocurrir como manifestación de una amplia variedad de trastornos psiquiátricos. La intoxicación con sustancias y la abstinencia de sustancias se manifiestan típicamente como un síndrome característico de síntomas somáticos y conductuales. Los estados de alta ansiedad suelen asociarse a distintas quejas somáticas. En consecuencia, los síntomas somáticos (por ejemplo, tensión muscular, dolor en el pecho) se incluyen en los criterios diagnósticos del trastorno de pánico y del trastorno de ansiedad generalizada, y pueden ser la razón principal por la que los pacientes con estos trastornos buscan tratamiento. En otros casos, las quejas somáticas están relacionadas con las manifestaciones de un trastorno psicótico (por ejemplo, delirios somáticos) o de un trastorno obsesivo-compulsivo o relacionado, como la preocupación por un defecto físico imaginado en el trastorno dismórfico corporal.

Cuando las quejas somáticas en sí mismas son el foco central del paciente, un diagnóstico de uno de los trastornos de síntomas somáticos y relacionados del DSM-5-TR podría ser el más apropiado. Los pacientes que presentan síntomas neurológicos como parálisis o convulsiones que, tras un examen e investigación de laboratorio, no se ajustan al patrón característico de ninguna dolencia neurológica conocida u otra afección médica, pueden diagnosticarse de trastorno de síntomas neurológicos funcionales (trastorno de conversión). Otros tipos de quejas somáticas, cuando van acompañados de pensamientos desproporcionados sobre la gravedad de la enfermedad, niveles persistentemente altos de ansiedad sobre la salud o los síntomas, o la dedicación de tiempo y energía excesivos a los síntomas o preocupaciones relativos a la salud, pueden justificar un diagnóstico de trastorno de síntomas somáticos. A diferencia de los diagnósticos de los trastornos somatomorfos del DSM-IV, en los que las quejas somáticas, por definición, carecían de explicación médica, el diagnóstico de trastorno de síntomas somáticos del DSM-5-TR puede darse a pacientes que tengan una enfermedad médica legítima. El diagnóstico del DSM-5-TR depende de la presencia de cogniciones, sentimientos y comportamientos que son, a juicio del clínico, «excesivos» dada la naturaleza de la afección médica no psiquiátrica. Para evitar patologizar reacciones apropiadas a dolencias médicas no psiquiátricas graves o discapacitantes, este diagnóstico debe usarse con mucha precaución en las personas médicamente enfermas, reservándose solo para los casos en que las reacciones de la persona a tener la enfermedad médica son claramente extremas y desadaptativas.

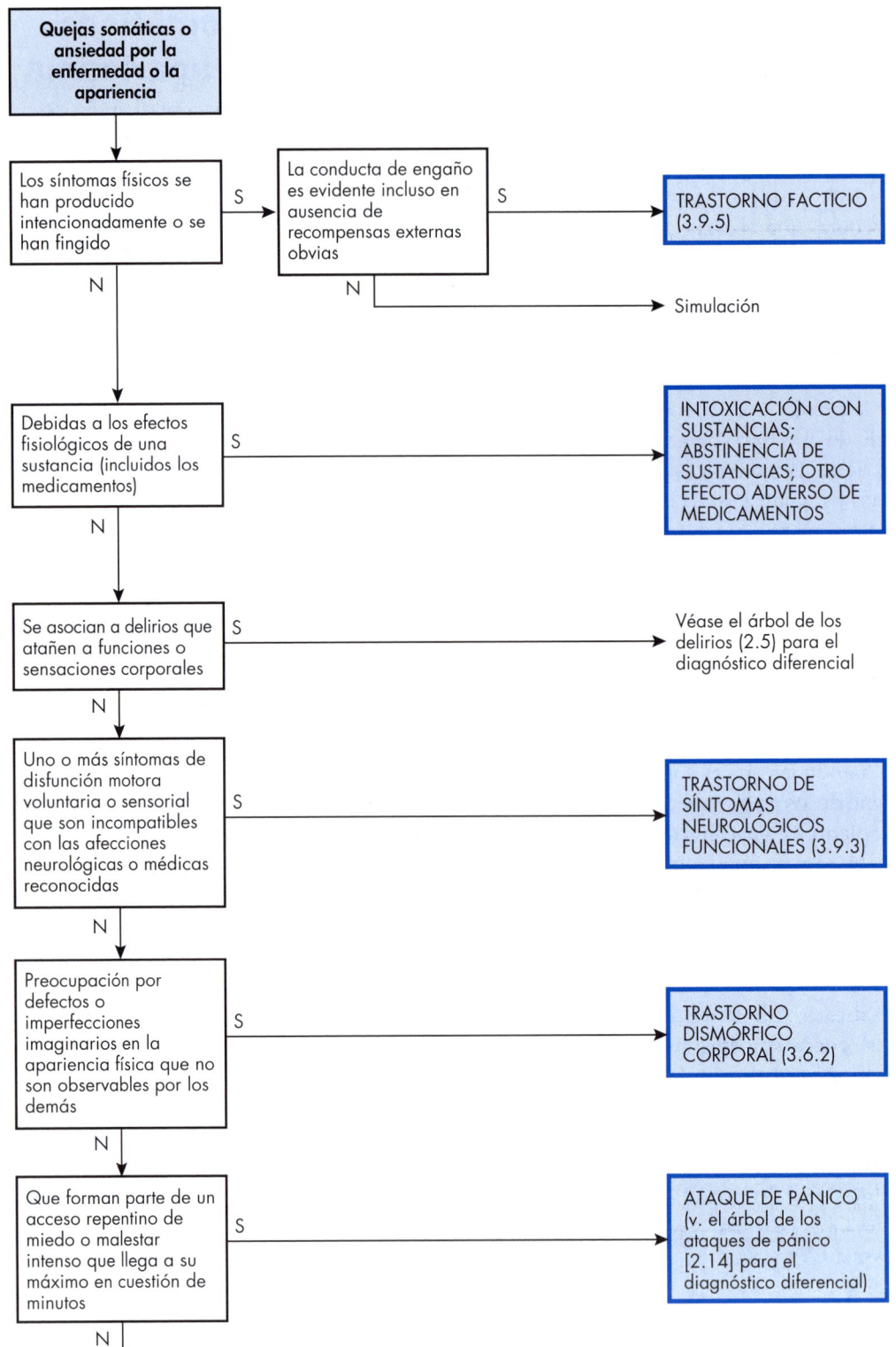

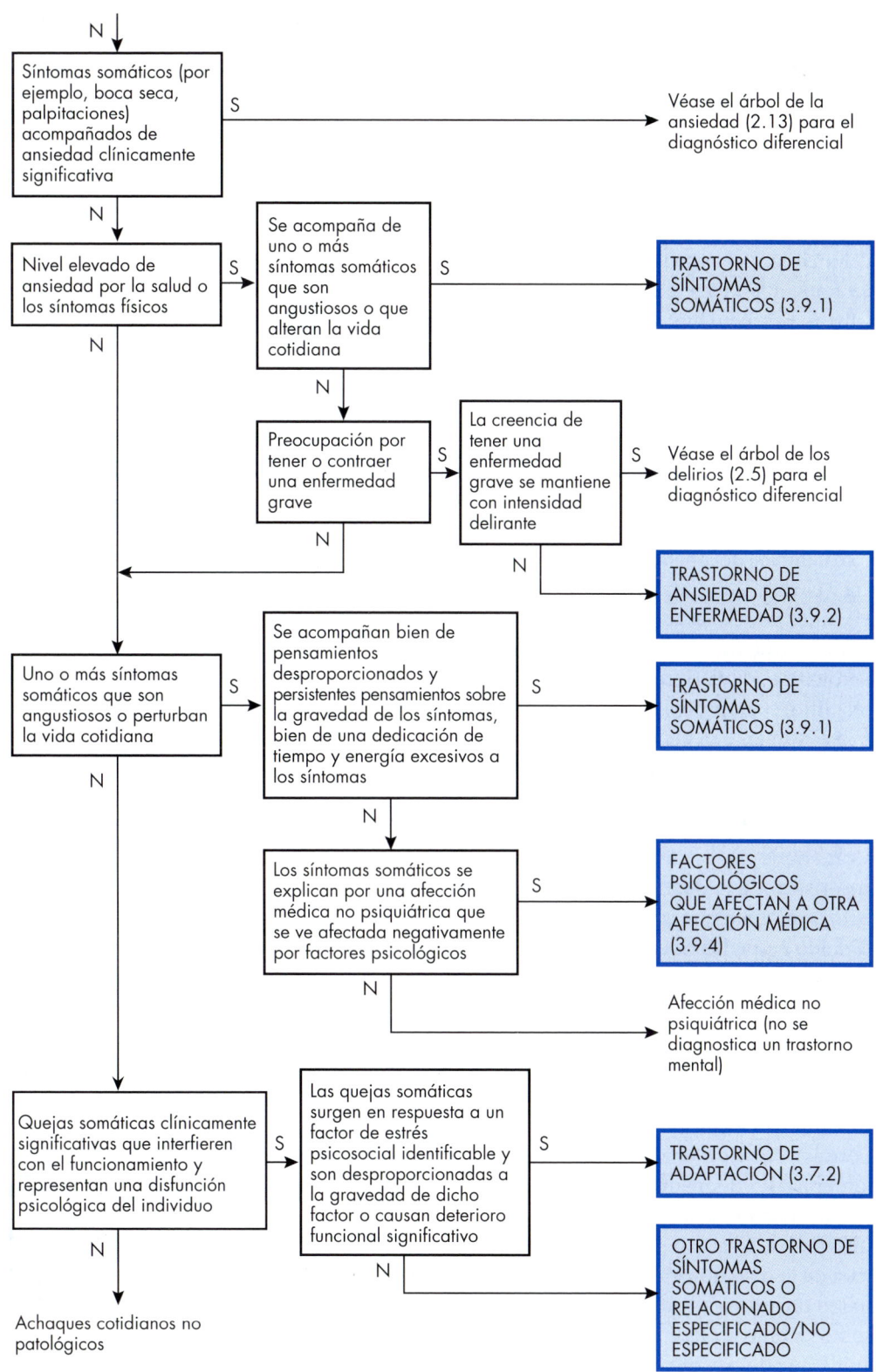

2.20 Árbol de decisión de las alteraciones del apetito y el peso, o del comportamiento alimentario anormal

Este árbol de decisión abarca la amplia gama de trastornos que intervienen en el diagnóstico diferencial de los cambios del apetito o el peso, así como el diagnóstico diferencial de los comportamientos alimentarios anormales; se incluye aquí la consideración de los trastornos del estado de ánimo, los trastornos psicóticos y los trastornos de la conducta alimentaria o de la ingesta de alimentos. Dado que los cambios del apetito y el peso se deben normalmente a afecciones médicas no psiquiátricas, el primer pensamiento del clínico siempre debe ser descartar un cáncer, trastornos endocrinos, infecciones crónicas y otras enfermedades antes de asumir que los síntomas son psiquiátricos. Este enfoque es especialmente importante cuando la pérdida o el aumento de peso es de gran magnitud y se produce junto con otros síntomas físicos. Cabe destacar que, al evaluar una posible afección médica no psiquiátrica como causa, en la rama del árbol de decisión que abarca el diagnóstico diferencial del aumento de peso, la obesidad se enumera como una de las posibles dolencias médicas no psiquiátricas etiológicas. La obesidad (definida como un índice de masa corporal [IMC] ≥ 30) en sí misma no se considera un trastorno mental, sino una afección médica no psiquiátrica. Un IMC ≥ 30 solo se consideraría como rasgo de un trastorno psiquiátrico si es consecuencia de un patrón alimentario perturbado (como en el trastorno de atracones).

Los cambios del apetito y el peso (en ambas direcciones) también son causados con frecuencia por el uso de ciertas drogas de abuso (especialmente, estimulantes y cannabis) y ciertos medicamentos recetados. De hecho, una de las principales razones de la falta de cumplimiento con muchos medicamentos psicotrópicos (por ejemplo, inhibidores selectivos de la recaptación de serotonina, inhibidores de la recaptación de serotonina-norepinefrina, antidepresivos tricíclicos, litio, divalproex, inhibidores de la monoaminooxidasa, antipsicóticos atípicos) es el miedo al aumento de peso que suele asociarse a su uso. Identificar la causa de los cambios de peso puede ser difícil, precisamente porque muchas de las afecciones tratadas por estos medicamentos psicotrópicos se asocian a cambios de peso independientemente del uso de medicación. Por ejemplo, si un paciente con depresión aumenta de peso mientras está siendo tratado con un antidepresivo, esto podría ser un efecto secundario del antidepresivo, un síntoma característico de la depresión o un efecto deseable del tratamiento (por ejemplo, mejora del apetito en alguien que previamente lo había perdido).

Debido a que los cambios del apetito y las ganancias o pérdidas de peso son comunes en muchos trastornos psiquiátricos diferentes, estas alteraciones son relativamente inespecíficas por sí solas como para dar pistas acerca del diagnóstico diferencial. Por lo tanto, el clínico debe basarse en la relación temporal de los cambios de apetito o peso con los otros síntomas presentados para poder decidir cuál es la explicación más apropiada del cambio. Por ejemplo, ¿la persona no come debido a una idea delirante de que la comida está envenenada (como en la esquizofrenia, el trastorno delirante o un trastorno del estado de ánimo con características psicóticas); debido a una sensación de no valer nada o a la pérdida del gusto por comer (como en un episodio depresivo mayor), o debido a un apetito disminuido o a estar «demasiado ocupado» (como en un episodio maníaco)?

El árbol de decisión se divide en tres secciones: una que proporciona el diagnóstico diferencial de la disminución del apetito, la pérdida de peso o la falta del aumento de peso esperado (en un niño o adolescente); la segunda se refiere al aumento del apetito o al aumento del peso no debido a atracones, y la tercera trata del aumento de peso debido a atracones. La disminución del apetito o la pérdida de peso son características comunes de los trastornos con estado de ánimo depresivo o disfórico prominente: trastorno depresivo mayor, trastorno depresivo persistente, trastorno disfórico premenstrual y episodios depresivos mayores en el trastorno bipolar I y trastorno bipolar II, o el trastorno esquizoafectivo. La pérdida de peso también puede ocurrir como característica asociada a un episodio maníaco, relacionada con el aumento de la actividad o la energía acompañante y el descuido de los horarios regulares de las comidas. En la anorexia nerviosa, el miedo patológico a estar (o volverse) gordo puede resultar en un peso a menudo peligrosamente bajo. Algunas personas tienen una pérdida de peso significativa (o una falta del aumento de peso esperado) en ausencia de miedo a ganar peso o a estar gordo. En cambio, la pérdida de peso tiene lugar en el contexto de una alteración de la alimentación o la ingesta (por ejemplo, falta de interés en comer; evitación de alimentos basada en una extrema sensibilidad a sus características sensoriales, como su apariencia, color, textura, temperatura, sabor) o la anticipación de consecuencias aversivas al comer, como atragantarse. Estas personas pueden ser diagnosticadas de trastorno de evitación/restricción de la ingesta de alimentos.

Aunque los atracones pueden ocurrir en la anorexia nerviosa (tipo con atracones/purgas) y en la bulimia nerviosa, estos trastornos normalmente no inducen aumento de peso porque, en ambas afecciones, la persona lleva a cabo conductas compensatorias para contrarrestar las consecuencias de los atracones (por ejemplo, purgas, ayuno, ejercicio excesivo). En cambio, las personas con trastorno de atracones se dan atracones periódicos (es decir, al menos una vez por semana durante al menos 3 meses) sin emplear ningún mecanismo compensatorio inapropiado para evitar ganar peso. Por lo tanto, estas personas suelen tener sobrepeso.

Los cambios clínicamente significativos del apetito y el peso que se deben a una disfunción psicológica o biológica del individuo y que se considera que han ocurrido en respuesta a un estresor psicosocial identificable pueden diagnosticarse como trastorno de adaptación. Por último, es importante recordar que las dietas de moda y las preocupaciones por ganar y perder peso son aspectos bastante ubicuos de la vida. El diagnóstico de otro trastorno de la conducta alimentaria o la ingesta de alimentos especificado o no especificado solo debe darse si la alteración de la alimentación representa una disfunción psicológica o biológica del individuo.

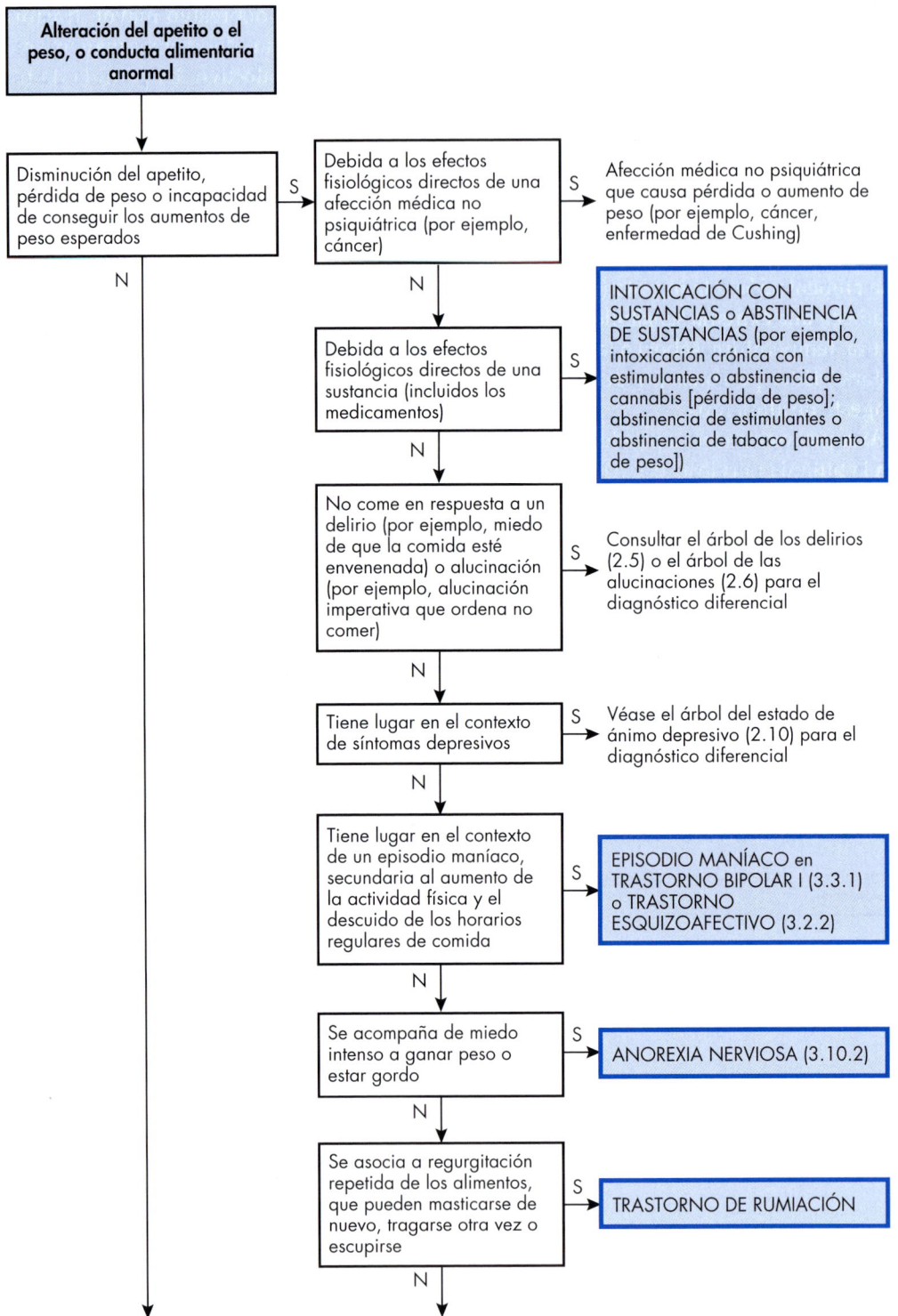

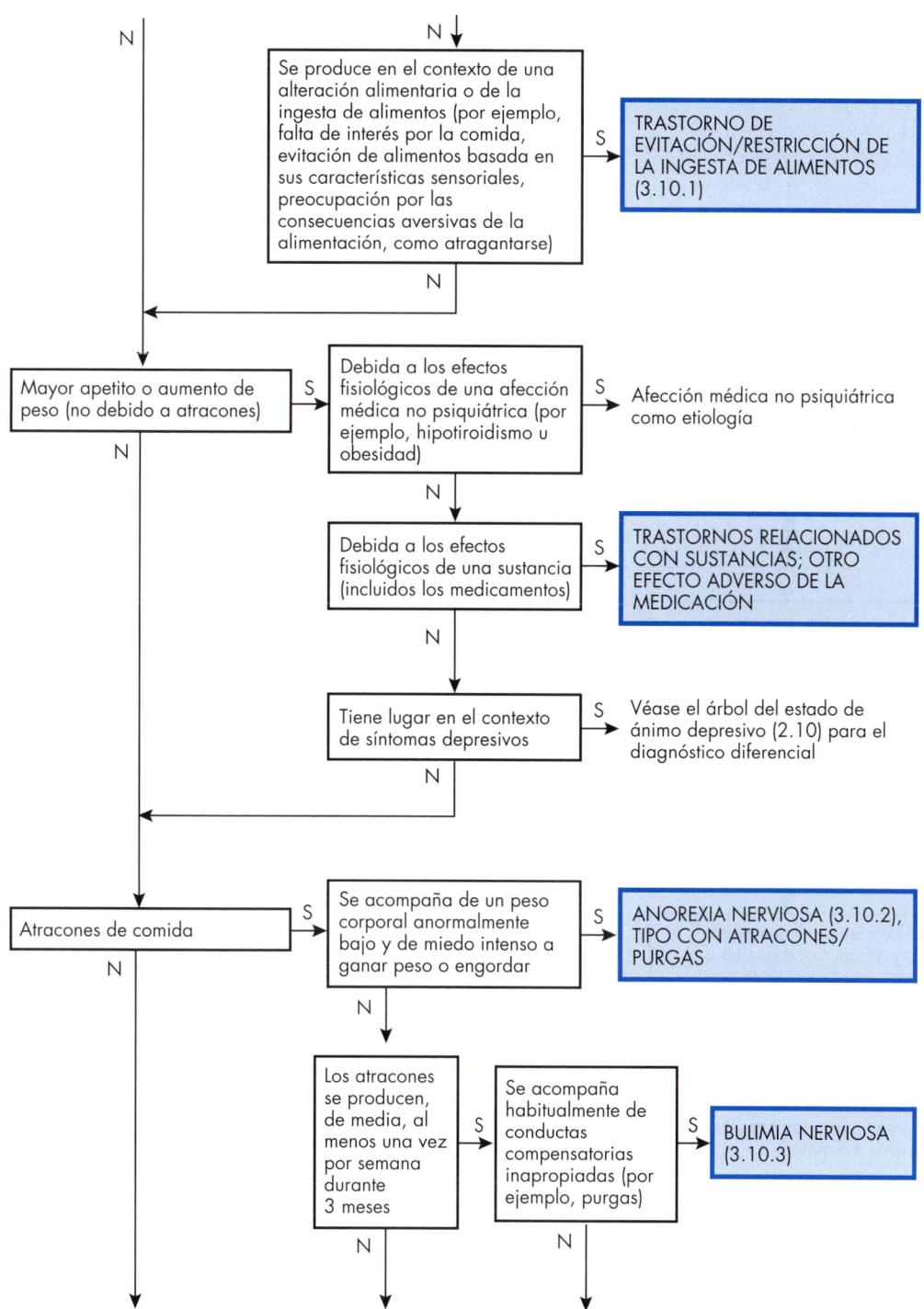

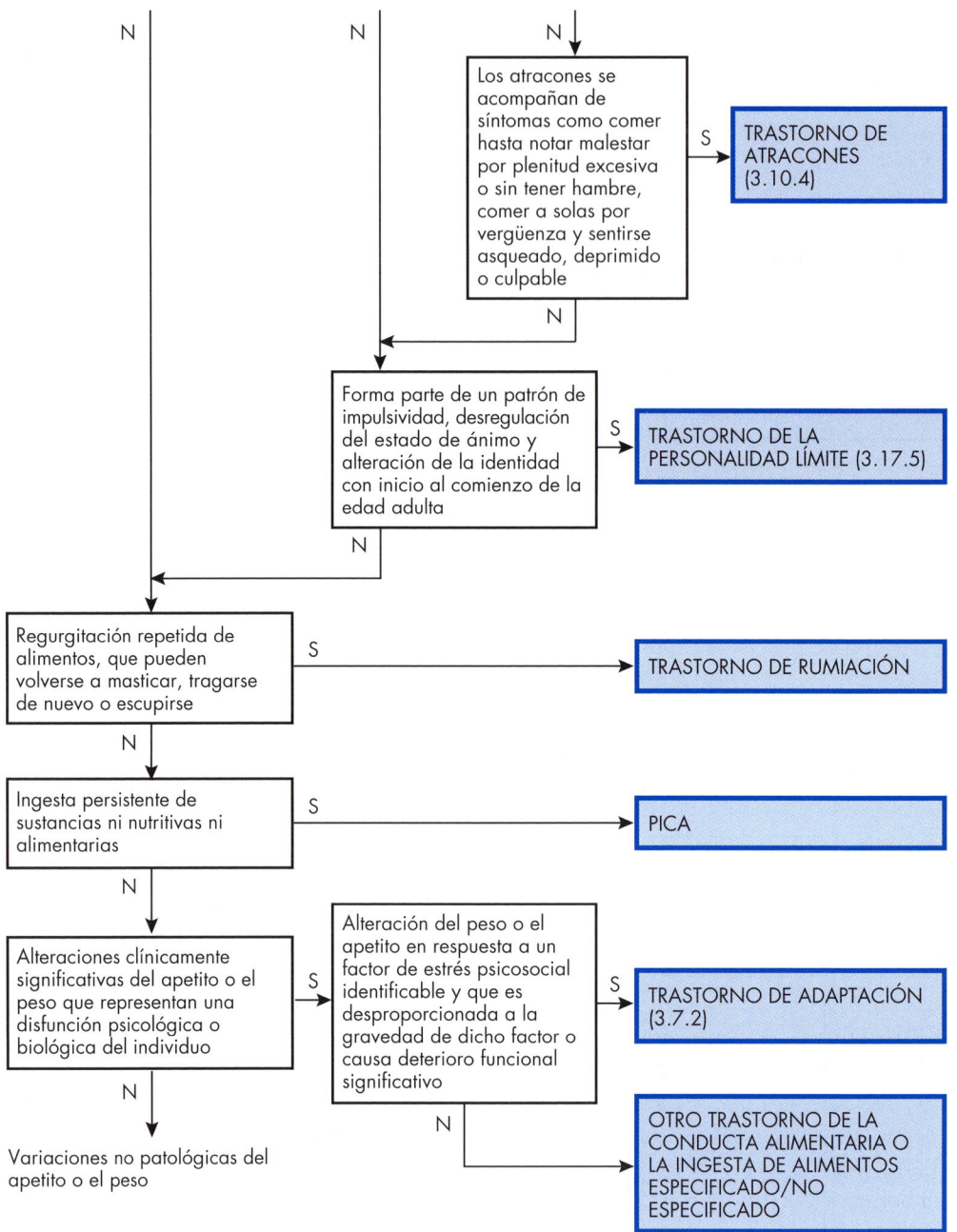

N   N   N

Los atracones se acompañan de síntomas como comer hasta notar malestar por plenitud excesiva o sin tener hambre, comer a solas por vergüenza y sentirse asqueado, deprimido o culpable

S → **TRASTORNO DE ATRACONES (3.10.4)**

N

Forma parte de un patrón de impulsividad, desregulación del estado de ánimo y alteración de la identidad con inicio al comienzo de la edad adulta

S → **TRASTORNO DE LA PERSONALIDAD LÍMITE (3.17.5)**

N

Regurgitación repetida de alimentos, que pueden volverse a masticar, tragarse de nuevo o escupirse

S → **TRASTORNO DE RUMIACIÓN**

N

Ingesta persistente de sustancias ni nutritivas ni alimentarias

S → **PICA**

N

Alteraciones clínicamente significativas del apetito o el peso que representan una disfunción psicológica o biológica del individuo

S →

Alteración del peso o el apetito en respuesta a un factor de estrés psicosocial identificable y que es desproporcionada a la gravedad de dicho factor o causa deterioro funcional significativo

S → **TRASTORNO DE ADAPTACIÓN (3.7.2)**

N

OTRO TRASTORNO DE LA CONDUCTA ALIMENTARIA O LA INGESTA DE ALIMENTOS ESPECIFICADO/NO ESPECIFICADO

N

Variaciones no patológicas del apetito o el peso

2.21 Árbol de decisión del insomnio

El insomnio se define en el DSM-5-TR como la insatisfacción con la cantidad o calidad del sueño, con quejas de dificultad para iniciar o mantener el sueño. Las drogas de abuso y muchos medicamentos con receta y de venta libre tienen el insomnio como efecto secundario significativo. En el caso de las drogas de abuso, bastará normalmente con un diagnóstico de intoxicación con sustancias o síndrome de abstinencia de sustancias para cubrir los síntomas de insomnio. El diagnóstico de trastorno del sueño inducido por sustancias/medicamentos, tipo insomnio, solo debe considerarse si el insomnio predomina en el cuadro clínico y es lo suficientemente grave como para requerir atención clínica. También se puede dar un diagnóstico de trastorno del sueño inducido por sustancias/medicamentos en el caso del insomnio clínicamente importante relacionado con medicamentos.

El clínico debe descartar otros trastornos del sueño como causa del insomnio, ya que las manifestaciones de estos otros trastornos del sueño pueden interrumpir el sueño nocturno:

- El DSM-5-TR incluye tres trastornos distintos bajo el rúbrica general de trastornos del sueño relacionados con la respiración, cada uno de los cuales puede causar insomnio debido a despertares en mitad de la noche:

  1. La apnea o hipopnea obstructiva del sueño, la forma más común de trastorno del sueño relacionado con la respiración, se caracteriza por episodios repetidos de obstrucción de las vías respiratorias superiores durante el sueño.
  2. La apnea central del sueño se caracteriza por episodios repetidos de apneas e hipopneas durante el sueño, causados por variabilidad en el esfuerzo respiratorio.
  3. La hipoventilación relacionada con el sueño se caracteriza por episodios de disminución de la respiración durante el sueño que se asocian a niveles elevados de CO_2.

- El trastorno del despertar del sueño no REM se caracteriza por episodios recurrentes de despertar incompleto del sueño, generalmente durante el primer tercio de la noche, que pueden manifestarse en forma de terrores nocturnos o sonambulismo.
- El trastorno de pesadillas y el trastorno del comportamiento del sueño REM describen fenómenos problemáticos que ocurren durante el sueño REM: sueños prolongados, extremadamente disfóricos y bien recordados en el caso del trastorno de pesadillas, y despertares repetidos durante el sueño REM con vocalizaciones o comportamientos motores complejos en el caso del trastorno del comportamiento del sueño REM.
- El síndrome de las piernas inquietas se caracteriza por el impulso recurrente o persistente de mover las piernas en respuesta a sensaciones desagradables.
- El trastorno del ritmo circadiano del ciclo sueño-vigilia se caracteriza por un desajuste entre el horario del individuo y los patrones naturales de sueño-vigilia.

El insomnio que ocurre exclusivamente durante cualquiera de estos trastornos del sueño y se explica mejor en función de estos no justifica un diagnóstico separado de trastorno de insomnio. Sin embargo, si la gravedad del insomnio supera lo que cabría esperar del otro trastorno del sueño (y por lo tanto no está mejor explicado por el otro trastorno del sueño) u ocurre en momentos en que no está presente ese trastorno del sueño, un diagnóstico comórbido de trastorno de insomnio podría ser apropiado.

El siguiente paso de la evaluación es considerar si el insomnio es en realidad síntoma de otro trastorno mental. Varios trastornos mentales, como el trastorno depresivo mayor, pueden incluir síntomas prominentes de insomnio. Si el insomnio está adecuadamente explicado por el trastorno mental, solo se diagnostica el trastorno mental y generalmente no se realiza un diagnóstico adicional de trastorno de insomnio. Sin embargo, si el insomnio predomina en el cuadro clínico y requiere atención clínica, entonces podría ser apropiado un diagnóstico comórbido de trastorno de insomnio. De manera similar, varias afecciones médicas no psiquiátricas, como el dolor de espalda, pueden interrumpir significativamente el sueño. Un diagnóstico adicional de trastorno de insomnio también puede ser apropiado en tales casos si el insomnio no está adecuadamente explicado por la dolencia médica no psiquiátrica.

Es normal tener cierta dificultad para conciliar el sueño (o para mantenerlo) en la vida de todos, especialmente en relación con factores de estrés psicosocial y como parte del envejecimiento. El insomnio solo debe considerarse como evidencia de un trastorno mental si es grave, se prolonga y produce malestar o deterioro clínicamente significativos.

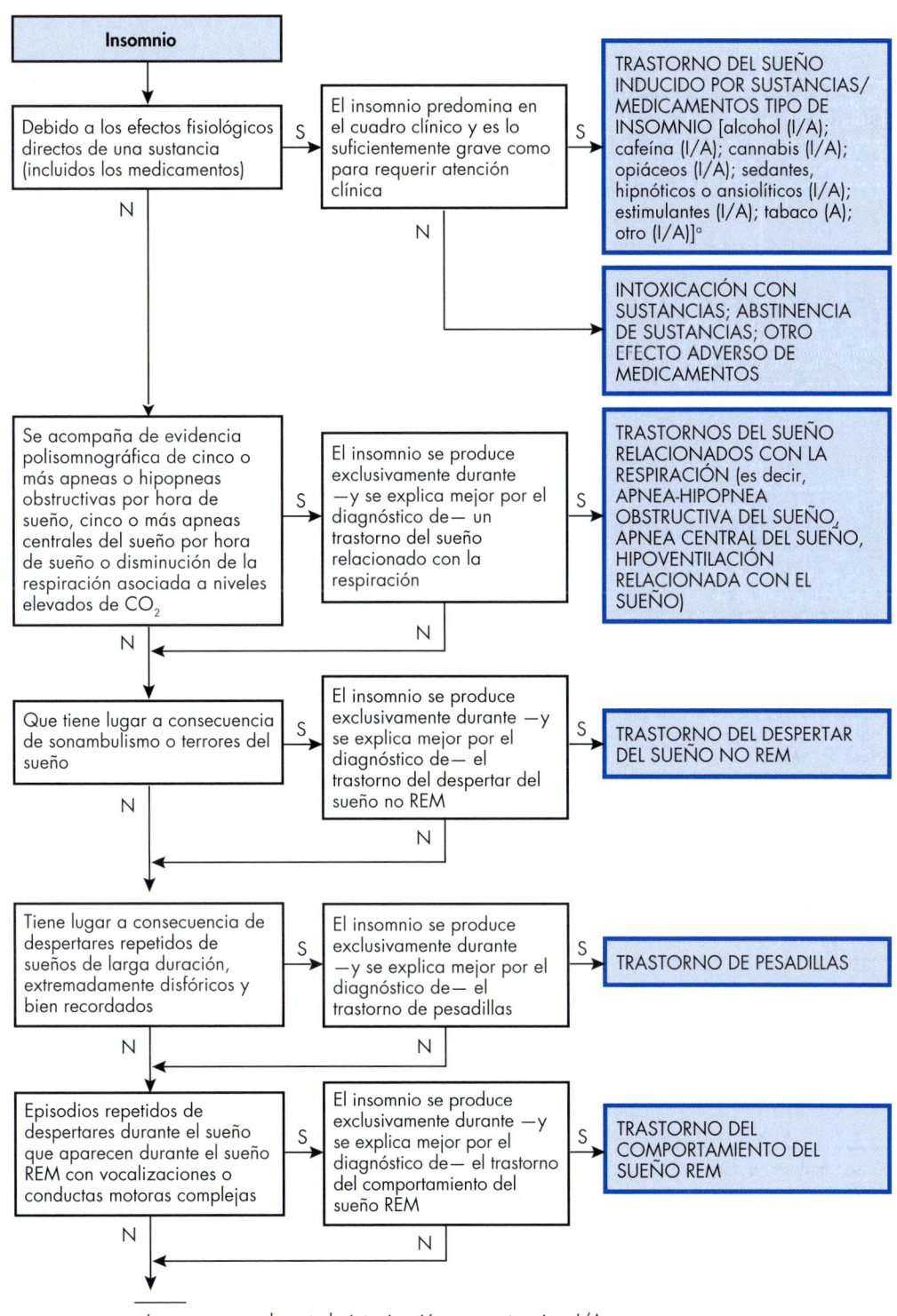

Insomnio

Debido a los efectos fisiológicos directos de una sustancia (incluidos los medicamentos) — S → El insomnio predomina en el cuadro clínico y es lo suficientemente grave como para requerir atención clínica — S → TRASTORNO DEL SUEÑO INDUCIDO POR SUSTANCIAS/MEDICAMENTOS TIPO DE INSOMNIO [alcohol (I/A); cafeína (I/A); cannabis (I/A); opiáceos (I/A); sedantes, hipnóticos o ansiolíticos (I/A); estimulantes (I/A); tabaco (A); otro (I/A)]ª

INTOXICACIÓN CON SUSTANCIAS; ABSTINENCIA DE SUSTANCIAS; OTRO EFECTO ADVERSO DE MEDICAMENTOS

Se acompaña de evidencia polisomnográfica de cinco o más apneas o hipopneas obstructivas por hora de sueño, cinco o más apneas centrales del sueño por hora de sueño o disminución de la respiración asociada a niveles elevados de CO_2 — S → El insomnio se produce exclusivamente durante —y se explica mejor por el diagnóstico de— un trastorno del sueño relacionado con la respiración — S → TRASTORNOS DEL SUEÑO RELACIONADOS CON LA RESPIRACIÓN (es decir, APNEA-HIPOPNEA OBSTRUCTIVA DEL SUEÑO, APNEA CENTRAL DEL SUEÑO, HIPOVENTILACIÓN RELACIONADA CON EL SUEÑO)

Que tiene lugar a consecuencia de sonambulismo o terrores del sueño — S → El insomnio se produce exclusivamente durante —y se explica mejor por el diagnóstico de— el trastorno del despertar del sueño no REM — S → TRASTORNO DEL DESPERTAR DEL SUEÑO NO REM

Tiene lugar a consecuencia de despertares repetidos de sueños de larga duración, extremadamente disfóricos y bien recordados — S → El insomnio se produce exclusivamente durante —y se explica mejor por el diagnóstico de— el trastorno de pesadillas — S → TRASTORNO DE PESADILLAS

Episodios repetidos de despertares durante el sueño que aparecen durante el sueño REM con vocalizaciones o conductas motoras complejas — S → El insomnio se produce exclusivamente durante —y se explica mejor por el diagnóstico de— el trastorno del comportamiento del sueño REM — S → TRASTORNO DEL COMPORTAMIENTO DEL SUEÑO REM

ª I = que ocurre durante la intoxicación con sustancias; I/A = que ocurre durante la intoxicación con sustancias o la abstinencia de sustancias; A = que ocurre durante la abstinencia de sustancias, como se indica en el DSM-5-TR, tabla 1: «Diagnósticos asociados a una clase de sustancia», p. 545.

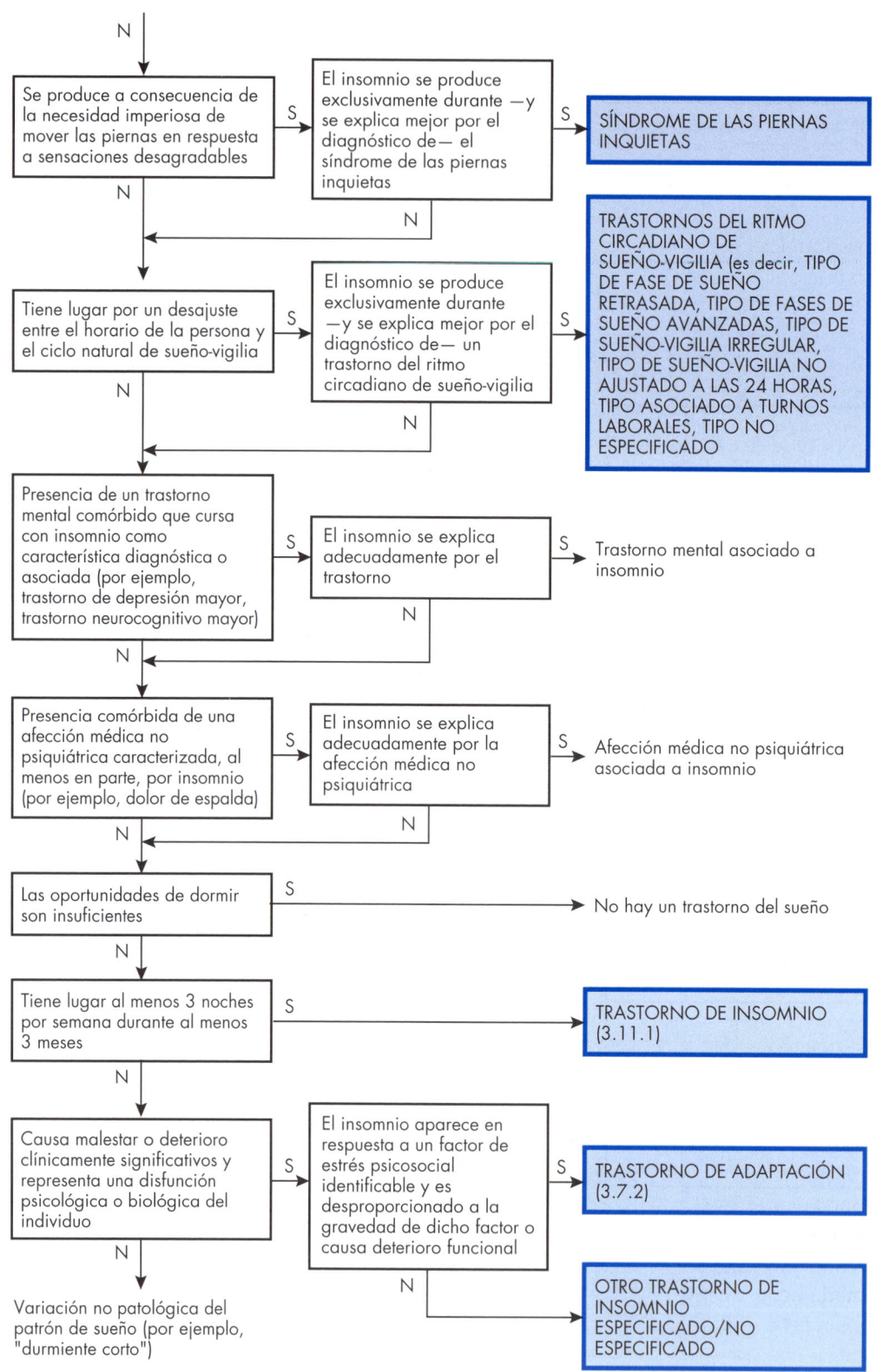

2.22 Árbol de decisión de la hipersomnia

Hipersomnia es un término diagnóstico amplio que incluye síntomas de cantidad excesiva de sueño (por ejemplo, sueño nocturno prolongado o siestas diurnas involuntarias), poca calidad de la vigilia (por ejemplo, dificultad para despertar o incapacidad para permanecer despierto cuando es necesario) e inercia del sueño (es decir, período de rendimiento disminuido y vigilancia reducida al despertar). El diagnóstico de trastorno de hipersomnia solo debe considerarse si la persona ha estado durmiendo habitualmente períodos suficientes de sueño; no cumplirían los criterios de este diagnóstico las personas privadas de sueño ya sea por insomnio o por adaptarse a vidas sobrecargadas de actividades.

Los estupefacientes y muchos medicamentos recetados y de venta libre tienen somnolencia diurna como efecto secundario significativo. En el caso de los estupefacientes, un diagnóstico de intoxicación con sustancias o síndrome de abstinencia de sustancias bastará normalmente para cubrir la hipersomnia. El diagnóstico de trastorno del sueño inducido por sustancias, tipo de somnolencia diurna, solo debe considerarse si la hipersomnia predomina en el cuadro clínico y es lo suficientemente grave como para requerir atención clínica. También se puede dar un diagnóstico de trastorno del sueño inducido por medicamentos para la hipersomnia clínicamente notable relacionada con medicamentos.

El clínico debe descartar otros trastornos del sueño específicos como causa de la hipersomnia, dado que la somnolencia diurna es una característica de algunos trastornos del sueño específicos (por ejemplo, la narcolepsia) o podría ser consecuencia de la alteración del sueño nocturno causada por otro trastorno del sueño (por ejemplo, el trastorno de pesadillas).

- La narcolepsia se caracteriza por períodos recurrentes de necesidad irreprimible de dormir, acompañada de cataplejía (es decir, breves períodos de pérdida súbita bilateral del tono muscular precipitados por la risa), déficit de hipocretina (medida en el líquido cefalorraquídeo) o hallazgos polisomnográficos característicos (es decir, latencia del sueño de movimientos oculares rápidos [REM] de 15 minutos o menos, o una prueba de latencia múltiple del sueño con una latencia media del sueño de 8 minutos o menos y dos o más períodos REM al inicio del sueño).
- El DSM-5-TR incluye tres trastornos distintos bajo la rúbrica general de trastornos del sueño relacionados con la respiración, cada uno de los cuales puede causar fatiga diurna:
  1. La apnea e hipopnea obstructiva del sueño, la forma más común de trastorno del sueño relacionado con la respiración, se caracteriza por episodios repetidos de obstrucción de las vías respiratorias superiores durante el sueño.
  2. La apnea central del sueño se caracteriza por episodios repetidos de apneas e hipopneas durante el sueño causados por variabilidad en el esfuerzo respiratorio.
  3. La hipoventilación relacionada con el sueño se caracteriza por episodios de disminución de la respiración durante el sueño que van asociados a niveles elevados de CO_2.

- El trastorno del despertar del sueño no REM se caracteriza por episodios recurrentes de despertar incompleto del sueño, generalmente durante el primer tercio de la noche, que pueden manifestarse en forma de terrores nocturnos o sonambulismo.
- El trastorno de pesadillas y el trastorno del comportamiento del sueño REM describen fenómenos problemáticos que ocurren durante el sueño REM: sueños prolongados, extremadamente disfóricos y bien recordados en el caso del trastorno de pesadillas; y despertares repetidos durante el sueño REM con vocalizaciones o comportamientos motores complejos en el caso del trastorno del comportamiento del sueño REM.

- El síndrome de las piernas inquietas se caracteriza por el impulso recurrente o persistente de mover las piernas en respuesta a sensaciones desagradables.
- El trastorno del ritmo circadiano del ciclo sueño-vigilia se caracteriza por un desajuste entre el horario del individuo y los patrones naturales de sueño-vigilia.
- El trastorno de insomnio se caracteriza por una queja predominante de insatisfacción con la calidad o cantidad del sueño, asociada con dificultad para conciliar el sueño, mantenerlo o despertar temprano por la mañana.

La hipersomnia que ocurre exclusivamente durante, y está mejor explicada por, cualquiera de estos trastornos del sueño no justifica un diagnóstico separado de trastorno de hipersomnia. Sin embargo, si la gravedad de la hipersomnia excede lo que cabría esperar de otro trastorno del sueño (y por lo tanto no está mejor explicada por otro trastorno del sueño) u ocurre en momentos distintos de cuando dicho trastorno del sueño está presente, el diagnóstico comórbido de trastorno de hipersomnia puede ser apropiado.

El siguiente paso de la evaluación es considerar si la hipersomnia es en realidad un síntoma de otro trastorno mental. Varios trastornos mentales pueden incluir síntomas prominentes de hipersomnia, especialmente en los episodios depresivos mayores con características atípicas, como se ve en el trastorno depresivo mayor, el trastorno bipolar I y el trastorno bipolar II. Si la fatiga diurna está adecuadamente explicada por el trastorno mental, solo se diagnostica el trastorno mental y no se realiza un diagnóstico adicional de trastorno de hipersomnia. Sin embargo, si la hipersomnia predomina en el cuadro clínico y requiere atención clínica, entonces podría ser apropiado un diagnóstico comórbido de trastorno de hipersomnia. Asimismo, varios problemas médicos no psiquiátricos, como la mononucleosis, pueden caracterizarse por fatiga diurna. Un diagnóstico adicional de trastorno de hipersomnia también podría proceder en tales casos si el grado de hipersomnia no está adecuadamente explicado por el problema médico no psiquiátrico.

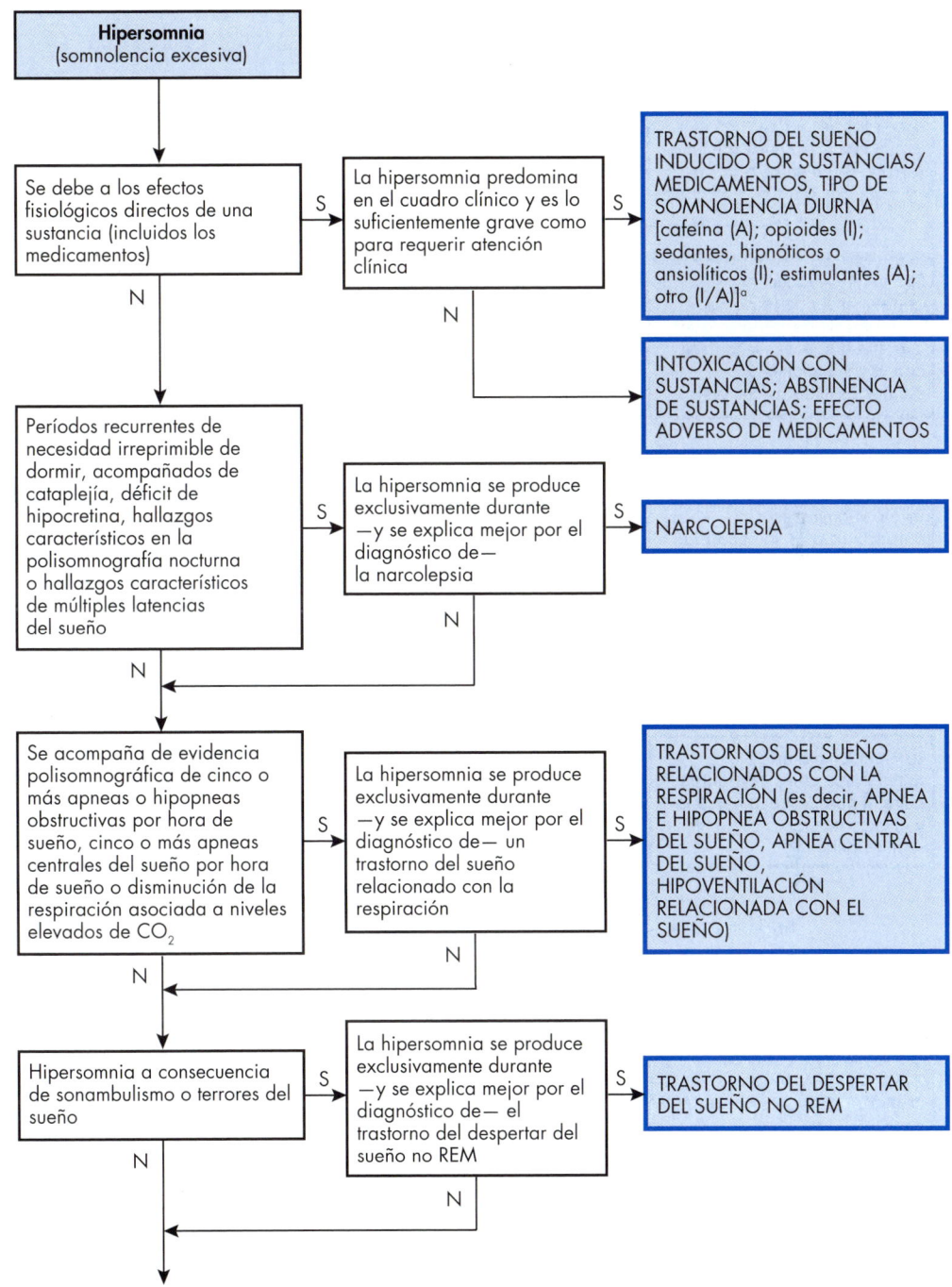

ᵃ I = que ocurre durante la intoxicación con sustancias; I/A = que ocurre durante la intoxicación con sustancias o la abstinencia de sustancias; A = que ocurre durante la abstinencia de sustancias, como se indica en el DSM-5-TR, tabla 1: «Diagnósticos asociados a una clase de sustancia», p. 545.

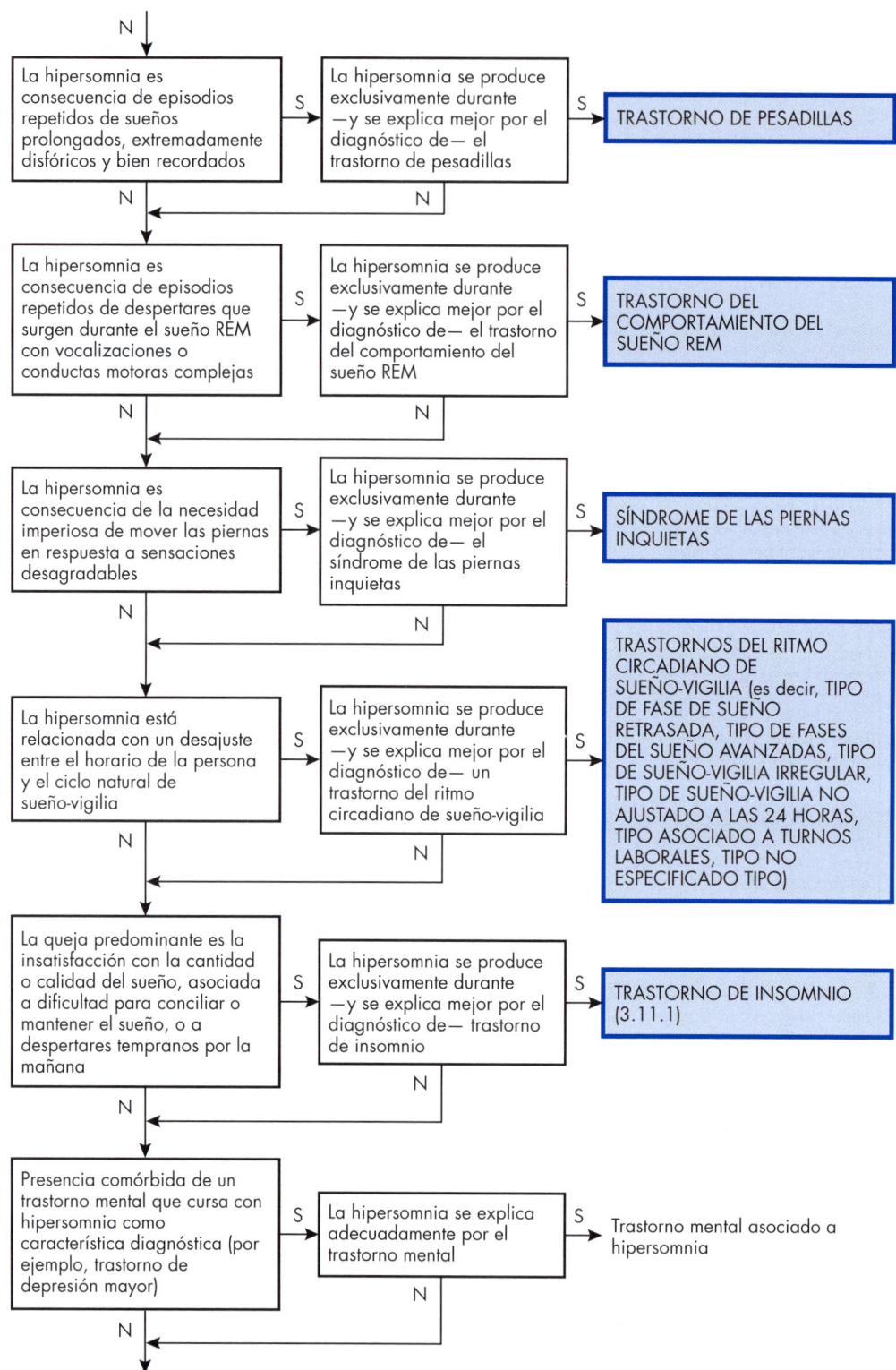

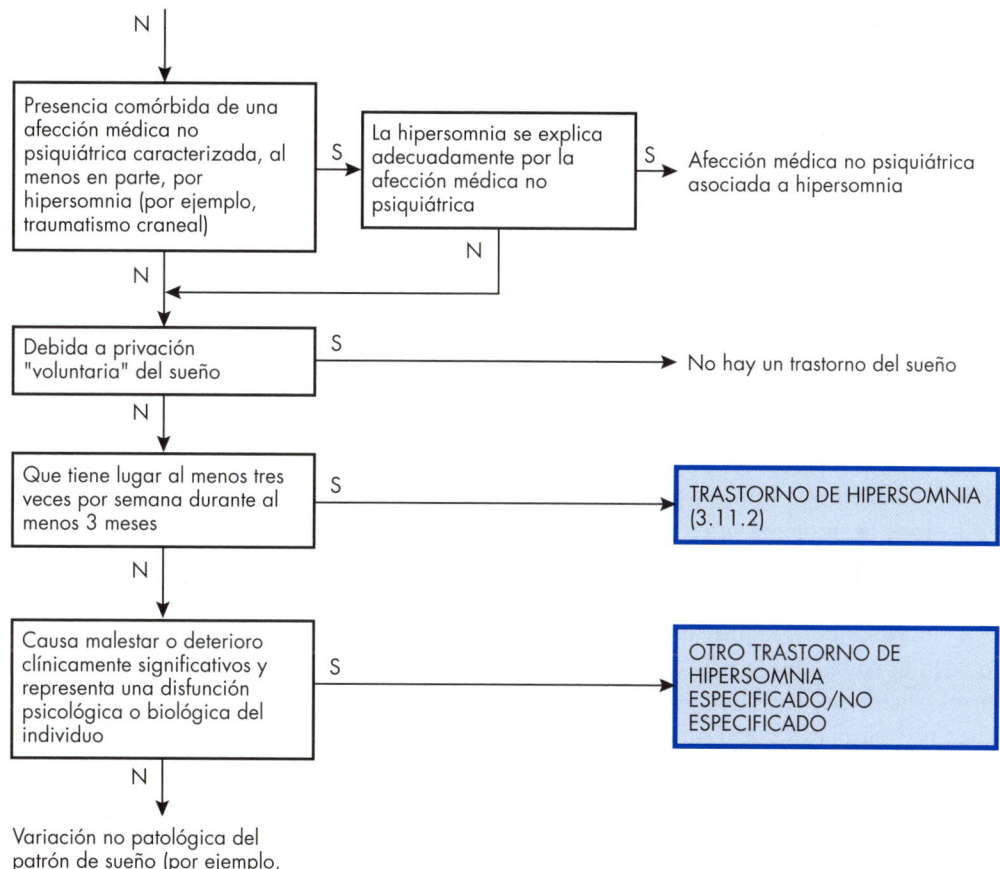

N

Presencia comórbida de una afección médica no psiquiátrica caracterizada, al menos en parte, por hipersomnia (por ejemplo, traumatismo craneal) →S→ La hipersomnia se explica adecuadamente por la afección médica no psiquiátrica →S→ Afección médica no psiquiátrica asociada a hipersomnia

N (from second box)

N

Debida a privación "voluntaria" del sueño →S→ No hay un trastorno del sueño

N

Que tiene lugar al menos tres veces por semana durante al menos 3 meses →S→ TRASTORNO DE HIPERSOMNIA (3.11.2)

N

Causa malestar o deterioro clínicamente significativos y representa una disfunción psicológica o biológica del individuo →S→ OTRO TRASTORNO DE HIPERSOMNIA ESPECIFICADO/NO ESPECIFICADO

N

Variación no patológica del patrón de sueño (por ejemplo, «durmiente largo»)

2.23 Árbol de decisión de la disfunción sexual femenina

La principal dificultad en la evaluación de las disfunciones sexuales tanto en mujeres como en hombres es que no existen pautas aceptadas para determinar qué es un funcionamiento sexual «normal». El umbral del funcionamiento sexual normal varía con la edad de la mujer y su experiencia sexual previa, la disponibilidad y novedad de las parejas, y las expectativas y estándares característicos de su grupo cultural, étnico o religioso. El éxito en la excitación y el orgasmo requiere un nivel de estimulación sexual adecuado en enfoque, intensidad y duración. Por lo tanto, un diagnóstico de trastorno del interés/la excitación sexual femeninos o de trastorno orgásmico femenino requiere juicio clínico para concluir que la mujer ha experimentado una estimulación adecuada. Además, la disfunción sexual ocasional forma parte inherente de la sexualidad humana y no indica ningún trastorno, a menos que los síntomas hayan persistido durante al menos unos 6 meses y ocasionen malestar o dificultades interpersonales marcados.

Una vez que se ha tomado la decisión clínica de que la disfunción sexual es clínicamente significativa, la siguiente tarea es determinar su etiología subyacente. Las posibles etiologías incluyen factores psicológicos, afecciones médicas no psiquiátricas, los efectos secundarios de muchos medicamentos recetados y las consecuencias del abuso de drogas. Esta evaluación puede ser difícil porque muy a menudo hay más de una etiología contribuyendo a la disfunción sexual. Antes de decidir que una disfunción sexual está mediada completamente por factores psicológicos, el clínico necesita considerar la posible contribución de alguna dolencia médica no psiquiátrica o alguna sustancia (incluidos los efectos secundarios de los medicamentos), especialmente porque estas etiologías suelen tener implicaciones específicas de cara al tratamiento (por ejemplo, la interrupción del medicamento responsable). Además, el clínico debe recordar que la identificación de una afección médica no psiquiátrica, de un medicamento o de una droga de abuso potencialmente causantes no niega la importante contribución de los factores psicológicos a la etiología de la disfunción sexual.

Los problemas sexuales también suelen asociarse comúnmente a varios trastornos mentales (por ejemplo, trastornos depresivos, trastornos de ansiedad, espectro de la esquizofrenia y otros trastornos psicóticos). No se realiza un diagnóstico adicional de disfunción sexual si los problemas sexuales se explican mejor por el trastorno mental. Por ejemplo, la falta de deseo sexual que ocurre solo durante un episodio depresivo mayor no justificaría un diagnóstico separado de trastorno del interés/la excitación sexual femeninos. Ambos diagnósticos solo se pueden dar si se considera que la falta de deseo sexual es independiente del trastorno depresivo (es decir, si precede al inicio del episodio depresivo mayor o persiste mucho después de que la depresión haya remitido). De manera similar, una disfunción sexual que se explica mejor como consecuencia de un malestar grave en la relación se diagnosticaría como un problema relacional, en lugar de una disfunción sexual, a menos que la evidencia demostrara que la disfunción sexual se produjo de forma independiente del problema relacional.

Después de considerar y descartar las sustancias, las dolencias médicas no psiquiátricas y el malestar en la relación, la atención se pone en las disfunciones sexuales primarias en sí mismas. En el DSM-5-TR (sin cambios respecto al DSM-5), la versión femenina de la categoría del DSM-IV-TR «trastorno de deseo sexual hipoactivo» y la categoría del DSM-IV-TR «trastorno de la excitación sexual femenina» se han combinado en una única categoría diagnóstica llamada trastorno del interés/la excitación sexual femeninos, reflejando la evidencia de que el deseo sexual y la excitación sexual son conceptos a menudo inseparables en la mujer. Así, el trastorno del interés/la excitación sexual femeninos abarca una amplia variedad de problemas, como el interés reducido en la actividad sexual, la menor frecuencia de pensamientos o fantasías eróticas, la menor frecuencia de iniciación de la actividad sexual, la menor excitación o placer sexual durante la actividad sexual, el menor interés o excitación en respuesta a estímulos eróticos, y las sensaciones genitales y no genitales reducidas durante la actividad sexual. El trastorno orgásmico femenino incluye un retraso marcado en alcanzar el orgasmo, una frecuencia notablemente baja de orgasmos o su ausencia, o una reducción notable de la intensidad de las sensaciones orgásmicas. Sin cambios con respecto al DSM-5, la categoría de trastorno de dolor genitopélvico/a la penetración del DSM-5-TR combina dos categorías del anterior DSM-IV-TR (es decir, vaginismo y dispareunia) e incluye los problemas para tener relaciones sexuales vaginales o la penetración, el dolor vulvovaginal o pélvico marcado durante las relaciones sexuales o los intentos de penetración, el miedo o la ansiedad marcados ante la posibilidad de sufrir dolor vulvovaginal o pélvico antes, durante o como consecuencia de la penetración vaginal, y la tensión o contracción marcada de los músculos del suelo pélvico durante los intentos de penetración vaginal.

Si una disfunción sexual no cumple los criterios de una de las disfunciones sexuales descritas anteriormente (quizás debido a una frecuencia o duración insuficientes) y se considera una respuesta desadaptativa a un estresor psicosocial, podría proceder un diagnóstico de trastorno de adaptación. De lo contrario, si se considera clínicamente significativo y que representa una disfunción psicológica o biológica del individuo, entonces se puede diagnosticar «otra disfunción sexual especificada/no especificada».

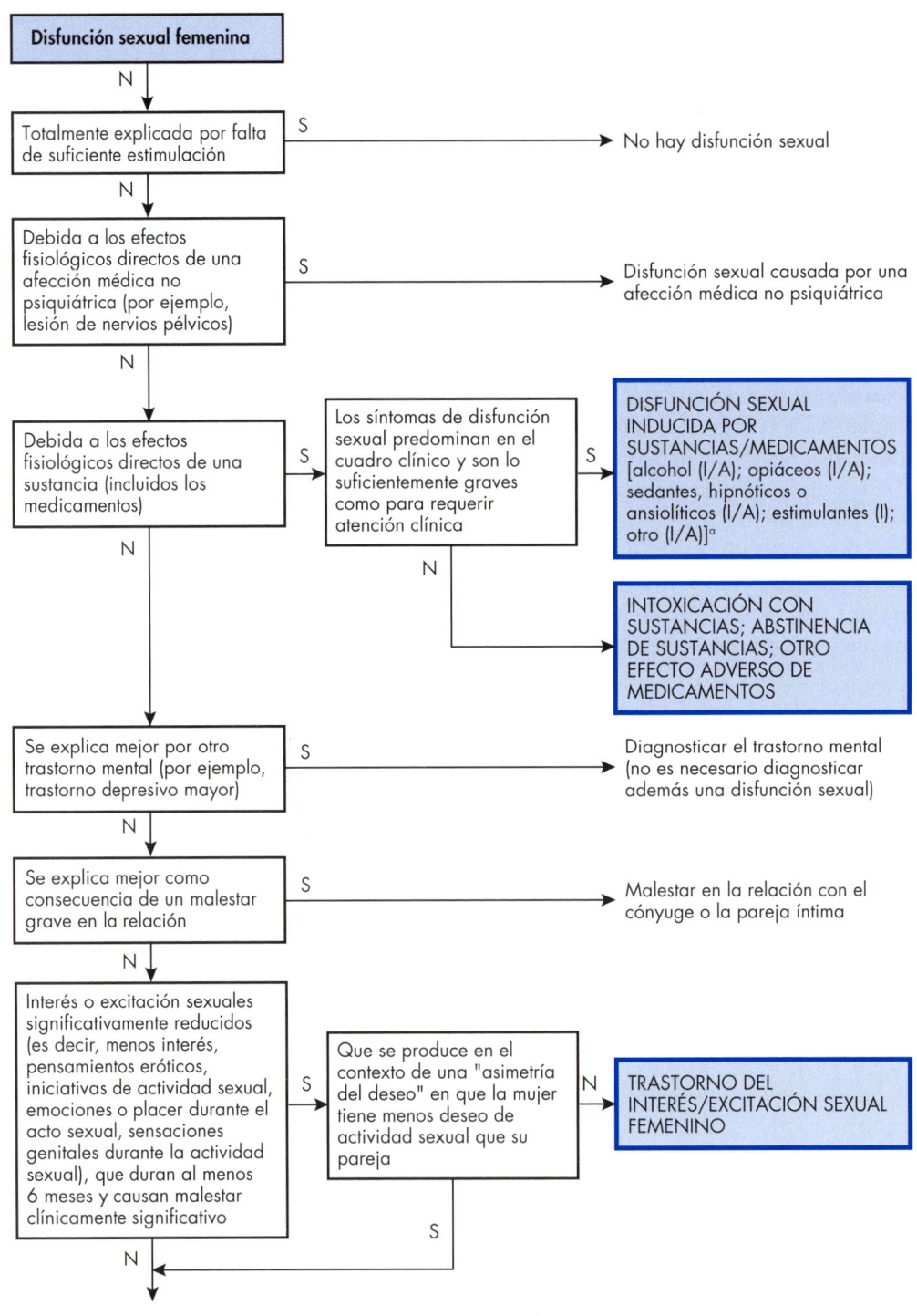

ᵃ I = que ocurre durante la intoxicación con sustancias; I/A = que ocurre durante
la intoxicación con sustancias o la abstinencia de sustancias, según se indica en el
DSM-5-TR, tabla 1: «Diagnósticos asociados a una clase de sustancias», p. 545.

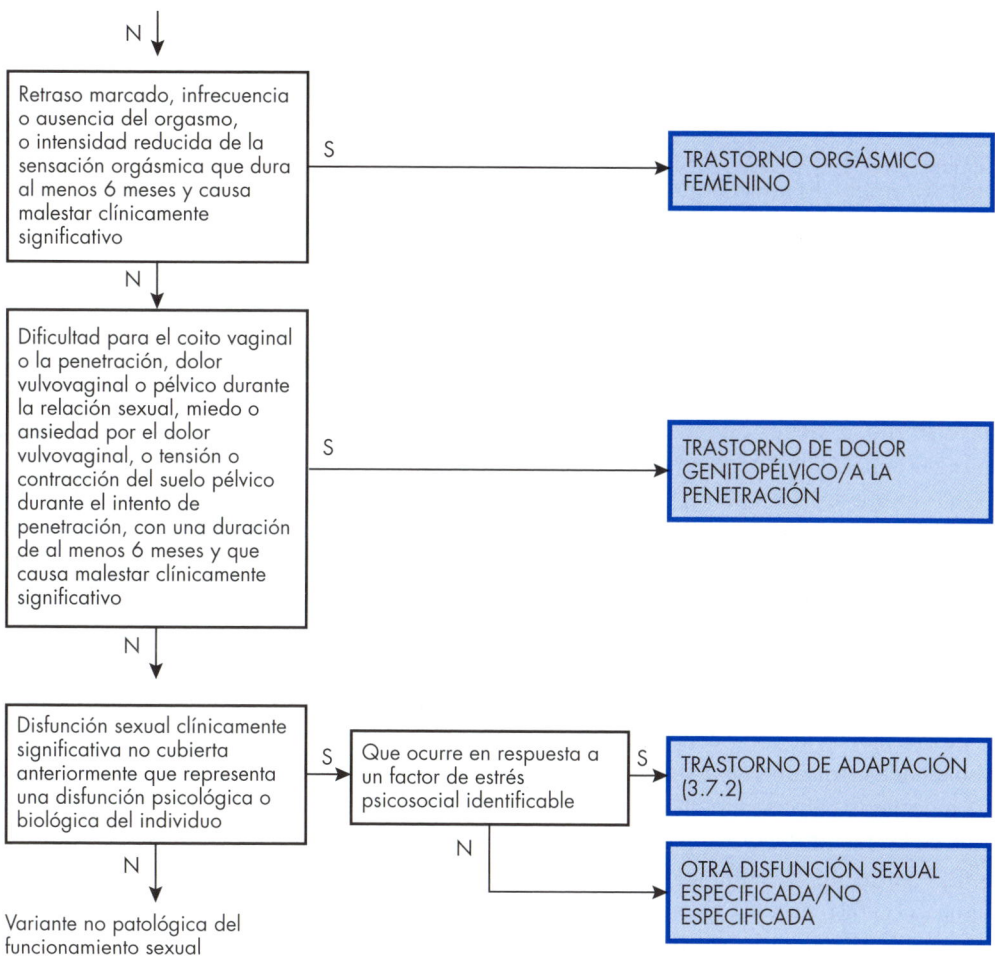

2.24 Árbol de decisión de la disfunción sexual masculina

La principal dificultad en la evaluación de las disfunciones sexuales tanto en hombres como en mujeres es que no existen pautas aceptadas para determinar qué es un funcionamiento sexual «normal». El umbral del funcionamiento sexual normal varía con la edad del hombre y su experiencia sexual previa, la disponibilidad y novedad de las parejas, y las expectativas y estándares característicos de su grupo cultural, étnico o religioso. El éxito en la excitación y el orgasmo requiere un nivel de estimulación sexual adecuado en enfoque, intensidad y duración. Por lo tanto, el diagnóstico de trastorno eréctil o eyaculación retardada requiere juicio clínico y concluir que el hombre ha experimentado una estimulación adecuada. Además, la disfunción sexual ocasional forma parte inherente de la sexualidad humana y no indica ningún trastorno, a menos que los síntomas hayan persistido durante al menos unos 6 meses y den lugar a malestar o problemas interpersonales marcados.

Una vez que se ha llegado al juicio clínico de que la disfunción sexual es clínicamente significativa, la siguiente tarea es determinar la etiología subyacente. Las posibles etiologías incluyen factores psicológicos, dolencias médicas no psiquiátricas, los efectos secundarios de muchos medicamentos recetados y las consecuencias del abuso de drogas. Esta evaluación puede ser difícil porque, muy a menudo, más de una etiología contribuye a la disfunción sexual. Por ejemplo, no es raro que alguien que tiene una disfunción eréctil leve como resultado de una afección médica no psiquiátrica (por ejemplo, problemas vasculares) desarrolle además otras disfunciones sexuales (por ejemplo, deseo bajo) como consecuencia psicológica. Antes de decidir que cualquier disfunción sexual está mediada estrictamente por factores psicológicos, el clínico ha de considerar la posible contribución de alguna afección médica no psiquiátrica o alguna sustancia (incluidos los efectos secundarios de los medicamentos), especialmente porque estas etiologías a menudo tienen implicaciones específicas de tratamiento (por ejemplo, la interrupción del medicamento responsable). Además, el clínico necesita recordar que la identificación de una afección médica no psiquiátrica, de un medicamento o de una droga de abuso potencialmente causante no niega la importante contribución de los factores psicológicos a la etiología de la disfunción.

Los problemas sexuales también suelen asociarse comúnmente a varios trastornos mentales (por ejemplo, trastornos depresivos, trastornos de ansiedad, espectro de la esquizofrenia y otros trastornos psicóticos). No se realiza el diagnóstico adicional de disfunción sexual si los problemas sexuales se explican mejor por el trastorno mental. Por ejemplo, la falta de deseo sexual que acontece solamente durante un episodio depresivo mayor no justificaría un diagnóstico separado de trastorno de deseo sexual hipoactivo del varón. Ambos diagnósticos solo se pueden dar si se considera que la falta de deseo sexual es independiente del trastorno depresivo (es decir, si precede al inicio del episodio depresivo mayor o persiste mucho después de que la depresión haya remitido). De manera similar, una disfunción sexual que se explica mejor como consecuencia de un malestar grave en la relación se diagnosticaría como problema relacional, en lugar de como disfunción sexual, a menos que la evidencia demostrara que la disfunción sexual se produjo de forma independiente del problema relacional.

Las disfunciones sexuales primarias en los hombres se organizan en función de cuándo ocurre el problema durante el ciclo de respuesta sexual. El trastorno de deseo sexual hipoactivo del varón está relacionado con la fase inicial, el deseo sexual. El trastorno eréctil está relacionado con la segunda fase, la excitación sexual. La eyaculación retardada y la eyaculación prematura (precoz) son problemas que ocurren en la tercera fase, el orgasmo. No es infrecuente que haya problemas en más de una fase del ciclo de respuesta sexual. Debido a que las fases del ciclo de respuesta sexual son secuenciales, el funcionamiento correcto en una fase generalmente requiere que el funcionamiento fuera efectivo en las fases anteriores (por ejemplo, el orgasmo requiere cierto nivel de excitación, que requiere cierto nivel de deseo). Sin embargo, la anticipación de la recurrencia de los problemas en una fase posterior (por ejemplo, dificultad para eyacular) a menudo conduce a problemas en una fase anterior (por ejemplo, disfunción eréctil o bajo deseo sexual).

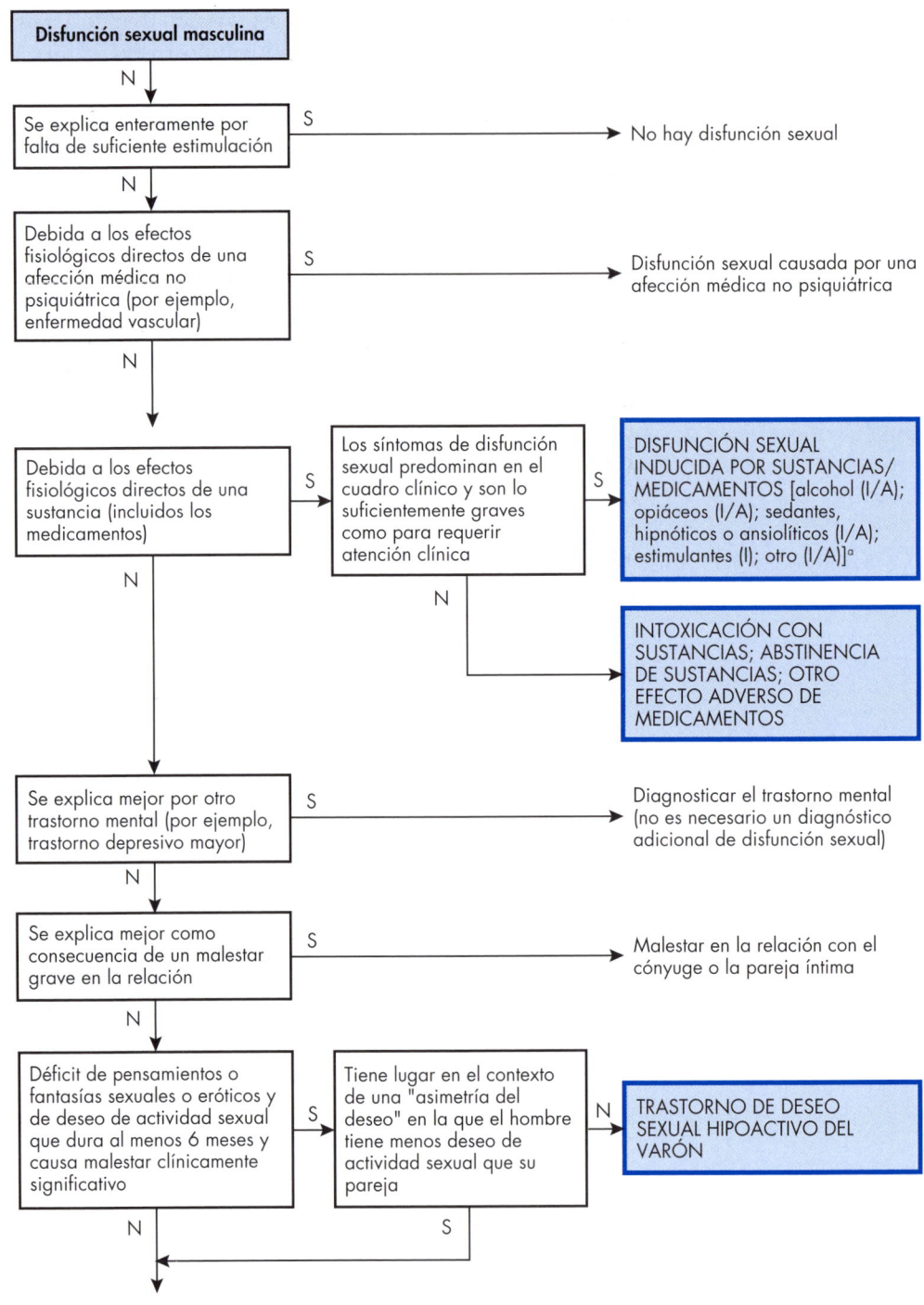

ª I = que ocurre durante la intoxicación con sustancias; I/A = que ocurre durante la intoxicación con sustancias o la abstinencia de sustancias, según se indica en el DSM-5-TR, tabla 1: «Diagnósticos asociados a una clase de sustancia», p. 545.

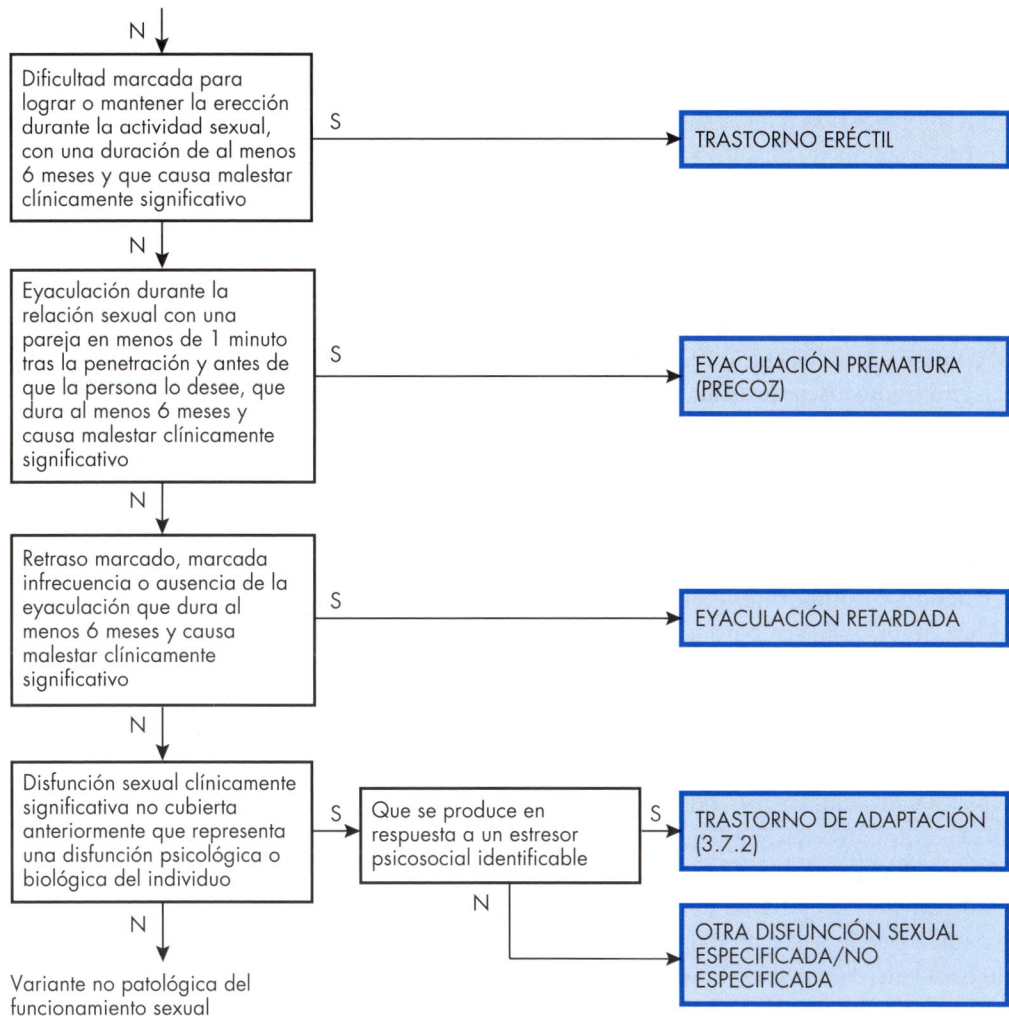

2.25 Árbol de decisión del comportamiento agresivo

Aunque el comportamiento agresivo es una característica definitoria de los criterios diagnósticos de tan solo unos pocos trastornos del DSM-5-TR (es decir, trastorno explosivo intermitente, trastorno de la conducta, trastorno de la personalidad antisocial y trastorno disruptivo del estado de ánimo), también es una complicación de varios otros trastornos mentales del DSM-5-TR. Es importante tener en cuenta que la mayoría de los comportamientos violentos ocurren por razones muy alejadas del ámbito de la enfermedad mental (por ejemplo, ganancia material, estatus, placer sádico, venganza, promoción de una causa política o religiosa). Esta consideración se refleja en la última decisión del árbol, en la que se considera que el comportamiento agresivo que no representa una disfunción psicológica o biológica del individuo es un comportamiento antisocial no psiquiátrico. Además, incluso cuando el comportamiento agresivo está asociado a un trastorno mental, este hecho por sí solo no exime al individuo de la responsabilidad penal.

Entre los trastornos del DSM-5-TR, los trastornos relacionados con sustancias y adictivos son, con diferencia, la causa más frecuente de comportamiento agresivo. La agresividad también puede resultar de la alteración cognitiva y la reducción del control de los impulsos, que son características del delirium y del trastorno neurocognitivo mayor o leve debido a otra afección médica.

Cuando el comportamiento agresivo es consecuencia fisiológica directa de una afección médica no psiquiátrica pero ocurre en ausencia de deterioro cognitivo, se debe diagnosticar un cambio de personalidad debido a otra afección médica. Un problema que a veces surge en el diagnóstico del cambio de personalidad debido a otra afección médica es si considerar o no los hallazgos médicos no específicos (por ejemplo, signos neurológicos leves, ralentización difusa del electroencefalograma) como evidencia definitiva de una afección médica no psiquiátrica causante. La convención del DSM-5-TR es diagnosticar el cambio de personalidad debido a otra afección médica solo si los hallazgos constituyen una afección médica no psiquiátrica diagnosticable. Sin embargo, cuando el juicio clínico sugiere fuertemente que hay una disfunción del sistema nervioso central que es responsable del cambio de personalidad, pero no se puede hacer un diagnóstico específico, se puede indicar la afección médica no psiquiátrica «afección cerebral no especificada» como trastorno causante y codificarlo como un trastorno adicional (CIE-10-MC: G93.9).

Aunque la asociación es mucho menos destacada, los episodios de comportamiento agresivo pueden ocurrir en tasas ligeramente elevadas en los individuos con espectro de la esquizofrenia y otros trastornos psicóticos, y en aquellos con trastorno bipolar o relacionado.

La presencia de un patrón de comportamiento agresivo de larga duración sugiere que el comportamiento forma parte de un trastorno de la personalidad (por ejemplo, trastorno de la personalidad antisocial, trastorno de la personalidad límite).

El comportamiento agresivo en los niños puede ocurrir en el contexto de varios trastornos. Cuando el comportamiento agresivo se presenta como parte de un patrón de comportamiento antisocial en un niño, se aplica el diagnóstico de trastorno de la conducta. Si el comportamiento agresivo ocurre en el contexto de arrebatos de ira graves, claramente desproporcionados en intensidad o duración a la situación o provocación, con ira persistente e irritabilidad entre los arrebatos, se debe considerar el diagnóstico del DSM-5-TR de trastorno disruptivo del estado de ánimo. Mucho menos comúnmente, el comportamiento agresivo puede estar asociado a otros trastornos infantiles, como el trastorno negativista desafiante, el trastorno de déficit de atención/hiperactividad, el trastorno de ansiedad por separación, el trastorno del espectro autista y el trastorno del desarrollo intelectual (discapacidad intelectual).

Los episodios recurrentes de comportamiento agresivo (es decir, agresión verbal o agresión física contra personas, animales o propiedades) que no se expliquen por ningún otro trastorno mental (incluidos los trastornos de la personalidad) pueden calificar a la persona para un diagnóstico de trastorno explosivo intermitente si se cumplen los requisitos mínimos de frecuencia de los arrebatos (dos veces por semana durante 3 meses para las agresiones verbales o físicas que no resulten en lesiones o daños a la propiedad, o tres arrebatos en un período de 12 meses para las agresiones físicas que resulten en lesiones a otros o daños a la propiedad).

El comportamiento agresivo también puede ocurrir en respuesta a un factor estresante psicosocial identificable. Si el factor estresante es de naturaleza particularmente traumática (es decir, exposición a la muerte, real o en forma de amenaza, lesiones graves o violencia sexual), el comportamiento agresivo podría formar parte del síndrome del trastorno de estrés postraumático (o trastorno de estrés agudo si la duración es de 1 mes o menos). De lo contrario, el comportamiento agresivo puede ser manifestación de un trastorno de adaptación.

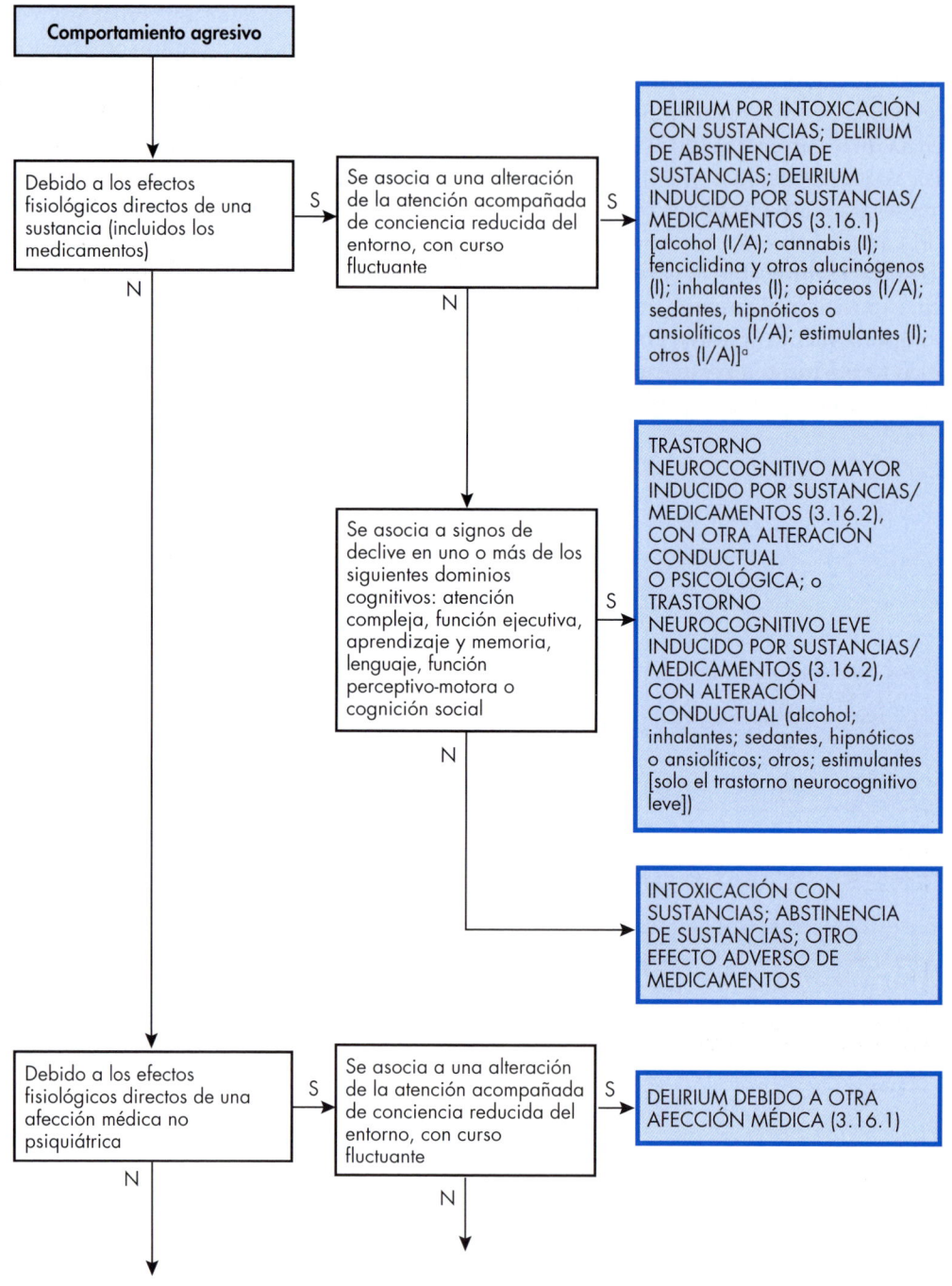

Comportamiento agresivo

Debido a los efectos fisiológicos directos de una sustancia (incluidos los medicamentos) — **S** → Se asocia a una alteración de la atención acompañada de conciencia reducida del entorno, con curso fluctuante — **S** → DELIRIUM POR INTOXICACIÓN CON SUSTANCIAS; DELIRIUM DE ABSTINENCIA DE SUSTANCIAS; DELIRIUM INDUCIDO POR SUSTANCIAS/MEDICAMENTOS (3.16.1) [alcohol (I/A); cannabis (I); fenciclidina y otros alucinógenos (I); inhalantes (I); opiáceos (I/A); sedantes, hipnóticos o ansiolíticos (I/A); estimulantes (I); otros (I/A)]ª

N → Se asocia a signos de declive en uno o más de los siguientes dominios cognitivos: atención compleja, función ejecutiva, aprendizaje y memoria, lenguaje, función perceptivo-motora o cognición social — **S** → TRASTORNO NEUROCOGNITIVO MAYOR INDUCIDO POR SUSTANCIAS/MEDICAMENTOS (3.16.2), CON OTRA ALTERACIÓN CONDUCTUAL O PSICOLÓGICA; o TRASTORNO NEUROCOGNITIVO LEVE INDUCIDO POR SUSTANCIAS/MEDICAMENTOS (3.16.2), CON ALTERACIÓN CONDUCTUAL (alcohol; inhalantes; sedantes, hipnóticos o ansiolíticos; otros; estimulantes [solo el trastorno neurocognitivo leve])

N → INTOXICACIÓN CON SUSTANCIAS; ABSTINENCIA DE SUSTANCIAS; OTRO EFECTO ADVERSO DE MEDICAMENTOS

Debido a los efectos fisiológicos directos de una afección médica no psiquiátrica — **S** → Se asocia a una alteración de la atención acompañada de conciencia reducida del entorno, con curso fluctuante — **S** → DELIRIUM DEBIDO A OTRA AFECCIÓN MÉDICA (3.16.1)

ª I = que ocurre durante la intoxicación con sustancias; I/A = que ocurre durante la intoxicación con sustancias o la abstinencia de sustancias, según se indica en el DSM-5-TR, tabla 1: «Diagnósticos asociados a una clase de sustancia», p. 545.

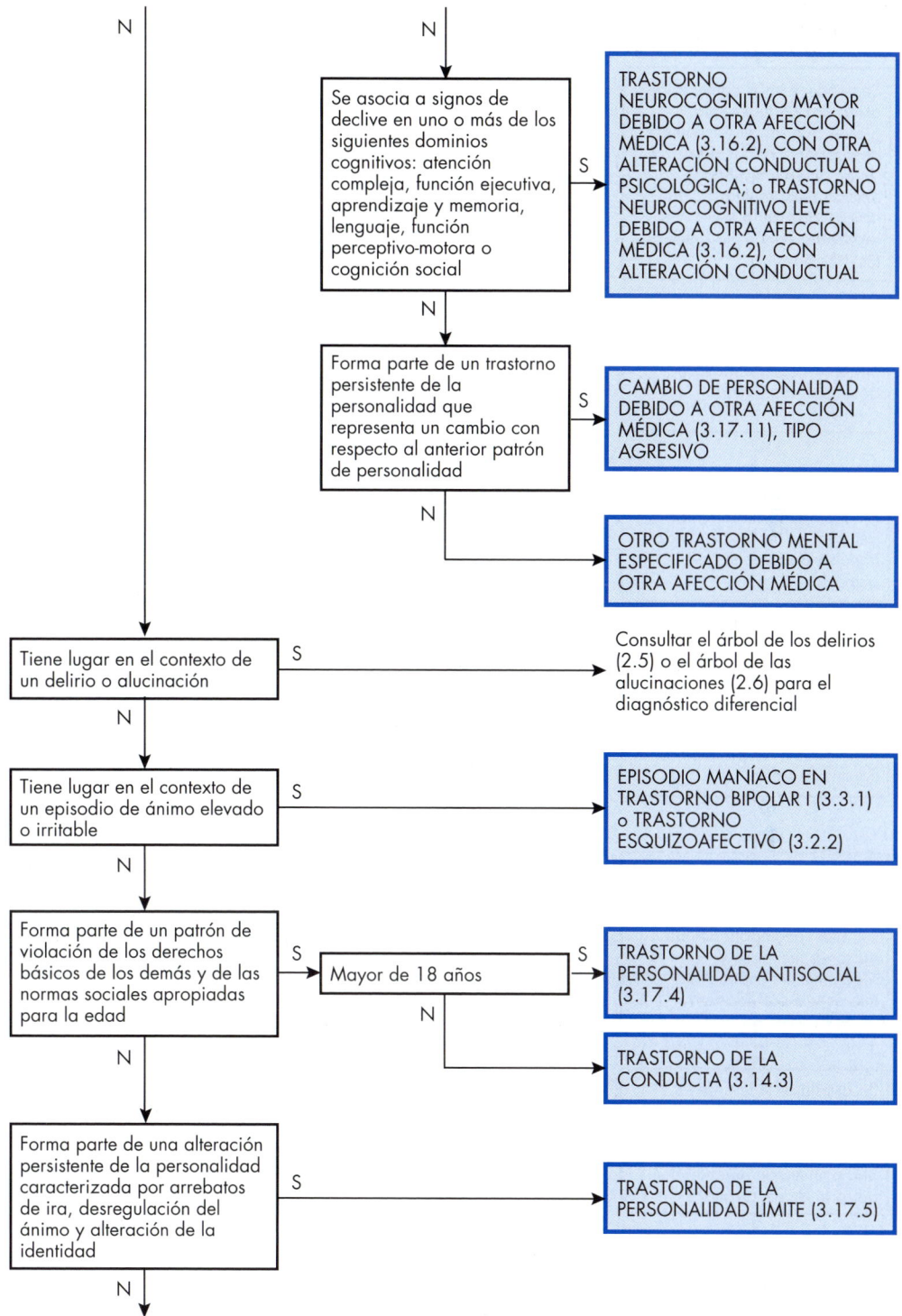

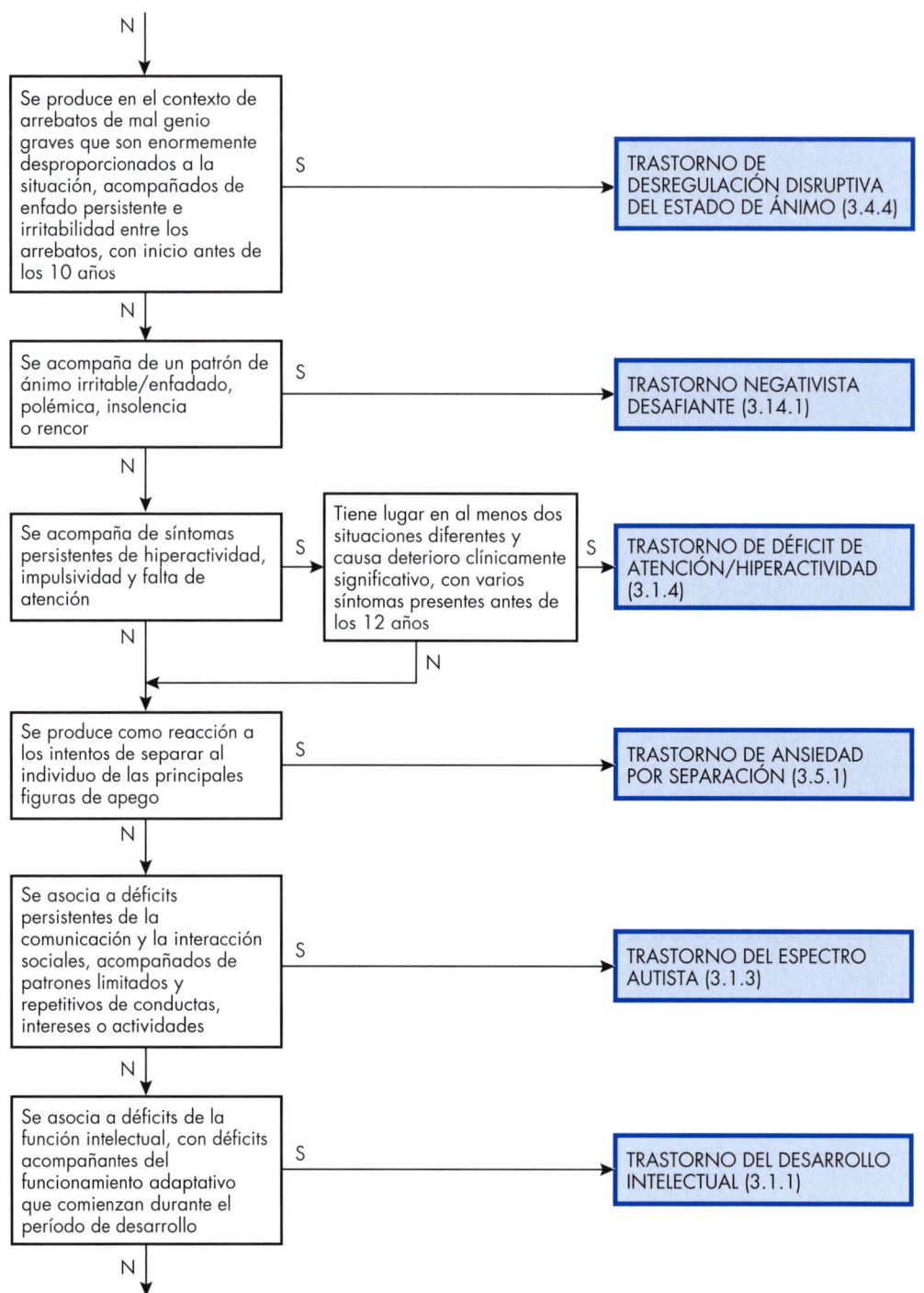

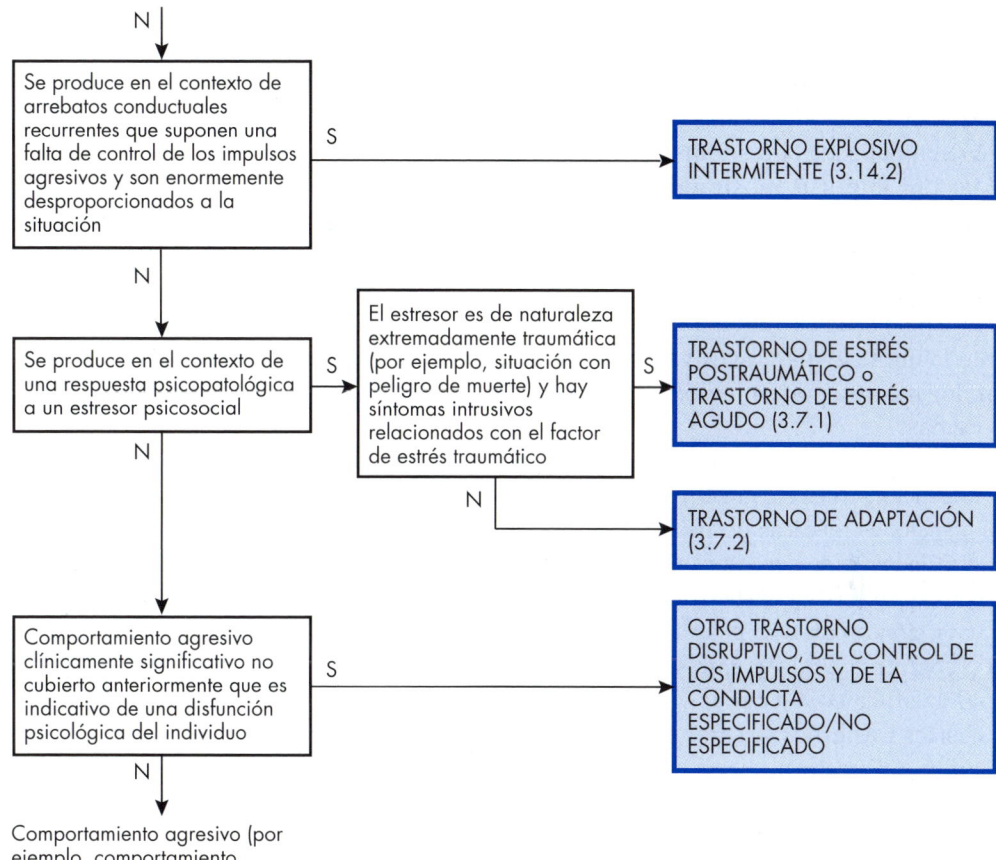

2.26 Árbol de decisión de la impulsividad o los problemas de control de los impulsos

El árbol de decisión 2.26 abarca dos síntomas relacionados: el rasgo de la impulsividad y el problema del control disminuido de los impulsos. La impulsividad implica la tendencia a actuar por impulso, mostrando un comportamiento caracterizado por escasez o falta de pensamiento previo, reflexión o consideración de las consecuencias. Varios trastornos del DSM-5-TR se caracterizan por impulsividad excesiva. Otros trastornos se caracterizan por problemas de control de ciertos impulsos (por ejemplo, el impulso de la persona de arrancarse el pelo en la tricotilomanía, el impulso de darse atracones en el trastorno de atracones). Tanto la impulsividad excesiva como la dificultad para controlar impulsos específicos pueden llevar a comportamientos impulsivos tanto autodestructivos como perjudiciales para los demás.

El consumo de sustancias es una causa común de impulsividad y debe considerarse como posible factor, único o contribuyente, en todo cuadro que presente comportamiento impulsivo. Las afecciones médicas no psiquiátricas también pueden dar lugar a falta de inhibición del control de los impulsos, que a menudo se acompaña de mal juicio y otros síntomas cognitivos que justifican un diagnóstico de delirium o de trastorno neurocognitivo mayor o leve. Cuando una afección médica no psiquiátrica produce impulsividad persistente en ausencia de deterioro cognitivo clínicamente significativo, el diagnóstico es el de cambio de personalidad debido a otra afección médica (generalmente de tipo desinhibido o agresivo).

Ciertos trastornos se caracterizan por una impulsividad que se limita exclusivamente al episodio del trastorno. Una vez descartados el consumo de sustancias y alguna afección médica no psiquiátrica, el siguiente paso es determinar si la presentación incluye síntomas que pudieran llevar a un diagnóstico de trastorno bipolar, trastorno depresivo, trastorno de estrés postraumático o trastorno de estrés agudo. La impulsividad generalizada que tiene un inicio temprano y un curso persistente es más probable que se asocie a un trastorno de déficit de atención/hiperactividad, un trastorno de la conducta, un trastorno de la personalidad antisocial o un trastorno de la personalidad límite.

Una amplia gama de trastornos del DSM-5-TR se caracterizan por comportamientos específicos que pueden conceptualizarse como manifestaciones de un control de impulsos deteriorado. Entre ellos están el trastorno de juego, en el que la capacidad de la persona para controlar el comportamiento de juego está deteriorada; la bulimia nerviosa y el trastorno de atracones, que se caracterizan por episodios de atracones incontrolados; la piromanía y la cleptomanía, que se caracterizan por la incapacidad de resistir los impulsos de provocar incendios y robar objetos de poco valor, respectivamente; y el trastorno explosivo intermitente, que se caracteriza por la incapacidad intermitente de resistir los impulsos agresivos. La tricotilomanía y el trastorno de excoriación se caracterizan por arrancarse el cabello o escarbarse la piel, respectivamente, de manera repetida, junto con intentos repetidos de disminuir o detener estas conductas La tricotilomanía se clasificaba como trastorno del control de los impulsos no especificado hasta el DSM-IV y se reclasificó entre los trastornos obsesivo-compulsivos y relacionados en el DSM-5 (y el DSM-5-TR) después de una revisión de la literatura médica que sugirió que la tricotilomanía tenía más aspectos en común con los trastornos obsesivo-compulsivos y relacionados que con los trastornos del control de los impulsos (por ejemplo, muchos casos de tricotilomanía carecen de la sensación creciente de tensión antes del acto, que es característica de la piromanía y la cleptomanía).

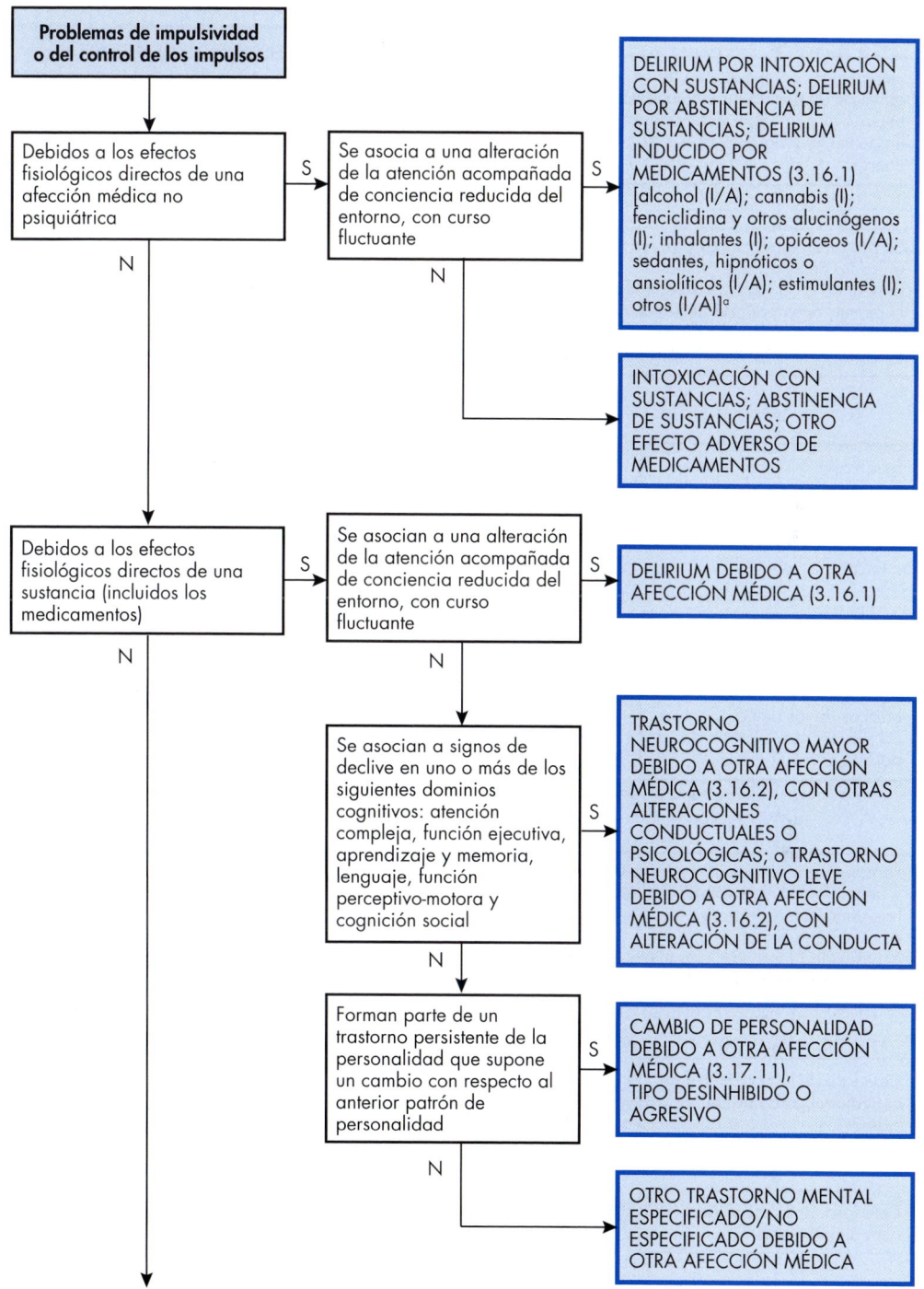

Problemas de impulsividad o del control de los impulsos

Debidos a los efectos fisiológicos directos de una afección médica no psiquiátrica — S → Se asocia a una alteración de la atención acompañada de conciencia reducida del entorno, con curso fluctuante — S → DELIRIUM POR INTOXICACIÓN CON SUSTANCIAS; DELIRIUM POR ABSTINENCIA DE SUSTANCIAS; DELIRIUM INDUCIDO POR MEDICAMENTOS (3.16.1) [alcohol (I/A); cannabis (I); fenciclidina y otros alucinógenos (I); inhalantes (I); opiáceos (I/A); sedantes, hipnóticos o ansiolíticos (I/A); estimulantes (I); otros (I/A)]ᵃ

N (del segundo recuadro) → INTOXICACIÓN CON SUSTANCIAS; ABSTINENCIA DE SUSTANCIAS; OTRO EFECTO ADVERSO DE MEDICAMENTOS

Debidos a los efectos fisiológicos directos de una sustancia (incluidos los medicamentos) — S → Se asocian a una alteración de la atención acompañada de conciencia reducida del entorno, con curso fluctuante — S → DELIRIUM DEBIDO A OTRA AFECCIÓN MÉDICA (3.16.1)

Se asocian a signos de declive en uno o más de los siguientes dominios cognitivos: atención compleja, función ejecutiva, aprendizaje y memoria, lenguaje, función perceptivo-motora y cognición social — S → TRASTORNO NEUROCOGNITIVO MAYOR DEBIDO A OTRA AFECCIÓN MÉDICA (3.16.2), CON OTRAS ALTERACIONES CONDUCTUALES O PSICOLÓGICAS; o TRASTORNO NEUROCOGNITIVO LEVE DEBIDO A OTRA AFECCIÓN MÉDICA (3.16.2), CON ALTERACIÓN DE LA CONDUCTA

Forman parte de un trastorno persistente de la personalidad que supone un cambio con respecto al anterior patrón de personalidad — S → CAMBIO DE PERSONALIDAD DEBIDO A OTRA AFECCIÓN MÉDICA (3.17.11), TIPO DESINHIBIDO O AGRESIVO

N → OTRO TRASTORNO MENTAL ESPECIFICADO/NO ESPECIFICADO DEBIDO A OTRA AFECCIÓN MÉDICA

ᵃ I = que ocurre durante la intoxicación con sustancias; I/A = que ocurre durante la intoxicación con sustancias o la abstinencia de sustancias, según se indica en el DSM-5-TR, tabla 1: «Diagnósticos asociados a una clase de sustancia», p. 545.

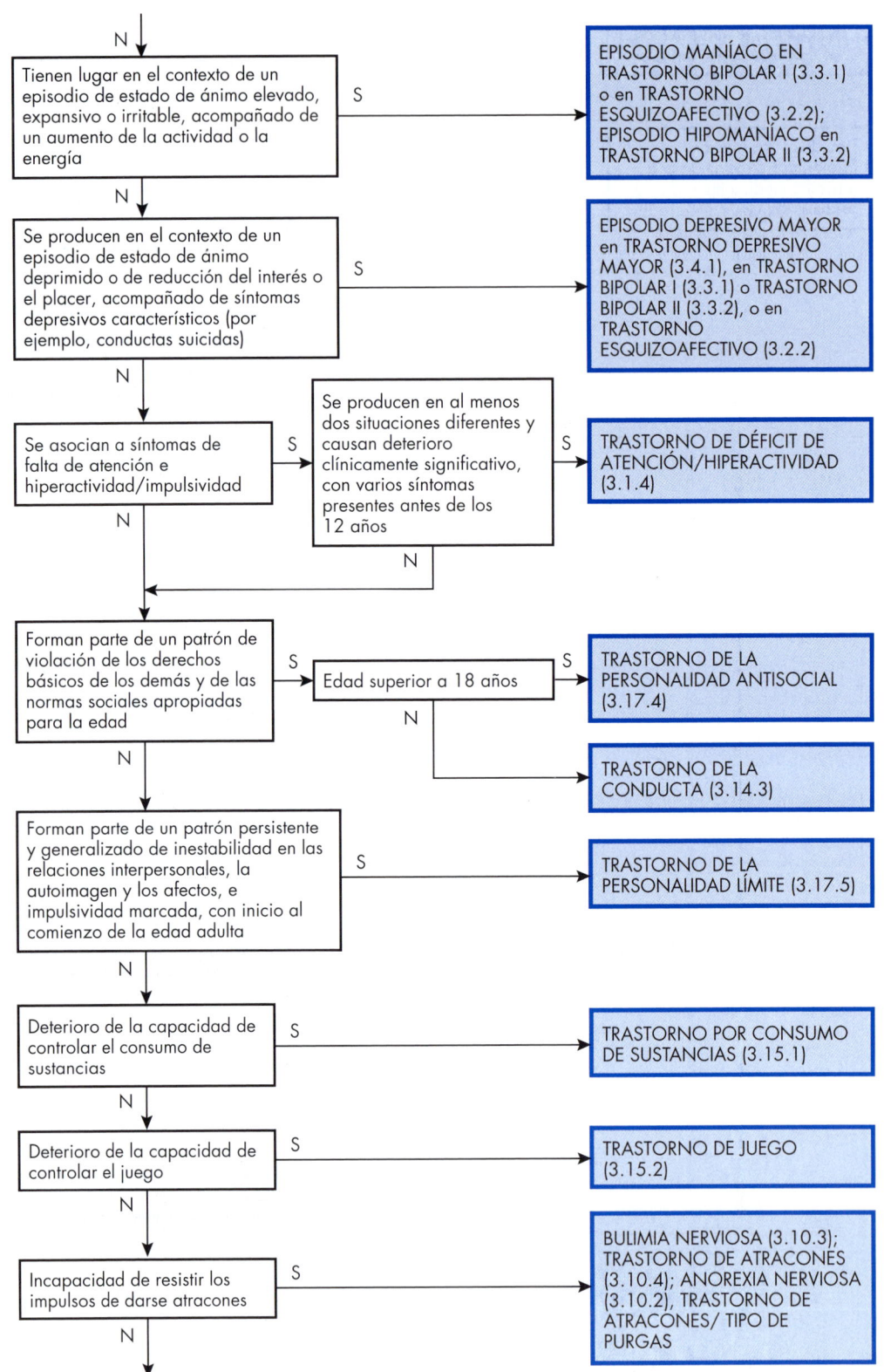

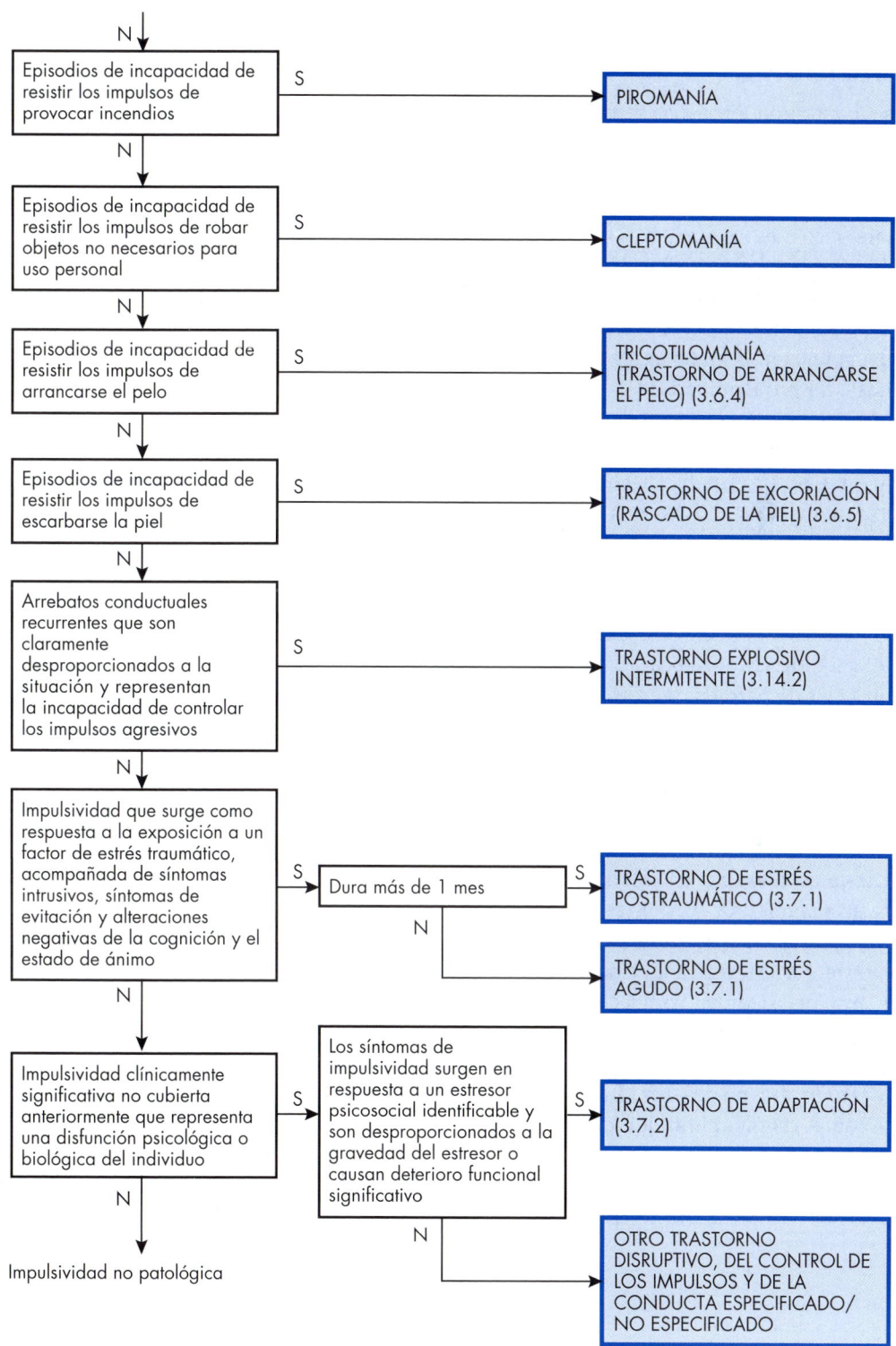

2.27 Árbol de decisión del comportamiento autolesivo

Los comportamientos autolesivos son aquellos en que la persona se corta, se quema, se golpea, golpea la cabeza contra algo, se tira del pelo, se escarba la piel o se muerde diversas partes del propio cuerpo. Es importante destacar que las motivaciones de los comportamientos autolesivos varían entre los diagnósticos donde estos comportamientos suponen una complicación. El diagnóstico más frecuentemente asociado con la autolesión es el trastorno de la personalidad límite. En algunos de los pacientes con este trastorno, el comportamiento autolesivo a menudo ocurre como forma de «tratar» estados disociativos donde el paciente vuelve a sentirse vivo solo cuando experimenta dolor o ve sangre. En otros pacientes con trastorno de la personalidad límite, la autolesión es un medio de «tratar» la disforia intensa o de contrarrestar la ira intensa. La probabilidad de presentar episodios autolesivos se ve enormemente aumentada por la intoxicación con sustancias o la abstinencia de sustancias. La motivación de la autolesión en los pacientes psicóticos suele ser una creencia delirante (por ejemplo, la necesidad de castigar a espíritus malignos) o una respuesta a una alucinación de mando. En el delirium y el trastorno neurocognitivo mayor, la autolesión a veces ocurre como subproducto de la confusión (por ejemplo, al tratar de liberarse de las contenciones). El comportamiento autolesivo que ocurre con poca frecuencia como complicación del trastorno obsesivo-compulsivo se debe a la incapacidad de resistir la necesidad constante de realizar un acto compulsivo (por ejemplo, limpiarse las manos en exceso debido a una compulsión de lavarse las manos). En la tricotilomanía el individuo es incapaz de resistir el impulso de arrancarse el pelo, lo que puede producir áreas de pérdida de cabello. De manera similar, la incapacidad del individuo para resistir los impulsos de escarbarse la piel en el trastorno de escoriación provoca lesiones cutáneas notables. En el trastorno de masoquismo sexual, la motivación del comportamiento autolesivo es el placer sexual.

Las estereotipias, que pueden dar lugar a autolesiones, son el componente central del trastorno de movimientos estereotipados. Cuando el trastorno de movimientos estereotipados ocasiona autolesiones clínicamente significativas, esto puede indicarse especificando «con conducta autolesiva». Las estereotipias no son infrecuentes en el trastorno del desarrollo intelectual (discapacidad intelectual) y deben diagnosticarse por separado como trastorno de movimientos estereotipados solo si no están mejor explicadas por la causa subyacente del trastorno del desarrollo intelectual.

El comportamiento autolesivo a veces se observa en el trastorno facticio o la simulación. El paciente aprende que cortarse o quemarse le abrirá las puertas de una hospitalización deseada o evitará un alta no deseada. El trastorno facticio y la simulación se diferencian en función de si el comportamiento fingido ocurre en ausencia de recompensas externas evidentes. Si hay ausencia de recompensas externas evidentes, el diagnóstico es de trastorno facticio. Si el comportamiento autolesivo fingido ocurre solo en presencia de recompensas externas evidentes, se diagnostica en cambio la simulación.

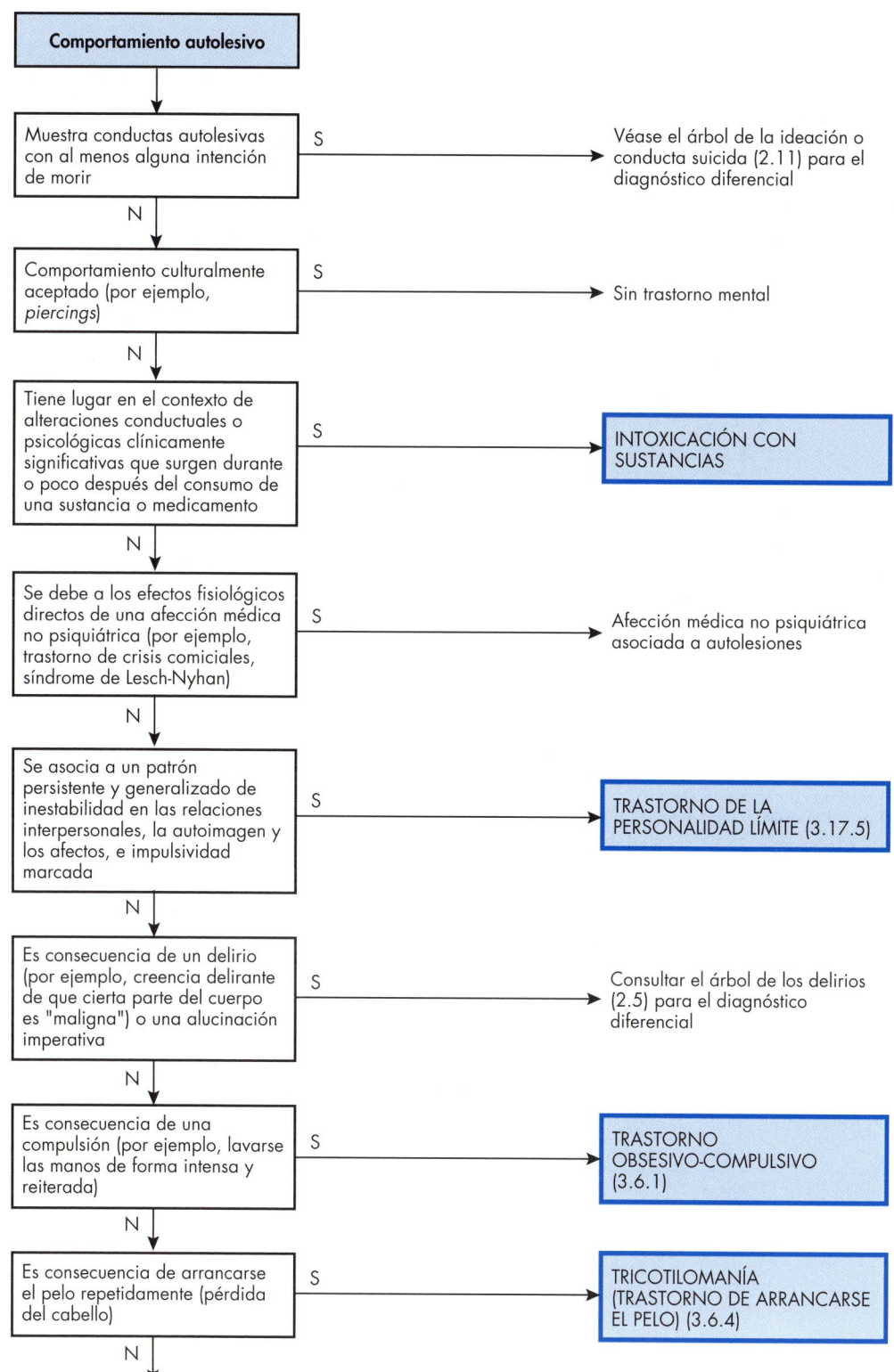

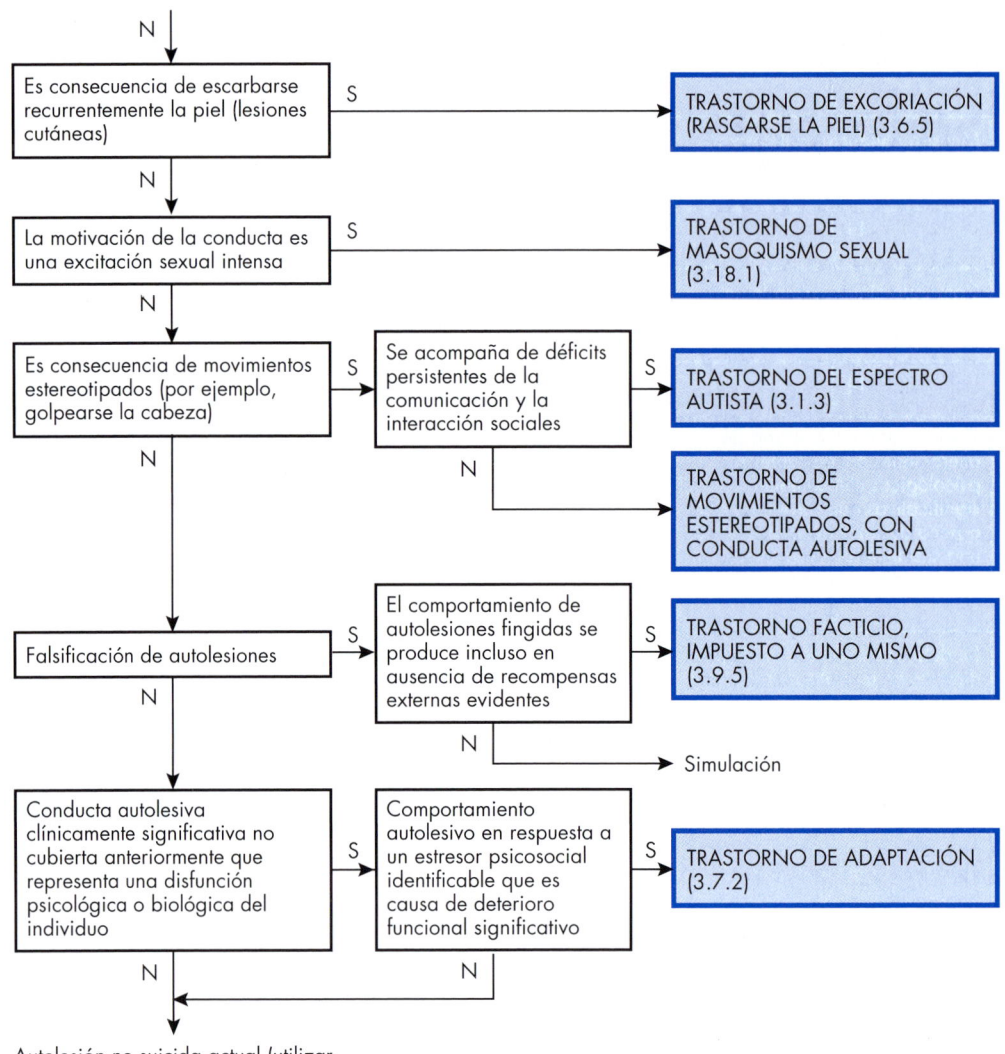

Autolesión no suicida actual (utilizar el código R45.88)

2.28 Árbol de decisión del consumo excesivo o problemático de sustancias

Muchas personas pueden consumir sustancias sin tener problemas clínicamente significativos que justifiquen un diagnóstico del DSM-5-TR. Sin embargo, los trastornos relacionados con sustancias están entre los trastornos mentales más comunes y discapacitantes. Dado que las presentaciones relacionadas con sustancias se encuentran con tanta frecuencia en la atención de salud mental, los centros de tratamiento de trastornos adictivos y los entornos de atención primaria, los trastornos relacionados con sustancias deben tenerse en cuenta en todos los diagnósticos diferenciales.

En el DSM-5-TR, el término *relacionado con sustancias* se refiere a los trastornos asociados a drogas de abuso, efectos secundarios de medicamentos y estados inducidos por toxinas. Hay dos tipos de diagnósticos relacionados con sustancias en el DSM-5-TR: los trastornos por consumo de sustancias, que describen un patrón de uso problemático de sustancias, y los trastornos inducidos por sustancias (la intoxicación con sustancias, la abstinencia de sustancias y los trastornos mentales inducidos por sustancias/medicamentos), que describen síndromes de comportamiento causados por el efecto directo de una sustancia sobre el sistema nervioso central (SNC). Con frecuencia, los trastornos inducidos por sustancias ocurren en el contexto de un trastorno por consumo de sustancias acompañante y, en tales situaciones, ambos diagnósticos deben hacerse. Sin embargo, a diferencia del procedimiento estándar de registro de la CIE-10-MC utilizado en todo el DSM-5-TR, en el que a cada diagnóstico se le asigna su propio código diagnóstico, la CIE-10-MC solo tiene un código para el trastorno por consumo de sustancias comórbido con un trastorno inducido por sustancias. Por ejemplo, un trastorno depresivo inducido por cocaína, con inicio durante la abstinencia, que ocurre en un individuo con trastorno por consumo de cocaína grave, recibe un solo diagnóstico y código de combinación: F14.24 Trastorno por consumo de cocaína grave, con trastorno depresivo inducido por cocaína, con inicio durante la abstinencia. Consultar los procedimientos de registro de los trastornos mentales inducidos por sustancias/medicamentos individuales en el DSM-5-TR para obtener más información. Por esta razón, el árbol de decisión comienza con un nodo de decisión que destaca el hecho de que los trastornos por consumo de sustancias y los trastornos inducidos por sustancias a menudo son comórbidos, e indica claramente que, si hay un trastorno por consumo de sustancias presente y hay evidencia de que la sustancia ha causado síntomas psiquiátricos debido a su efecto directo sobre el SNC, se debe revisar el resto del árbol para determinar el diagnóstico diferencial del trastorno por sustancias/medicamentos relevante.

La intoxicación con sustancias y la abstinencia de sustancias pueden caracterizarse por una psicopatología que imite otros trastornos del DSM-5-TR, por lo que siempre se deben considerar en el diagnóstico diferencial de toda afección (v. el paso 2 en el capítulo 1). Los trastornos mentales inducidos por sustancias/medicamentos (es decir, trastorno psicótico inducido por sustancias/medicamentos, trastorno bipolar o relacionado inducido por sustancias/medicamentos, y así sucesivamente) se han incluido en el DSM-5-TR para reflejar aquellas presentaciones en las que un síntoma particular (por ejemplo, delirios, alucinaciones, manía) predomina en el cuadro clínico y requiere atención clínica. Por ejemplo, prácticamente todas las personas que se encuentran en proceso de abstinencia de cocaína experimentarán algún estado de ánimo disfórico, y en la mayoría de las situaciones bastará con un diagnóstico de abstinencia de cocaína. Sin embargo, si la persona se vuelve suicida y deprimida, el diagnóstico de trastorno depresivo inducido por cocaína, con inicio durante la abstinencia, puede ser más apropiado. A menudo, más de un síntoma inducido por sustancias (por ejemplo, estado de ánimo deprimido y ansiedad) puede ser lo suficientemente prominente como para ser el foco de atención clínica. En tales situaciones, generalmente es preferible dar solo un diagnóstico inducido por sustancias/medicamentos, dependiendo del síntoma predominante.

Las secuelas psiquiátricas del uso de sustancias/medicamentos pueden desarrollarse en cualquiera de estos cuatro contextos: 1) durante o poco después de la intoxicación con sustancias; 2) durante o poco después de la abstinencia de una sustancia; 3) después de la exposición a o la abstinencia de un medicamento, y 4) síntomas inducidos por sustancias que persisten y se mantienen estables (o mejoran) después de un período de abstinencia (por ejemplo, trastorno neurocognitivo mayor persistente inducido por alcohol).

El delirium debido a etiologías múltiples y el trastorno neurocognitivo mayor o leve debido a etiologías múltiples se han incluido en el DSM-5-TR (y en este árbol de decisión) para resaltar que, con frecuencia, estas dolencias tienen múltiples etiologías interactivas, incluidas las sustancias. Un error común (y a veces devastador) es que los clínicos asuman que su trabajo ha terminado una vez que han identificado una sustancia como etiología contribuyente a un delirium o a un trastorno neurocognitivo mayor o leve, y por lo tanto pasen por alto la contribución asociada de un traumatismo craneal u otra afección médica.

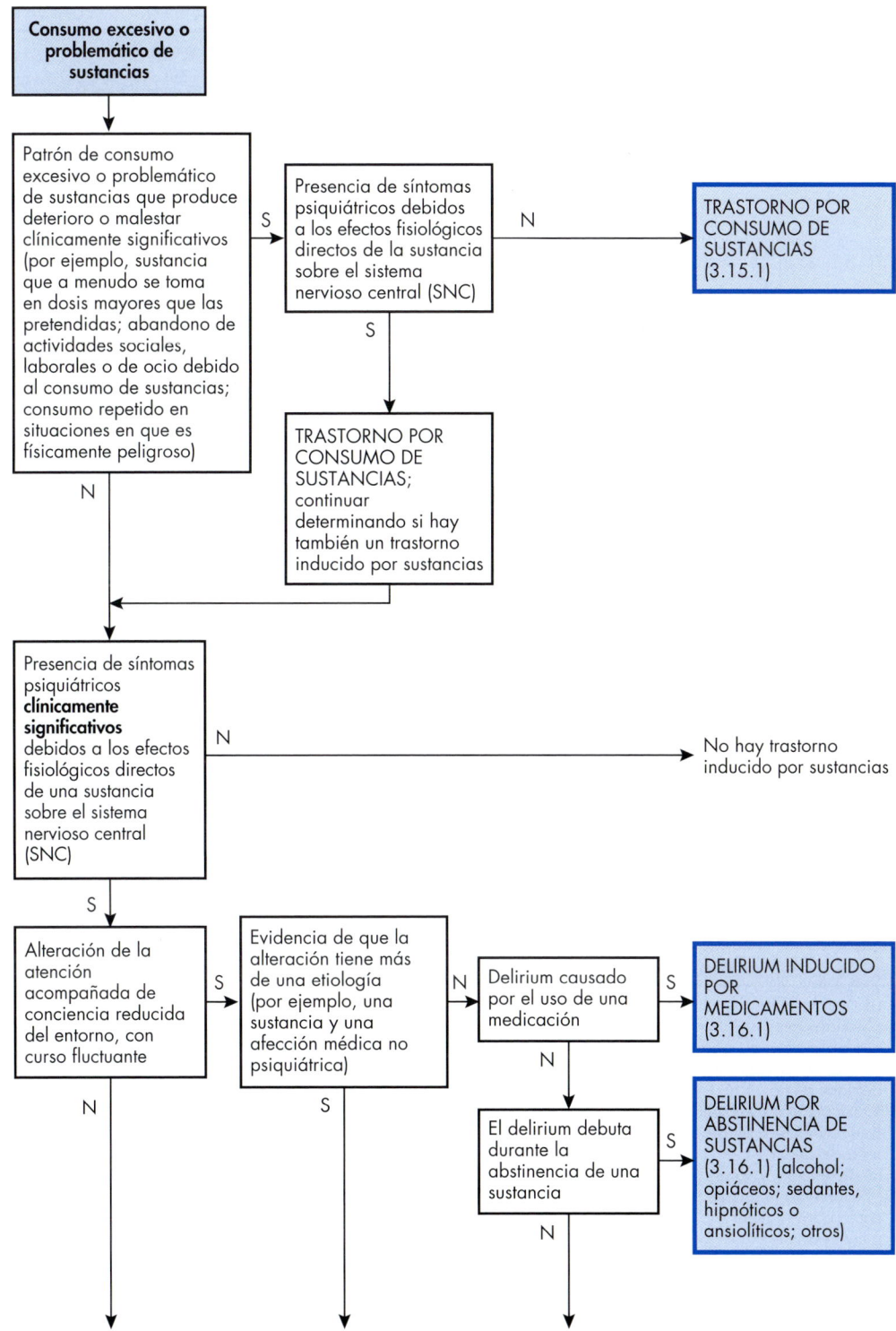

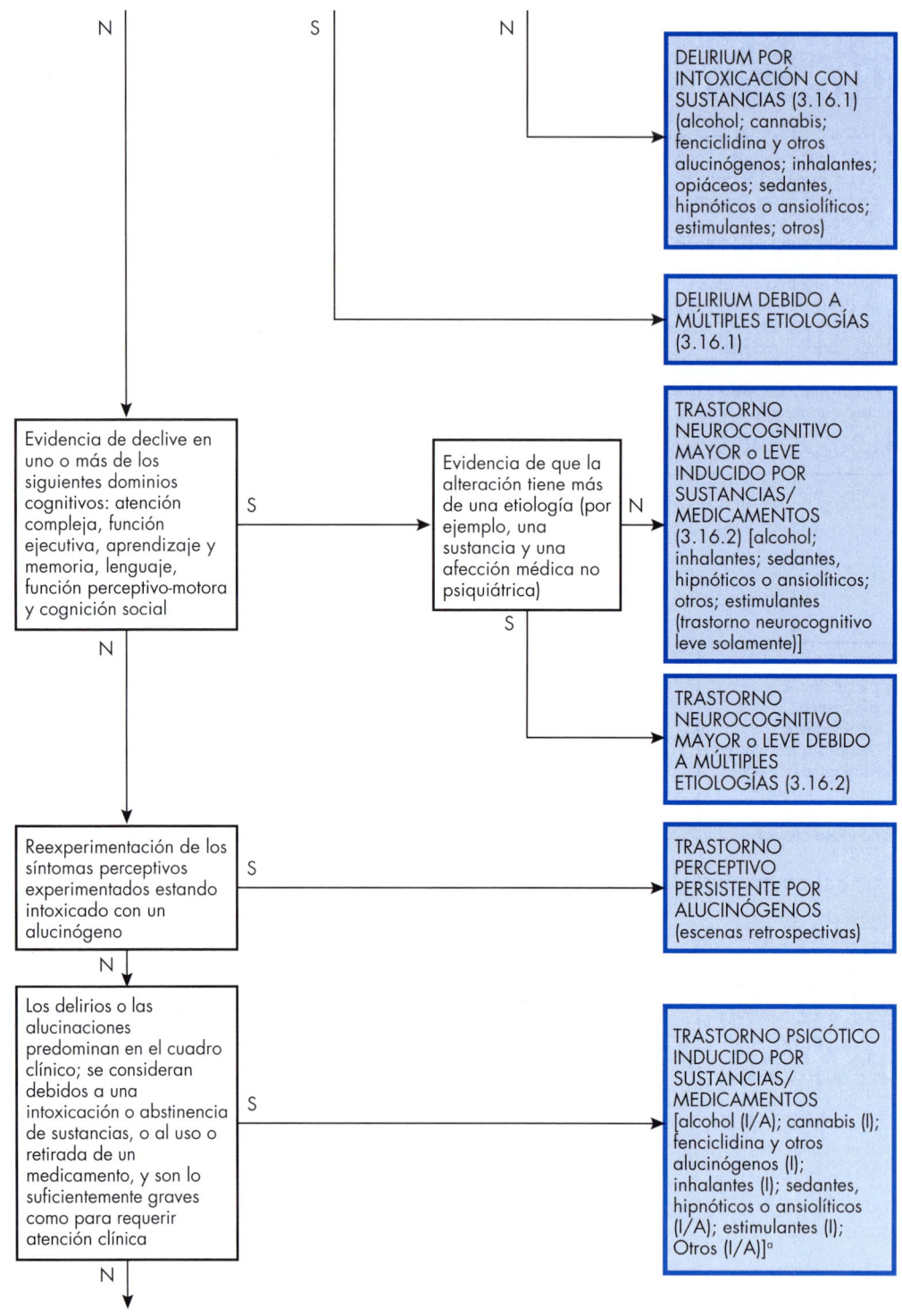

N   S   N

DELIRIUM POR INTOXICACIÓN CON SUSTANCIAS (3.16.1) (alcohol; cannabis; fenciclidina y otros alucinógenos; inhalantes; opiáceos; sedantes, hipnóticos o ansiolíticos; estimulantes; otros)

DELIRIUM DEBIDO A MÚLTIPLES ETIOLOGÍAS (3.16.1)

Evidencia de declive en uno o más de los siguientes dominios cognitivos: atención compleja, función ejecutiva, aprendizaje y memoria, lenguaje, función perceptivo-motora y cognición social

S

Evidencia de que la alteración tiene más de una etiología (por ejemplo, una sustancia y una afección médica no psiquiátrica)

N

TRASTORNO NEUROCOGNITIVO MAYOR o LEVE INDUCIDO POR SUSTANCIAS/ MEDICAMENTOS (3.16.2) [alcohol; inhalantes; sedantes, hipnóticos o ansiolíticos; otros; estimulantes (trastorno neurocognitivo leve solamente)]]

S

N

TRASTORNO NEUROCOGNITIVO MAYOR o LEVE DEBIDO A MÚLTIPLES ETIOLOGÍAS (3.16.2)

Reexperimentación de los síntomas perceptivos experimentados estando intoxicado con un alucinógeno

S

TRASTORNO PERCEPTIVO PERSISTENTE POR ALUCINÓGENOS (escenas retrospectivas)

N

Los delirios o las alucinaciones predominan en el cuadro clínico; se consideran debidos a una intoxicación o abstinencia de sustancias, o al uso o retirada de un medicamento, y son lo suficientemente graves como para requerir atención clínica

S

TRASTORNO PSICÓTICO INDUCIDO POR SUSTANCIAS/ MEDICAMENTOS [alcohol (I/A); cannabis (I); fenciclidina y otros alucinógenos (I); inhalantes (I); sedantes, hipnóticos o ansiolíticos (I/A); estimulantes (I); Otros (I/A)][a]

N

---

[a] I = que ocurre durante la intoxicación con sustancias; I/A = que ocurre durante la intoxicación con sustancias o la abstinencia de sustancias, según se indica en el DSM-5-TR, tabla 1: «Diagnósticos asociados a una clase de sustancias», p. 545.

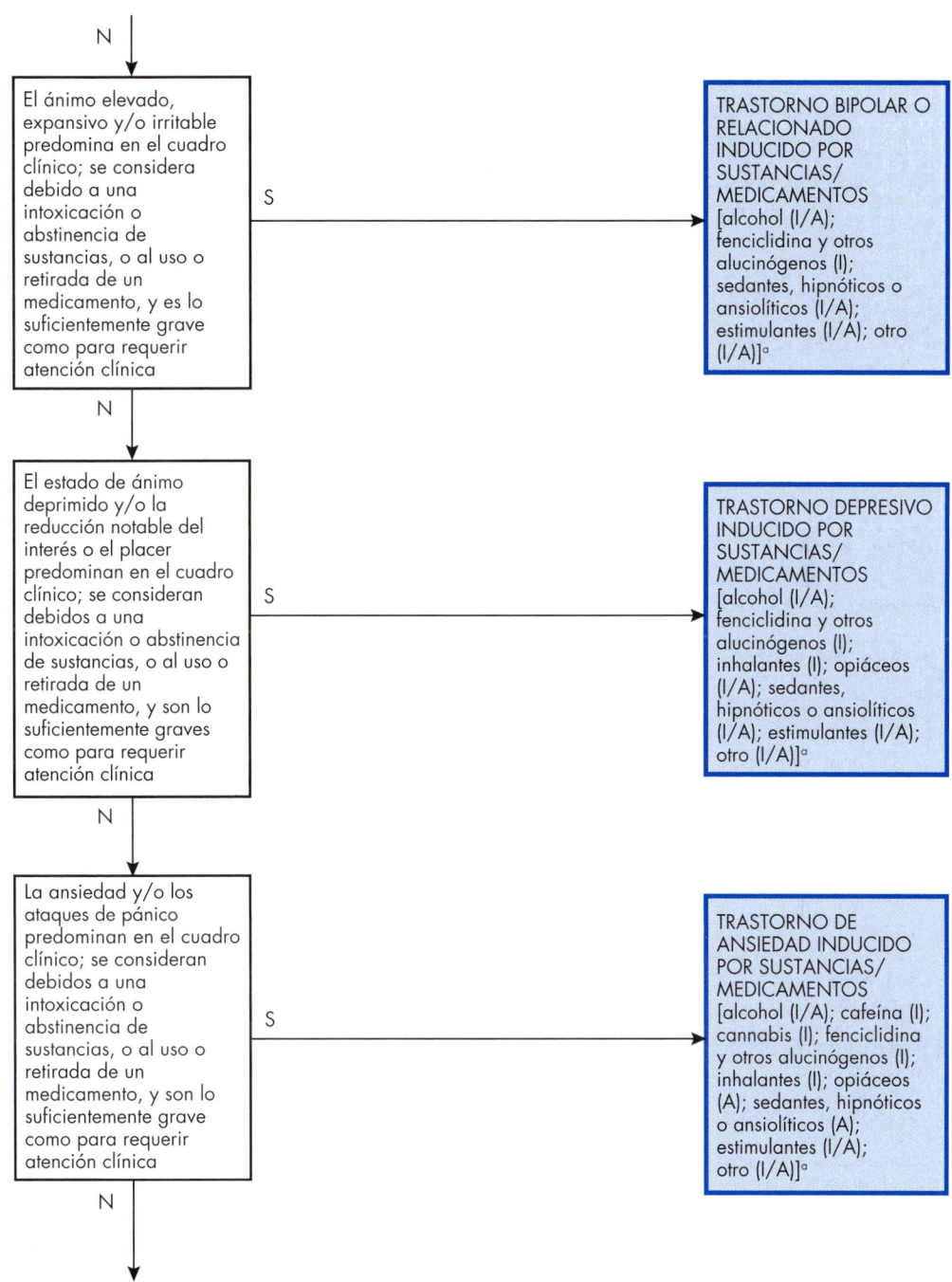

El ánimo elevado, expansivo y/o irritable predomina en el cuadro clínico; se considera debido a una intoxicación o abstinencia de sustancias, o al uso o retirada de un medicamento, y es lo suficientemente grave como para requerir atención clínica

TRASTORNO BIPOLAR O RELACIONADO INDUCIDO POR SUSTANCIAS/ MEDICAMENTOS [alcohol (I/A); fenciclidina y otros alucinógenos (I); sedantes, hipnóticos o ansiolíticos (I/A); estimulantes (I/A); otro (I/A)]ᵃ

El estado de ánimo deprimido y/o la reducción notable del interés o el placer predominan en el cuadro clínico; se consideran debidos a una intoxicación o abstinencia de sustancias, o al uso o retirada de un medicamento, y son lo suficientemente graves como para requerir atención clínica

TRASTORNO DEPRESIVO INDUCIDO POR SUSTANCIAS/ MEDICAMENTOS [alcohol (I/A); fenciclidina y otros alucinógenos (I); inhalantes (I); opiáceos (I/A); sedantes, hipnóticos o ansiolíticos (I/A); estimulantes (I/A); otro (I/A)]ᵃ

La ansiedad y/o los ataques de pánico predominan en el cuadro clínico; se consideran debidos a una intoxicación o abstinencia de sustancias, o al uso o retirada de un medicamento, y son lo suficientemente grave como para requerir atención clínica

TRASTORNO DE ANSIEDAD INDUCIDO POR SUSTANCIAS/ MEDICAMENTOS [alcohol (I/A); cafeína (I); cannabis (I); fenciclidina y otros alucinógenos (I); inhalantes (I); opiáceos (A); sedantes, hipnóticos o ansiolíticos (A); estimulantes (I/A); otro (I/A)]ᵃ

ᵃ I = que ocurre durante la intoxicación con sustancias; I/A = que ocurre durante la intoxicación con sustancias o la abstinencia de sustancias; A = que ocurre durante la abstinencia de sustancias, como se indica en el DSM-5-TR, tabla 1: «Diagnósticos asociados a una clase de sustancia», p. 545.

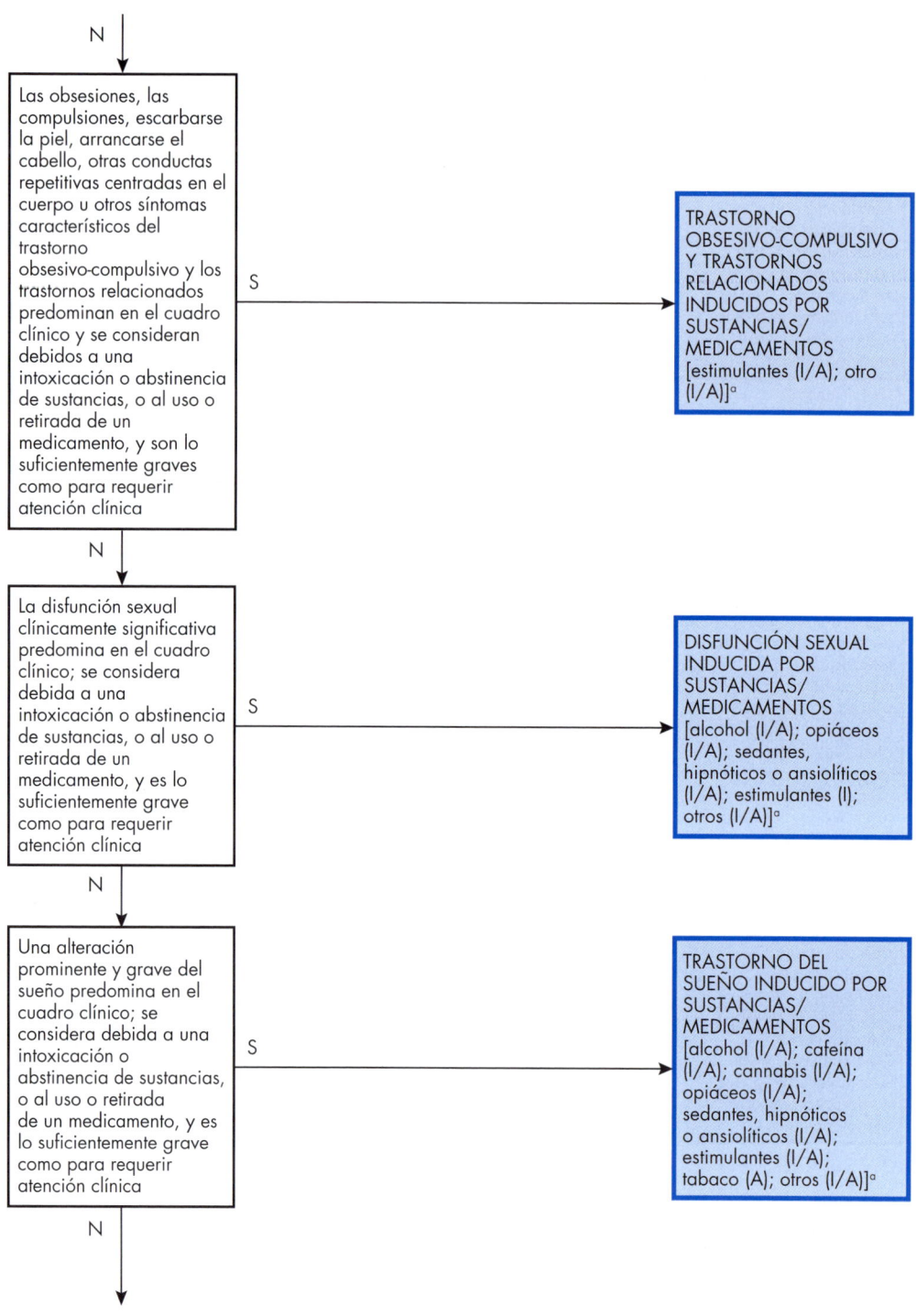

N

Las obsesiones, las compulsiones, escarbarse la piel, arrancarse el cabello, otras conductas repetitivas centradas en el cuerpo u otros síntomas característicos del trastorno obsesivo-compulsivo y los trastornos relacionados predominan en el cuadro clínico y se consideran debidos a una intoxicación o abstinencia de sustancias, o al uso o retirada de un medicamento, y son lo suficientemente graves como para requerir atención clínica

S →

TRASTORNO OBSESIVO-COMPULSIVO Y TRASTORNOS RELACIONADOS INDUCIDOS POR SUSTANCIAS/ MEDICAMENTOS [estimulantes (I/A); otro (I/A)]ᵃ

N

La disfunción sexual clínicamente significativa predomina en el cuadro clínico; se considera debida a una intoxicación o abstinencia de sustancias, o al uso o retirada de un medicamento, y es lo suficientemente grave como para requerir atención clínica

S →

DISFUNCIÓN SEXUAL INDUCIDA POR SUSTANCIAS/ MEDICAMENTOS [alcohol (I/A); opiáceos (I/A); sedantes, hipnóticos o ansiolíticos (I/A); estimulantes (I); otros (I/A)]ᵃ

N

Una alteración prominente y grave del sueño predomina en el cuadro clínico; se considera debida a una intoxicación o abstinencia de sustancias, o al uso o retirada de un medicamento, y es lo suficientemente grave como para requerir atención clínica

S →

TRASTORNO DEL SUEÑO INDUCIDO POR SUSTANCIAS/ MEDICAMENTOS [alcohol (I/A); cafeína (I/A); cannabis (I/A); opiáceos (I/A); sedantes, hipnóticos o ansiolíticos (I/A); estimulantes (I/A); tabaco (A); otros (I/A)]ᵃ

N

ᵃ I = que ocurre durante la intoxicación con sustancias; I/A = que ocurre durante la intoxicación con sustancias o la abstinencia de sustancias; A = que ocurre durante la abstinencia de sustancias, como se indica en el DSM-5-TR, tabla 1: «Diagnósticos asociados a una clase de sustancias», p. 545.

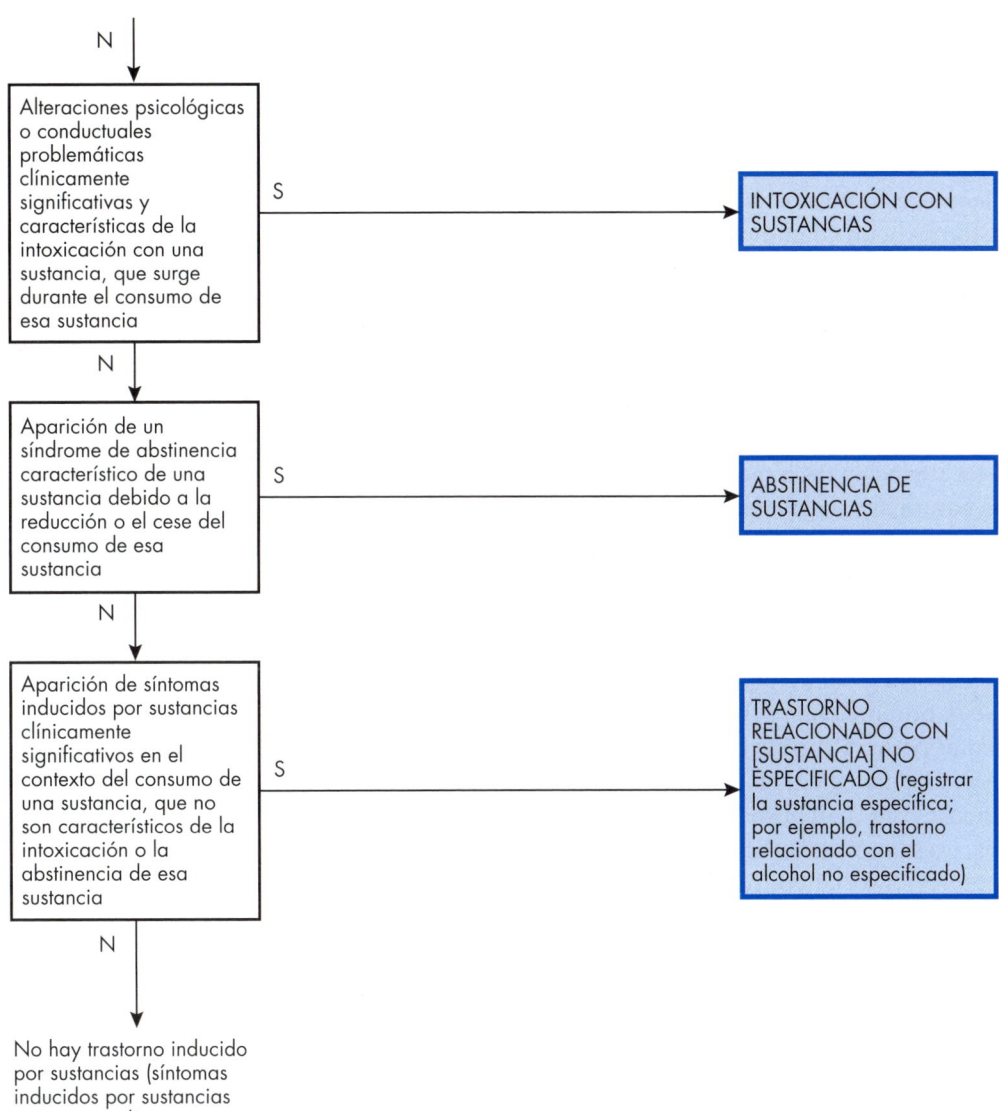

2.29 Árbol de decisión de la pérdida de memoria o deterioro de la memoria

El DSM-5-TR define los trastornos neurocognitivos en términos de alteraciones en seis dominios cognitivos definidos: 1) aprendizaje y memoria; 2) atención compleja; 3) función ejecutiva; 4) lenguaje; 5) funciones perceptivo-motoras, y 6) funciones de cognición social. Aunque los trastornos neurocognitivos suelen implicar alteraciones en varios de estos dominios, este árbol de decisión debe utilizarse para el diagnóstico diferencial de las alteraciones del aprendizaje o la memoria en ausencia de alteraciones en otros dominios cognitivos. Consultar el árbol del deterioro cognitivo (2.30) para las presentaciones que impliquen: 1) alteraciones de la memoria debido a una etiología específica (por ejemplo, una afección médica no psiquiátrica) junto con alteraciones en otros dominios cognitivos y 2) presentaciones de otros tipos de alteraciones cognitivas sin alteraciones de la memoria o el aprendizaje.

La alteración de la memoria o la pérdida de memoria pueden caracterizarse por dificultades para fijar nuevos recuerdos (aprendizaje) y/o para recordar cosas previas (pérdida de memoria). Los diferentes aspectos del funcionamiento de la memoria pueden evaluarse por separado. Estos incluyen: 1) registro (la capacidad del paciente para repetir números o palabras inmediatamente después de escucharlos), 2) recuerdo a corto plazo (la capacidad del paciente para repetir los nombres de tres objetos no relacionados después de varios minutos), 3) reconocimiento (la capacidad del paciente para recuperar nombres olvidados previamente si se le proporcionan pistas) y 4) memoria remota (la capacidad del paciente para recordar eventos personales o históricos importantes). Las decisiones diferenciales en este árbol se refieren a si la etiología de la pérdida de memoria es el efecto fisiológico directo sobre el sistema nervioso central del uso de sustancias/medicamentos o de una afección médica no psiquiátrica, si es una característica asociada a otro trastorno mental o si la pérdida de memoria es un fenómeno disociativo (por ejemplo, como en el trastorno de estrés postraumático o un trastorno disociativo).

En el contexto de este árbol de decisión, los trastornos neurocognitivos mayores y leves se definen como un deterioro del aprendizaje y la memoria en ausencia de otras alteraciones cognitivas. (Estos deterioros del aprendizaje y la memoria se habrían diagnosticado como trastorno amnésico en el DSM-IV y ediciones anteriores del DSM, y aún se diagnostican como trastorno amnésico en la CIE-11). El trastorno neurocognitivo mayor se diferencia del trastorno neurocognitivo leve en este árbol de decisión en función de la gravedad del deterioro de la memoria y su impacto en el funcionamiento. El trastorno neurocognitivo mayor se caracteriza por un deterioro significativo de la memoria y el aprendizaje que es tan grave que interfiere con la independencia, mientras que en el trastorno neurocognitivo leve, el deterioro de la memoria y el aprendizaje se limita a un nivel de gravedad «modesto».

La alteración de la memoria asociada al consumo de sustancias puede ser temporal (como en la intoxicación con sustancias, la abstinencia de sustancias o el otro efecto adverso de la medicación) o persistente (como en el trastorno neurocognitivo [TNC] mayor o leve inducido por sustancias/medicamentos, que requiere que las alteraciones de la memoria y el aprendizaje persistan más allá de la duración habitual de la intoxicación aguda o la abstinencia).

El deterioro de la memoria también es una característica asociada comúnmente a varios trastornos mentales. Por ejemplo, el deterioro de la memoria que ocurre en el contexto de un episodio depresivo mayor puede ser lo suficientemente grave como para parecer un proceso demencial irreversible («seudodemencia»). Con frecuencia, solo cuando el deterioro de la memoria se resuelve después de un tratamiento exitoso queda claro que, en realidad, no había ningún trastorno neurocognitivo mayor comórbido. Esta diferenciación se complica aún más por la medicación (por ejemplo, el litio) que toma el paciente y que también puede contribuir a los problemas de memoria.

La disociación es una alteración de las funciones normalmente integradas de la conciencia, la memoria, la identidad o la percepción del entorno. La pérdida de memoria, especialmente de los sucesos traumáticos, es una característica de la amnesia disociativa y del trastorno de identidad disociativo, así como del trastorno de estrés postraumático y del trastorno de estrés agudo. Especialmente cuando alguien ha estado expuesto a un suceso tanto física como psicológicamente traumático (por ejemplo, un accidente de coche), puede ser difícil distinguir si la pérdida de memoria es una reacción psicológica a los acontecimientos o si se debe a un traumatismo craneal. Además, especialmente en las situaciones forenses, la pérdida de memoria puede fingirse con el fin de evitar la responsabilidad. En tales casos, el diagnóstico es de trastorno facticio o de simulación, diagnosticándose el trastorno facticio cuando la pérdida de memoria fingida es evidente incluso en ausencia de recompensas externas obvias. De lo contrario, se diagnostica la simulación (que no se considera un trastorno mental).

También debe tenerse en cuenta que prácticamente todo el mundo desearía que su memoria fuera mejor de lo que es, y que este deseo suele acentuarse a medida que las personas envejecen y comienzan a tener más dificultades para recordar. Antes de considerar los trastornos de este árbol de decisión, el clínico debe determinar que la pérdida de memoria del individuo es lo suficientemente grave como para ser clínicamente significativa y que es más grave de lo que cabría esperar dada la función de memoria previa del individuo y lo normativo para su edad. Si el clínico determina que el deterioro de la memoria se debe al proceso de envejecimiento y está dentro de los límites normales dada la edad del individuo, se puede asignar un código sintomático de declive cognitivo relacionado con la edad (en el capítulo «Otras afecciones que pueden ser objeto de atención clínica» del DSM-5-TR).

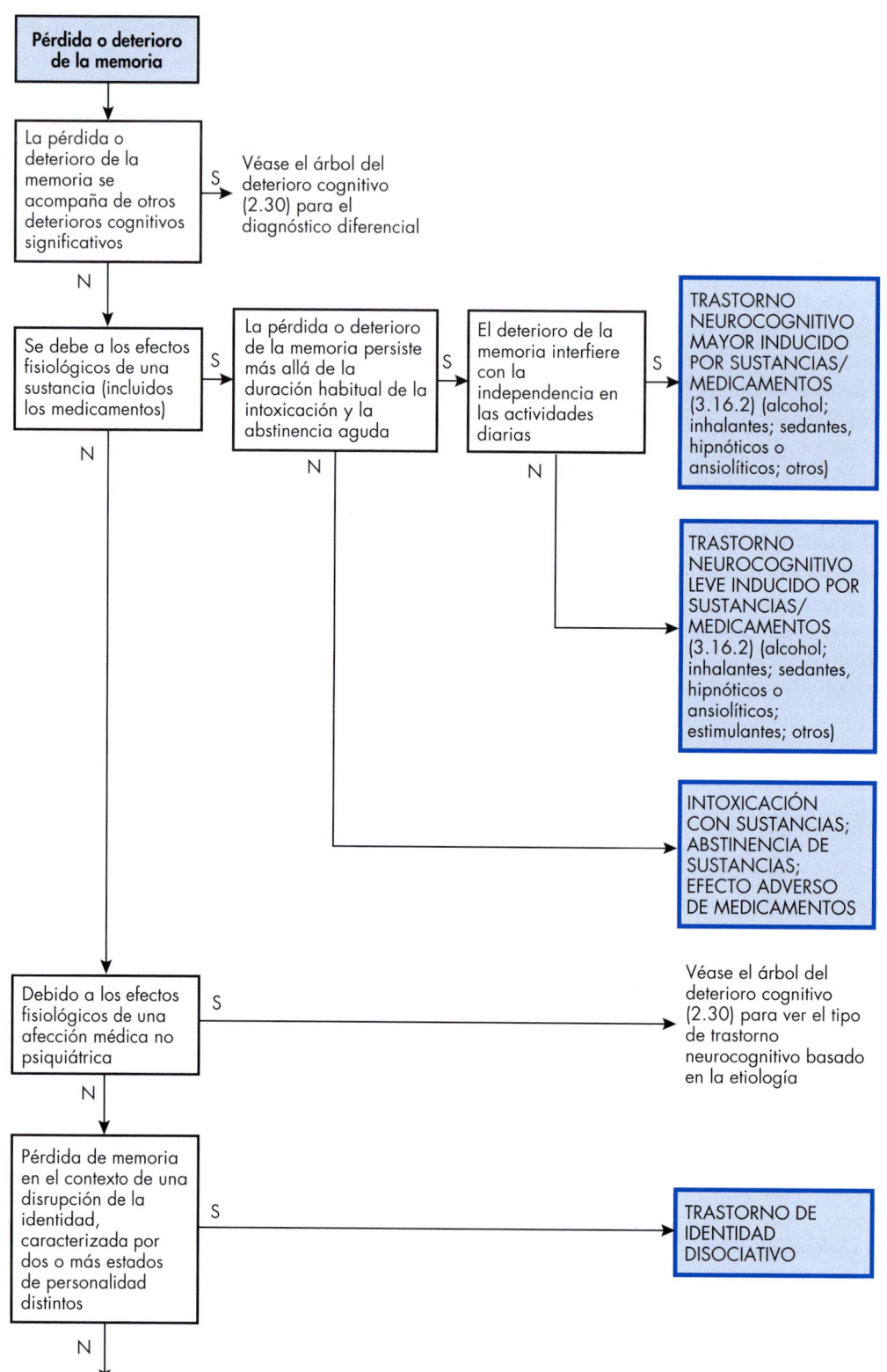

Pérdida o deterioro de la memoria

La pérdida o deterioro de la memoria se acompaña de otros deterioros cognitivos significativos

S → Véase el árbol del deterioro cognitivo (2.30) para el diagnóstico diferencial

N

Se debe a los efectos fisiológicos de una sustancia (incluidos los medicamentos)

S → La pérdida o deterioro de la memoria persiste más allá de la duración habitual de la intoxicación y la abstinencia aguda

S → El deterioro de la memoria interfiere con la independencia en las actividades diarias

S → TRASTORNO NEUROCOGNITIVO MAYOR INDUCIDO POR SUSTANCIAS/ MEDICAMENTOS (3.16.2) (alcohol; inhalantes; sedantes, hipnóticos o ansiolíticos; otros)

N → TRASTORNO NEUROCOGNITIVO LEVE INDUCIDO POR SUSTANCIAS/ MEDICAMENTOS (3.16.2) (alcohol; inhalantes; sedantes, hipnóticos o ansiolíticos; estimulantes; otros)

N → INTOXICACIÓN CON SUSTANCIAS; ABSTINENCIA DE SUSTANCIAS; EFECTO ADVERSO DE MEDICAMENTOS

N

Debido a los efectos fisiológicos de una afección médica no psiquiátrica

S → Véase el árbol del deterioro cognitivo (2.30) para ver el tipo de trastorno neurocognitivo basado en la etiología

N

Pérdida de memoria en el contexto de una disrupción de la identidad, caracterizada por dos o más estados de personalidad distintos

S → TRASTORNO DE IDENTIDAD DISOCIATIVO

N

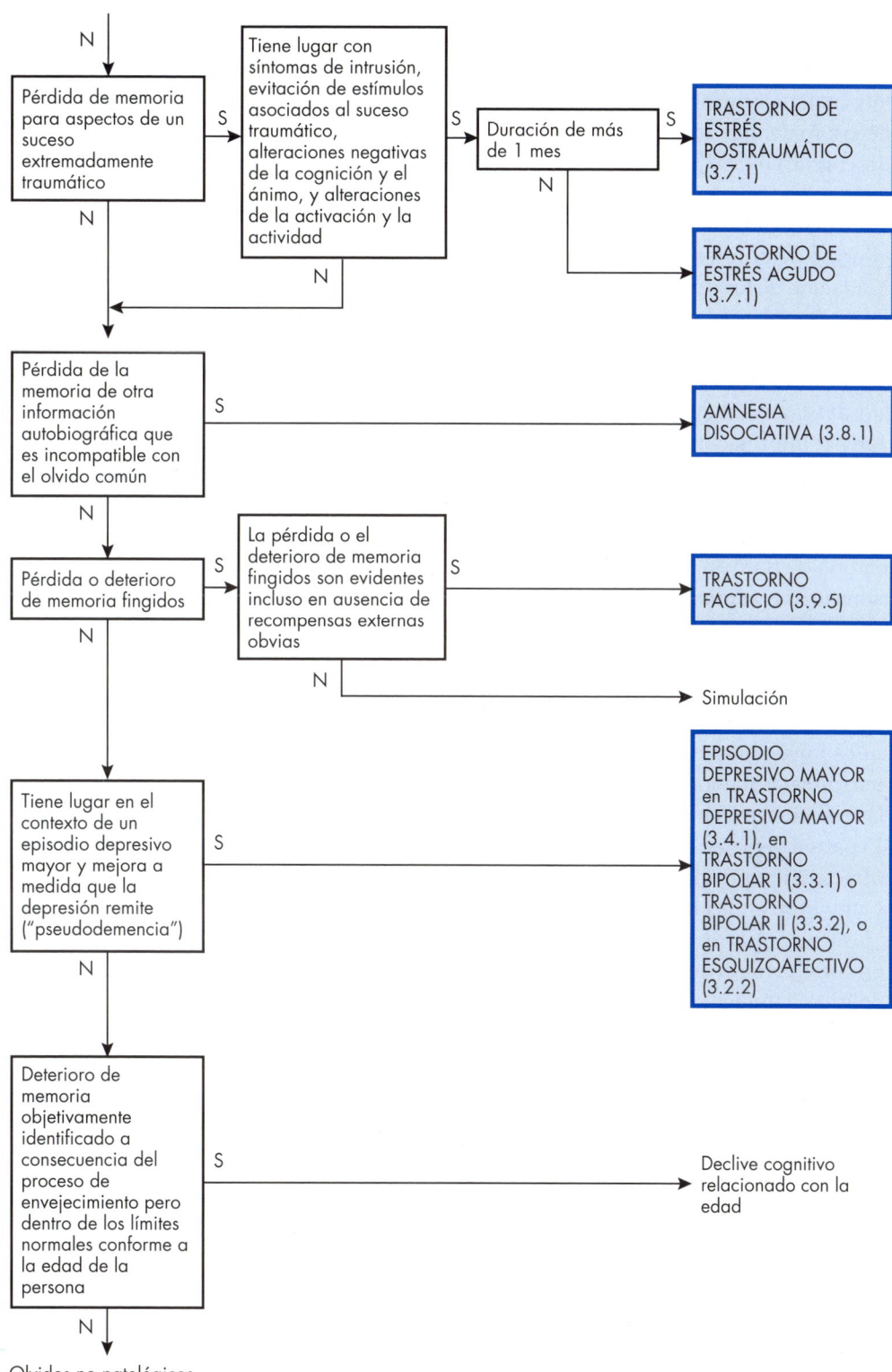

2.30 Árbol de decisión del deterioro cognitivo

Aunque *deterioro cognitivo* es un término amplio que puede describir el deterioro de prácticamente cualquier función cognitiva, en el contexto de este árbol de decisión el término se refiere al deterioro de uno de los seis dominios cognitivos enumerados en los criterios del trastorno neurocognitivo (TNC) mayor o leve: atención compleja, función ejecutiva, aprendizaje y memoria, lenguaje, función perceptiva-motora y cognición social. Si el deterioro cognitivo se limita a la pérdida de memoria, consultar el árbol de diagnóstico diferencial de la pérdida de memoria o deterioro de la memoria (2.29).

Cada uno de los dominios cognitivos describe aspectos de la función cognitiva. El dominio de *atención compleja* incluye la capacidad de mantener la atención durante un período de tiempo, de dividir la atención entre más de una tarea a la vez y de mantener la atención a pesar de las distracciones; este dominio también incluye la velocidad de procesamiento. El dominio de la *función ejecutiva* implica la capacidad de planificar con antelación y de tomar decisiones, de retener información durante un breve período y de manipular esa información (por ejemplo, sumar una lista de números), y de tener en cuenta la retroalimentación; este dominio también incluye la flexibilidad cognitiva (por ejemplo, la capacidad de cambiar de un concepto a otro). El dominio de *aprendizaje y memoria* incluye la memoria reciente, la memoria semántica (memoria de hechos), la memoria autobiográfica (memoria de acontecimientos personales o personas) y la memoria procedimental (aprendizaje de habilidades). El dominio del *lenguaje* incluye el lenguaje expresivo (la denominación, la búsqueda de palabras, la fluidez, la gramática y la sintaxis) y el lenguaje receptivo (la comprensión). El dominio *perceptivo-motor* incluye la percepción visual, las habilidades visoconstructivas (por ejemplo, el ensamblaje de elementos que requieren coordinación mano-ojo), la capacidad de integrar la percepción con movimientos intencionales, la integridad de los movimientos aprendidos (praxis) y el reconocimiento de caras y colores (gnosis). El dominio de *reconocimiento social* implica el reconocimiento de las emociones en los demás y la capacidad de considerar el estado mental de otra persona.

El patrón de deterioro cognitivo que define el síndrome del delirium es bastante específico. La característica principal del delirium es un empañamiento de la conciencia caracterizado por una alteración en la atención (es decir, menor capacidad de dirigir, enfocar, mantener y cambiar la atención), acompañado de una reducción de la conciencia del entorno, que se desarrolla en un corto período de tiempo y fluctúa en cuanto a gravedad a lo largo del día. La definición de delirium también requiere una alteración cognitiva acompañante (que puede manifestarse como deterioro de la memoria, el lenguaje, la habilidad visoespacial o la percepción). Una vez que se establece el síndrome de delirium, el diagnóstico real según el DSM-5-TR depende de su etiología; el delirium puede deberse a los efectos fisiológicos directos de una sustancia o medicamento (delirium por intoxicación con sustancias, delirium por abstinencia de sustancias, delirium inducido por medicamentos) o a los efectos fisiológicos directos de una afección médica no psiquiátrica (delirium debido a otra afección médica).

Más allá del delirium, los TNC del árbol se clasifican según la etiología, basándose principalmente en factores clínicos como el curso, el perfil de síntomas y la asociación temporal con alguna afección médica no psiquiátrica: inicio insidioso y progresión gradual del deterioro en el contexto de una enfermedad de Parkinson establecida para el TNC debido a la enfermedad de Parkinson; deterioro cognitivo que se desarrolla después de un traumatismo craneoencefálico en el TNC debido a traumatismo craneoencefálico; deterioro cognitivo en el contexto del VIH en el TNC debido a infección por VIH; inicio insidioso, progresión gradual y evidencia de que los síntomas son consecuencia directa de la enfermedad de Huntington en el TNC debido a la enfermedad de Huntington; inicio insidioso, progresión rápida y evidencia de biomarcadores de enfermedad priónica en el TNC debido a enfermedad priónica; inicio insidioso, progresión gradual y síntomas conductuales (como desinhibición, pérdida de empatía, comportamiento compulsivo) o disminución de la capacidad lingüística con preservación de la capacidad de aprendizaje y la memoria en el TNC frontotemporal; progresión gradual con fluctuaciones cognitivas, alucinaciones visuales, características espontáneas de parkinsonismo, trastorno del comportamiento del sueño REM o sensibilidad a neurolépticos en el TNC con cuerpos de Lewy; enfermedad cerebrovascular y características compatibles con una etiología vascular en el TNC vascular; inicio gradual y progresión gradual del deterioro en al menos dos dominios cognitivos en el TNC debido a la enfermedad de Alzheimer, y los efectos fisiológicos de una sustancia o medicamento que persisten más allá de la duración habitual de la intoxicación con sustancias o la abstinencia de sustancias en el TNC inducido por sustancias/medicamentos. Cada TNC se diagnostica como trastorno neurocognitivo mayor (si el deterioro cognitivo conduce a un deterioro sustancial de las funciones cognitivas que interfiere con la independencia) o como trastorno neurocognitivo leve (si el deterioro cognitivo es modesto e insuficientemente grave para interferir con la capacidad de independencia en las actividades diarias). Además, en varios de los TNC debidos a determinadas afecciones médicas no psiquiátricas se proporcionan criterios diferentes según si la presencia de la afección médica no psiquiátrica causante se considera «probable» o «posible» (es decir, enfermedad de Alzheimer, degeneración frontotemporal, enfermedad con cuerpos de Lewy) y si la relación causal entre el TNC y la afección médica no psiquiátrica ya establecida es «probable» o «posible» (es decir, enfermedad de Parkinson, enfermedad vascular).

El deterioro cognitivo significativo también puede ocurrir en el contexto de diversos trastornos mentales. Dado que dicho deterioro cognitivo se considera una característica asociada del trastorno mental, no se otorga un diagnóstico adicional. En la esquizofrenia, los síntomas cognitivos, especialmente los decrementos de la memoria declarativa y de trabajo, la función del lenguaje y otras funciones ejecutivas, son extremadamente comunes y contribuyen de manera significativa al mal funcionamiento a largo plazo. De manera similar, aunque muchas personas en medio de un episodio maníaco se sienten más seguras acerca de sus habilidades cognitivas, entre los episodios anímicos puede haber un deterioro cognitivo significativo con impacto negativo sobre el funcionamiento a largo plazo. Los trastornos depresivos, como el trastorno depresivo mayor y el trastorno depresivo persistente, se caracterizan por una capacidad disminuida para pensar o concentrarse, que en algunos casos puede ser lo suficientemente grave como para parecer una enfermedad demencial («seudodemencia»). La dificultad de concentrarse es común durante los períodos disfóricos del trastorno disfórico premenstrual y también forma parte de los cuadros sintomáticos del trastorno de estrés postraumático, el trastorno de estrés agudo y el trastorno de ansiedad generalizada. La falta de atención y la distraibilidad son características definitorias del trastorno de déficit de atención/hiperactividad.

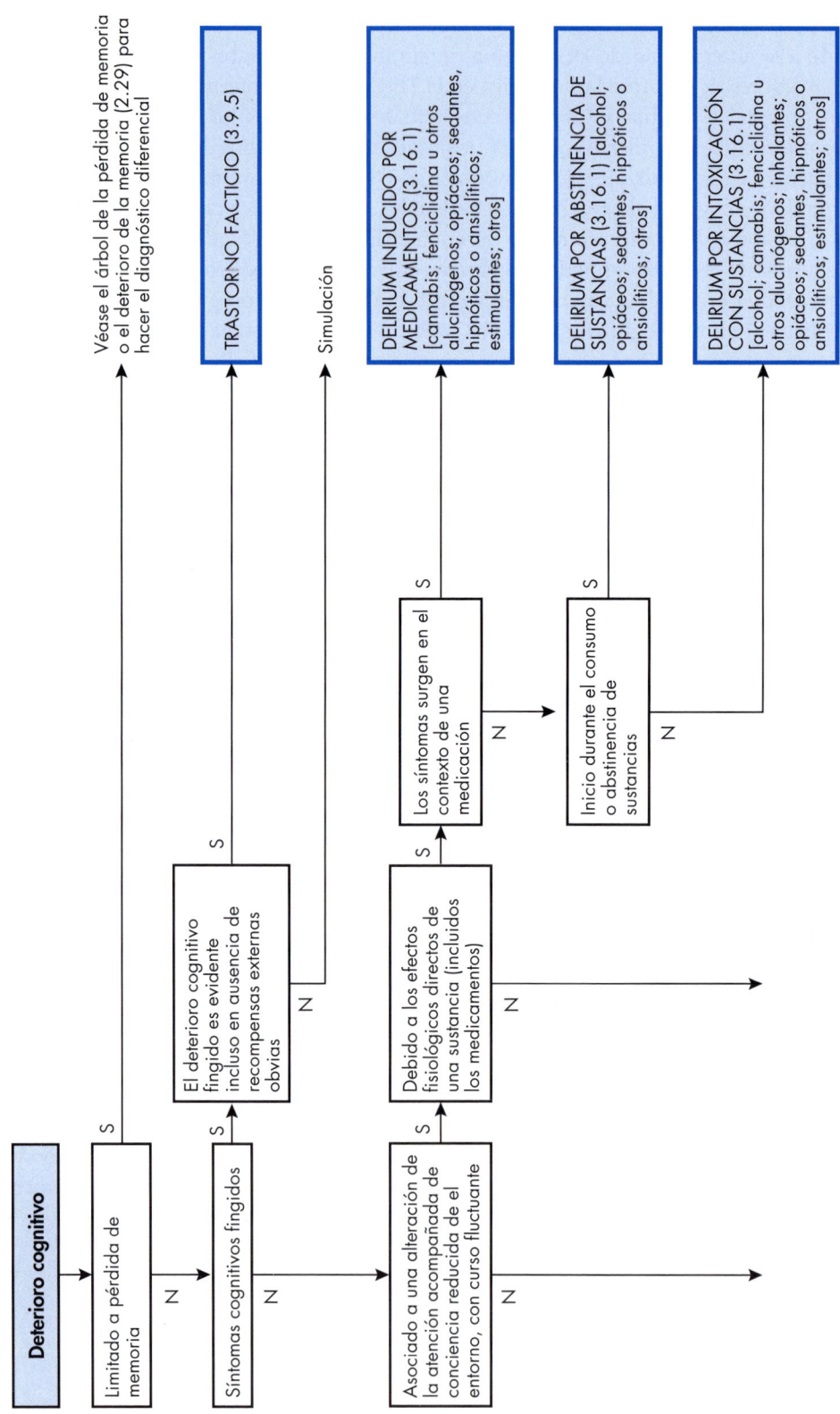

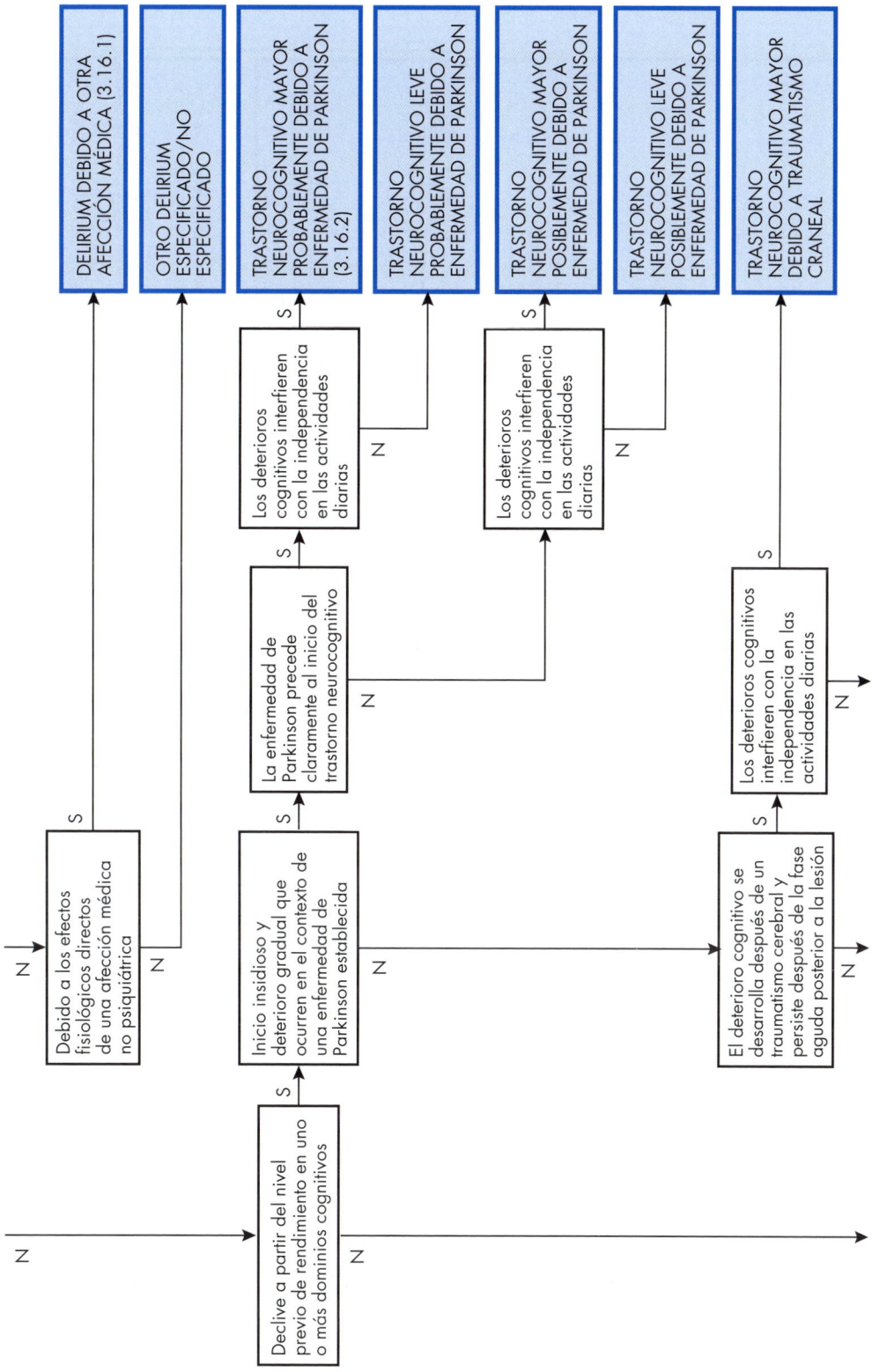

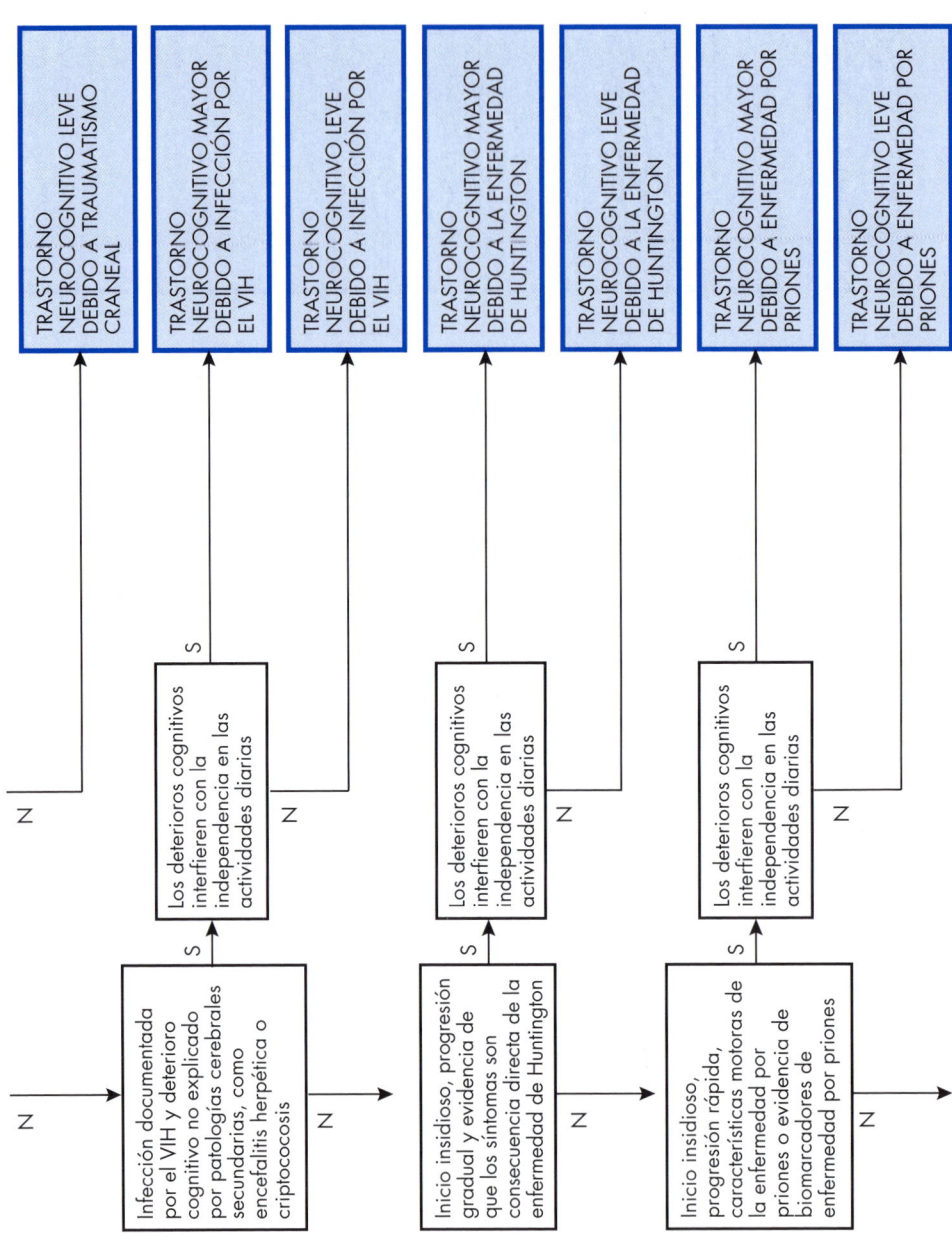

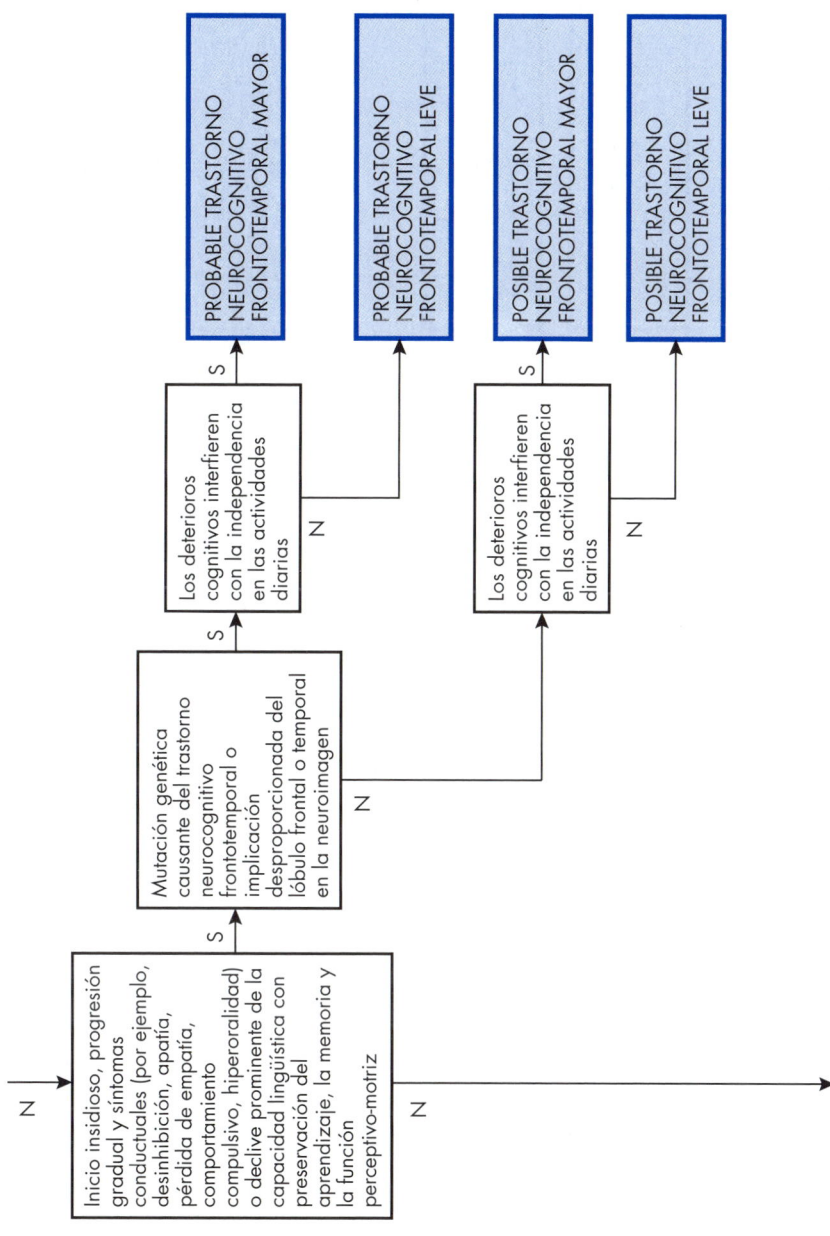

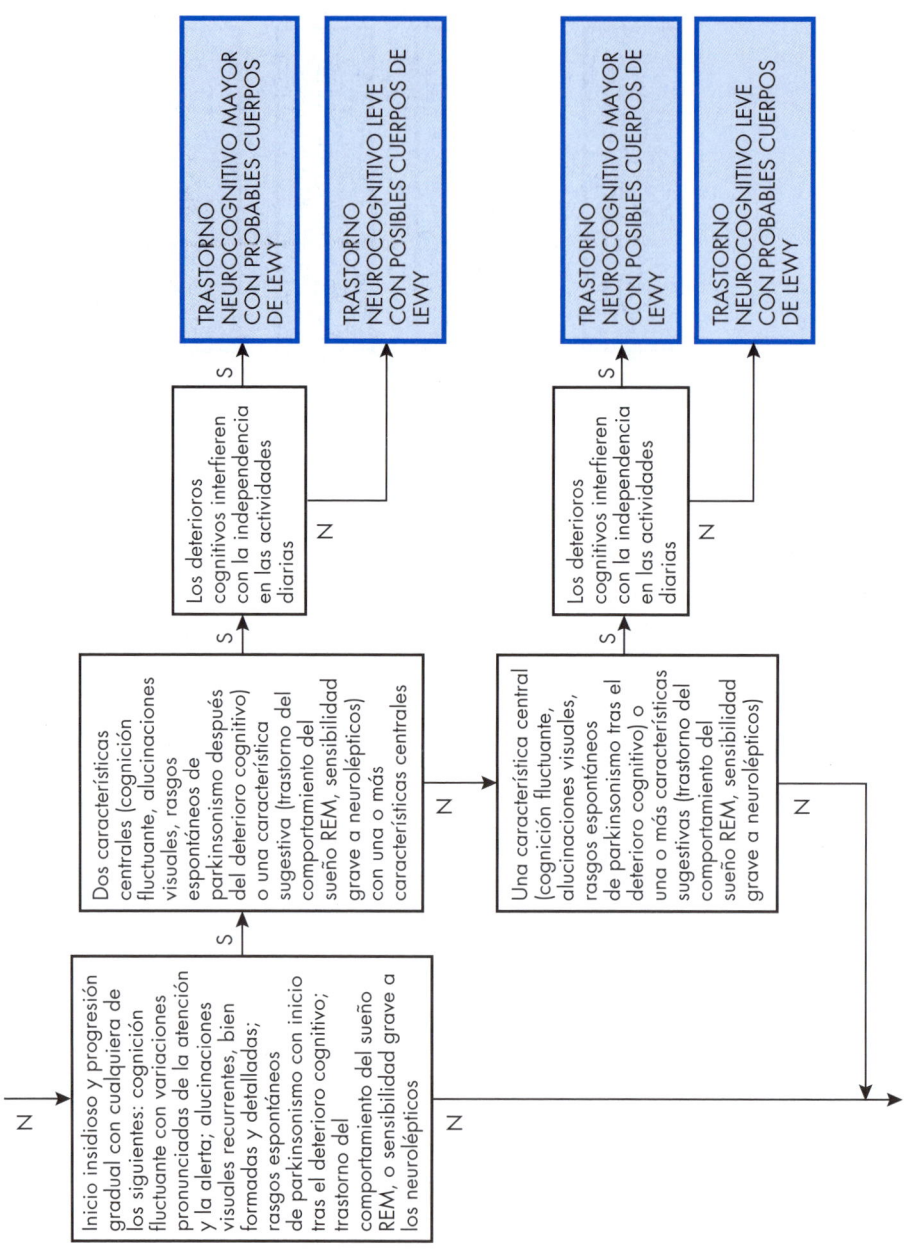

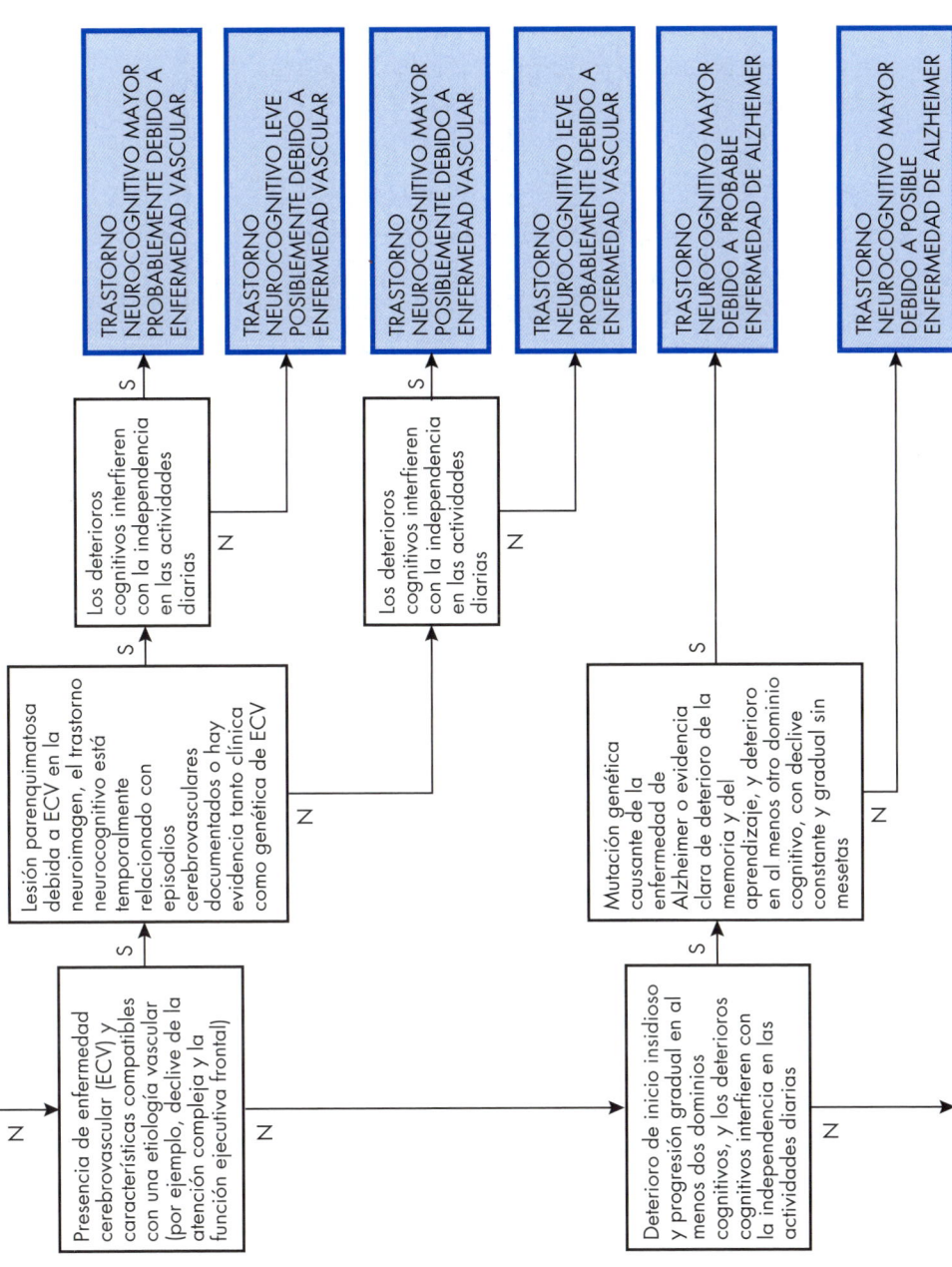

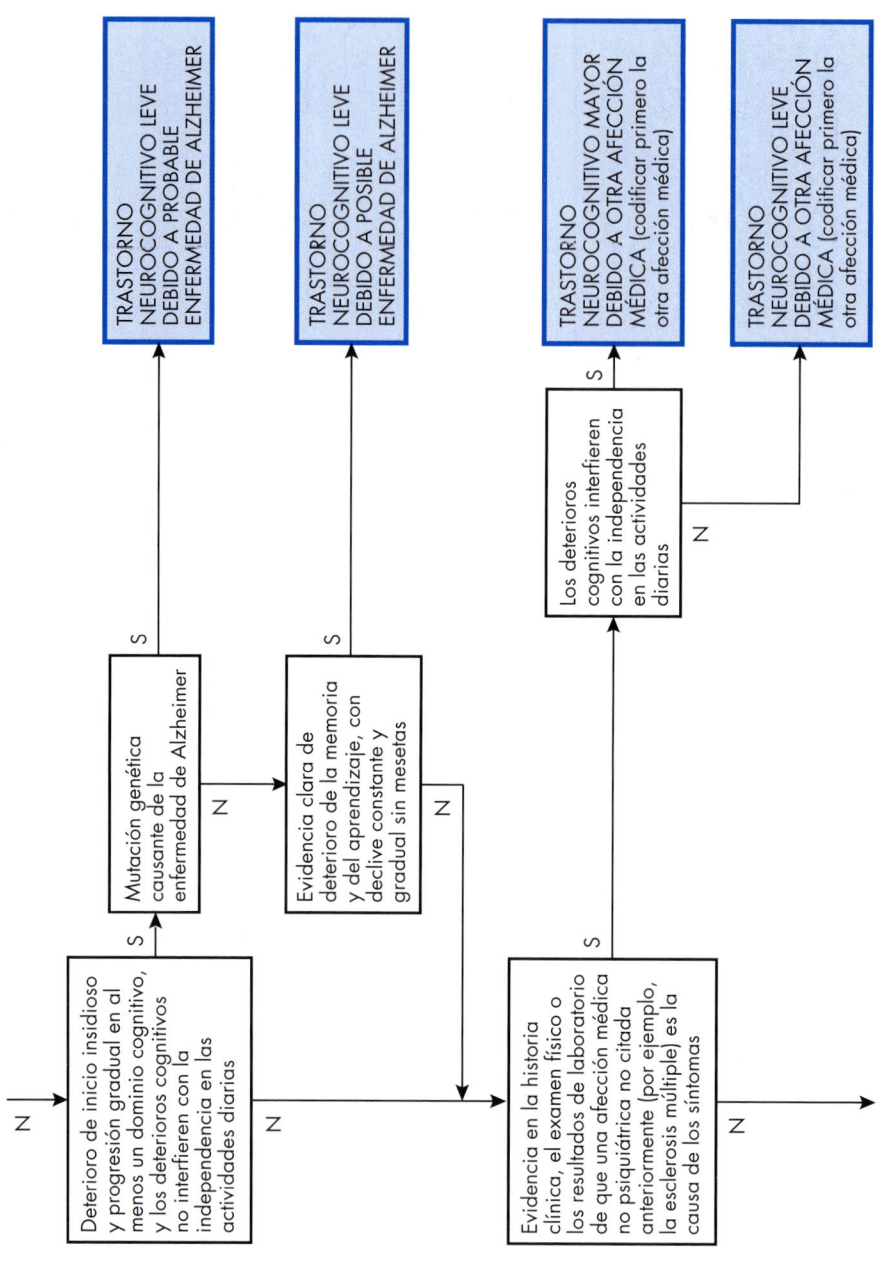

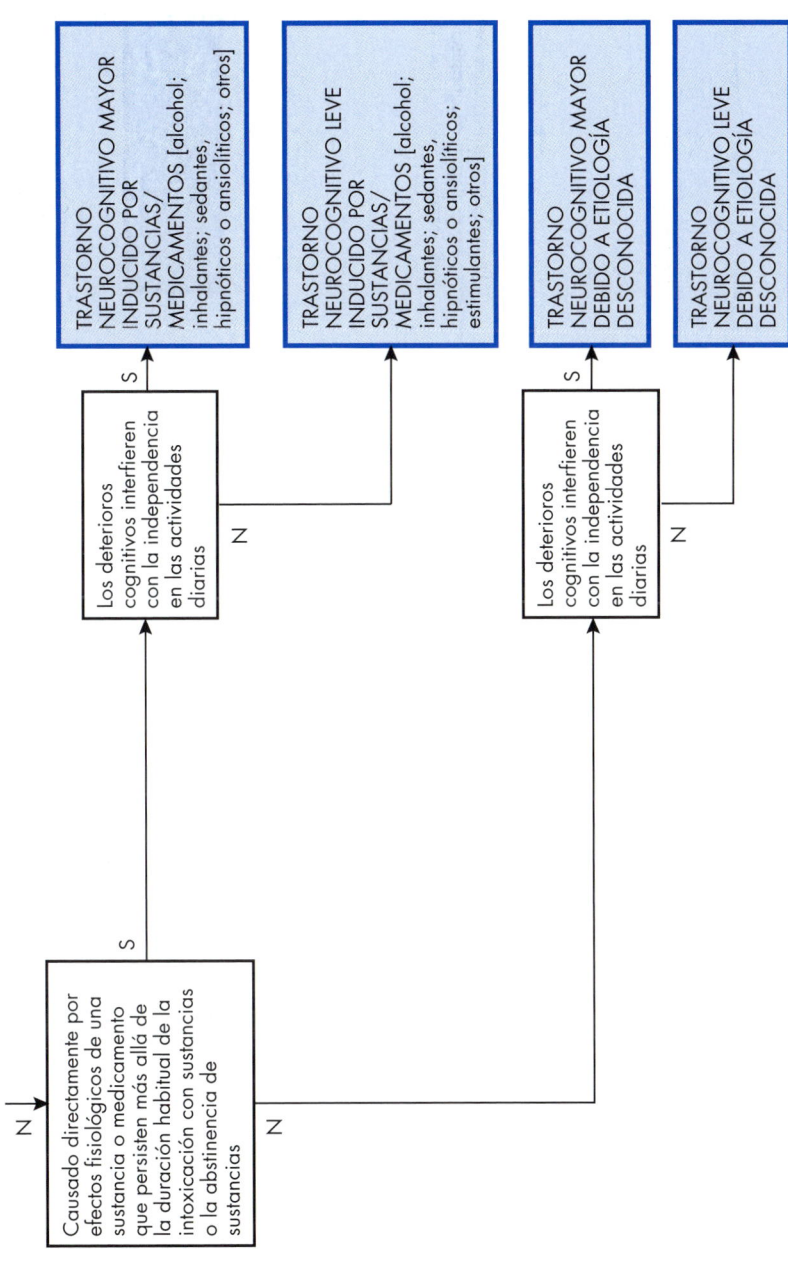

N →

Síntomas cognitivos que son propios de otro trastorno mental (por ejemplo, decrementos de la memoria declarativa y de trabajo en la esquizofrenia y el trastorno esquizoafectivo; déficits de atención, de la función ejecutiva y de la memoria verbal en el trastorno bipolar; deterioro de la capacidad de pensar o concentrarse en el trastorno de depresión mayor)

S → Diagnosticar el trastorno mental; no se hace ningún diagnóstico adicional

N →

TRASTORNO NEUROCOGNITIVO NO ESPECIFICADO

Diagnóstico diferencial mediante tablas

A diferencia de los 30 árboles de decisión incluidos en el capítulo 2, que utilizan los síntomas presentados como puntos de partida, los puntos de entrada a las 67 tablas de diagnóstico diferencial incluidas en este capítulo son los propios trastornos del DSM-5-TR. Aunque la práctica de llegar rápidamente a un diagnóstico provisional basado en la impresión general del paciente tiene sus riesgos en términos de cerrar prematuramente la mente del clínico a otros posibles contendientes diagnósticos igualmente válidos, este es probablemente el método más utilizado por los clínicos experimentados. Para ayudar a garantizar que el diagnóstico provisional del clínico sea, de hecho, el diagnóstico más ajustado a la presentación clínica del paciente, las tablas de diagnóstico diferencial basadas en los trastornos pueden ser de gran valor al proporcionar una lista completa de aquellos trastornos del DSM-5-TR que comparten características importantes con el diagnóstico provisional inicial, permitiendo así que puedan considerarse y descartarse.

El primer paso es localizar la(s) tabla(s) de diagnóstico diferencial correspondiente(s) al diagnóstico operativo (o los diagnósticos si inicialmente hay varios que parecen probables). En la lista incluida al final de esta introducción, las tablas de diagnóstico diferencial se han agrupado según la clase diagnóstica del DSM-5-TR, para que sea más fácil encontrar la tabla de diagnóstico diferencial relevante. (También hay un índice alfabético de tablas de diagnóstico diferencial al final de este manual). En este capítulo, cada tabla de diagnóstico diferencial por trastornos incluye dos columnas. La primera entrada de la izquierda resume la definición del trastorno índice para facilitar su diferenciación de los otros trastornos de la tabla. La columna de la izquierda enumera aquellos trastornos (o situaciones no patológicas) que comparten características diagnósticas con el trastorno índice y, por lo tanto, deben considerarse y descartarse como parte del diagnóstico diferencial de dicho trastorno índice. Por cada trastorno o situación no patológica del diagnóstico diferencial, la entrada de la columna de la derecha indica la característica diagnóstica que lo diferencia del trastorno índice. Por ejemplo, la tabla de diagnóstico diferencial del trastorno de ansiedad por separación (Tabla 3.5.1) incluye la agorafobia en el diagnóstico diferencial porque tanto el trastorno de ansiedad por separación como la agorafobia tienen la ansiedad y la evitación como características diagnósticas compartidas. Si el clínico está considerando un diagnóstico de trastorno de ansiedad por separación sobre la base de una presentación clínica de ansiedad grave que ocurre al salir de casa, la agorafobia también debería considerarse como posible trastorno explicativo y, por lo tanto, se incluye en la tabla. La entrada correspondiente en la columna de la derecha explica cómo se puede diferenciar el trastorno de ansiedad por separación de la agorafobia: «[La agorafobia] se caracteriza por ansiedad al sentirse atrapado o desamparado en lugares o situaciones de los que se percibe que sería difícil escapar en caso de síntomas parecidos al pánico o incapacitantes de otro tipo. En el trastorno de ansiedad por separación, el foco del miedo se centra en la separación de las figuras de apego principales».

A veces podrían no ser inmediatamente obvias las características diagnósticas que los otros trastornos tienen en común con el trastorno índice y que justificarían su inclusión en la tabla de diagnóstico diferencial. En tales casos, la entrada de la columna de la derecha comienza indicando cuál es la característica diagnóstica supuestamente compartida. Por ejemplo, la tabla de diagnóstico diferencial del trastorno de evitación/restricción de la ingesta de alimentos (TERIA; Tabla 3.10.1) incluye el trastorno del espectro autista, lo cual puede parecer raro dado que la conducta alimentaria restrictiva no forma parte de la definición del trastorno del espectro autista. Por lo tanto, la entrada de la columna de la derecha comienza señalando que el trastorno del espectro autista «puede caracterizarse por comportamientos alimentarios rígidos y sensibilidades sensoriales elevadas», lo que también es una característica del TERIA, y continúa diferenciando los dos trastornos al señalar que «estos síntomas a menudo no ocasionan el nivel de deterioro… que sería necesario para un diagnóstico de TERIA».

Varios trastornos se agrupan en algunas tablas para reducir el número de tablas de diagnóstico diferencial. En algunas tablas, como la Tabla 3.2.1, Esquizofrenia o trastorno esquizofreniforme, y la Tabla 3.7.1, Trastorno de estrés postraumático o trastorno de estrés agudo, los trastornos se han agrupado porque comparten prácticamente las mismas características diagnósticas excepto la duración (que se indica en una nota a pie de página) y, por lo tanto, comparten la misma lista de diagnóstico diferencial. En otras tablas, como la Tabla 3.1.2, Trastornos de la comunicación, se proporciona una sola tabla de diagnóstico diferencial que cubre todos los trastornos de ese grupo diagnóstico como si se tratase de un solo trastorno. En este tipo de tablas, si en la lista de diagnóstico diferencial se incluye un trastorno que hace solo referencia a uno de los trastornos de ese grupo diagnóstico, ello se indicará en una frase entre paréntesis. Por ejemplo, en la Tabla 3.1.2, aunque la mayoría de las entradas de diagnóstico diferencial enumeradas se aplican a todos los trastornos de la comunicación, la entrada del trastorno del espectro autista («Se caracteriza por patrones de comportamiento, intereses o actividades restringidos y repetitivos además de déficits de la comunicación social, mientras que en el trastorno de la comunicación social [pragmático], los patrones de comportamiento, intereses o actividades restringidos y repetitivos están ausentes») se aplica solo al trastorno de la comunicación social (pragmático). Por lo tanto, la frase «(a diferencia del trastorno de la comunicación social [pragmático])» se incluye en esa fila de la tabla para indicar que esta diferenciación se aplica solo a ese trastorno dentro del grupo de los trastornos de la comunicación.

Hay que tener en cuenta algunas precauciones en relación con el uso de las tablas. En primer lugar, aunque las entradas de las tablas se centran en las características que diferencian unos trastornos de otros, dado que solo una minoría de los trastornos del DSM-5-TR (por ejemplo, trastorno bipolar I y trastorno depresivo mayor) son por definición mutuamente excluyentes, la comorbilidad diagnóstica es la posición por defecto. Por lo tanto, a menos que se indique lo contrario, si se cumplen completamente los criterios tanto del trastorno índice como de uno de los trastornos de la tabla, ambos se deben diagnosticar.

En segundo lugar, aunque no se incluyen en las tablas de diagnóstico diferencial, las categorías de «otro especificado» y «no especificado» son una consideración importante en el diagnóstico diferencial de cada trastorno. Todo clínico experimentado sabe que la complejidad de la práctica ofrece muchas presentaciones que se sitúan entre los trastornos claramente definidos del DSM-5-TR. Muchos pacientes no presentan un cuadro claro que se ajuste cómodamente al prototipo de ninguno de los trastornos descritos en los criterios del DSM-5-TR. En su lugar, los pacientes a menudo tienen características clínicas que parecen estar en el límite entre dos conjuntos de criterios o cumplir los criterios de varios trastornos posiblemente relacionados. Es importante reconocer que un paciente límite es realmente un paciente límite y no se debe forzar su encaje en un diagnóstico determinado. Estos pacientes pueden requerir ensayos sucesivos de tratamiento para esclarecer cuáles son el diagnóstico y el plan de tratamiento más apropiados.

En tercer lugar, las tablas de diagnóstico diferencial tienden a centrarse en las presentaciones de síntomas transversales porque son las más fáciles de definir y evaluar. Otros factores que pueden ser útiles para guiar el diagnóstico diferencial son la historia previa del paciente, sus antecedentes familiares de psicopatología, la evolución, los resultados de las pruebas biológicas y las respuestas a los tratamientos previos. Especialmente en los casos dudosos, estos factores pueden inclinar la balanza del diagnóstico diferencial en una dirección u otra.

Tablas de diagnóstico diferencial agrupadas por clase diagnóstica del DSM-5-TR

Trastornos del neurodesarrollo
3.1.1   Trastorno del desarrollo intelectual (discapacidad intelectual)
3.1.2   Trastornos de la comunicación
3.1.3   Trastorno del espectro autista
3.1.4   Trastorno de déficit de atención/hiperactividad
3.1.5   Trastorno específico del aprendizaje
3.1.6   Trastornos de tics

Trastornos del espectro de la esquizofrenia y otros trastornos psicóticos
3.2.1   Esquizofrenia o trastorno esquizofreniforme
3.2.2   Trastorno esquizoafectivo
3.2.3   Trastorno delirante
3.2.4   Trastorno psicótico breve
3.2.5   Catatonía no especificada

Trastornos bipolares y relacionados
3.3.1   Trastorno bipolar I
3.3.2   Trastorno bipolar II
3.3.3   Trastorno ciclotímico

Tablas de diagnóstico diferencial agrupadas por clase diagnóstica del DSM-5-TR (*continuación*)

Trastornos depresivos

3.4.1	Trastorno de depresión mayor
3.4.2	Trastorno depresivo persistente
3.4.3	Trastorno disfórico premenstrual
3.4.4	Trastorno de desregulación disruptiva del estado de ánimo

Trastornos de ansiedad

3.5.1	Trastorno de ansiedad por separación
3.5.2	Mutismo selectivo
3.5.3	Fobia específica
3.5.4	Trastorno de ansiedad social
3.5.5	Trastorno de pánico
3.5.6	Agorafobia
3.5.7	Trastorno de ansiedad generalizada

Trastornos obsesivo-compulsivos y trastornos relacionados

3.6.1	Trastorno obsesivo-compulsivo
3.6.2	Trastorno dismórfico corporal
3.6.3	Trastorno de acumulación
3.6.4	Tricotilomanía (trastorno de arrancarse el pelo)
3.6.5	Trastorno de excoriación (rascado de la piel)

Trastornos relacionados con traumas y factores de estrés

3.7.1	Trastorno de estrés postraumático o trastorno de estrés agudo
3.7.2	Trastorno de adaptación
3.7.3	Trastorno de duelo prolongado

Trastornos disociativos

3.8.1	Amnesia disociativa
3.8.2	Trastorno de despersonalización/desrealización

Trastornos de síntomas somáticos y relacionados

3.9.1	Trastorno de síntomas somáticos
3.9.2	Trastorno de ansiedad por enfermedad
3.9.3	Trastorno de síntomas neurológicos funcionales (trastorno de conversión)
3.9.4	Factores psicológicos que influyen en otras afecciones médicas
3.9.5	Trastorno facticio

Trastornos de la conducta alimentaria y de la ingesta de alimentos

3.10.1	Trastorno de evitación/restricción de la ingesta de alimentos
3.10.2	Anorexia nerviosa
3.10.3	Bulimia nerviosa
3.10.4	Trastorno de atracones

Tablas de diagnóstico diferencial agrupadas por clase diagnóstica del DSM-5-TR (*continuación*)

Trastornos del neurodesarrollo

3.1.1 Diagnóstico diferencial del trastorno del desarrollo intelectual (discapacidad intelectual)

El trastorno del desarrollo intelectual, que se caracteriza por déficits globales en las funciones intelectuales (como razonamiento, resolución de problemas, planificación, pensamiento abstracto, juicio, aprendizaje académico y aprendizaje de la experiencia) y déficits en el funcionamiento adaptativo que dan lugar a la incapacidad de cumplir con los estándares de desarrollo y socioculturales necesarios para la independencia personal y la responsabilidad social, debe diferenciarse de…	A diferencia del trastorno del desarrollo intelectual…
Trastorno específico del aprendizaje	Se caracteriza por un deterioro limitado a un área específica del rendimiento académico (por ejemplo, lectura, ortografía, expresión escrita, cálculo aritmético, razonamiento matemático). No hay déficits ni en la inteligencia ni en el comportamiento adaptativo.
Trastornos de la comunicación (es decir, trastorno del lenguaje, trastorno fonológico, trastorno de la fluidez de inicio en la infancia [tartamudeo], trastorno de la comunicación social [pragmático])	Se caracterizan por alteraciones que se limitan a problemas del habla o del lenguaje. No hay déficits ni en el comportamiento intelectual ni en el adaptativo.
Trastorno del espectro autista	Se define por la presencia de déficits persistentes en la comunicación social y la interacción social, junto con patrones de comportamiento, intereses o actividades restringidos y repetitivos. Aunque puede haber cierta alteración de las habilidades de comunicación social en el trastorno del desarrollo intelectual, dicha alteración está al mismo nivel que los déficits de las otras capacidades intelectuales. El trastorno del desarrollo intelectual es frecuentemente comórbido con el trastorno del espectro autista y, si se cumplen los criterios de los dos, se deben dar ambos diagnósticos.

3.1.1 Diagnóstico diferencial del trastorno del desarrollo intelectual (discapacidad intelectual) (*continuación*)

Trastorno neurocognitivo mayor	Se caracteriza por un declive cognitivo significativo con respecto al nivel previo de funcionamiento en uno o más dominios cognitivos, como la función ejecutiva, el aprendizaje, la memoria y el lenguaje. Tanto el trastorno neurocognitivo mayor como el trastorno del desarrollo intelectual pueden diagnosticarse si el inicio de los déficits intelectuales y adaptativos tiene lugar durante el período de desarrollo.
Funcionamiento intelectual límite	Se caracteriza por un menor grado de deterioro intelectual (típicamente un CI alrededor de 70) o por la ausencia de problemas en el funcionamiento adaptativo si existen deterioros intelectuales significativos (por ejemplo, un CI por debajo de 70).

3.1.2 Diagnóstico diferencial de los trastornos de la comunicación

Los trastornos de la comunicación (es decir, trastorno del lenguaje, trastorno fonológico, trastorno de la fluidez de inicio en la infancia [tartamudeo] y trastorno de la comunicación social [pragmático]) deben diferenciarse de…	A diferencia de los trastornos de la comunicación…
Trastorno del desarrollo intelectual	Implica un deterioro general del funcionamiento intelectual en lugar de tan solo un deterioro del lenguaje. También puede diagnosticarse un trastorno de la comunicación si los problemas del lenguaje son mayores de lo habitualmente observado en el trastorno del desarrollo intelectual.
Dificultades de la comunicación relacionadas con la discapacidad auditiva, un déficit neurológico (por ejemplo, síndrome de Landau-Kleffner), un trastorno motor (por ejemplo, disartria) o un defecto estructural (por ejemplo, paladar hendido)	Son atribuibles a una discapacidad auditiva, un déficit neurológico, un trastorno motor o un defecto estructural, y no son mayores de lo esperado para los déficits sensoriales o motores del habla. Se puede diagnosticar un trastorno de la comunicación si los problemas de comunicación son mayores que los que suelen asociarse a los déficits o trastornos.
Mutismo selectivo	Se caracteriza por falta de habla en ciertos entornos (por ejemplo, en la escuela, con desconocidos), mientras que el niño habla normalmente en los entornos «seguros» (por ejemplo, en casa). En un trastorno de la comunicación, los problemas de comunicación son los mismos en todos los entornos. Algunos niños con trastorno de la comunicación pueden desarrollar mutismo selectivo por vergüenza a mostrar sus déficits del habla.
Trastorno de la Tourette (a diferencia del trastorno de la fluidez de inicio en la infancia)	Se caracteriza por tics vocales y vocalizaciones repetitivas que difieren en naturaleza y tiempo de los sonidos repetitivos del trastorno de la fluidez de inicio en la infancia, que se caracterizan por palabras entrecortadas (es decir, pausas dentro de una palabra), bloqueos audibles o silenciosos (es decir, pausas llenas o vacías en el habla), circunloquios (es decir, sustituciones de palabras para evitar palabras problemáticas), palabras producidas con exceso de tensión física y repeticiones de palabras enteras monosilábicas (por ejemplo, «Yo-yo-yo-yo lo veo").

3.1.2 Diagnóstico diferencial de los trastornos de la comunicación (*continuación*)

Trastorno del espectro autista (a diferencia del trastorno de la comunicación social [pragmático])	Se caracteriza por patrones de comportamiento, intereses o actividades restringidos y repetitivos, además de déficits en la comunicación social, mientras que en el trastorno de la comunicación social (pragmático) los patrones de comportamiento, intereses o actividades restringidos y repetitivos están ausentes.
Trastorno de ansiedad social (a diferencia del trastorno de la comunicación social [pragmático])	Se caracteriza por la falta de uso de habilidades de comunicación social adecuadamente desarrolladas debido a ansiedad, miedo o angustia en relación con las interacciones sociales. En el trastorno de la comunicación social (pragmático), estas habilidades nunca han estado presentes.
Disfluencias normales o dificultades en la articulación en los niños pequeños	Son apropiados para su desarrollo.

3.1.3 Diagnóstico diferencial del trastorno del espectro autista

El trastorno del espectro autista, que se caracteriza por déficits persistentes en la comunicación social y la interacción social en múltiples contextos, acompañados de patrones de comportamiento, intereses o actividades restringidos y repetitivos que ya estaban presentes durante el período de desarrollo temprano, debe diferenciarse de…	A diferencia del trastorno del espectro autista…
Esquizofrenia	La esquizofrenia de inicio en la infancia suele desarrollarse después de un período de desarrollo normal o casi normal. El estado prodrómico de la esquizofrenia puede incluir deterioro social e intereses y creencias atípicas que podrían confundirse con los déficits sociales observados en el trastorno del espectro autista. Las alucinaciones y delirios, que definen la esquizofrenia, no se observan en el trastorno del espectro autista.
Mutismo selectivo	Se caracteriza por un desarrollo temprano normal y un funcionamiento adecuado de la comunicación social en ciertos contextos y entornos «seguros» (por ejemplo, en casa con los padres).
Trastorno del lenguaje	Se caracteriza por la falta de deterioro cualitativo en la interacción social, y el rango de intereses y comportamientos del individuo no está restringido.
Trastorno de la comunicación social (pragmático)	Se caracteriza por deterioro de la comunicación social y las interacciones sociales sin los comportamientos o intereses restringidos y repetitivos característicos del trastorno del espectro autista.

3.1.3 Diagnóstico diferencial del trastorno del espectro autista (*continuación*)

Trastorno del desarrollo intelectual	Implica un deterioro general del funcionamiento intelectual; no hay discrepancia entre el nivel de las habilidades sociales comunicativas y el de otras habilidades intelectuales. Un diagnóstico de trastorno del espectro autista en un individuo con trastorno del desarrollo intelectual es apropiado cuando la comunicación y la interacción sociales están significativamente deterioradas en relación con el nivel de desarrollo de las habilidades no verbales del individuo.
Trastorno de movimientos estereotipados	Se produce en ausencia de deterioro de la interacción social y del desarrollo del lenguaje. El trastorno de movimientos estereotipados generalmente no se diagnostica si la estereotipia forma parte del trastorno del espectro autista; sin embargo, cuando las estereotipias causan autolesiones y se convierten en objeto de tratamiento, ambos diagnósticos pueden ser apropiados.

3.1.4 Diagnóstico diferencial del trastorno de déficit de atención/hiperactividad

El trastorno de déficit de atención/hiperactividad (TDAH), que se caracteriza por síntomas de falta de atención y/o hiperactividad-impulsividad que no concuerdan con el nivel de desarrollo y que afectan negativamente a las actividades sociales y académicas/ocupacionales, debe diferenciarse de…	A diferencia del trastorno de déficit de atención/hiperactividad…
Comportamientos normativos en los niños activos	Coinciden con el nivel de desarrollo.
Entornos poco estimulantes	Producen una falta de atención que está relacionada con el aburrimiento.
Trastorno negativista desafiante	Puede caracterizarse por resistencia a realizar tareas laborales o escolares por negarse a someterse a las demandas de los demás, lo cual va acompañado de negatividad, hostilidad y desafío. Sin embargo, en el TDAH la aversión a la escuela o a las tareas mentalmente exigentes se debe a la dificultad de mantener el esfuerzo mental, al olvido de las instrucciones y a la impulsividad.
Trastorno explosivo intermitente	También se caracteriza por altos niveles de comportamiento impulsivo, pero, a diferencia del TDAH, hay episodios de agresión grave a los demás. Se puede realizar un diagnóstico adicional de trastorno explosivo intermitente si los arrebatos agresivos impulsivos recurrentes son mayores que los habitualmente observados en el TDAH y requieren atención clínica independiente.
Trastorno de la conducta	Puede caracterizarse por niveles altos de impulsividad, pero también hay un patrón de comportamiento antisocial.
Trastorno de movimientos estereotipados	Se caracteriza por un comportamiento motor repetitivo que puede parecerse al mayor comportamiento motor del TDAH. Sin embargo, a diferencia del TDAH, el comportamiento motor suele ser fijo y repetitivo (por ejemplo, balanceo del cuerpo, mordedura propia), mientras que la inquietud y la agitación en el TDAH suelen ser generalizadas.

3.1.4 Diagnóstico diferencial del trastorno de déficit de atención/hiperactividad (*continuación*)	
Trastorno específico del aprendizaje	Puede caracterizarse por un comportamiento distraído debido a frustración, falta de interés o capacidad limitada. Sin embargo, la falta de atención de los individuos con trastorno específico del aprendizaje que no tienen TDAH no es incapacitante fuera del trabajo escolar.
Trastorno del desarrollo intelectual	Puede caracterizarse por síntomas de falta de atención y/o hiperactividad-impulsividad en los niños ubicados en entornos académicos que no son apropiados para su capacidad intelectual. Las personas con trastorno del desarrollo intelectual sin TDAH no presentan síntomas durante las tareas no académicas. El diagnóstico de TDAH en personas con trastorno del desarrollo intelectual requiere que la falta de atención o la hiperactividad sean excesivas para la edad mental del individuo.
Trastorno del espectro autista	Puede caracterizarse por desvinculación social y aislamiento social debido a déficits de la comunicación social, así como por rabietas debido a la incapacidad de tolerar los cambios en el curso esperado de los acontecimientos, mientras que la disfunción social y el rechazo entre iguales en el TDAH están relacionados con los síntomas de falta de atención e hiperactividad, y la mala conducta y las rabietas se asocian a la impulsividad o la falta de autocontrol.
Trastorno de relación social desinhibida	Se caracteriza por desinhibición social, pero no por el conjunto completo de síntomas del TDAH. Los niños con trastorno de relación social desinhibida también tienen antecedentes de extremos de cuidado insuficiente.
Trastorno de desregulación disruptiva del estado de ánimo	Se caracteriza por irritabilidad generalizada e intolerancia a la frustración. Dado que la mayoría de los niños y adolescentes con trastorno de desregulación disruptiva del estado de ánimo también tienen síntomas que cumplen los criterios del TDAH, se puede realizar un diagnóstico adicional.

3.1.4 Diagnóstico diferencial del trastorno de déficit de atención/hiperactividad (*continuación*)	
Trastornos de ansiedad	Pueden caracterizarse por síntomas de falta de atención debido al miedo, la preocupación y la rumiación. En el TDAH, la falta de atención se debe a la atracción de los estímulos externos o las nuevas actividades, o a la preocupación por las actividades placenteras.
Trastorno depresivo mayor	Puede caracterizarse por incapacidad para concentrarse; sin embargo, la falta de concentración es prominente solo durante los episodios depresivos mayores.
Trastorno bipolar I o trastorno bipolar II	Puede caracterizarse por aumento de la actividad, mala concentración, mayor impulsividad y distraibilidad, pero estas características son episódicas y aparecen durante varios días o semanas. Además, los síntomas van acompañados de estado de ánimo elevado o irritable, grandiosidad y otras características específicas del trastorno bipolar. Aunque las personas con TDAH pueden mostrar cambios significativos del estado de ánimo en un mismo día, esta labilidad es diferente del episodio maníaco o hipomaníaco, que debe ser sostenido y durar al menos 1 semana (o 4 días en el caso del episodio hipomaníaco) para ser indicador clínico del trastorno bipolar I o bipolar II.
Trastornos de la personalidad límite, antisocial y narcisista	Comparten características de desorganización, intromisión social, desregulación emocional y desregulación cognitiva. Estos trastornos se distinguen del TDAH por la presencia de otras características desadaptativas adicionales, como autolesiones, comportamiento antisocial, miedo al abandono y falta de empatía. Si se cumplen los criterios tanto del TDAH como de un trastorno de la personalidad, ambos pueden diagnosticarse.

3.1.4 Diagnóstico diferencial del trastorno de déficit de atención/hiperactividad (*continuación*)

Síntomas de TDAH inducidos por medicamentos	Se caracterizan por falta de atención y/o hiperactividad-impulsividad a causa de un medicamento (por ejemplo, broncodilatadores, isoniacida, antipsicóticos y otros agentes bloqueadores de los receptores de dopamina [productores de acatisia], medicamentos de sustitución tiroidea) y remiten cuando se suspende dicho medicamento. El TDAH no se diagnostica si los síntomas ocurren solamente durante el uso de un medicamento.
Trastornos neurocognitivos	Pueden caracterizarse por alteraciones cognitivas similares a las del TDAH; se distinguen por su inicio típicamente más tardío.

3.1.5 Diagnóstico diferencial del trastorno específico del aprendizaje

El trastorno específico del aprendizaje, que se caracteriza por dificultades para aprender y utilizar las habilidades académicas (por ejemplo, lectura, ortografía, expresión escrita, cálculo aritmético, razonamiento matemático), debe diferenciarse de…	A diferencia del trastorno específico del aprendizaje…
Variaciones normales del rendimiento académico	No interfieren de manera clínicamente significativa con el rendimiento académico, el desempeño ocupacional o las actividades de la vida diaria que requieren tales habilidades académicas; las habilidades académicas afectadas no están sustancial ni cuantificablemente por debajo de lo esperado para la edad cronológica del individuo (sobre la base de las apropiadas medidas estandarizadas), o las dificultades disminuyen al realizar intervenciones para contrarrestarlas.
Bajo rendimiento académico debido a falta de oportunidades, enseñanza deficiente o aprendizaje en un segundo idioma	Obedece a factores externos al individuo y, por lo tanto, no son indicativos de ninguna disfunción interna. Para justificar un diagnóstico de trastorno específico del aprendizaje, las dificultades del aprendizaje deben persistir aun en presencia de suficientes oportunidades educativas, de la misma educación que sus homólogos y de la competencia en el idioma de la formación.
Bajo rendimiento académico debido a un problema de visión o de audición, o a otro déficit neurológico	Se encuentra en el nivel que cabría esperar conforme a la naturaleza del déficit sensorial o neurológico. Aun así, el trastorno específico del aprendizaje puede diagnosticarse si las dificultades académicas no se explican adecuadamente por el déficit sensorial o neurológico.
Trastorno del desarrollo intelectual	Consiste en un deterioro general del funcionamiento intelectual que no se limita a una habilidad académica en particular. El trastorno específico del aprendizaje puede diagnosticarse además del trastorno del desarrollo intelectual siempre y cuando los problemas de aprendizaje sean mayores que los que habitualmente se asocian al trastorno del desarrollo intelectual.

3.1.5 Diagnóstico diferencial del trastorno específico del aprendizaje (*continuación*)	
Trastorno del espectro autista	Incluye déficits persistentes de la comunicación y la interacción sociales, junto con patrones de comportamiento, intereses o actividades restringidos y repetitivos; estos déficits y patrones no se limitan a una habilidad académica en particular.
Trastornos de la comunicación	Implican alteraciones de las habilidades del habla o del lenguaje que no se limitan a determinadas habilidades académicas como la lectura o la escritura.
Trastorno neurocognitivo mayor	Las dificultades se manifiestan como un declive marcado con respecto al estado anterior, mientras que en el trastorno específico del aprendizaje los problemas ocurren durante el período de desarrollo y no suponen una pérdida de las habilidades adquiridas previamente.
Trastorno de déficit de atención/ hiperactividad	Se caracteriza por problemas de rendimiento académico debido a falta de atención, hiperactividad y/o impulsividad, en lugar de a problemas con el aprendizaje de determinadas aptitudes académicas.
Esquizofrenia	Las dificultades académicas y de procesamiento cognitivo asociadas pueden dar lugar a un declive académico a menudo rápido que comienza en la adolescencia o al inicio de la edad adulta, mientras que las dificultades de aprendizaje del trastorno específico del aprendizaje se hacen evidentes durante los años de escuela primaria, cuando se requiere que los niños aprendan a leer, escribir, deletrear y hacer operaciones matemáticas.

3.1.6 Diagnóstico diferencial del trastorno de tics

Los trastornos de tics (es decir, trastorno de la Tourette, trastorno de tics motores o vocales persistente [crónico], trastorno de tics transitorio), que se caracterizan por movimientos motores o vocalizaciones súbitos, rápidos, recurrentes y no rítmicos, deben diferenciarse de…	A diferencia de los trastornos de tics…
Movimientos coreiformes asociados a afecciones neurológicas u otras afecciones médicas	Se caracterizan por ser rápidos, aleatorios, continuos, bruscos, irregulares, impredecibles y no estereotipados; suelen ser bilaterales y afectar a todas las partes del cuerpo (es decir, cara, tronco y extremidades).
Movimientos distónicos asociados a afecciones neurológicas u otras afecciones médicas	Se caracterizan por la contracción sostenida y simultánea de músculos agonistas y antagonistas, lo que genera una distorsión de la postura o del movimiento de partes del cuerpo.
Mioclonías	Se caracterizan por movimientos unidireccionales repentinos que a menudo no son rítmicos y pueden empeorar con el movimiento y ocurrir durante el sueño. Las mioclonías se diferencian de los tics por su rapidez, falta de supresión y ausencia de impulso premonitorio.
Tics causados por sustancias o medicamentos	Remiten cuando se interrumpe la sustancia o medicamento (por ejemplo, un estimulante) y se diagnostican como trastorno relacionado con [sustancia] no especificado (por ejemplo, trastorno relacionado con anfetaminas no especificado) o como otro trastorno motor inducido por medicamentos.
Trastorno de movimientos estereotipados o estereotipias del trastorno del espectro autista	Se caracterizan por comportamientos no funcionales, generalmente rítmicos, aparentemente compulsivos y que suelen ser más complejos que los tics.

3.1.6 Diagnóstico diferencial del trastorno de tics (*continuación*)	
Compulsiones del trastorno obsesivo-compulsivo	Ocurren en respuesta a una obsesión o según reglas aplicadas de forma rígida.
Esquizofrenia	Puede caracterizarse por vocalizaciones o comportamientos desorganizados o extraños que van acompañados de otros síntomas característicos (por ejemplo, delirios, síntomas negativos) y tienen un curso característico (por ejemplo, deterioro funcional marcado).

Espectro de la esquizofrenia y otros trastornos psicóticos

3.2.1 Diagnóstico diferencial de la esquizofrenia y el trastorno esquizofreniforme[a]

La esquizofrenia y el trastorno esquizofreniforme, que se caracterizan por un trastorno que dura meses (al menos 6 meses para la esquizofrenia y entre 1 y 6 meses para el trastorno esquizofreniforme) que afecta significativamente al funcionamiento y que incluye al menos 1 mes de síntomas psicóticos en fase activa, deben diferenciarse de…	A diferencia de la esquizofrenia o el trastorno esquizofreniforme…
Trastorno psicótico debido a otra afección médica, delirium debido a otra afección médica o trastorno neurocognitivo mayor debido a otra afección médica	Requieren la presencia de una afección médica etiológica no psiquiátrica. La esquizofrenia o el trastorno esquizofreniforme no se diagnostican si los síntomas psicóticos se deben todos ellos a los efectos fisiológicos directos de una afección médica no psiquiátrica.
Trastorno psicótico inducido por sustancias/ medicamentos, trastorno neurocognitivo inducido por sustancias/medicamentos, delirium por intoxicación con sustancias, delirium por abstinencia de sustancias, delirium inducido por medicamentos, intoxicación con sustancias o abstinencia de sustancias	Requieren que los síntomas psicóticos sean iniciados y mantenidos por el uso de sustancias (incluidos los efectos secundarios de medicamentos). La esquizofrenia o el trastorno esquizofreniforme no se diagnostican si los síntomas psicóticos se deben todos ellos a los efectos fisiológicos directos de una sustancia (incluidos los medicamentos).
Trastorno esquizoafectivo	Se caracteriza por síntomas que cumplen los criterios de un episodio depresivo mayor (específicamente, el Criterio A1, estado de ánimo deprimido) o un episodio maníaco concurrente con el Criterio A de la esquizofrenia,[b] y los episodios anímicos están presentes durante la mayor parte de la duración total de las fases activas y residuales de la enfermedad. En la esquizofrenia o el trastorno esquizofreniforme, los episodios anímicos están presentes solo durante una fracción minoritaria de la duración total de los períodos activos y residuales de la enfermedad.

3.2.1 Diagnóstico diferencial de la esquizofrenia y el trastorno esquizofreniforme[a] (*continuación*)

Trastorno depresivo mayor con características psicóticas, trastorno bipolar I o trastorno bipolar II con características psicóticas, catatonía asociada al trastorno depresivo mayor, o catatonía asociada al trastorno bipolar I o trastorno bipolar II	Se caracterizan por síntomas psicóticos o catatónicos que ocurren exclusivamente durante episodios maníacos o depresivos mayores.
Trastorno psicótico breve	Se caracteriza por una duración total de los síntomas psicóticos de al menos 1 día pero menos de 1 mes.
Trastorno delirante	Se caracteriza por delirios que ocurren en ausencia de los otros síntomas característicos de la esquizofrenia (es decir, alucinaciones auditivas o visuales prominentes, discurso desorganizado, comportamiento gravemente desorganizado o catatónico, síntomas negativos).
Trastorno de estrés postraumático	Puede caracterizarse por *flashbacks* de calidad alucinatoria e hipervigilancia que puede alcanzar proporciones paranoicas, pero se distingue por el requisito de la exposición a un suceso traumático más un conjunto característico de síntomas intrusivos, de evitación, etcétera.
Trastorno del espectro autista	Se caracteriza por un inicio temprano (por ejemplo, antes de los 3 años) y por la ausencia de delirios o alucinaciones prominentes. Un diagnóstico de esquizofrenia o trastorno esquizofreniforme podrá justificarse en los individuos con diagnóstico previo de trastorno del espectro autista tan solo si ha habido alucinaciones o delirios prominentes durante al menos 1 mes.

3.2.1 Diagnóstico diferencial de la esquizofrenia y el trastorno esquizofreniforme[a] (*continuación*)

Trastornos de la personalidad esquizotípica, esquizoide y paranoide	Se caracterizan por rasgos de personalidad que son versiones subumbrales de muchos de los síntomas de la esquizofrenia (por ejemplo, creencias extrañas, distorsiones perceptivas, pensamiento y habla extraños, ansiedad social).

[a]La esquizofrenia y el trastorno esquizofreniforme tienen prácticamente el mismo diagnóstico diferencial y, por tanto, se han combinado a los efectos de esta tabla de diagnóstico diferencial. Se diferencian principalmente en función de la duración del trastorno. En el trastorno esquizofreniforme, la duración es de entre 1 y 6 meses. En la esquizofrenia, la duración es de 6 meses o más.

[b]Dos o más de los siguientes síntomas durante un período de 1 mes: delirios, alucinaciones, discurso desorganizado, comportamiento gravemente desorganizado o catatónico y síntomas negativos, con al menos un síntoma constituido por delirios, alucinaciones o discurso desorganizado.

3.2.2 Diagnóstico diferencial del trastorno esquizoafectivo

El trastorno esquizoafectivo, que se caracteriza por períodos en los que episodios depresivos mayores (específicamente, el Criterio A1, estado de ánimo deprimido) o episodios maníacos concurren con síntomas que cumplen con el Criterio A de la esquizofrenia,[a] y períodos en los que hay delirios o alucinaciones sin síntomas anímicos, debe diferenciarse de...	A diferencia del trastorno esquizoafectivo...
Trastorno psicótico debido a otra afección médica, delirium debido a otra afección médica o trastorno neurocognitivo mayor debido a otra afección médica	Requieren la presencia de una afección médica etiológica no psiquiátrica. El trastorno esquizoafectivo no se diagnostica si los síntomas psicóticos o anímicos se deben todos ellos a los efectos fisiológicos directos de una afección médica no psiquiátrica.
Trastorno psicótico inducido por sustancias/medicamentos, trastorno neurocognitivo inducido por sustancias/medicamentos, delirium por intoxicación con sustancias, delirium por abstinencia de sustancias, delirium inducido por medicamentos, intoxicación con sustancias o abstinencia de sustancias	Se requiere que los síntomas psicóticos y anímicos se deban al uso de sustancias (incluidos los efectos secundarios de medicamentos). El trastorno esquizoafectivo no se diagnostica si los síntomas psicóticos o anímicos se deben todos ellos a los efectos fisiológicos directos de una sustancia (incluidos los medicamentos).
Esquizofrenia	Se caracterizan por la ausencia de episodios anímicos o, si los hay, estos solo han estado presentes durante una fracción minoritaria de la duración total de los períodos activos y residuales de la enfermedad.
Trastorno bipolar I o trastorno bipolar II, con características psicóticas; trastorno depresivo mayor, con características psicóticas	Se caracterizan por síntomas psicóticos que ocurren exclusivamente durante un episodio maníaco o depresivo mayor.
Trastorno delirante	Se caracteriza por delirios que persisten durante al menos 1 mes y tienen lugar en ausencia de un período que cumpla con el Criterio A de la esquizofrenia.[a]

[a]Dos o más de los siguientes síntomas durante un período de 1 mes: delirios, alucinaciones, discurso desorganizado, comportamiento gravemente desorganizado o catatónico, y síntomas negativos, con al menos un síntoma constituido por delirios, alucinaciones o discurso desorganizado.

3.2.3 Diagnóstico diferencial del trastorno delirante

El trastorno delirante, que se caracteriza por delirios persistentes y la ausencia de un período sintomático que cumpla con el Criterio A de la esquizofrenia,[a] debe diferenciarse de…	A diferencia del trastorno delirante…
Trastorno psicótico debido a otra afección médica, delirium debido a otra afección médica o trastorno neurocognitivo mayor debido a otra afección médica	Requieren la presencia de una afección médica etiológica no psiquiátrica. El trastorno delirante no se diagnostica si los delirios se deben todos ellos a los efectos fisiológicos directos de una afección médica no psiquiátrica.
Trastorno psicótico inducido por sustancias/medicamentos, trastorno neurocognitivo inducido por sustancias/medicamentos, delirium por intoxicación con sustancias, delirium por abstinencia de sustancias, delirium inducido por medicamentos, intoxicación con sustancias o abstinencia de sustancias	Requieren que los síntomas psicóticos se deban al uso de sustancias (incluidos los efectos secundarios de medicamentos). El trastorno delirante no se diagnostica si los delirios se deben todos ellos a los efectos fisiológicos directos de una sustancia (incluidos los medicamentos).
Esquizofrenia o trastorno esquizofreniforme	Se caracterizan por al menos un período de síntomas que cumplen el Criterio A de la esquizofrenia.[a]
Trastorno bipolar I o trastorno bipolar II, con características psicóticas; trastorno depresivo mayor, con características psicóticas	Se caracterizan por delirios que ocurren exclusivamente durante episodios maníacos o depresivos mayores. Cuando hay antecedentes de episodios maníacos o depresivos mayores, el trastorno delirante solo se puede diagnosticar si la duración total de todos los episodios anímicos es breve en relación con la duración total de la alteración delirante. Si no es así, entonces el diagnóstico apropiado es el de otro trastorno del espectro esquizofrénico o psicótico de otro tipo especificado.
Trastorno psicótico breve	Se caracteriza por síntomas psicóticos que duran menos de 1 mes. En el trastorno delirante, la duración mínima de los delirios es de 1 mes.

3.2.3 Diagnóstico diferencial del trastorno delirante (*continuación*)	
Trastorno obsesivo-compulsivo	Si una persona con trastorno obsesivo-compulsivo está completamente convencida de que sus creencias relacionadas con dicho trastorno obsesivo-compulsivo son verdaderas (y, por lo tanto, tiene una creencia delirante), entonces el diagnóstico debe ser de trastorno obsesivo-compulsivo, con ausencia de introspección /con creencias delirantes, en lugar de trastorno delirante.
Trastorno dismórfico corporal	En aquellas situaciones en las que un individuo con trastorno dismórfico corporal está plenamente convencido de que sus creencias son ciertas (es decir, de que su apariencia es defectuosa), la creencia es delirante y el diagnóstico debe ser de trastorno dismórfico corporal, con ausencia de introspección/con creencias delirantes, en lugar de trastorno delirante.
Trastorno de la personalidad paranoide o trastorno de la personalidad esquizotípica	Se caracterizan por ideación paranoide sin creencias delirantes definidas o persistentes.

[a] Dos o más de los siguientes síntomas durante un período de 1 mes: delirios, alucinaciones, discurso desorganizado, comportamiento gravemente desorganizado o catatónico, y síntomas negativos, con al menos un síntoma constituido por delirios, alucinaciones o discurso desorganizado.

3.2.4 Diagnóstico diferencial del trastorno psicótico breve

El trastorno psicótico breve, que se caracteriza por síntomas psicóticos que duran menos de 1 mes, debe diferenciarse de…	A diferencia del trastorno psicótico breve…
Trastorno psicótico debido a otra afección médica, delirium debido a otra afección médica o trastorno neurocognitivo mayor debido a otra afección médica	Requieren la presencia de una afección médica etiológica no psiquiátrica. El trastorno psicótico breve no se diagnostica si los síntomas psicóticos se deben todos ellos a los efectos fisiológicos directos de una afección médica no psiquiátrica.
Trastorno psicótico inducido por sustancias/medicamentos	Requiere que los síntomas psicóticos se deban al consumo de sustancias (incluidos los efectos secundarios de medicamentos). El trastorno psicótico breve no se diagnostica si los síntomas psicóticos se deben todos ellos a los efectos fisiológicos directos de una sustancia (incluidos los medicamentos).
Trastorno bipolar I, trastorno bipolar II o trastorno depresivo mayor con características psicóticas	Se caracterizan por síntomas psicóticos que ocurren exclusivamente durante episodios anímicos. El trastorno psicótico breve no se diagnostica si los síntomas psicóticos se explican mejor por un trastorno bipolar I, trastorno bipolar II o trastorno depresivo mayor, con características psicóticas.
Trastorno esquizofreniforme, esquizofrenia o trastorno delirante	Se caracterizan por síntomas psicóticos que duran 1 mes o más.
Síntomas psicóticos que ocurren en el contexto de algunos trastornos de la personalidad (por ejemplo, trastorno de la personalidad límite)	Suelen ser transitorios y durar menos de 1 día. Si son clínicamente significativos, pueden diagnosticarse como otro trastorno del espectro de la esquizofrenia o psicótico de otro tipo especificado/no especificado. Si los síntomas psicóticos persisten durante al menos 1 día, podría ser necesario realizar el diagnóstico adicional de trastorno psicótico breve.

3.2.5 Diagnóstico diferencial de la catatonía no especificada

Catatonía no especificada, que describe presentaciones en las que están presentes síntomas clínicamente significativos de catatonía y la naturaleza del trastorno mental o la afección médica no psiquiátrica subyacentes no está clara o no se cumplen todos los criterios del síndrome de catatonía, debe diferenciarse de…	A diferencia de la catatonía no especificada…
Trastorno catatónico debido a otra afección médica	Se caracteriza por un síndrome completo de catatonía que se debe a los efectos fisiológicos directos de una afección médica no psiquiátrica, especialmente de afecciones neurológicas (por ejemplo, neoplasias, traumatismos craneales, enfermedades cerebrovasculares, encefalitis) y afecciones metabólicas (por ejemplo, hipercalcemia, encefalopatía hepática, homocistinuria, cetoacidosis diabética).
Mutismo o posturas anómalas en el delirium debido a otra afección médica	Se caracterizan por la presencia de síntomas catatónicos que ocurren en el contexto de una alteración de la atención (es decir, menor capacidad de dirigir, enfocar, mantener y cambiar la atención) y se acompañan de conciencia reducida del entorno. Si los síntomas de catatonía ocurren exclusivamente durante el curso de un delirium, se consideran síntomas del delirium y no se diagnostica ni una catatonía no especificada ni un trastorno catatónico debido a otra afección médica.
Acinesia, rigidez o posturas anómalas en los trastornos motores inducidos por medicamentos (incluido el síndrome neuroléptico maligno)	Se deben a los efectos fisiológicos directos de un medicamento, incluidos los medicamentos antipsicóticos y otros agentes bloqueadores de los receptores de dopamina.
Catatonía asociada a esquizofrenia, trastorno esquizoafectivo, trastorno esquizofreniforme o trastorno psicótico breve	Se caracterizan por el síndrome completo de catatonía, que va acompañado de otros síntomas característicos del trastorno psicótico relevante.

3.2.5 Diagnóstico diferencial de la catatonía no especificada (*continuación*)	
Catatonía asociada al trastorno bipolar I o bipolar II, o al trastorno depresivo mayor	Se caracteriza por un síndrome completo de catatonía que ocurre exclusivamente durante episodios maníacos o depresivos mayores.
Catatonía asociada a un trastorno del espectro autista	Se caracteriza por un síndrome completo de catatonía que va acompañado de los síntomas característicos del trastorno del espectro autista (por ejemplo, problemas de comunicación social, repertorio restringido de intereses y comportamientos).

Trastorno bipolar y trastornos relacionados

3.3.1 Diagnóstico diferencial del trastorno bipolar I

El trastorno bipolar I, caracterizado por al menos un episodio maníaco que puede haber sido precedido o seguido de episodios hipomaníacos o depresivos mayores, debe diferenciarse de…	A diferencia del trastorno bipolar I…
Trastorno bipolar o relacionado debido a otra afección médica	Requiere la presencia de una afección médica etiológica no psiquiátrica. El trastorno bipolar I no se diagnostica si los episodios maníacos se deben todos ellos a los efectos fisiológicos directos de una afección médica no psiquiátrica.
Trastorno bipolar o relacionado inducido por sustancias/medicamentos	Se debe a los efectos fisiológicos directos de una sustancia (incluidos los medicamentos). Un episodio maníaco completo que surge durante un tratamiento con antidepresivos (por ejemplo, con un inhibidor selectivo de la recaptación de serotonina) pero persiste a nivel plenamente sindrómico más allá del efecto fisiológico directo de ese tratamiento cumpliría los criterios de un episodio maníaco y, por lo tanto, el diagnóstico de trastorno bipolar I sería el más apropiado.
Trastorno depresivo mayor	Se caracteriza por la ausencia tanto de episodios maníacos como de episodios hipomaníacos. Dado que la presencia de algunos síntomas maníacos o hipomaníacos (es decir, menos síntomas o de duración más corta de lo requerido para la manía o la hipomanía) podría ser compatible con un diagnóstico de trastorno depresivo mayor (y justificaría el uso del especificador «con características mixtas»), es importante esclarecer si dichos síntomas cumplen todos los criterios de un episodio maníaco o hipomaníaco para determinar si sería más apropiado un diagnóstico de trastorno bipolar.
Trastorno bipolar II	Se caracteriza por la presencia de episodios hipomaníacos y depresivos mayores, y la ausencia de episodios maníacos. El trastorno bipolar II no puede diagnosticarse si alguna vez se han cumplido los criterios del trastorno bipolar I.

3.3.1 Diagnóstico diferencial del trastorno bipolar I (*continuación*)	
Trastorno ciclotímico	Se caracteriza por numerosos períodos de síntomas hipomaníacos que no cumplen los criterios de un episodio maníaco o hipomaníaco y por períodos de síntomas depresivos que no cumplen los criterios de un episodio depresivo mayor. Para que se aplique el diagnóstico de trastorno ciclotímico, nunca deben haberse cumplido los criterios de un episodio maníaco, hipomaníaco o depresivo mayor.
Esquizofrenia, trastorno delirante o trastorno esquizofreniforme	Se caracterizan por síntomas psicóticos que ocurren en momentos distintos de los episodios maníacos o depresivos mayores. Si todos los episodios maníacos se han superpuesto a una esquizofrenia, un trastorno delirante o un trastorno esquizofreniforme, la presencia de dichos episodios maníacos puede indicarse dando un diagnóstico adicional de otro trastorno bipolar o relacionado especificado. El diagnóstico es de trastorno bipolar I, con características psicóticas, si los síntomas psicóticos han ocurrido exclusivamente durante episodios maníacos o depresivos mayores.
Trastorno esquizoafectivo	Se caracteriza por períodos en los que hay episodios maníacos y/o episodios depresivos mayores (específicamente, el Criterio A1, estado de ánimo deprimido) que coinciden con los síntomas de la fase activa de la esquizofrenia, por períodos en los que hay alucinaciones o delirios que duran al menos 2 semanas en ausencia de episodios maníacos o depresivos mayores a lo largo del curso de la enfermedad, y por síntomas que cumplen los criterios de un episodio maníaco o depresivo mayor que están presentes durante la mayoría de la duración total de las fases activas y residuales de la enfermedad. El diagnóstico es de trastorno bipolar I, con características psicóticas, si los síntomas psicóticos han ocurrido exclusivamente durante episodios maníacos o depresivos mayores.
Trastorno de déficit de atención/hiperactividad	Se caracteriza por síntomas persistentes de falta de atención y/o hiperactividad-impulsividad que pueden parecerse a los síntomas de un episodio maníaco (por ejemplo, distraibilidad, aumento de la actividad, comportamiento impulsivo) y tienen su inicio antes de los 12 años, mientras que los síntomas de la manía en el trastorno bipolar I ocurren en episodios distintos y suelen comenzar en la adolescencia tardía o al inicio de la edad adulta.

3.3.1 Diagnóstico diferencial del trastorno bipolar I (*continuación*)

Trastorno de desregulación disruptiva del estado de ánimo	Se caracteriza por arrebatos de mal genio recurrentes y graves, manifestados verbal y/o conductualmente, que van acompañados de un estado de ánimo persistentemente irritable o enfadado la mayor parte del día, casi todos los días, entre los arrebatos. En cambio, la irritabilidad del trastorno bipolar I ocurre en episodios distintos que duran al menos 1 semana, es claramente diferente del estado basal del individuo y va acompañada de los síntomas característicos de la manía (por ejemplo, grandiosidad, disminución de la necesidad de sueño).
Trastornos de la personalidad (especialmente, trastorno de la personalidad límite)	Pueden caracterizarse por síntomas como labilidad emocional e impulsividad que son persistentes y tienen su inicio al principio de la etapa adulta. En cambio, los síntomas anímicos del trastorno bipolar I ocurren en episodios distintos que representan un cambio notable con respecto al funcionamiento normal de base.

3.3.2 Diagnóstico diferencial del trastorno bipolar II

El trastorno bipolar II, que se caracteriza por al menos un episodio hipomaníaco y un episodio depresivo mayor, debe diferenciarse de…	A diferencia del trastorno bipolar II…
Trastorno bipolar o relacionado debido a otra afección médica	Requiere la presencia de una afección médica etiológica no psiquiátrica. El trastorno bipolar II no se diagnostica si los episodios hipomaníacos y depresivos mayores se deben todos ellos a los efectos fisiológicos directos de una afección médica no psiquiátrica.
Trastorno bipolar o relacionado inducido por sustancias/ medicamentos	Se caracteriza por episodios hipomaníacos y depresivos mayores que se deben a los efectos fisiológicos directos de una sustancia (incluidos los medicamentos). Un episodio hipomaníaco completo que surge durante el tratamiento con antidepresivos (por ejemplo, con un inhibidor selectivo de la recaptación de serotonina) pero persiste a nivel plenamente sindrómico más allá del efecto fisiológico directo de dicho tratamiento cumpliría los criterios de un episodio hipomaníaco y, por lo tanto, también podría cumplir los de un diagnóstico de trastorno bipolar II si también ha habido antecedentes de episodios depresivos mayores.
Trastorno depresivo mayor	Se caracteriza por la ausencia tanto de episodios maníacos como de episodios hipomaníacos. Dado que la presencia de algunos síntomas maníacos o hipomaníacos (es decir, menos síntomas o de duración más corta de lo requerido para la manía o la hipomanía) podría ser compatible con un diagnóstico de trastorno depresivo mayor (y justificaría el uso del especificador «con características mixtas»), es importante esclarecer si los síntomas cumplen los criterios de un episodio hipomaníaco para determinar si es más apropiado hacer un diagnóstico de trastorno bipolar II.
Trastorno bipolar I	Se caracteriza por la presencia de al menos un episodio maníaco. El trastorno bipolar II no puede diagnosticarse si se han cumplido los criterios de un episodio maníaco.

3.3.2 Diagnóstico diferencial del trastorno bipolar II (*continuación*)

Trastorno ciclotímico	Se caracteriza por numerosos períodos de síntomas hipomaníacos que no cumplen los criterios de un episodio maníaco o hipomaníaco y por períodos de síntomas depresivos que no cumplen los criterios de un episodio depresivo mayor. Para que se aplique el diagnóstico de trastorno ciclotímico nunca deben haberse cumplido los criterios de un episodio hipomaníaco o depresivo mayor.
Esquizofrenia, trastorno delirante o trastorno esquizofreniforme	Se caracterizan por síntomas psicóticos que ocurren en momentos distintos de los episodios depresivos mayores. Si todos los episodios depresivos mayores se han superpuesto a una esquizofrenia, un trastorno delirante o un trastorno esquizoafectivo, la presencia de dichos episodios depresivos mayores puede indicarse dando un diagnóstico adicional de otro trastorno depresivo especificado. El diagnóstico es de trastorno bipolar II, con características psicóticas, si los síntomas psicóticos han ocurrido exclusivamente durante los episodios depresivos mayores.
Trastorno esquizoafectivo	Se caracteriza por períodos en los que hay episodios depresivos mayores (específicamente el Criterio A1, estado de ánimo deprimido) que coinciden con los síntomas de la fase activa de la esquizofrenia, períodos en los que se producen delirios o alucinaciones durante al menos 2 semanas en ausencia de un episodio depresivo mayor durante el curso de la enfermedad, y síntomas que cumplen los criterios de un episodio depresivo mayor y están presentes durante la mayoría de la duración total de las fases activas y residuales de la enfermedad. El diagnóstico es de trastorno bipolar II, con características psicóticas, si los síntomas psicóticos han ocurrido exclusivamente durante los episodios depresivos mayores.
Trastorno de déficit de atención/ hiperactividad	Se caracteriza por síntomas persistentes de falta de atención y/o hiperactividad-impulsividad que pueden parecerse a los síntomas de un episodio hipomaníaco (por ejemplo, distraibilidad, aumento de la actividad, comportamiento impulsivo) y tienen su inicio antes de los 12 años. En cambio, los síntomas de hipomanía del trastorno bipolar II ocurren en episodios distintos y suelen comenzar en la adolescencia tardía o al inicio de la edad adulta.

3.3.2 Diagnóstico diferencial del trastorno bipolar II (*continuación*)

Trastorno de desregulación disruptiva del estado de ánimo	Se caracteriza por arrebatos de mal genio graves y recurrentes, manifestados verbal y/o conductualmente, que van acompañados de un estado de ánimo persistentemente irritable o enfadado la mayor parte del día, casi todos los días, entre los arrebatos. En cambio, la irritabilidad del trastorno bipolar II ocurre en episodios distintos que duran al menos 4 días, es claramente diferente del estado basal del individuo y va acompañada de los síntomas característicos de la hipomanía (por ejemplo, grandiosidad, disminución de la necesidad de sueño).
Trastornos de la personalidad (especialmente, trastorno de la personalidad límite)	Pueden caracterizarse por síntomas como labilidad emocional e impulsividad que son persistentes y tienen su inicio al comienzo de la etapa adulta. En cambio, los síntomas anímicos del trastorno bipolar II tienen lugar en episodios distintos que representan un cambio notable con respecto al funcionamiento normal de base.

3.3.3 Diagnóstico diferencial del trastorno ciclotímico

El trastorno ciclotímico, que se caracteriza por numerosos períodos con síntomas hipomaníacos que no cumplen los criterios de un episodio hipomaníaco y numerosos períodos con síntomas depresivos que no cumplen los criterios de un episodio depresivo mayor, debe diferenciarse de…	A diferencia del trastorno ciclotímico…
Trastorno bipolar I o trastorno bipolar II, con ciclos rápidos	Se caracterizan por cuatro o más episodios anímicos (cada uno de los cuales cumple todos los criterios de un episodio maníaco, hipomaníaco o depresivo mayor) que ocurren en un período de 12 meses. El trastorno ciclotímico se caracteriza por numerosos períodos de síntomas hipomaníacos y depresivos que no cumplen los criterios de un episodio hipomaníaco o depresivo mayor. Si alguna vez se han cumplido los criterios de un episodio maníaco, hipomaníaco o depresivo mayor, no se diagnostica el trastorno ciclotímico.
Trastorno de la personalidad límite	Se caracteriza por características de personalidad adicionales (por ejemplo, alteración de la identidad, comportamiento autolesivo), además de la labilidad afectiva. Si se cumplen los criterios del trastorno ciclotímico y el trastorno de la personalidad límite, ambos pueden diagnosticarse.
Trastorno bipolar o relacionado debido a otra afección médica	Requiere la presencia de una afección médica etiológica no psiquiátrica. El trastorno ciclotímico no se diagnostica si los síntomas anímicos se deben exclusivamente a los efectos fisiológicos directos de una afección médica no psiquiátrica.
Trastorno bipolar o relacionado inducido por sustancias/medicamentos	Se debe a los efectos fisiológicos directos de una sustancia. El trastorno ciclotímico no se diagnostica si los síntomas anímicos se deben exclusivamente a los efectos fisiológicos directos de una sustancia (incluidos los medicamentos).

Trastornos depresivos

3.4.1 Diagnóstico diferencial del trastorno depresivo mayor

El trastorno depresivo mayor, que se caracteriza por episodios de ánimo deprimido o disminución del interés o el placer la mayor parte del día, casi todos los días, durante al menos 2 semanas, que van acompañados de síntomas característicos (por ejemplo, alteraciones del sueño, el apetito o el nivel de actividad; fatiga; dificultad para concentrarse; sentimientos de inutilidad o culpa excesiva; ideación o conducta suicida), debe diferenciarse de…

A diferencia del trastorno depresivo mayor…

Trastorno bipolar I o trastorno bipolar II	Incluyen uno o más episodios maníacos o hipomaníacos. El trastorno depresivo mayor no puede diagnosticarse si ha habido algún episodio maníaco o hipomaníaco en el pasado. Un diagnóstico de trastorno depresivo mayor puede ser compatible con la presencia de algunos síntomas maníacos o hipomaníacos (es decir, menos síntomas o de duración más corta de lo requerido para la manía o la hipomanía) y podría justificar el uso del especificador «con características mixtas».
Trastorno depresivo debido a otra afección médica	Requiere la presencia de una afección médica etiológica. El trastorno depresivo mayor no se diagnostica si los episodios depresivos principales se deben exclusivamente a los efectos fisiológicos directos de una afección médica no psiquiátrica.
Trastorno depresivo inducido por sustancias/medicamentos	Se debe a los efectos fisiológicos directos de una sustancia o medicamento. El trastorno depresivo mayor no se diagnostica si los episodios de tipo depresivo mayor se deben exclusivamente a los efectos fisiológicos directos de una sustancia (incluidos los medicamentos).
Trastorno depresivo persistente	Se caracteriza por un estado de ánimo deprimido la mayoría de los días durante al menos 2 años. Si se cumplen los criterios tanto del trastorno depresivo mayor como del trastorno depresivo persistente, ambos deben diagnosticarse.

3.4.1 Diagnóstico diferencial del trastorno depresivo mayor (*continuación*)

Trastorno disfórico premenstrual	Se caracteriza por un estado de ánimo disfórico que está presente en la última semana antes del inicio de la menstruación y comienza a mejorar pocos días después del inicio de la menstruación, y que se vuelve mínimo o ausente en la semana posterior a la menstruación. En cambio, el inicio y el final de los episodios del trastorno depresivo mayor no están temporalmente relacionados con el ciclo menstrual.
Trastorno de desregulación disruptiva del estado de ánimo	Se caracteriza por arrebatos de temperamento graves y recurrentes, manifestados verbal y/o conductualmente, que se acompañan de un estado de ánimo persistentemente irritable o enojado la mayor parte del día, casi todos los días, entre los arrebatos. En cambio, en el trastorno depresivo mayor la irritabilidad se limita a los episodios depresivos mayores.
Esquizofrenia, trastorno delirante o trastorno esquizofreniforme	Se caracterizan por síntomas psicóticos que ocurren en momentos distintos de los episodios depresivos mayores. Si todos los episodios depresivos mayores se han superpuesto a una esquizofrenia, un trastorno delirante o un trastorno esquizofreniforme, la presencia de dichos episodios depresivos mayores puede indicarse dando un diagnóstico adicional de otro trastorno depresivo especificado. El diagnóstico es de trastorno depresivo mayor, con características psicóticas, si los síntomas psicóticos han ocurrido exclusivamente durante los episodios depresivos mayores.

3.4.1 Diagnóstico diferencial del trastorno depresivo mayor (*continuación*)

Trastorno esquizoafectivo	Se caracteriza por períodos en los que hay episodios depresivos mayores (específicamente el Criterio A1, estado de ánimo deprimido) que coinciden con los síntomas de la fase activa de la esquizofrenia, períodos en los que se producen delirios o alucinaciones durante al menos 2 semanas en ausencia de un episodio depresivo mayor durante el curso de la enfermedad, y síntomas que cumplen los criterios de un episodio depresivo mayor durante la mayoría de la duración total de las fases activas y residuales de la enfermedad. El diagnóstico es de trastorno depresivo mayor, con características psicóticas, si los síntomas psicóticos han ocurrido exclusivamente durante los episodios depresivos mayores.
Trastorno neurocognitivo mayor o leve debido a otra afección médica, con síntomas anímicos, o trastorno neurocognitivo (TNC) mayor o leve inducido por sustancias/medicamentos, con síntomas anímicos	Se caracterizan por signos de deterioro con respecto al nivel previo de funcionamiento en uno o más dominios cognitivos además de la depresión, que se debe a los efectos fisiológicos directos de la afección médica no psiquiátrica que causa el trastorno neurocognitivo o a los efectos persistentes del uso de medicamentos o sustancias.
Trastorno de adaptación, con estado de ánimo depresivo	Se caracteriza por síntomas depresivos que ocurren en respuesta a un estresor psicosocial identificable y no cumplen los criterios de un episodio depresivo mayor.

3.4.1 Diagnóstico diferencial del trastorno depresivo mayor (*continuación*)	
Trastorno de duelo prolongado	Es una respuesta de duelo persistente y generalizada que continúa causando malestar o deterioro clínicamente significativos durante más de 12 meses después de la muerte de alguien cercano. Se puede diferenciar de un episodio depresivo mayor por el requisito de una intensa añoranza o el recuerdo constante del fallecido. Para hacer un diagnóstico de trastorno de duelo prolongado se considera que los otros síntomas requeridos (dolor emocional, marcada reducción de las experiencias emocionales, sentir que la vida carece de sentido y problemas de reinserción social o sentirse incapaz en las actividades en curso) resultan de una pérdida interpersonal significativa. Aunque estos síntomas pueden ser compatibles con un diagnóstico de trastorno depresivo mayor, en el episodio depresivo mayor hay un estado de ánimo deprimido más generalizado que no está específicamente relacionado con la pérdida. Tanto el trastorno de duelo prolongado como el trastorno depresivo mayor deben diagnosticarse si se cumplen los criterios de ambos.
Duelo	Ocurre en respuesta a la pérdida de un ser querido y generalmente es menos grave que un episodio depresivo mayor. Los afectos predominantes en el duelo son los sentimientos de vacío y pérdida, mientras que en el episodio depresivo mayor son un estado de ánimo deprimido persistente y una disminución de la capacidad de experimentar placer. Además, el estado de ánimo disfórico del duelo es probable que disminuya en intensidad a lo largo de días o semanas, y ocurre en oleadas que tienden a asociarse a pensamientos o recordatorios del fallecido, mientras que el estado de ánimo deprimido de un episodio depresivo mayor es más persistente y no está vinculado a pensamientos o preocupaciones concretos.
Períodos no patológicos de tristeza	Se caracterizan por una duración corta, pocos síntomas asociados y ausencia de malestar o deterioro funcional significativos.

3.4.2 Diagnóstico diferencial del trastorno depresivo persistente

El trastorno depresivo persistente, caracterizado por un estado de ánimo deprimido la mayor parte del día, la mayoría de los días, durante al menos 2 años, debe diferenciarse de…	A diferencia del trastorno depresivo persistente…
Trastorno depresivo mayor	Requiere uno o más episodios depresivos mayores, que se caracterizan por un período de estado de ánimo deprimido o disminución del interés o el placer la mayor parte del día, casi todos los días, durante al menos 2 semanas, acompañado de al menos cinco síntomas característicos (por ejemplo, alteraciones del sueño, alteración del apetito, cambios en el nivel de actividad, fatiga, sentimientos de inutilidad o culpa excesiva, dificultad para concentrarse, ideación o conducta suicida). El trastorno depresivo persistente tiene un umbral de síntomas más bajo (es decir, solo dos síntomas más el estado de ánimo deprimido) y un umbral de persistencia más bajo (es decir, la mayoría de los días frente a la mayor parte del día casi todos los días) pero requiere al menos una duración de 2 años. Por lo tanto, un episodio depresivo mayor que dure al menos 2 años también cumplirá los criterios del trastorno depresivo persistente. Si se cumplen los criterios tanto del trastorno depresivo mayor como del trastorno depresivo persistente, ambos deben diagnosticarse.
Trastornos psicóticos crónicos (es decir, esquizofrenia, trastorno delirante, trastorno esquizoafectivo)	Pueden caracterizarse por un estado de ánimo deprimido crónico asociado. No se realiza un diagnóstico separado de trastorno depresivo persistente si los síntomas ocurren solo durante el curso del trastorno psicótico (incluidas las fases residuales).

3.4.2 Diagnóstico diferencial del trastorno depresivo persistente (*continuación*)

Trastorno depresivo debido a otra afección médica	Requiere la presencia de una afección médica etiológica no psiquiátrica. El trastorno depresivo persistente no se diagnostica si los síntomas depresivos se deben exclusivamente a los efectos fisiológicos directos de una afección médica crónica no psiquiátrica. La depresión crónica leve es una característica común asociada a muchas dolencias médicas crónicas (por ejemplo, la diabetes) y los síntomas depresivos pueden ser una consecuencia psicológica del estrés psicológico crónico relacionado con tener la afección médica, en lugar de ser una consecuencia etiológica de la afección médica no psiquiátrica, como se requiere para el diagnóstico de trastorno depresivo debido a otra afección médica.
Trastorno depresivo inducido por sustancias/medicamentos	Se debe a los efectos fisiológicos directos de una sustancia (incluidos los medicamentos). El trastorno depresivo persistente no se diagnostica si se considera que los síntomas depresivos se deben a los efectos fisiológicos directos del uso crónico de sustancias o medicamentos.
Trastorno bipolar I y trastorno bipolar II	Se caracterizan por episodios maníacos y episodios hipomaníacos, respectivamente. El trastorno depresivo persistente no puede diagnosticarse si ha habido algún episodio maníaco o hipomaníaco.
Trastorno ciclotímico	Se caracteriza por períodos de hipomanía, además de períodos depresivos. El trastorno depresivo persistente no puede diagnosticarse si alguna vez se han cumplido los criterios del trastorno ciclotímico.
Trastorno de la personalidad	Se caracteriza por un patrón duradero de experiencia interna y comportamiento que se desvía notablemente de las expectativas de la cultura del individuo, con inicio en la adolescencia o la juventud. Los trastornos de la personalidad suelen concurrir con el trastorno depresivo persistente. Si se cumplen los criterios del trastorno depresivo persistente y un trastorno de la personalidad, ambos pueden diagnosticarse.

3.4.3 Diagnóstico diferencial del trastorno disfórico premenstrual

El trastorno disfórico premenstrual (caracterizado por marcada labilidad afectiva, irritabilidad, enfado o mayor número de conflictos interpersonales; estado de ánimo claramente deprimido, sentimientos de desesperanza o pensamientos autodepreciativos; o ansiedad marcada, tensión y/o sensación de estar «al límite» o «de los nervios», que aparecen en la última semana antes del inicio de la menstruación, comienzan a mejorar pocos días después del inicio de la menstruación y se vuelven mínimos o desaparecen en la semana posmenstrual) debe diferenciarse de...	A diferencia del trastorno disfórico premenstrual...
Síndrome premenstrual (SPM)	Se caracteriza por síntomas que ocurren durante el período premenstrual del ciclo menstrual y que no alcanzan el umbral requerido de cinco síntomas del trastorno disfórico premenstrual. Además, el trastorno disfórico premenstrual, a diferencia del síndrome premenstrual, requiere que al menos uno de estos síntomas esté relacionado con el estado de ánimo (por ejemplo, depresión, irritabilidad, ansiedad o labilidad emocional), mientras que en el SPM no se requiere que haya síntomas afectivos durante el período premenstrual.
Dismenorrea	Se caracteriza por dolor menstrual que comienza al comienzo de la menstruación. En cambio, el trastorno disfórico premenstrual comienza antes del inicio de la menstruación y se caracteriza por cambios afectivos.
Trastorno depresivo debido a otra afección médica	Se caracteriza por síntomas disfóricos debidos a los efectos fisiológicos directos de una afección médica no psiquiátrica (por ejemplo, hipertiroidismo).
Trastorno depresivo inducido por sustancias/medicamentos (incluidos los tratamientos hormonales)	Se caracteriza por síntomas disfóricos que se deben a los efectos fisiológicos directos de una sustancia o medicamento. Pueden aparecer síntomas premenstruales de moderados a graves después de empezar a recibir hormonas exógenas. Si la mujer deja de tomar hormonas y los síntomas desaparecen, se tratará de un trastorno depresivo inducido por sustancias/medicamentos.

3.4.3 Diagnóstico diferencial del trastorno disfórico premenstrual (*continuación*)

Trastorno bipolar I, trastorno bipolar II o trastorno depresivo mayor	Se caracterizan por episodios maníacos, hipomaníacos y depresivos mayores que no están temporalmente relacionados con el ciclo menstrual. Sin embargo, dado que el inicio de la menstruación constituye un suceso memorable, algunas mujeres pueden referir que los síntomas anímicos solo surgen aparentemente durante el período premenstrual o empeoran en ese momento. Por lo tanto, realizar evaluaciones prospectivas diarias de los síntomas durante al menos dos ciclos sintomáticos es importante para documentar el momento del inicio y del final de los síntomas anímicos.
Exacerbación premenstrual de otro trastorno mental (por ejemplo, trastornos depresivos, trastornos bipolares y relacionados, trastornos de ansiedad, bulimia nerviosa, trastornos por consumo de sustancias) o una afección médica no psiquiátrica (por ejemplo, migraña, asma, alergias, trastornos comiciales)	El síntoma en cuestión (por ejemplo, depresión, ansiedad, atracones) no disminuye durante el intervalo posmenstrual. Por el contrario, el diagnóstico de trastorno disfórico premenstrual requiere que los síntomas se vuelvan mínimos o desaparezcan en la semana posterior a la menstruación.

3.4.4 Diagnóstico diferencial del trastorno de desregulación disruptiva del estado de ánimo

El trastorno de desregulación disruptiva del estado de ánimo, que se caracteriza por arrebatos de ira graves y recurrentes, manifestados verbal y/o conductualmente, que son de intensidad claramente desproporcionada a la provocación y que van acompañados de un estado de ánimo persistentemente irritable o enojado la mayor parte del día, casi todos los días, entre los arrebatos, debe diferenciarse de…	A diferencia del trastorno de desregulación disruptiva del estado de ánimo…
Trastorno depresivo debido a otra afección médica	Se caracteriza por síntomas disfóricos que son debidos a los efectos fisiológicos directos de una afección médica no psiquiátrica.
Trastorno depresivo inducido por sustancias/medicamentos	Se caracteriza por síntomas disfóricos que son debidos a los efectos fisiológicos directos de una sustancia o medicamento.
Trastorno bipolar I y trastorno bipolar II	Son trastornos episódicos con períodos discretos de alteración del estado de ánimo que son distinguibles del estado basal del niño. Además, el cambio anímico durante los episodios maníacos o hipomaníacos se acompaña de un aumento de la energía y la actividad, así como de síntomas cognitivos, conductuales y somáticos (por ejemplo, distraibilidad, habla rápida, disminución de la necesidad de sueño). En cambio, la irritabilidad del trastorno de desregulación disruptiva del estado de ánimo es persistente y está presente de forma crónica durante muchos meses.
Trastorno negativista desafiante	Se caracteriza por un patrón de humor irritable o polémico/desafiante. En cambio, el trastorno de desregulación disruptiva se caracteriza por la presencia de arrebatos graves y frecuentes, y una alteración persistente del estado de ánimo entre los arrebatos. Si se cumplen todos los criterios de ambos trastornos, solo se diagnostica el trastorno de desregulación disruptiva.

3.4.4 Diagnóstico diferencial del trastorno de desregulación disruptiva del estado de ánimo (*continuación*)	
Trastorno depresivo mayor	Puede caracterizarse por un estado de ánimo irritable que acompaña a los episodios de ánimo deprimido o disminución del interés o el placer. Los niños cuya irritabilidad esté presente solo en el contexto de un episodio depresivo mayor deben recibir un diagnóstico de trastorno depresivo mayor, en lugar del trastorno de desregulación disruptiva del estado de ánimo. Si la irritabilidad se extiende más allá de los episodios depresivos mayores, ambos diagnósticos pueden ser apropiados.
Trastornos de ansiedad	Puede caracterizarse por un estado de ánimo irritable que ocurre en situaciones que provocan ansiedad. Los niños cuya irritabilidad se manifiesta solo en los contextos que provocan ansiedad deben recibir el diagnóstico relevante de trastorno de ansiedad, en lugar de un diagnóstico de trastorno de desregulación disruptiva del estado de ánimo. Si la irritabilidad se extiende más allá de las situaciones que provocan ansiedad, tanto el diagnóstico de trastorno de desregulación disruptiva del estado de ánimo como el de trastorno de ansiedad pueden ser apropiados.
Trastorno del espectro autista	Puede caracterizarse por arrebatos coléricos, especialmente cuando se interrumpen las rutinas. Si los arrebatos se explican mejor por el trastorno del espectro autista, entonces no se diagnostica el trastorno de desregulación disruptiva del estado de ánimo.
Trastorno explosivo intermitente	Se caracteriza por arrebatos agresivos que pueden parecerse a los graves berrinches del trastorno de desregulación disruptiva del estado de ánimo; sin embargo, no hay un estado de ánimo irritable o enojado persistente entre los arrebatos, como en el trastorno de desregulación disruptiva del estado de ánimo. Además, el trastorno explosivo intermitente requiere solo 3 meses de síntomas activos, a diferencia del requisito de 12 meses del trastorno de desregulación disruptiva del estado de ánimo. El trastorno explosivo intermitente no se diagnostica si se cumplen los criterios del trastorno de desregulación disruptiva del estado de ánimo.

Trastornos de ansiedad

3.5.1 Diagnóstico diferencial del trastorno de ansiedad por separación

El trastorno de ansiedad por separación, que se caracteriza por ansiedad inapropiada y excesiva con respecto a la separación de las figuras de apego principales, debe diferenciarse de…	A diferencia del trastorno de ansiedad por separación…
Trastorno de ansiedad generalizada	Se caracteriza por ansiedad y preocupación acerca de situaciones o actividades diferentes y no se limita a la separación de la familia.
Trastorno de pánico	Se caracteriza por ataques de pánico recurrentes e inesperados. En cambio, las personas con trastorno de ansiedad por separación pueden experimentar ataques de pánico pero solo cuando se ven amenazadas con la separación de las figuras de apego importantes.
Agorafobia	Se caracteriza por miedo a quedarse atrapado o incapacitado en lugares o situaciones de los que se percibe que será difícil escapar en caso de síntomas parecidos al pánico o incapacitantes de otro tipo. En el trastorno de ansiedad por separación, el foco del miedo recae en la separación de las figuras de apego principales.
Trastorno de estrés postraumático	Puede caracterizarse por miedo a separarse de los seres queridos después de sucesos traumáticos o catastróficos, especialmente si se experimentaron períodos de separación de los seres queridos durante el suceso traumático. Sin embargo, en el trastorno de estrés postraumático los síntomas principales implican revivir recuerdos o evitar situaciones asociadas al evento traumático en sí, mientras que en el trastorno de ansiedad por separación las preocupaciones y la evitación se refieren al bienestar de las figuras de apego y al miedo a verse separado de ellas.
Trastorno de duelo prolongado	Implica angustia por la separación de una persona fallecida, mientras que el trastorno de ansiedad por separación se caracteriza por ansiedad ante la separación de figuras de apego vivas.

3.5.1 Diagnóstico diferencial del trastorno de ansiedad por separación (*continuación*)	
Trastorno de ansiedad social	Puede caracterizarse por la negativa a ir a la escuela por miedo a ser juzgado negativamente por los compañeros o los profesores. En cambio, la negativa a ir a la escuela en el trastorno de ansiedad por separación se debe a la preocupación por estar separado de las figuras de apego importantes.
Trastorno de ansiedad por enfermedad	Puede caracterizarse por la preocupación del individuo por la posibilidad de tener ciertas enfermedades, pero la principal preocupación es el propio diagnóstico médico. En el trastorno de ansiedad por separación, el foco de la preocupación por la enfermedad se centra en la posibilidad de que la enfermedad pueda resultar en la separación de las figuras de apego principales de la persona.
Trastorno de la conducta	Puede caracterizarse por la evitación escolar (absentismo escolar), pero la ansiedad por la separación de las figuras de apego no es la responsable de las ausencias escolares y el niño o adolescente suele mantenerse alejado de casa, en lugar de regresar a ella.
Trastorno negativista desafiante	Se caracteriza por un comportamiento de oposición persistente no relacionado con la previsión o la presencia de una separación. En cambio, algunos niños y adolescentes con trastorno de ansiedad por separación pueden mostrar oposición si se les fuerza a separarse de las figuras de apego.
Trastornos depresivos	Pueden asociarse a reticencia a salir de casa por pérdida de interés, por fatiga o por la preocupación de llorar en público, en lugar de la preocupación o el miedo de que les suceda algo malo a las figuras de apego.
Trastorno de la personalidad dependiente	Se caracteriza por una tendencia indiscriminada a depender de los demás. En cambio, en el trastorno de ansiedad por separación la preocupación se centra en la proximidad y seguridad de las figuras de apego principales.

3.5.1 Diagnóstico diferencial del trastorno de ansiedad por separación (*continuación*)	
Trastorno de la personalidad límite	Se caracteriza por el miedo al abandono por parte de los seres queridos, pero también existen problemas de identidad, de autodirección, de funcionamiento interpersonal y de impulsividad. Si se cumplen los criterios tanto del trastorno de ansiedad por separación como del trastorno de la personalidad límite, ambos pueden diagnosticarse.
Ansiedad por separación apropiada para el desarrollo	Forma parte del desarrollo temprano normal y puede indicar el desarrollo de relaciones de apego seguras, como cuando los bebés de alrededor de 1 año experimentan ansiedad ante los extraños.

3.5.2 Diagnóstico diferencial del mutismo selectivo

El mutismo selectivo, que se caracteriza por la falta constante del habla en las situaciones sociales en que se espera que se hable, debe diferenciarse de…	A diferencia del mutismo selectivo…
Trastornos de la comunicación	Se caracterizan por alteraciones del habla (por ejemplo, disfluencias, problemas fonológicos) que ocurren de manera consistente con independencia de la situación en que se encuentre el individuo. En cambio, en el mutismo selectivo las dificultades del habla ocurren solo en ciertas situaciones (por ejemplo, en situaciones sociales con niños y adultos), pero no en otras (por ejemplo, con la familia cercana).
Trastorno del espectro autista	También puede caracterizarse por dificultades para hablar en situaciones sociales, pero, a diferencia del mutismo selectivo, estas dificultades son evidentes incluso cuando la persona está hablando con miembros de la familia inmediata.
Trastorno de ansiedad social	Se caracteriza por miedo y ansiedad en aquellas situaciones sociales en que la persona está expuesta a posibles críticas por parte de otros, mientras que el diagnóstico de mutismo selectivo describe específicamente un patrón de incapacidad de hablar solo en ciertas situaciones, que suelen ser sociales. En aquellas situaciones en que la falta de habla se asocie a sentimientos de ansiedad social, se pueden diagnosticar tanto el mutismo selectivo como el trastorno de ansiedad social.

3.5.3 Diagnóstico diferencial de la fobia específica

La fobia específica, que se caracteriza por miedo o ansiedad marcados en relación con un objeto o situación específicos, debe diferenciarse de…	A diferencia de la fobia específica…
Agorafobia	Se caracteriza por el miedo y la evitación de situaciones con dos o más agrupaciones agorafóbicas (es decir, transporte público, espacios abiertos, lugares cerrados, hacer cola o estar en una multitud, estar solo fuera de casa). En la fobia específica, de tipo situacional, el miedo y la evitación se limitan a una sola situación (por ejemplo, a las alturas) o a varias situaciones, todas las cuales entran dentro de la misma agrupación de estímulos fóbicos (por ejemplo, ascensores y aviones, ambos dentro de la agrupación de transporte público).
Trastorno de ansiedad social	Se caracteriza por miedo y evitación restringidos a situaciones sociales, incluyendo actuar delante de otros.
Trastorno de estrés postraumático o trastorno de estrés agudo	Se caracterizan por miedo y evitación limitados a estímulos que recuerdan al individuo un suceso previamente experimentado que puso en peligro su vida.
Trastorno obsesivo-compulsivo	Puede caracterizarse por miedo y evitación de situaciones específicas capaces de desencadenar una obsesión (por ejemplo, evitar la suciedad en un individuo con obsesión de contaminación).
Trastorno de ansiedad por separación	Se caracteriza por el miedo o la evitación de situaciones en las que la persona se separaría de las figuras de apego principales.
Trastornos psicóticos	Pueden caracterizarse por una evitación que es consecuencia de una creencia delirante (por ejemplo, evitar volar en un individuo con sistema delirante persecutorio que está injustificadamente convencido de que va a ser objeto de un ataque terrorista).
Anorexia nerviosa, trastorno de evitación/restricción de la ingesta de alimentos, bulimia nerviosa y trastorno de atracones	Pueden caracterizarse por conductas de evitación, pero estas se dirigen exclusivamente a evitar alimentos y señales relacionadas con la comida.

3.5.3 Diagnóstico diferencial de la fobia específica (*continuación*)

Evitación no patológica de objetos o situaciones circunscritos	Representa un nivel realista de evitación con respecto a un peligro real (por ejemplo, evitar hacer paracaidismo desde un avión) o no es lo suficientemente grave como para causar deterioro o malestar clínicamente significativos, a menudo debido a la facilidad de evitar el estímulo fóbico (por ejemplo, una persona que vive en Manhattan teme a las serpientes pero es poco probable que se encuentre con una).
Miedos transitorios de la infancia	Son comunes y de corta duración, durando menos de 6 meses.

3.5.4 Diagnóstico diferencial del trastorno de ansiedad social	
El trastorno de ansiedad social, que se caracteriza por miedo o ansiedad marcados ante las situaciones sociales en que el individuo queda expuesto a posibles críticas por parte de otros, debe diferenciarse de…	A diferencia del trastorno de ansiedad social…
Trastorno de pánico	Se caracteriza por ataques de pánico que, al menos inicialmente, son inesperados (es decir, ocurren «de repente"). En cambio, los ataques de pánico de alguien con trastorno de ansiedad social están exclusivamente desencadenados por situaciones sociales en las que el individuo queda expuesto a posibles críticas por parte de otros.
Agorafobia	Puede caracterizarse por miedo y evitación de situaciones sociales (por ejemplo, ir a una fiesta abarrotada), pero el miedo del individuo es que la escapatoria pueda ser difícil o que la ayuda no llegue en caso de incapacidad o síntomas del tipo del pánico. En el trastorno de ansiedad social, el foco del miedo es el escrutinio por parte de los demás.
Trastorno de ansiedad generalizada	Puede caracterizarse por preocupaciones sociales, pero el foco recae más en la naturaleza de las relaciones en curso que en el miedo a la evaluación negativa. Por ejemplo, las personas con trastorno de ansiedad generalizada, especialmente los niños, pueden estar excesivamente preocupadas por la calidad de su rendimiento social, pero también se preocupan por la calidad de su desempeño en situaciones no sociales donde la evaluación social por parte de otros no es el problema (por ejemplo, sacar una buena nota en un examen). En el trastorno de ansiedad social, las preocupaciones están exclusivamente centradas en el desempeño social y el escrutinio de los demás.
Fobia específica	Puede caracterizarse por miedo a la vergüenza o la humillación relacionadas con la intensa reacción del individuo en caso de exposición a los estímulos fóbicos (por ejemplo, vergüenza por desmayarse al sacar sangre), pero no existe un miedo general a la evaluación negativa en otras situaciones sociales.

3.5.4 Diagnóstico diferencial del trastorno de ansiedad social (*continuación*)

Trastorno de ansiedad por separación	Puede caracterizarse por evitar los entornos sociales (incluida la negativa a ir a la escuela), pero la evitación se debe a la preocupación por estar separado de las figuras de apego o por sentir vergüenza al tener que irse prematuramente para volver con las figuras de apego. Las personas con trastorno de ansiedad social tienden a sentirse incómodas incluso en situaciones sociales en las que están presentes las figuras de apego.
Mutismo selectivo	Se caracteriza por la incapacidad de hablar en ciertas situaciones debido al miedo a la evaluación negativa, pero, a diferencia del trastorno de ansiedad social, no existe miedo a la evaluación negativa en las situaciones sociales donde no se requiere hablar (por ejemplo, juego no verbal).
Trastorno negativista desafiante	Puede caracterizarse por negarse a hablar con los profesores u otras figuras de autoridad. Las personas con trastorno de ansiedad social pueden tener miedo a hablar debido al temor a ser evaluadas negativamente.
Trastorno del espectro autista	Se caracteriza por ansiedad social y déficits de la comunicación social que suelen dar lugar a una falta de relaciones sociales apropiadas para la edad. Aunque las personas con trastorno de ansiedad social pueden parecer afectadas al interactuar por primera vez con compañeros o adultos desconocidos, suelen tener relaciones sociales apropiadas para su edad y suficiente capacidad de comunicación social.
Trastorno de la personalidad evitativa	Aunque se conceptualiza como un trastorno de la personalidad, describe a muchas de las mismas personas que tienen un trastorno de ansiedad social generalizado. Si se cumplen los criterios del trastorno de ansiedad social y del trastorno de la personalidad evitativa, pueden darse ambos diagnósticos.

3.5.4 Diagnóstico diferencial del trastorno de ansiedad social (*continuación*)

Trastorno depresivo mayor	Se caracteriza por una autoestima negativa que puede ir acompañada de preocupación por ser evaluado negativamente por los demás, pero esta preocupación se extiende más allá de las situaciones sociales. A las personas con trastorno de ansiedad social les preocupa que las evalúen negativamente debido a ciertos comportamientos sociales, determinados síntomas físicos o la apariencia, y generalmente no tienen una autoestima negativa fuera de las situaciones sociales.
Trastorno dismórfico corporal	Se caracteriza por la creencia relativamente fija de que ciertos aspectos de la apariencia física hacen que la persona se vea deforme o fea, lo que puede provocar ansiedad social y evitación de situaciones sociales. Por lo general, no se justifica un diagnóstico separado de trastorno de ansiedad social si los miedos sociales y la evitación se limitan a las preocupaciones dismórficas corporales.
Trastorno delirante	Puede caracterizarse por una idea delirante que implique la creencia de tener algún defecto físico o de emitir un olor desagradable u ofensivo que conduzca al rechazo social. Aunque algunos individuos con trastorno de ansiedad social pueden albergar tales preocupaciones, estas no se mantienen con intensidad delirante.
Afecciones médicas	Pueden producir síntomas socialmente embarazosos (por ejemplo, temblores en la enfermedad de Parkinson, enrojecimiento en la rosácea). Se realiza un diagnóstico adicional de trastorno de ansiedad social solo cuando se considera que el miedo a la evaluación negativa de los demás a causa de esos síntomas es excesivo.

3.5.4 Diagnóstico diferencial del trastorno de ansiedad social (*continuación*)

Ansiedad social y evitación asociadas a otros trastornos mentales, como los trastornos de la alimentación o la esquizofrenia	Se caracterizan por ansiedad que ocurre solo en el curso de otro trastorno mental. Si se considera que la ansiedad está mejor explicada por el otro trastorno mental, no se dará un diagnóstico adicional de trastorno de ansiedad social. Por ejemplo, los miedos sociales y la incomodidad pueden formar parte de la esquizofrenia, pero también habrá otras evidencias de síntomas psicóticos. La ansiedad social puede coexistir con los trastornos de la conducta alimentaria, pero si el miedo a la evaluación negativa a causa de los síntomas (por ejemplo, purgas y vómitos) es la única fuente de ansiedad social, generalmente no se justifica un diagnóstico adicional de trastorno de ansiedad social.
Timidez no patológica	Es un rasgo de personalidad común que, para la mayoría de las personas tímidas, carece de efectos adversos clínicamente significativos sobre el funcionamiento.

3.5.5 Diagnóstico diferencial del trastorno de pánico	
El trastorno de pánico, que se caracteriza por ataques de pánico recurrentes e inesperados seguidos de 1 mes o más de preocupación o cambio de comportamiento en relación con dichos ataques, debe diferenciarse de...	A diferencia del trastorno de pánico...
Trastorno de ansiedad debido a otra afección médica	Requiere la presencia de una afección médica etiológica (por ejemplo, hipertiroidismo). El trastorno de pánico no se diagnostica si los ataques de pánico se deben exclusivamente a los efectos fisiológicos directos de la afección médica no psiquiátrica sobre el sistema nervioso central.
Trastorno de ansiedad inducido por sustancias/medicamentos	Se debe a los efectos fisiológicos directos de una sustancia o medicamento. El trastorno de pánico no se diagnostica si los ataques de pánico se deben todos ellos a los efectos fisiológicos directos de una sustancia (incluidos los medicamentos).
Ataques de pánico que ocurren como parte de otro trastorno mental	Muchos trastornos mentales (por ejemplo, trastorno de ansiedad social, fobia específica, trastorno de ansiedad por separación, trastorno obsesivo-compulsivo, trastorno de acaparamiento, trastorno de estrés postraumático, trastorno depresivo mayor) pueden caracterizarse por ataques de pánico que ocurren en aquellas situaciones en las que el individuo ya está experimentando cierto grado de ansiedad en relación con su trastorno. Por ejemplo, una persona con trastorno de ansiedad social puede ponerse tan ansiosa en una situación social como para desencadenar un ataque de pánico, o un individuo con obsesiones de contaminación por un trastorno obsesivo-compulsivo puede desarrollar una angustia extrema que culmine en un ataque de pánico al exponerse a gérmenes o suciedad. En tales casos, se puede señalar el especificador «con ataques de pánico». En cambio, los ataques de pánico de los individuos con trastorno de pánico son inesperados (es decir, los ataques de pánico surgen «de la nada»), al menos durante la fase inicial del trastorno.

3.5.5 Diagnóstico diferencial del trastorno de pánico (*continuación*)

Exposición a una experiencia extremadamente ansiógena	Puede caracterizarse por la aparición de un ataque de pánico (por ejemplo, una persona sufre un ataque de pánico al verse amenazada con un arma). En cambio, los ataques de pánico de las personas con trastorno de pánico son inesperados (es decir, ocurren de repente), al menos durante la fase inicial del trastorno.
Ataque de pánico aislado	Se caracteriza por un único ataque de pánico que puede o no ocurrir de forma repentina, y por sí solo no es indicativo de psicopatología. Para diagnosticar el trastorno de pánico se requieren al menos dos ataques de pánico inesperados.
Ataques de síntomas limitados	Se caracterizan por ataques similares a los de pánico que tienen menos de los cuatro síntomas mínimos requeridos por el ataque de pánico.

3.5.6 Diagnóstico diferencial de la agorafobia

La agorafobia, que se caracteriza por el miedo o la evitación de múltiples situaciones debido a pensamientos de que escapar podría resultar difícil o la ayuda podría no llegar en caso de surgir síntomas similares al pánico, debe diferenciarse de…	A diferencia de la agorafobia…
Trastorno de ansiedad social	Se caracteriza por evitar específicamente las situaciones sociales en que la persona se verá expuesta al escrutinio de los demás.
Fobia específica, tipo situacional	Se caracteriza por evitar una situación temida en concreto, como los espacios cerrados, en lugar de temer y evitar múltiples situaciones en dos o más de los grupos agorafóbicos (es decir, transporte público, espacios abiertos, lugares cerrados, hacer cola o estar en una multitud, estar fuera de casa solo).
Trastorno de estrés postraumático o trastorno de estrés agudo	Puede caracterizarse por evitar a las personas, lugares, actividades o situaciones que despierten recuerdos, pensamientos o sentimientos perturbadores en relación con un suceso traumático.
Trastorno depresivo mayor	Algunas personas con trastorno depresivo mayor pueden confinarse en casa debido a sentimientos de apatía, fatiga, pérdida de la capacidad de experimentar placer o preocupación por llorar en público. En cambio, el rechazo de algunas personas con agorafobia a salir de casa se debe a un miedo extremo a no poder recibir ayuda en caso de surgir síntomas similares al pánico y a quedar indefensos.
Trastorno psicótico con delirios (por ejemplo, trastorno delirante; esquizofrenia; trastorno depresivo mayor, con características psicóticas)	Puede caracterizarse por una evitación que es consecuencia de los miedos delirantes (por ejemplo, evitar salir de casa debido a la convicción de que le siguen).
Trastorno obsesivo-compulsivo	Puede caracterizarse por un comportamiento de evitación que tiene como objetivo prevenir la activación de una obsesión o compulsión (por ejemplo, evitar objetos «sucios» relacionados con los miedos de contaminación, evitar los cuchillos de cocina en caso de pensamientos obsesivos de apuñalar al cónyuge).

3.5.6 Diagnóstico diferencial de la agorafobia (*continuación*)	
Trastorno de ansiedad por separación	Se caracteriza por evitar las situaciones que implican estar lejos de las figuras de apego principales, incluso por negarse a salir de casa debido al miedo a la separación.
Evitación relacionada con afecciones médicas potencialmente incapacitantes	Puede caracterizarse por evitar situaciones a raíz de preocupaciones realistas (por ejemplo, sufrir desmayos en una persona con arritmia). Sin embargo, a diferencia de la evitación de la agorafobia, la evitación relacionada con una afección discapacitante es apropiada conforme a la naturaleza de la afección médica.

3.5.7 Diagnóstico diferencial del trastorno de ansiedad generalizada

El trastorno de ansiedad generalizada, que se caracteriza por ansiedad y preocupación excesivas que duran al menos 6 meses, debe diferenciarse de…	A diferencia del trastorno de ansiedad generalizada…
Trastorno de ansiedad debido a otra afección médica	Requiere la presencia de una afección médica etiológica (por ejemplo, feocromocitoma). El trastorno de ansiedad generalizada no se diagnostica si la ansiedad generalizada se debe a los efectos fisiológicos directos de una afección médica no psiquiátrica.
Trastorno de ansiedad inducido por sustancias/medicamentos	Se debe a los efectos fisiológicos directos de una sustancia o medicamento y puede tener su inicio durante la intoxicación con una sustancia de abuso o durante su abstinencia, o puede ocurrir en el contexto de tomar o retirar un medicamento. El trastorno de ansiedad generalizada no se diagnostica si la ansiedad generalizada se debe a los efectos fisiológicos directos de una sustancia sobre el sistema nervioso central, como ocurre durante la intoxicación con cocaína o la abstinencia de opioides.
Trastorno de pánico	Se caracteriza por ansiedad y preocupación por tener ataques de pánico adicionales. El diagnóstico adicional de trastorno de ansiedad generalizada solo debe hacerse si hay ansiedad y preocupación adicionales sobre sucesos, situaciones o actividades que no tienen relación con los ataques de pánico.
Trastorno de ansiedad social	Se caracteriza por ansiedad y preocupación excesivas centradas exclusivamente en situaciones sociales. El diagnóstico adicional de trastorno de ansiedad generalizada solo debería hacerse si hay ansiedad y preocupación centradas en situaciones no sociales (por ejemplo, rendimiento laboral o escolar).

3.5.7 Diagnóstico diferencial del trastorno de ansiedad generalizada (*continuación*)	
Trastorno de síntomas somáticos o trastorno de ansiedad por enfermedad	Pueden caracterizarse por ansiedad y preocupación excesivas centradas exclusivamente en la salud, en enfermar o en la gravedad de los síntomas somáticos (por ejemplo, preocupación de que un dolor de cabeza sea indicativo de un tumor cerebral). El diagnóstico adicional de trastorno de ansiedad generalizada solo debería hacerse si hay ansiedad y preocupación centradas en situaciones no relacionadas con la salud.
Trastorno de ansiedad por separación	Se caracteriza por ansiedad y preocupación excesivas centradas exclusivamente en la separación de las figuras de apego importantes. El diagnóstico adicional de trastorno de ansiedad generalizada solo debería realizarse si hay ansiedad y preocupación centradas en situaciones no relacionadas con la separación.
Trastorno de estrés postraumático o trastorno de estrés agudo	Se caracterizan por ansiedad en relación con la exposición a señales internas o externas que simbolicen o recuerden un aspecto de un suceso traumático o que forma parte de la hiperactivación generalizada y la reactividad consecuencia de haber estado expuesto al suceso traumático. El diagnóstico adicional de trastorno de ansiedad generalizada solo debe hacerse si hay ansiedad y preocupación centradas en situaciones no relacionadas con el suceso traumático.
Anorexia nerviosa	Puede caracterizarse por ansiedad o preocupación ante la posibilidad de ganar peso. El diagnóstico adicional de trastorno de ansiedad generalizada solo debería hacerse si hay ansiedad y preocupación no relacionadas con el peso.

3.5.7 Diagnóstico diferencial del trastorno de ansiedad generalizada (*continuación*)

Trastorno obsesivo-compulsivo	Suele caracterizarse por pensamientos repetitivos que provocan ansiedad, que se experimentan como intrusivos, no deseados, inapropiados y egodistónicos, y que suelen ir acompañados de compulsiones que sirven para reducir la ansiedad. En cambio, las preocupaciones del trastorno de ansiedad generalizada suelen surgir de la vida cotidiana, como las responsabilidades laborales, la salud de los miembros de la familia, las finanzas o asuntos menores como las tareas domésticas o llegar tarde a las citas.
Trastorno dismórfico corporal	Puede caracterizarse por ansiedad y preocupación por que los demás puedan notar ciertos defectos percibidos en el aspecto físico. El diagnóstico adicional de trastorno de ansiedad generalizada solo debería hacerse si hay ansiedad y preocupación no relacionadas con la apariencia física.
Trastorno de adaptación con ansiedad	Se caracteriza por síntomas de ansiedad clínicamente significativos que no cumplen los criterios de ningún trastorno de ansiedad específico (incluido el trastorno de ansiedad generalizada) y que se desarrollan en respuesta a un factor estresante psicosocial identificable.
Episodio maníaco, con ansiedad; episodio hipomaníaco, con ansiedad; o episodio depresivo mayor, con ansiedad	Se caracterizan por síntomas prominentes de ansiedad (tensión, inquietud, problemas de concentración, temor) que ocurren la mayoría de los días durante el episodio anímico.
Trastornos psicóticos	Pueden ir acompañados de ansiedad relacionada con el contenido de las creencias delirantes e incluyen otros síntomas psicóticos característicos del trastorno psicótico en cuestión. El diagnóstico adicional de trastorno de ansiedad generalizada solo debería realizarse si hay ansiedad y preocupación centradas en situaciones ajenas a la psicosis.
Ansiedad no patológica	Se caracteriza por preocupaciones que son más controlables o no son lo suficientemente graves como para causar malestar o deterioro funcional clínicamente significativos.

Trastorno obsesivo-compulsivo y trastornos relacionados

3.6.1 Diagnóstico diferencial del trastorno obsesivo-compulsivo

El trastorno obsesivo-compulsivo (TOC), que se caracteriza por obsesiones (es decir, pensamientos, impulsos o imágenes recurrentes que se experimentan como intrusivos y no deseados, y que la persona intenta ignorar o suprimir) y/o compulsiones (es decir, comportamientos repetitivos o actos mentales que la persona siente la necesidad de realizar en respuesta a una obsesión o de acuerdo con reglas que deben aplicarse de forma rígida), debe diferenciarse de…	A diferencia del trastorno obsesivo-compulsivo…
Trastorno obsesivo-compulsivo o relacionado debido a otra afección médica	Requiere la presencia de una afección médica etiológica no psiquiátrica. El TOC no se diagnostica si las obsesiones y compulsiones se deben a los efectos fisiológicos directos de una afección médica no psiquiátrica.
Trastorno obsesivo-compulsivo o relacionado inducido por sustancias/medicamentos	Se debe a los efectos fisiológicos directos de una sustancia o medicamento. El TOC no se diagnostica si las obsesiones y compulsiones se deben exclusivamente a los efectos fisiológicos directos de una sustancia (incluidos los medicamentos).
Trastorno de acumulación	Se caracteriza por la dificultad persistente para desechar o desprenderse de posesiones y la acumulación excesiva de objetos. Sin embargo, a una persona con ciertas obsesiones (por ejemplo, de completitud o daño) con compulsiones asociadas de acumulación (por ejemplo, adquirir todos los objetos de un conjunto para alcanzar la sensación de completitud), se debería dar un diagnóstico de TOC en su lugar.
Trastorno dismórfico corporal	Se caracteriza por comportamientos repetitivos (por ejemplo, mirarse constantemente en el espejo, asearse en exceso) o actos mentales (el individuo que compara su apariencia con la de otros) en respuesta a preocupaciones por la apariencia. El diagnóstico de TOC solo debe considerarse si existen obsesiones y/o compulsiones adicionales no relacionadas con la apariencia.

3.6.1 Diagnóstico diferencial del trastorno obsesivo-compulsivo (*continuación*)	
Trastorno de la alimentación	Se caracteriza por pensamientos y comportamientos recurrentes que se limitan a preocupaciones sobre el peso corporal y la comida.
Fobia específica	Se caracteriza por el miedo y la evitación de determinados objetos o situaciones concretos. En el TOC, el miedo y la evitación de determinado objeto o situación tratan de evitar la activación de una obsesión o compulsión (por ejemplo, evitar la suciedad en una persona con obsesiones de contaminación).
Trastorno de ansiedad social	Se caracteriza por el miedo y la evitación de situaciones sociales en las que la persona queda expuesta a posibles críticas de los demás, y por conductas repetitivas que implican buscar la tranquilidad y que se centran en reducir el miedo social.
Tricotilomanía (trastorno de arrancarse el cabello) o trastorno de excoriación (rascado de la piel)	Se caracterizan por pensamientos y acciones recurrentes limitados a arrancarse el cabello o rascarse la piel.
Trastorno de ansiedad por enfermedad	Se caracteriza por pensamientos recurrentes exclusivamente relacionados con la idea de que se padece una enfermedad grave.
Episodio depresivo mayor	Puede caracterizarse por rumiaciones recurrentes que suelen estar en consonancia con el estado de ánimo y no necesariamente se experimentan como intrusivas o angustiantes.
Trastorno de ansiedad generalizada	Se caracteriza por pensamientos recurrentes (es decir, preocupaciones) sobre aspectos preocupantes de la vida real y los pensamientos no van acompañados de compulsiones.
Trastorno delirante	Se caracteriza por pensamientos persistentes que se mantienen con convicción delirante. Aunque algunas personas con TOC pueden carecer por completo de sentido de la realidad sobre la probabilidad (o no) de que se produzca una consecuencia temida por no realizar su compulsión y, por lo tanto, justificarían el especificador «con ausencia de introspección /con creencias delirantes», estos síntomas no justifican un diagnóstico de trastorno psicótico.

3.6.1 Diagnóstico diferencial del trastorno obsesivo-compulsivo (*continuación*)

Esquizofrenia	Se caracteriza por pensamientos delirantes rumiativos y comportamientos estereotipados que van acompañados de otros síntomas característicos de la esquizofrenia (por ejemplo, alucinaciones, discurso desorganizado, síntomas negativos).
Trastorno de tics	Se caracteriza por movimientos motores o vocalizaciones repentinos, rápidos, recurrentes y no rítmicos (por ejemplo, parpadeo de ojos, carraspeo de garganta) que son menos complejos que las compulsiones y no tienen como objetivo neutralizar obsesiones.
Trastorno de movimientos estereotipados	Se caracteriza por comportamientos motores repetitivos, aparentemente deliberados, no funcionales (por ejemplo, golpearse la cabeza, balancear el cuerpo, morderse a sí mismo) que son menos complejos que las compulsiones y no tienen como objetivo neutralizar obsesiones.
Comportamientos impulsivos («compulsivos») asociados a otros trastornos mentales	Se asocian a trastornos como el trastorno de juego, los trastornos parafílicos y los trastornos por consumo de sustancias, y se caracterizan por el placer que la persona obtiene de la actividad y por querer resistirse debido solamente a sus consecuencias perjudiciales. En cambio, las obsesiones y compulsiones del TOC son una fuente de intensa ansiedad y no se experimentan como placenteras.
Trastorno de la personalidad obsesivo-compulsiva	Implica un patrón desadaptativo, duradero y generalizado de perfeccionismo excesivo y control rígido, y no se caracteriza por la presencia de obsesiones o compulsiones.
Supersticiones no patológicas y conductas repetitivas	No requieren mucho tiempo y no producen deterioro ni malestar clínicamente significativos.

3.6.2 Diagnóstico diferencial del trastorno dismórfico corporal

El trastorno dismórfico corporal, caracterizado por la preocupación por defectos o imperfecciones percibidos en la apariencia física, debe diferenciarse de…	A diferencia del trastorno dismórfico corporal…
Insatisfacción normal con la apariencia y preocupación por defectos físicos claramente visibles	No implica preocupaciones excesivas relacionadas con la apariencia y comportamientos repetitivos que consumen tiempo, suelen ser difíciles de resistir o controlar, y causan malestar o deterioro significativos.
Anorexia nerviosa y bulimia nerviosa	Se caracterizan por preocupaciones limitadas a la forma y el peso del cuerpo. El diagnóstico comórbido de trastorno dismórfico corporal puede ser apropiado si las preocupaciones por la apariencia van más allá de la forma y el peso corporales en general (por ejemplo, preocupación por un defecto facial percibido).
Disforia de género	Se caracteriza por preocupaciones corporales que se limitan a querer deshacerse de las características sexuales primarias o secundarias. El trastorno dismórfico corporal solo debe diagnosticarse si las preocupaciones por la apariencia van más allá de las manifestaciones físicas del género asignado.
Episodio depresivo mayor, trastorno de la personalidad evitativa y trastorno de ansiedad social	A menudo se caracterizan por sentimientos de baja autoestima, vergüenza y defectuosidad que pueden incluir preocupaciones sobre la apariencia corporal. Sin embargo, en el trastorno dismórfico corporal, la persona está obsesionada por sus defectos percibidos en la apariencia y realiza comportamientos repetitivos (por ejemplo, analizarse constantemente en el espejo, asearse en exceso, rascarse la piel, buscar constantemente aprobación) o actos mentales (por ejemplo, comparar su apariencia con la de los demás) en respuesta a las preocupaciones sobre la apariencia.
Trastorno obsesivo-compulsivo	Se caracteriza por pensamientos intrusivos y conductas repetitivas que no se limitan a preocupaciones por la apariencia.

3.6.2 Diagnóstico diferencial del trastorno dismórfico corporal (*continuación*)

Tricotilomanía (trastorno de arrancarse el cabello)	Se caracteriza por arrancamientos repetidos del cabello, lo que provoca pérdida de cabello, acompañados de intentos repetidos de detenerlos, sin tener la intención de mejorar defectos percibidos en la apariencia del cabello facial, de la cabeza o del cuerpo. Sin embargo, si el comportamiento de arrancarse el cabello ocurre junto con alguna preocupación por un defecto en la apariencia por exceso de vello corporal, puede ser apropiado diagnosticar un trastorno dismórfico corporal.
Trastorno de excoriación (dermatilomanía)	Se caracteriza por el hábito recurrente de rascarse la piel, lo que resulta en lesiones cutáneas, acompañado de intentos repetidos de detenerlo; no está motivado por el deseo de mejorar la apariencia de un defecto cutáneo percibido. Si el comportamiento de rascarse la piel concurre con la preocupación por algún defecto cutáneo percibido, entonces el diagnóstico de trastorno dismórfico corporal podría ser el más apropiado.
Trastorno delirante, tipo somático	Se caracteriza por delirios prominentes que se refieren a funciones o sensaciones corporales. En algunas personas con trastorno dismórfico corporal, las creencias en sus defectos físicos se mantienen con convicción delirante (es decir, están completamente convencidas de que la percepción de sus defectos es real). Estas personas se diagnostican de trastorno dismórfico corporal, con ausencia de introspección, en lugar del trastorno delirante.
Trastorno de la personalidad histriónica o trastorno de la personalidad narcisista	Pueden caracterizarse por una preocupación excesiva por la apariencia que no implica defectos específicos.
Trastorno de identidad de la integridad corporal (preocupación por el deseo de volverse discapacitado, con inicio en la infancia)	Puede caracterizarse por una preocupación con el deseo de que se ampute un miembro para corregir una discrepancia percibida entre la identidad corporal de la persona y su configuración anatómica, y no porque la persona considere que la apariencia del miembro es fea o defectuosa.

3.6.3 Diagnóstico diferencial del trastorno de acumulación

El trastorno de acumulación, que se caracteriza por la dificultad persistente para desechar o desprenderse de pertenencias debido a la necesidad percibida de guardar los objetos, debe diferenciarse de…	A diferencia del trastorno de acumulación…
Trastorno obsesivo-compulsivo o relacionado debido a otra afección médica	Requiere la presencia de una afección médica etiológica no psiquiátrica (por ejemplo, lesión cerebral traumática, resección quirúrgica para controlar las convulsiones, enfermedad cerebrovascular). El trastorno de acumulación no se diagnostica si el comportamiento de acumulación se debe a los efectos fisiológicos directos de un afección médica no psiquiátrica.
Trastorno neurocognitivo mayor debido a una afección neurodegenerativa, como la degeneración lobar frontotemporal o la enfermedad de Alzheimer	El inicio del comportamiento de acumulación es gradual, sigue el curso del trastorno neurocognitivo y puede ir acompañado de falta de cuidado personal y suciedad doméstica grave, junto con otros síntomas neuropsiquiátricos. El trastorno de acumulación no se diagnostica si se considera que la acumulación de objetos es consecuencia directa de un trastorno cerebral degenerativo.
Trastorno del espectro autista	Puede incluir la acumulación excesiva de objetos relacionados con un interés fijo de intensidad anormal (por ejemplo, coleccionar cajas de cerillas), en cuyo caso no se realiza un diagnóstico de trastorno de acumulación.

3.6.3 Diagnóstico diferencial del trastorno de acumulación (*continuación*)

Trastorno obsesivo-compulsivo	Se caracteriza por comportamientos repetitivos que la persona se siente impulsada a realizar en respuesta a una obsesión o de acuerdo con reglas que deben aplicarse de manera rígida, y que generalmente la persona experimenta como egodistónicos. Esto contrasta con la acumulación de objetos del trastorno de acumulación, que es egosintónica. Cuando una acumulación de objetos ocurre como consecuencia directa de un trastorno obsesivo-compulsivo (por ejemplo, no desechar objetos para evitar rituales de comprobación interminables), no se realiza un diagnóstico de trastorno de acumulación. Sin embargo, cuando el acaparamiento grave aparece simultáneamente con otros síntomas típicos del trastorno obsesivo-compulsivo pero se considera independiente de estos síntomas, se pueden diagnosticar tanto el trastorno de acumulación como el trastorno obsesivo-compulsivo.
Trastorno psicótico (por ejemplo, esquizofrenia)	Puede caracterizarse por una acumulación de objetos como consecuencia de una creencia delirante (por ejemplo, recoger trozos de papel de aluminio desechados para protegerse de la radiación) o una alucinación imperativa, en cuyo caso no se realiza un diagnóstico de trastorno de acumulación.
Episodio depresivo mayor	Puede asociarse a un entorno desordenado que ocurre como consecuencia directa de síntomas depresivos como la fatiga, la inercia y el retraso psicomotor, en cuyo caso no se realiza un diagnóstico de trastorno de acumulación.
Comportamiento coleccionista no patológico	Es organizado y sistemático, incluso si en algunos casos la cantidad real de posesiones puede ser similar a la acumulada por un individuo con trastorno de acumulación. Además, no produce el desorden, la angustia o el deterioro típicos del trastorno de acumulación.

3.6.4 Diagnóstico diferencial de la tricotilomanía (trastorno de arrancarse el cabello)

La tricotilomanía, que se caracteriza por el arrancamiento recurrente del propio cabello, acompañado de intentos repetidos de detenerlo, debe diferenciarse de…	A diferencia de la tricotilomanía…
Afecciones médicas que causan pérdida de cabello	Ciertas afecciones como la alopecia cicatricial (por ejemplo, *alopecia areata*) y la alopecia no cicatricial (por ejemplo, lupus eritematoso discoide crónico) pueden explicar completamente la pérdida de cabello. La tricotilomanía no se diagnostica si la tracción del cabello se debe a una de estas afecciones médicas.
Trastorno obsesivo-compulsivo	Se caracteriza por un comportamiento que se realiza en respuesta a una obsesión o de acuerdo con reglas que deben aplicarse de forma rígida. La tricotilomanía no se diagnostica si la extracción del cabello es consecuencia directa de una obsesión o compulsión (por ejemplo, las personas con preocupaciones de simetría pueden arrancarse el cabello como parte de sus rituales de simetría).
Trastorno dismórfico corporal	Se caracteriza por preocupación por un defecto imaginado de la apariencia física que, en algunos casos, puede conducir a la obsesión de eliminar el vello corporal que el individuo percibe como feo o anormal. La tricotilomanía no se diagnostica si el arrancamiento capilar es consecuencia directa de la obsesión por un defecto percibido en la apariencia.
Trastorno psicótico (por ejemplo, esquizofrenia)	Puede caracterizarse por tirarse del cabello en respuesta a delirios o alucinaciones. La tricotilomanía no se diagnostica si los tirones del pelo se explican mejor por un trastorno psicótico.
Trastorno de movimientos estereotipados	Implica conductas repetitivas distintas del arrancamiento capilar o concurrentes con él (por ejemplo, sacudir o agitar las manos, balancear el cuerpo, golpearse la cabeza).

3.6.4 Diagnóstico diferencial de la tricotilomanía (trastorno de arrancarse el cabello) (*continuación*)

Arrancarse el pelo como forma de autolesión no suicida	Ocurre en ausencia de intentos repetidos de disminuir o detener la tracción del cabello. Si el comportamiento es lo suficientemente significativo desde la perspectiva clínica, se puede asignar el código del trastorno de autolesión no suicida.
Eliminación o manipulación normativa del vello	Se caracteriza por una eliminación capilar que se realiza únicamente por razones estéticas (es decir, para mejorar la apariencia física) o por comportamientos que se limitan a retorcer, morderse o jugar con el cabello. En tales casos, el malestar o el deterioro funcional no son significativos y, por lo tanto, tales presentaciones no califican para el diagnóstico de tricotilomanía.

3.6.5 Diagnóstico diferencial del trastorno de excoriación (rascarse la piel)

El trastorno de excoriación, caracterizado por rascarse la piel reiteradamente provocando lesiones cutáneas más intentos repetidos de detenerlo, debe diferenciarse de…

A diferencia del trastorno de excoriación…

Trastorno obsesivo-compulsivo o relacionado debido a otra afección médica	El escarbado de la piel se debe a los efectos fisiológicos directos de una afección médica no psiquiátrica. El trastorno de excoriación no se diagnostica si el rascado de la piel se atribuye a los efectos fisiológicos directos de una afección dermatológica (por ejemplo, sarna).
Trastorno obsesivo-compulsivo o relacionado inducido por sustancias/medicamentos	La acción de rascarse la piel se debe a los efectos fisiológicos directos de una sustancia (por ejemplo, cocaína) o medicamento. El trastorno de excoriación no se diagnostica si el rascado de la piel es totalmente atribuible a la sustancia (o el medicamento).
Trastorno obsesivo-compulsivo	Puede incluir lesiones de la piel que se producen a consecuencia de las compulsiones de lavado intensivo. El trastorno de excoriación no se diagnostica si las lesiones de la piel se explican mejor por el trastorno obsesivo-compulsivo.
Trastorno dismórfico corporal	Puede incluir el comportamiento de rascarse la piel para mejorar un defecto percibido en la apariencia. El trastorno de excoriación no se diagnostica si el rascado de la piel se explica mejor por el trastorno dismórfico corporal.
Trastorno psicótico (por ejemplo, esquizofrenia)	Puede incluir el rascado de la piel en respuesta a una idea delirante (es decir, parasitosis) o alucinación táctil (es decir, hormigueo). En tales casos, el trastorno de excoriación no debe diagnosticarse.
Trastorno de movimientos estereotipados	Implica conductas repetitivas distintas (o además) del escarbado de la piel (por ejemplo, sacudir o agitar las manos, balancear el cuerpo, golpearse la cabeza).

Trastornos relacionados con traumas y factores de estrés

3.7.1 Diagnóstico diferencial del trastorno de estrés postraumático o trastorno de estrés agudo[a]

El trastorno de estrés postraumático (TEPT) y el trastorno de estrés agudo, que se caracterizan por haber estado expuesto a la muerte (real o en forma de amenaza), a lesiones graves o a violencia sexual, seguido del desarrollo de síntomas de intrusión, evitación persistente de estímulos asociados al trauma, alteraciones negativas de la cognición y el estado de ánimo, y marcadas alteraciones de la activación y la reactividad, deben diferenciarse de…

A diferencia del trastorno de estrés postraumático o del trastorno de estrés agudo…

Trastorno de adaptación	Se caracteriza por la aparición de síntomas en respuesta a un estresor psicosocial identificable de cualquier nivel de gravedad que no se caracteriza por un tipo o patrón específico de síntomas. En cambio, los diagnósticos de TEPT y trastorno de estrés agudo requieren exposición a una muerte real o una amenaza de muerte, una lesión grave o violencia sexual, y se caracterizan por un patrón de respuesta específico (por ejemplo, síntomas de intrusión, síntomas de evitación, síntomas de activación). El diagnóstico de trastorno de adaptación puede utilizarse cuando la respuesta a un estresor extremo no cumple los criterios del TEPT o del trastorno de estrés agudo, o cuando el patrón sindrómico completo del TEPT o del trastorno de estrés agudo se desarrolla en respuesta a un estresor psicosocial (por ejemplo, separación de la pareja, despido laboral) que no implica ni una muerte real o amenaza de muerte, ni una lesión grave o violencia sexual.

3.7.1 Diagnóstico diferencial del trastorno de estrés postraumático o trastorno de estrés agudo[a] (*continuación*)

Trastorno de duelo prolongado	Se caracteriza por el desarrollo de una respuesta de duelo que implica un intenso recuerdo o añoranza del fallecido, o la presencia constante de pensamientos o recuerdos del fallecido, que persiste durante al menos 12 meses después de la pérdida y causa malestar o deterioro clínicamente significativos. A diferencia del TEPT, donde los pensamientos intrusivos y los recuerdos giran en torno a los sucesos traumáticos que causaron la muerte del ser querido, los recuerdos intrusivos del trastorno de duelo prolongado se centran en muchos aspectos del fallecido, incluidos los aspectos positivos de la relación y la angustia por la pérdida del ser querido.
Otros trastornos mentales que pueden desarrollarse tras la exposición a un factor de estrés extremo	Se caracterizan por un patrón de respuesta que cumple los criterios de algún otro trastorno mental del DSM-5-TR (por ejemplo, trastorno psicótico breve, trastorno depresivo mayor).
Trastorno obsesivo-compulsivo	Suele caracterizarse por pensamientos intrusivos recurrentes, pero estos se perciben como inapropiados y no están relacionados con un suceso traumático previamente experimentado.
Trastorno de pánico	Puede caracterizarse por síntomas de activación y disociativos, pero estos ocurren durante los ataques de pánico y no se asocian a un factor estresante traumático.
Trastorno de ansiedad generalizada	Puede caracterizarse por síntomas persistentes de irritabilidad y ansiedad, pero, a diferencia del TEPT o del trastorno de estrés agudo, estos síntomas no se asocian a un factor estresante traumático.
Trastornos disociativos	Se caracterizan por síntomas disociativos que no necesariamente están relacionados con la exposición a un factor de estrés traumático (aunque a menudo lo están). Los síntomas disociativos que ocurren en el contexto del síndrome completo del TEPT podrían justificar el uso del especificador «con síntomas disociativos».

3.7.1 Diagnóstico diferencial del trastorno de estrés postraumático o trastorno de estrés agudo[a] (*continuación*)	
Trastornos psicóticos (por ejemplo, esquizofrenia)	Pueden caracterizarse por síntomas perceptivos como ilusiones o alucinaciones. Estos deben diferenciarse de las escenas retrospectivas del TEPT o del trastorno de estrés agudo, que se caracterizan por intrusiones sensoriales que forman parte del suceso traumático y que pueden ocurrir con pérdida completa de la conciencia del entorno presente. Estos episodios suelen ser breves, pero pueden asociarse a angustia prolongada y mayor activación. En general, los episodios no se consideran fenómenos psicóticos.
Traumatismo cerebral	Se caracteriza por síntomas neurocognitivos (por ejemplo, desorientación y confusión persistentes) que se desarrollan después de un traumatismo cerebral (por ejemplo, accidente traumático, explosión de bomba, trauma de aceleración/deceleración). Debido a que este suceso traumático también puede llevar al desarrollo de un trastorno de estrés agudo o un TEPT, ambos diagnósticos deben tenerse en cuenta.
Simulación	Se caracteriza por simular síntomas y siempre debe descartarse cuando intervienen aspectos legales, financieros y otros beneficios.

[a] El TEPT y el trastorno de estrés agudo se diferencian en función de la duración. La duración del patrón de respuesta del trastorno de estrés agudo es de 3 días a 1 mes después de la exposición al factor estresante traumático. La duración del patrón de respuesta del TEPT es de más de 1 mes.

3.7.2 Diagnóstico diferencial del trastorno de adaptación

El trastorno de adaptación, que se caracteriza por el desarrollo de síntomas emocionales o conductuales clínicamente significativos que no cumplen los criterios de otro trastorno mental, debe diferenciarse de…	A diferencia del trastorno de adaptación…
Todos los demás trastornos mentales específicos del DSM-5-TR	Se caracterizan por patrones de síntomas que cumplen los criterios diagnósticos de cada uno de los trastornos mentales específicos del DSM-5-TR-TR, la mayoría de los cuales no requieren que dichos síntomas ocurran en respuesta a un estresor psicosocial identificable (con las excepciones del trastorno de estrés postraumático, el trastorno de estrés agudo, el trastorno de duelo prolongado, el trastorno de apego reactivo y el trastorno de relación social desinhibida). El trastorno de adaptación no se diagnostica si los síntomas cumplen los criterios de un trastorno mental específico o representan una exacerbación de un trastorno existente. El trastorno de adaptación puede diagnosticarse además de otro trastorno mental si este último no explica completamente los síntomas particulares que surgen como reacción al estresor. Por ejemplo, un individuo puede desarrollar un trastorno de adaptación, con estado de ánimo depresivo, después de perder un trabajo al mismo tiempo que tiene un diagnóstico de trastorno obsesivo-compulsivo.
Trastorno de estrés postraumático o trastorno de estrés agudo	Requieren que el factor estresante sea extremo (es decir, exposición a la muerte [real o en forma de amenaza], a lesiones graves o a violencia sexual) y síntomas característicos de intrusión, evitación persistente de estímulos asociados al trauma, alteraciones negativas de la cognición y el estado de ánimo, y alteraciones marcadas de la activación y la reactividad.
Categorías «otro especificado» o «no especificado» (por ejemplo, otro trastorno depresivo especificado)	Se diagnostican solo cuando no se cumplen los criterios de ningún trastorno específico del DSM-5-TR (incluido el trastorno de adaptación).

3.7.2 Diagnóstico diferencial del trastorno de adaptación (*continuación*)

Factores psicológicos que afectan a otras afecciones médicas	Se caracterizan por entidades psicológicas específicas (por ejemplo, síntomas psicológicos, comportamientos, otros factores) que desencadenan, exacerban o ponen a un individuo en riesgo de enfermedad médica, o empeoran una afección médica no psiquiátrica existente. En cambio, cuando una afección médica no psiquiátrica actúa como factor de estrés psicosocial que conduce a una reacción psicológica, sí se diagnostica el trastorno de adaptación.
Duelo	Se caracteriza por una reacción normal ante la pérdida de un ser querido que se ajusta a lo que cabe esperar. El trastorno de adaptación solo se puede diagnosticar si se considera que los síntomas son desproporcionados con respecto a las expectativas normales.
Trastorno de duelo prolongado	Se caracteriza por el desarrollo de una respuesta de duelo que implica una intensa añoranza o nostalgia del fallecido, o la presencia constante de pensamientos o recuerdos del fallecido, que causa malestar o deterioro clínicamente significativos. A diferencia del trastorno de adaptación, cuyos síntomas pueden persistir durante un máximo de 6 meses una vez que el factor estresante o sus consecuencias han terminado, los síntomas del trastorno de duelo prolongado deben persistir durante al menos 12 meses después de la pérdida para poder hacer este diagnóstico.
Reacciones no patológicas al estrés	Se caracterizan por síntomas que se encuentran dentro de lo que cabría esperar en función de la naturaleza del factor estresante y que no provocan malestar ni deterioro clínicamente significativos.

3.7.3 Diagnóstico diferencial del trastorno de duelo prolongado

El trastorno de duelo prolongado, que se caracteriza por el desarrollo de una respuesta de duelo que implica añoranza intensa o nostalgia del fallecido, o la presencia constante de pensamientos o recuerdos del fallecido, que persiste durante al menos 12 meses después de la pérdida y causa malestar o deterioro clínicamente significativos, debe diferenciarse de…	A diferencia del trastorno de duelo prolongado…
Duelo normal	Es de duración limitada y se resuelve de acuerdo con las normas culturales, sociales y religiosas.
Trastorno depresivo mayor o trastorno depresivo persistente	Pueden desarrollarse en el contexto de la muerte de un ser querido, pero los síntomas reflejan un estado de ánimo generalmente bajo, en lugar de centrarse en sentimientos de pérdida y separación del ser querido.
Trastorno de estrés postraumático (TEPT)	Requiere exposición a la muerte (real o en forma de amenaza), lesiones graves o violencia sexual. Las personas que experimentan duelo como resultado de la muerte violenta o accidental de un ser querido pueden desarrollar tanto TEPT como trastorno de duelo prolongado, los cuales pueden implicar evitar los recordatorios de la muerte. A diferencia de la evitación en el TEPT, que se manifiesta por evitar los recuerdos, pensamientos o sentimientos asociados al suceso traumático que llevó a la muerte del ser querido (por ejemplo, recuerdos del accidente automovilístico fatal que mató al ser querido), la evitación en el trastorno de duelo prolongado es de los recordatorios de que el ser querido ya no está presente (por ejemplo, evitar las actividades vividas con el difunto). Además, los recuerdos de reexperimentación del TEPT tienden a ser más perceptivos, refiriendo la persona que el recuerdo se siente como si estuviera ocurriendo en el «aquí y ahora», lo que tiende a no ser el caso en el trastorno de duelo prolongado. En el trastorno de duelo prolongado también hay añoranza del difunto, que está ausente en el TEPT.

3.7.3 Diagnóstico diferencial del trastorno de duelo prolongado (*continuación*)

Trastorno de adaptación	Se caracteriza por síntomas que se desarrollan en respuesta a un estresor psicosocial identificable de cualquier tipo, no necesariamente la pérdida de un ser querido. Además, los síntomas no pueden persistir durante más de 6 meses adicionales después de que el estresor y sus consecuencias hayan terminado.
Trastorno de ansiedad por separación	Se caracteriza por ansiedad ante la separación de las figuras de apego actuales, en lugar de angustia por la separación de una persona fallecida.

Trastornos disociativos

3.8.1 Diagnóstico diferencial de la amnesia disociativa

La amnesia disociativa, que se caracteriza por la incapacidad de recordar información autobiográfica importante, generalmente de naturaleza traumática o estresante, debe diferenciarse de…	A diferencia de la amnesia disociativa…
Deterioro de la memoria en un trastorno neurocognitivo mayor o leve debido a otra afección médica	Se caracteriza por una pérdida de la memoria de información personal que suele asociarse a alteraciones cognitivas, lingüísticas, afectivas, de la atención y del comportamiento. En la amnesia disociativa, los déficits de memoria afectan principalmente a la información autobiográfica, y las habilidades intelectuales y cognitivas están preservadas.
Blackouts inducidos por alcohol u otras sustancias	Se caracterizan por un fallo en el almacenamiento de la memoria secundario a los efectos fisiológicos directos de la sustancia sobre el sistema nervioso central. La pérdida de memoria inducida por sustancias generalmente no puede revertirse.
Amnesia postraumática debida a una lesión cerebral	Se caracteriza por haber antecedentes de traumatismo físico evidente, un período de inconsciencia o amnesia, evidencia objetiva de una lesión cerebral y una breve amnesia retrógrada del tiempo anterior a la lesión en la cabeza. Si la amnesia postraumática retrógrada es tan extensa que resulta desproporcionada a la lesión cerebral, puede ser apropiado el diagnóstico comórbido de amnesia disociativa.
Trastorno de identidad disociativo	Se caracteriza por discontinuidades generalizadas en el sentido de uno mismo y de la agencialidad, acompañadas de muchos otros síntomas disociativos. En los individuos con amnesia disociativa, la amnesia tiende a ser localizada, selectiva y relativamente estable. La amnesia disociativa no se diagnostica si los vacíos de memoria se explican mejor por un trastorno de identidad disociativo.

3.8.1 Diagnóstico diferencial de la amnesia disociativa (*continuación*)

Trastorno de estrés postraumático o trastorno de estrés agudo	Puede caracterizarse por la incapacidad de recordar parte o la totalidad de un suceso traumático específico. Una amnesia limitada al suceso traumático y que se presenta en el contexto de un trastorno de estrés postraumático generalmente no justifica un diagnóstico adicional de amnesia disociativa. Sin embargo, si la amnesia se extiende más allá del momento inmediato al trauma, sí podría justificarse un diagnóstico comórbido de amnesia disociativa (por ejemplo, en el caso de una víctima de violación que no puede recordar la mayoría de los hechos durante todo el día de la violación).
Simulación o trastorno facticio	Se caracteriza por una amnesia fingida. Ninguna prueba, batería de pruebas o conjunto de procedimientos, sin embargo, puede distinguir de manera fiable la amnesia disociativa de la amnesia fingida, y los mismos factores contextuales asociados a la amnesia fingida (por ejemplo, problemas financieros, sexuales o legales; o el deseo de escapar de circunstancias estresantes) también se asocian a la amnesia disociativa.
Pérdida de memoria cotidiana, amnesia de sueños, amnesia de experiencias infantiles, amnesia posthipnótica o pérdida de memoria relacionada con la edad	Se caracterizan por problemas de memoria que son normativas dadas las circunstancias.

3.8.2 Diagnóstico diferencial del trastorno de despersonalización/desrealización

El trastorno de despersonalización/desrealización, que se caracteriza por experiencias persistentes o recurrentes de despersonalización, debe diferenciarse de…	A diferencia del trastorno de despersonalización/desrealización…
Síntomas disociativos debidos a una afección médica no psiquiátrica	Requieren la presencia de una afección médica etiológica no psiquiátrica, como un trastorno comicial, y se diagnosticarían como «otro trastorno mental debido a otra afección médica especificado, con síntomas disociativos». El trastorno de despersonalización/desrealización no se diagnostica si los síntomas se deben exclusivamente a los efectos fisiológicos directos de una afección médica no psiquiátrica sobre el sistema nervioso central.
Intoxicación con sustancias o abstinencia de sustancias	Pueden caracterizarse por síntomas disociativos junto con otros síntomas de intoxicación con sustancias o abstinencia de sustancias. Las sustancias precipitantes más comunes son: cannabis, alucinógenos, ketamina, éxtasis y salvia. Los síntomas de despersonalización/desrealización atribuibles a los efectos fisiológicos de las sustancias durante la intoxicación aguda o la abstinencia no se diagnostican como trastorno de despersonalización/desrealización. Sin embargo, las sustancias pueden intensificar los síntomas de un trastorno de despersonalización/desrealización preexistente.
Trastorno de identidad disociativo	Puede caracterizarse por síntomas de despersonalización o desrealización que acompañan a las discontinuidades generalizadas del sentido del yo y de la agencialidad. El trastorno de despersonalización/desrealización no se diagnostica si los síntomas se explican mejor por el trastorno de identidad disociativo.

3.8.2 Diagnóstico diferencial del trastorno de despersonalización/desrealización (*continuación*)	
Ataques de pánico	Pueden caracterizarse por síntomas de despersonalización o desrealización que acompañan a otros síntomas del ataque de pánico. Los síntomas del ataque de pánico tienen un inicio abrupto y alcanzan su máximo pico en cuestión de minutos. En cambio, los episodios de despersonalización o desrealización del trastorno de despersonalización/desrealización suelen durar horas, semanas o meses. El trastorno de despersonalización/desrealización no se diagnostica si los síntomas ocurren solo durante un ataque de pánico.
Trastorno de estrés postraumático o trastorno de estrés agudo	Se caracterizan por exposición a la muerte (real o amenaza), lesiones graves o violencia sexual, seguida del desarrollo de síntomas de intrusión, evitación persistente de estímulos asociados al trauma, alteraciones negativas de la cognición y el estado de ánimo, y marcadas alteraciones de la activación y la reactividad. Algunas personas con trastorno de estrés postraumático también desarrollan síntomas persistentes o recurrentes de despersonalización y/o desrealización en respuesta al factor estresante. En tales casos se debe utilizar el especificador «con síntomas disociativos». El trastorno de despersonalización/desrealización no se diagnostica si los síntomas se explican mejor por el trastorno de estrés postraumático o el trastorno de estrés agudo.
Trastornos psicóticos (por ejemplo, esquizofrenia)	Pueden caracterizarse por una idea delirante en la que el individuo cree que está muerto o que el mundo no es real. En cambio, la prueba de realidad de la despersonalización/desrealización está intacta en el trastorno de despersonalización/desrealización (es decir, la persona sabe que no está realmente muerta y que el mundo es real).

3.8.2 Diagnóstico diferencial del trastorno de despersonalización/desrealización (*continuación*)	
Trastorno depresivo mayor	Puede caracterizarse por sentimientos de adormecimiento, insensibilidad, apatía y onirismo, junto con otros síntomas característicos de la depresión durante los episodios depresivos mayores. En el trastorno de despersonalización/desrealización, los sentimientos de adormecimiento se asocian a otros síntomas del trastorno (por ejemplo, sensación de desapego de uno mismo) y ocurren cuando el individuo no está deprimido.
Síntomas no patológicos de despersonalización o desrealización	Son transitorios (es decir, duran horas a días) y no provocan deterioro o malestar clínicamente significativos. Aproximadamente la mitad de todos los adultos han experimentado al menos un episodio de despersonalización/desrealización en su vida. Los síntomas de despersonalización/desrealización que cumplen todos los criterios de este trastorno son mucho menos comunes, con una prevalencia vitalicia de aproximadamente el 1-2%.

Trastornos de síntomas somáticos y trastornos relacionados

3.9.1 Diagnóstico diferencial del trastorno de síntomas somáticos

El trastorno de síntomas somáticos, caracterizado por síntomas somáticos que causan malestar o provocan una alteración significativa de la vida diaria y van acompañados de pensamientos, sentimientos o conductas excesivos relacionados con los síntomas somáticos o la preocupación por la salud acompañante, debe diferenciarse de…	A diferencia del trastorno de síntomas somáticos…
Síntomas somáticos angustiantes característicos de una afección médica no psiquiátrica	Se caracterizan por la ausencia de pensamientos desproporcionados y persistentes sobre la gravedad de los síntomas somáticos del individuo, la falta de un nivel persistente de ansiedad referente a la salud o los síntomas somáticos, y la no dedicación de tiempo y energía excesivos a los síntomas somáticos o las preocupaciones por la salud. Tener síntomas somáticos de etiología poco clara no es suficiente por sí solo para el diagnóstico de trastorno de síntomas somáticos, y tener síntomas somáticos de una afección médica diagnosticada (por ejemplo, diabetes o enfermedad cardíaca) no excluye el diagnóstico de trastorno de síntomas somáticos si por lo demás se cumplen los criterios.
Trastorno de ansiedad por enfermedad	Se caracteriza por preocupaciones extensas sobre la salud, pero sin síntomas somáticos o con síntomas somáticos mínimos. En el trastorno de síntomas somáticos, el foco predominante recae en las quejas somáticas angustiantes.
Trastorno dismórfico corporal	Se caracteriza por la preocupación por un defecto percibido en la apariencia física. En el trastorno de síntomas somáticos, la preocupación por los síntomas somáticos refleja la preocupación por tener una enfermedad, no por un defecto en la apariencia física.

3.9.1 Diagnóstico diferencial del trastorno de síntomas somáticos (*continuación*)	
Trastorno de síntomas neurológicos funcionales (trastorno de conversión)	Se caracteriza por uno o más síntomas de disfunción motora voluntaria o sensorial como manifestación principal, mientras que en el trastorno de síntomas somáticos el foco recae en la angustia que causan determinados síntomas. Además, el diagnóstico de trastorno de síntomas somáticos requiere la presencia de pensamientos, sentimientos o comportamientos excesivos relacionados con los síntomas somáticos o la preocupación por la salud asociada. Por el contrario, el trastorno de síntomas neurológicos funcionales se asocia a menudo a la *belle indifférence*, una ausencia paradójica de angustia psicológica, en una minoría de individuos.
Trastorno de ansiedad generalizada	Se caracteriza por preocupación en relación con múltiples hechos, situaciones o actividades, entre las que puede encontrarse la preocupación por la salud. El foco principal de preocupación en el trastorno de síntomas somáticos son los síntomas somáticos y la preocupación por la salud.
Trastorno de pánico	Se caracteriza por síntomas somáticos que ocurren en el contexto de los ataques de pánico y la preocupación posterior por la importancia de los ataques de pánico en relación con la salud. En el trastorno de síntomas somáticos, la ansiedad y los síntomas somáticos son relativamente persistentes.
Trastorno obsesivo-compulsivo	Se caracteriza por pensamientos recurrentes que se experimentan como intrusivos y no deseados, que la persona intenta ignorar o suprimir, y que suelen ir acompañados de comportamientos repetitivos que el individuo siente la necesidad de realizar. En el trastorno de síntomas somáticos, las preocupaciones recurrentes sobre síntomas somáticos o enfermedades son menos intrusivas y no hay comportamientos repetitivos asociados que la persona sienta la necesidad de realizar.

3.9.1 Diagnóstico diferencial del trastorno de síntomas somáticos (*continuación*)	
Trastornos depresivos	Suelen ir acompañados de síntomas somáticos, pero estos suelen limitarse a los episodios de estado de ánimo deprimido. Además, los síntomas somáticos de los trastornos depresivos van acompañados de un estado de ánimo disfórico y los síntomas asociados característicos.
Trastorno delirante, tipo somático	Se caracteriza por la convicción de que los síntomas somáticos son indicativos de tener una enfermedad subyacente grave. En cambio, en el trastorno de síntomas somáticos, la creencia de que los síntomas somáticos podrían reflejar una enfermedad física subyacente grave no se mantiene con intensidad delirante.
Trastorno facticio o simulación	Se caracteriza por síntomas somáticos que son producidos intencionalmente o fingidos.

3.9.2 Diagnóstico diferencial del trastorno de ansiedad por enfermedad

El trastorno de ansiedad por enfermedad, caracterizado por la preocupación por tener o adquirir una enfermedad grave sin síntomas somáticos acompañantes, debe diferenciarse de…	A diferencia del trastorno de ansiedad por enfermedad…
Preocupaciones esperables relacionadas con una afección médica no psiquiátrica	Las preocupaciones y el malestar por la afección médica son proporcionadas a su gravedad. Un diagnóstico comórbido de trastorno de ansiedad por enfermedad solo es apropiado si la ansiedad relacionada con la salud y las preocupaciones por la enfermedad son claramente desproporcionadas a la gravedad de la afección médica. Las preocupaciones transitorias relacionadas con una afección médica no psiquiátrica generalmente no justifican un diagnóstico de trastorno de ansiedad por enfermedad.
Trastorno de síntomas somáticos	Se caracteriza por la presencia de síntomas somáticos significativos. En cambio, las personas con trastorno de ansiedad por enfermedad no tienen o tienen síntomas somáticos mínimos y su preocupación principal es la idea de que tienen una enfermedad grave.
Fobia específica a contraer una enfermedad	Se caracteriza por el miedo a contraer una enfermedad en lugar del miedo a ya tener la enfermedad, como en el trastorno de ansiedad por enfermedad.
Trastorno de ansiedad generalizada	Se caracteriza por ansiedad y preocupación ante múltiples hechos, situaciones o actividades, solo uno de los cuales puede afectar a la salud.
Trastorno de pánico	Puede caracterizarse por ansiedad o preocupación específicamente en relación con la idea de que los ataques de pánico reflejen la presencia de una enfermedad médica grave, como una enfermedad cardíaca. Aunque las personas con trastorno de pánico pueden tener ansiedad por la salud, su ansiedad suele ser muy aguda y episódica. En cambio, la ansiedad por la salud y los miedos del trastorno de ansiedad por enfermedad son más crónicos y duraderos. Algunas personas con trastorno de ansiedad por enfermedad experimentan ataques de pánico que son desencadenados por su preocupación por la enfermedad.

3.9.2 Diagnóstico diferencial del trastorno de ansiedad por enfermedad (*continuación*)

Trastorno obsesivo-compulsivo	Puede caracterizarse por pensamientos intrusivos que se centran en el miedo a contraer una enfermedad en el futuro y generalmente hay obsesiones o compulsiones adicionales relacionadas con otras preocupaciones. Los pensamientos intrusivos de las personas con trastorno de ansiedad por enfermedad se refieren a tener una enfermedad y pueden ir acompañados de comportamientos compulsivos asociados (por ejemplo, buscar tranquilización).
Trastorno dismórfico corporal	Se caracteriza por preocupaciones limitadas a la apariencia física del individuo, que se percibe como defectuosa o imperfecta.
Trastorno de adaptación	Se caracteriza por angustia marcada o deterioro funcional que se desarrollan en respuesta a un estresor psicosocial identificable (por ejemplo, ser diagnosticado de una afección médica no psiquiátrica) y son de duración limitada (es decir, persisten durante no más de 6 meses después de desaparecer el estresor). El diagnóstico de trastorno de ansiedad por enfermedad requiere la persistencia continua de una ansiedad desproporcionada relacionada con la salud durante más de 6 meses.
Trastorno depresivo mayor	Puede caracterizarse por rumiaciones sobre la salud y preocupación excesiva por la enfermedad, junto con los síntomas característicos de un episodio depresivo mayor (por ejemplo, estado de ánimo deprimido, interés o placer disminuidos). No se realiza un diagnóstico separado de trastorno de ansiedad por enfermedad si estas preocupaciones ocurren solamente durante los episodios depresivos mayores. Sin embargo, si la preocupación excesiva por la enfermedad persiste después de la remisión de un episodio de trastorno depresivo mayor, se debe considerar el diagnóstico de trastorno de ansiedad por enfermedad.

3.9.2 Diagnóstico diferencial del trastorno de ansiedad por enfermedad (*continuación*)	
Trastornos psicóticos (por ejemplo, trastorno delirante)	Pueden caracterizarse por delirios somáticos (por ejemplo, creer que un órgano se está pudriendo o ha muerto) o creencias delirantes de tener una enfermedad. Las preocupaciones por la enfermedad de los individuos con trastorno de ansiedad por enfermedad no alcanzan la rigidez e intensidad observadas en los delirios somáticos que ocurren en los trastornos psicóticos, y la persona puede reconocer la posibilidad de que la enfermedad temida no esté presente.

3.9.3 Diagnóstico diferencial del trastorno de síntomas neurológicos funcionales (trastorno de conversión)

El trastorno de síntomas neurológicos funcionales, que se caracteriza por síntomas de función motora voluntaria o sensorial alterada que son incompatibles con las afecciones neurológicas o médicas reconocidas, debe diferenciarse de…	A diferencia del trastorno de síntomas neurológicos funcionales…
Afecciones neurológicas u otras afecciones médicas no psiquiátricas ocultas, o trastornos inducidos por sustancias/medicamentos	Explican completamente los déficits que afectan al funcionamiento motor voluntario o sensorial. El trastorno de síntomas neurológicos funcionales solo se puede diagnosticar si, después de una investigación adecuada, el síntoma o déficit no puede explicarse completamente por una afección médica neurológica o no psiquiátrica, o por los efectos fisiológicos directos de una sustancia o medicamento.
Trastorno de síntomas somáticos	Se caracteriza por síntomas somáticos angustiantes acompañados de pensamientos, sentimientos o comportamientos excesivos relacionados con los síntomas somáticos o las preocupaciones por la salud asociadas, sin importar si los síntomas somáticos están suficientemente explicados por una afección médica no psiquiátrica. En cambio, en el trastorno de síntomas neurológicos funcionales, los hallazgos clínicos y/o de laboratorio deben aportar evidencia de que los síntomas neurológicos son incompatibles con las dolencias neurológicas reconocidas u otras entidades médicas no psiquiátricas.
Trastornos depresivos	Pueden caracterizarse por sensaciones de «pesadez» general en las extremidades, acompañadas de síntomas depresivos centrales, mientras que la debilidad en el trastorno de síntomas neurológicos funcionales es más focal y prominente.

3.9.3 Diagnóstico diferencial del trastorno de síntomas neurológicos funcionales (trastorno de conversión) (*continuación*)

Trastornos disociativos	Se caracterizan por una alteración y/o discontinuidad de la integración normal de la conciencia, la memoria, la identidad, la emoción, la percepción, la representación corporal, el control motor y el comportamiento, mientras que en el trastorno de síntomas neurológicos funcionales los síntomas implican alteraciones del funcionamiento motor voluntario o sensorial (es decir, debilidad o parálisis, movimientos anormales, dificultades para tragar o hablar, convulsiones, pérdida sensorial y alteraciones visuales, olfativas o auditivas). Es importante destacar que la Clasificación Internacional de Enfermedades considera el trastorno de síntomas neurológicos funcionales como un trastorno disociativo.
Trastorno facticio o simulación	Se caracterizan por síntomas que son producidos intencionalmente o fingidos. En cambio, en las personas con trastorno de síntomas neurológicos funcionales los síntomas son reales, aunque no sean compatibles con una afección neurológica legítima.

3.9.4 Diagnóstico diferencial de los factores psicológicos que influyen en otras afecciones médicas

Los factores psicológicos que influyen en otras afecciones médicas, que se caracterizan por ser factores psicológicos que afectan negativamente al curso o tratamiento de una afección médica no psiquiátrica, que constituyen riesgos para la salud del individuo, o que influyen en la fisiopatología subyacente, deben diferenciarse de…	A diferencia de los factores psicológicos que influyen en otras afecciones médicas…
Trastorno mental debido a otra afección médica (por ejemplo, trastorno depresivo debido a otra afección médica)	Se caracteriza por la asociación temporal entre los síntomas de un trastorno mental y de una afección médica no psiquiátrica. En un trastorno mental debido a otra afección médica se considera que la afección médica no psiquiátrica es la causa del trastorno mental a través de un mecanismo fisiológico directo, mientras que en los factores psicológicos que afectan a otras afecciones médicas, los factores psicológicos o conductuales afectan negativamente al curso de la afección médica.
Trastorno de adaptación	Puede caracterizarse por una respuesta psicológica clínicamente significativa a una afección médica no psiquiátrica que puede asumir el papel de estresor psicosocial identificable. Por ejemplo, un individuo con angina de pecho que desarrolla ansiedad anticipatoria desadaptativa sería diagnosticado de trastorno de adaptación con ansiedad, mientras que un individuo cuya angina se desencadena cada vez que se enfada se diagnosticaría de «factores psicológicos que influyen en otras afecciones médicas».

3.9.4 Diagnóstico diferencial de los factores psicológicos que influyen en otras afecciones médicas (*continuación*)

Trastorno mental que causa o agrava una afección médica no psiquiátrica	Síntomas que cumplen plenamente los criterios de un trastorno mental a menudo producen complicaciones médicas. Entre estos trastornos mentales están principalmente los trastornos por consumo de sustancias (por ejemplo, trastorno grave por consumo de alcohol que produce cirrosis alcohólica; trastorno grave por consumo de tabaco que conduce a enfisema). Si un individuo tiene un trastorno mental que afecta negativamente o causa una afección médica no psiquiátrica, se diagnostican tanto el trastorno mental como la afección médica no psiquiátrica; sin embargo, los factores psicológicos que afectan a otras afecciones médicas se diagnostican solo cuando los rasgos o comportamientos psicológicos no cumplen los criterios de ningún trastorno mental.
Trastorno de síntomas somáticos	Se caracteriza por una combinación de síntomas somáticos angustiantes y pensamientos, sentimientos y comportamientos excesivos o desadaptativos que ocurren en respuesta a estos síntomas, con énfasis en los pensamientos, sentimientos y comportamientos desadaptativos (por ejemplo, una persona con angina a la que le preocupa constantemente que podrá sufrir un ataque al corazón, se toma la presión arterial varias veces al día y restringe sus actividades). En los factores psicológicos que afectan a otras afecciones médicas, el énfasis recae en la exacerbación de la afección médica no psiquiátrica (por ejemplo, una persona cuya angina se desencadena cada vez que se pone ansiosa).
Trastorno de ansiedad por enfermedad	Se caracteriza por una gran ansiedad ante la enfermedad que resulta angustiosa o disruptiva de la vida diaria, con o sin síntomas somáticos mínimos. En los factores psicológicos que influyen en otras afecciones médicas, la ansiedad puede ser un factor psicológico relevante que afecte a una afección médica no psiquiátrica, pero el objeto de la preocupación clínica son los efectos adversos de la afección médica.

3.9.5 Diagnóstico diferencial del trastorno facticio[a]

El trastorno facticio, que se caracteriza por la falsificación de signos o síntomas físicos o psicológicos, o la inducción de lesiones o enfermedades en uno mismo o en otra persona, con engaño identificado, debe diferenciarse de…	A diferencia del trastorno facticio…
Trastorno de síntomas somáticos	Puede caracterizarse por una atención y una búsqueda de tratamiento excesivas por problemas médicos percibidos, pero no hay evidencia de que la persona proporcione información falsa o se comporte de manera engañosa.
Simulación	Se caracteriza por la comunicación o la simulación intencional de síntomas para obtener beneficios personales (por ejemplo, dinero, tiempo libre en el trabajo), mientras que el diagnóstico de trastorno facticio requiere que los comportamientos de simulación persistan incluso en ausencia de incentivos externos evidentes.
Trastorno de síntomas neurológicos funcionales (trastorno de conversión)	Se caracteriza por síntomas neurológicos que no son compatibles con la fisiopatología neurológica. El trastorno facticio con síntomas neurológicos se distingue del trastorno de síntomas neurológicos funcionales por la evidencia de una falsificación engañosa de los síntomas.
Trastorno de la personalidad límite	Puede caracterizarse por autolesiones físicas deliberadas en ausencia de intención suicida. El trastorno facticio requiere que la inducción de la lesión ocurra con engaño.

3.9.5 Diagnóstico diferencial del trastorno facticio[a] (*continuación*)

Maltrato infantil o de ancianos (a diferencia del trastorno facticio impuesto a otro)	Se caracteriza por mentir sobre las lesiones de maltrato inducidas en personas dependientes con el fin único de autoprotegerse y eludir la responsabilidad. Estas personas no se diagnostican de trastorno facticio impuesto a otro porque el comportamiento engañoso está motivado por un incentivo externo obvio (es decir, eludir la responsabilidad penal). Los cuidadores que se descubre que mienten más de lo necesario para autoprotegerse sí pueden recibir el diagnóstico de trastorno facticio impuesto a otro.

[a]El trastorno facticio se presenta de dos formas: trastorno facticio impuesto a uno mismo, en el que un individuo simula síntomas médicos o psiquiátricos, y trastorno facticio impuesto a otro, en el que un individuo falsifica la enfermedad o lesión de otra persona, generalmente un niño dependiente o una persona mayor.

Trastornos de la conducta alimentaria y de la ingesta de alimentos

3.10.1 Diagnóstico diferencial del trastorno de evitación/restricción de la ingesta de alimentos

El trastorno de evitación/restricción de la ingesta de alimentos (TERIA), que se caracteriza por una alteración de la alimentación o la ingesta de alimentos asociada a pérdida de peso significativa, deficiencia nutricional significativa, dependencia de la alimentación enteral o suplementos nutricionales, o interferencia marcada con el funcionamiento psicosocial, debe diferenciarse de…	A diferencia del trastorno de evitación/restricción de la ingesta de alimentos…
Afecciones médicas no psiquiátricas (por ejemplo, enfermedad gastrointestinal, alergias e intolerancias alimentarias, cáncer oculto)	También pueden producir restricción de la ingesta de alimentos, especialmente en individuos con síntomas continuos como vómitos, pérdida del apetito, náuseas, dolor abdominal o diarrea. El diagnóstico de TERIA puede ser apropiado si la alteración de la ingesta de alimentos supera lo habitualmente asociado con la afección médica no psiquiátrica y requiere atención clínica adicional, o si persiste después de la resolución de la afección médica no psiquiátrica.
Trastornos y afecciones neurológicas, estructurales o congénitas específicas, asociadas a dificultades en la alimentación	Suelen producir dificultades para comer que a menudo están relacionadas con problemas de la estructura y las funciones orales/esofágicas/faríngeas. El diagnóstico de TERIA puede ser apropiado si la alteración de la ingesta de alimentos supera lo habitualmente asociado con la afección médica y requiere atención clínica adicional.
Trastorno de apego reactivo	Implica una alteración de la relación cuidador-niño que suele afectar a la alimentación y la ingesta nutricional del menor. El diagnóstico de TERIA puede ser apropiado si la alteración de la alimentación es el foco principal de la intervención.

3.10.1 Diagnóstico diferencial del trastorno de evitación/restricción de la ingesta de alimentos (*continuación*)

Trastorno del espectro autista	Puede caracterizarse por conductas alimentarias rígidas y sensibilidades sensoriales elevadas. Sin embargo, estos síntomas no suelen ocasionar el nivel de deterioro (por ejemplo, pérdida de peso, deficiencia nutricional) que sería necesario para un diagnóstico de trastorno de evitación/restricción de la ingesta de alimentos. El trastorno de evitación/restricción de la ingesta de alimentos solo debe diagnosticarse si la alteración de la alimentación requiere un tratamiento específico.
Fobia específica, otro tipo; con miedo a vomitar/ahogarse	Se caracteriza por evitar las situaciones que pueden provocar atragantamiento o vómitos, y puede dar lugar a la evitación de alimentos y a cierta restricción de la ingesta alimentaria. Si las consecuencias de la evitación de alimentos (por ejemplo, pérdida de peso, deficiencia nutricional) se convierten en el foco principal de la atención clínica, puede requerirse un diagnóstico de TERIA.
Anorexia nerviosa	Aunque tanto el TERIA como la anorexia nerviosa se caracterizan por restricciones alimentarias y bajo peso, las personas con anorexia nerviosa también tienen miedo a ganar peso o a engordar, o pueden presentar conductas persistentes que interfieren con el aumento de peso, así como alteraciones específicas de su percepción y experiencia del peso y la forma corporal.
Trastorno depresivo mayor	Puede caracterizarse por pérdida de apetito hasta el punto de presentar una ingesta de alimentos significativamente restringida y pérdida de peso, que suele disminuir con la resolución de la depresión. También podría requerirse un diagnóstico de TERIA si el trastorno alimentario requiere un tratamiento específico.
Espectro de la esquizofrenia y otros trastornos psicóticos	Puede caracterizarse por comportamientos alimentarios extraños, evitación de alimentos específicos debido a creencias delirantes y otras manifestaciones de evitación o restricción de la ingesta de alimentos. El diagnóstico de TERIA puede ser apropiado si la alteración de la alimentación requiere un tratamiento específico.

3.10.2 Diagnóstico diferencial de la anorexia nerviosa

La anorexia nerviosa, que se caracteriza por una restricción en la ingesta de energía en relación con los requerimientos, lo que conduce a un peso corporal significativamente bajo; por miedo intenso a ganar peso y por una alteración de la forma en que se experimenta el peso o la forma del cuerpo, debe diferenciarse de…	A diferencia de la anorexia nerviosa…
Afecciones médicas no psiquiátricas	Hay varias enfermedades (por ejemplo, neoplasias, infecciones, trastornos metabólicos o endocrinos) que pueden caracterizarse por una pérdida de peso significativa. Sin embargo, en tales afecciones, a diferencia de la anorexia nerviosa, no hay ninguna perturbación de la forma en que la persona experimenta el peso o la forma de su cuerpo, no hay miedo intenso a aumentar de peso y la persona no cae en comportamientos que interfieran con un aumento de peso apropiado. La pérdida de peso suele ir acompañada de pérdida del apetito e incluye signos, síntomas o hallazgos de laboratorio característicos de la afección médica subyacente.
Trastorno por consumo de sustancias	Puede caracterizarse por un peso bajo debido a una mala ingesta nutricional, pero las personas que abusan de sustancias generalmente no temen aumentar de peso y no tienen trastornos de la imagen corporal. Algunas personas que abusan de estimulantes con el propósito de suprimir el apetito pueden estar motivadas por el deseo de prevenir el aumento de peso; si también están presentes los otros síntomas de la anorexia nerviosa, el diagnóstico de esta sería apropiado.

3.10.2 Diagnóstico diferencial de la anorexia nerviosa (*continuación*)

Bulimia nerviosa	En ambas condiciones, la persona puede presentar episodios recurrentes de atracones, comportamientos inapropiados para evitar el aumento de peso (por ejemplo, vómitos autoinducidos) y excesiva preocupación por la forma y el peso corporal. Estas afecciones se diferencian principalmente en función del peso corporal; las personas con bulimia nerviosa mantienen el peso corporal en o por encima de un nivel mínimamente normal, mientras que aquellas con anorexia nerviosa mantienen un peso corporal significativamente bajo.
Trastorno de evitación/restricción de la ingesta de alimentos	Se caracteriza por pérdida de peso significativa, deficiencia nutricional y restricción de la ingesta de alimentos, pero, a diferencia de la anorexia nerviosa, la pérdida de peso y las restricciones alimentarias no están motivadas por el miedo a ganar peso o a engordar.
Pérdida de peso en los trastornos depresivos	No va acompañada de un excesivo deseo de perder peso ni de miedo intenso a ganar peso o engordar, e incluye la presencia de rasgos característicos de un trastorno depresivo (por ejemplo, estado de ánimo deprimido, pérdida de interés).
Esquizofrenia	Puede caracterizarse por un comportamiento alimentario inusual, pero no va acompañado de un deseo excesivo de pérdida de peso ni de miedo intenso a ganar peso o engordar, y se acompaña de las características propias de la esquizofrenia (por ejemplo, delirios, alucinaciones, discurso desorganizado).
Trastorno obsesivo-compulsivo	En ambas dolencias puede haber pensamientos intrusivos repetitivos y comportamientos compulsivos. Sin embargo, en la anorexia nerviosa estos pensamientos y comportamientos se limitan al peso, la alimentación o la comida. Un diagnóstico adicional de trastorno obsesivo-compulsivo solo debe considerarse si existen obsesiones o compulsiones adicionales no relacionadas con el peso, la alimentación o la comida (por ejemplo, relacionadas con la contaminación).

3.10.2 Diagnóstico diferencial de la anorexia nerviosa (*continuación*)

Trastorno de ansiedad social	En la anorexia nerviosa y el trastorno de ansiedad social, las personas pueden sentirse humilladas o avergonzadas por que las vean comiendo en público. En la anorexia nerviosa, los miedos sociales se limitan a los comportamientos alimentarios. El diagnóstico adicional de trastorno de ansiedad social solo se justifica si existen miedos a otras situaciones sociales (por ejemplo, a hablar en público).
Trastorno dismórfico corporal	En la anorexia nerviosa y el trastorno dismórfico corporal, las personas pueden estar preocupadas por un defecto imaginado en la apariencia corporal. En la anorexia nerviosa, la preocupación se limita a la forma y el peso del cuerpo. El diagnóstico adicional de trastorno dismórfico corporal solo se justifica si existen distorsiones perceptivas sobre el cuerpo que no están relacionadas con el peso o la gordura (por ejemplo, preocupación por la forma de la nariz).

3.10.3 Diagnóstico diferencial de la bulimia nerviosa

La bulimia nerviosa, que se caracteriza por episodios recurrentes de atracones acompañados de conductas compensatorias inapropiadas para evitar el aumento de peso, debe diferenciarse de…	A diferencia de la bulimia nerviosa…
Vómitos o diarrea en afecciones médicas no psiquiátricas o por un consumo excesivo de sustancias	Se deben a los efectos fisiológicos directos de la afección médica no psiquiátrica o al consumo de sustancias.
Anorexia nerviosa	Puede caracterizarse por episodios de atracones y purgas. A diferencia de la bulimia nerviosa, el diagnóstico de anorexia nerviosa requiere un peso corporal significativamente bajo (es decir, un peso inferior al normal mínimo). A las personas que solo se dan atracones durante episodios de anorexia nerviosa se les da el diagnóstico de anorexia nerviosa, tipo de atracones/purgas. Si ya no se cumplen todos los criterios de la anorexia nerviosa, tipo de atracones/purgas, porque, por ejemplo, el peso se normaliza, solo se debe dar un diagnóstico de bulimia nerviosa si se cumplen los criterios de la bulimia nerviosa durante al menos 3 meses.
Trastorno de atracones	Se caracteriza por atracones no acompañados del empleo regular de mecanismos compensatorios inapropiados para contrarrestar sus efectos. En cambio, la bulimia nerviosa requiere episodios de atracones y comportamientos compensatorios inapropiados que ocurren al menos una vez a la semana durante 3 meses.
Síndrome de Kleine-Levin	Se caracteriza por comer en exceso, pero no están presentes las características psicológicas de la bulimia nerviosa, como la preocupación excesiva por la forma del cuerpo y el peso.

3.10.3 Diagnóstico diferencial de la bulimia nerviosa (*continuación*)

Episodio depresivo mayor, con características atípicas, en el trastorno depresivo mayor o en el trastorno bipolar I o II	Puede caracterizarse por comer en exceso junto con otros síntomas de depresión, pero el comer en exceso no necesariamente se produce en forma de atracones; además, las personas no llevan a cabo comportamientos compensatorios inapropiados y no muestran la preocupación excesiva característica por la forma del cuerpo y el peso. Si se cumplen los criterios tanto de la bulimia nerviosa como del episodio depresivo mayor, con características atípicas, entonces deben diagnosticarse ambas entidades.
Trastorno de la personalidad límite	Puede caracterizarse por atracones (que es uno de los ejemplos de impulsividad incluidos en el Criterio 4), junto con otras características típicas del trastorno de la personalidad límite (por ejemplo, autolesiones, patrón de relaciones inestables). Por el contrario, el diagnóstico de bulimia nerviosa requiere conductas compensatorias inapropiadas después de los atracones, así como una preocupación excesiva por la forma del cuerpo y el peso. Si se cumplen los criterios de la bulimia nerviosa y el trastorno de la personalidad límite, ambos pueden diagnosticarse.

3.10.4 Diagnóstico diferencial del trastorno de atracones

El trastorno de atracones, caracterizado por episodios recurrentes de atracones acompañados de un malestar notable, debe diferenciarse de…	A diferencia del trastorno de atracones…
Bulimia nerviosa	Ambas entidades se caracterizan por episodios recurrentes de atracones, pero en la bulimia nerviosa también hay comportamientos compensatorios inapropiados recurrentes (por ejemplo, purgas, ejercicio excesivo).
Obesidad	Aunque muchas de ellas son obesas, las personas con trastorno de atracones tienen más probabilidades de tener niveles más altos de sobrevaloración del peso y la forma corporal, tasas significativamente más altas de comorbilidad psiquiátrica y más probabilidades de éxito a largo plazo al seguir un tratamiento psicológico basado en la evidencia.
Episodio depresivo mayor, con características atípicas, en el trastorno depresivo mayor o en el trastorno bipolar I o II	Puede caracterizarse por comer en exceso junto con otros síntomas de depresión, pero el comer en exceso no necesariamente se produce en forma de atracones y la alimentación puede o no asociarse a pérdida de control. Si se cumplen los criterios del trastorno de atracones y de un episodio depresivo mayor, con características atípicas, entonces deben diagnosticarse los dos.
Trastorno de la personalidad límite	Incluye la ingesta compulsiva en el criterio de comportamiento impulsivo que forma parte de la definición del trastorno de la personalidad límite. Si se cumplen todos los criterios del trastorno de atracones y el trastorno de la personalidad límite, pueden darse ambos diagnósticos.

Trastornos del ciclo de sueño-vigilia

3.11.1 Diagnóstico diferencial del trastorno de insomnio

El trastorno de insomnio, que se caracteriza por la insatisfacción con la cantidad o calidad del sueño, asociada a dificultad para iniciar o mantener el sueño o a despertares tempranos por la mañana con incapacidad de volver a dormir, debe diferenciarse de…	A diferencia del trastorno de insomnio…
Personas con poco sueño (individuos que necesitan dormir poco)	Los durmientes cortos no tienen dificultad para conciliar o mantener el sueño y carecen de síntomas de somnolencia diurna (por ejemplo, fatiga, problemas de concentración, irritabilidad). Al intentar dormir durante un período más largo, prolongando el tiempo en la cama, algunos durmientes cortos pueden crear un patrón de sueño similar al insomnio.
Privación de sueño	Se caracteriza por tener insuficientes ocasiones de dormir y suele ser temporal (por ejemplo, obligaciones profesionales o familiares que obligan a la persona a permanecer despierta). El trastorno de insomnio no se diagnostica en tales circunstancias.
Trastorno del ritmo circadiano del ciclo sueño-vigilia, tipo asociado a turnos laborales y tipo de fase de sueño retrasada	En el trastorno del ritmo circadiano del ciclo sueño-vigilia, tipo asociado a turnos laborales, hay antecedentes recientes de trabajo por turnos con la consiguiente alteración del sueño. Las personas con trastorno del ritmo circadiano del ciclo sueño-vigilia, tipo de fase de sueño retrasada (es decir, «noctámbulas») refieren problemas para conciliar el sueño solo cuando intentan dormir en horarios socialmente normales, pero no los tienen ni para conciliar el sueño ni para permanecer dormidas cuando los horarios de acostarse y levantarse se retrasan y coinciden con su ritmo circadiano endógeno. El trastorno de insomnio no se diagnostica si las dificultades para iniciar y mantener el sueño se explican mejor por, y ocurren exclusivamente durante el curso de, un trastorno del ritmo circadiano del ciclo sueño-vigilia.

3.11.1 Diagnóstico diferencial del trastorno de insomnio (*continuación*)

Síndrome de las piernas inquietas	Se caracteriza por el impulso de mover las piernas y las sensaciones desagradables que lo acompañan, y a menudo produce dificultades para iniciar y mantener el sueño. El trastorno de insomnio no se diagnostica si las dificultades para iniciar y mantener el sueño se explican mejor por, y ocurren exclusivamente durante el curso de, el síndrome de las piernas inquietas.
Trastornos del sueño relacionados con la respiración	Se caracterizan por ronquidos fuertes, pausas en la respiración durante el sueño y somnolencia diurna excesiva, refiriendo síntomas de insomnio hasta la mitad de estos individuos. El trastorno de insomnio no se diagnostica si las dificultades para iniciar y mantener el sueño se explican mejor por, y ocurren exclusivamente durante el curso de, un trastorno del sueño relacionado con la respiración.
Narcolepsia	Se caracteriza por somnolencia diurna excesiva, cataplejía, parálisis del sueño y alucinaciones relacionadas con el sueño, junto con frecuentes despertares breves durante el sueño nocturno. El trastorno de insomnio no se diagnostica si las dificultades para mantener el sueño se explican mejor por, y ocurren exclusivamente durante el curso de, la narcolepsia.
Parasomnias (es decir, trastornos del despertar del sueño no REM, trastorno de pesadillas, trastorno del comportamiento del sueño REM)	Se caracterizan por comportamientos o hechos inusuales durante el sueño que pueden provocar despertares intermitentes y dificultad para volver a dormir; sin embargo, son estos eventos conductuales, más que el insomnio en sí, los que dominan el cuadro clínico. El trastorno de insomnio no se diagnostica si las dificultades para iniciar y mantener el sueño se explican mejor por, y ocurren exclusivamente durante el curso de, una parasomnia.

3.11.1 Diagnóstico diferencial del trastorno de insomnio (*continuación*)

Insomnio asociado a otro trastorno mental o afección médica no psiquiátrica	El diagnóstico de trastorno de insomnio se realiza ya sea que ocurra como una afección independiente o asociado a otro trastorno mental (por ejemplo, trastorno depresivo mayor) o una afección médica no psiquiátrica (por ejemplo, dolor), pero solo si los trastornos mentales y las dolencias médicas coexistentes no explican adecuadamente la queja predominante de insomnio. En tales casos, se puede utilizar un especificador (con [trastorno mental] o con [afección médica], utilizando el nombre del trastorno mental o la afección médica específica) para indicar la asociación.
Trastorno del sueño inducido por sustancias/medicamentos, tipo insomnio	Se debe a los efectos fisiológicos directos de una sustancia o medicamento. El trastorno de insomnio no se diagnostica a menos que el insomnio también esté presente en momentos en que la persona no esté usando la sustancia o medicamento.

3.11.2 Diagnóstico diferencial del trastorno de hipersomnia

El trastorno de hipersomnia, que se caracteriza por somnolencia excesiva asociada a lapsos de sueño, episodios de sueño principal prolongado no reparador, de más de 9 horas al día, o dificultad para estar completamente despierto después de despertar bruscamente, debe diferenciarse de...	A diferencia del trastorno de hipersomnia...
Grandes dormidores normales	Requieren una cantidad de sueño mayor que la media. Los grandes dormidores no tienen somnolencia excesiva, inercia del sueño o comportamiento automático cuando obtienen la cantidad necesaria de sueño nocturno y afirman que su sueño es reparador. Si las demandas sociales u ocupacionales llevan a un sueño nocturno más corto, pueden aparecer síntomas diurnos. En los individuos con trastorno de hipersomnia, los síntomas de somnolencia excesiva ocurren independientemente de la duración del sueño nocturno.
Cantidad insuficiente de sueño nocturno	Puede producir síntomas de somnolencia diurna muy similares a los del trastorno de hipersomnia. Una duración media del sueño de menos de 7 horas por noche sugiere claramente un sueño nocturno insuficiente, mientras que una media de más de 9-10 horas de sueño no reparador por período de 24 horas sugiere un diagnóstico de trastorno de hipersomnia. A diferencia del trastorno de hipersomnia, el sueño nocturno insuficiente es poco probable que persista ininterrumpidamente durante décadas.
Fatiga diurna resultante del trastorno de insomnio	Se caracteriza por somnolencia excesiva relacionada con una cantidad o calidad insuficientes de sueño. El trastorno de hipersomnia no se diagnostica si la somnolencia excesiva se explica mejor por, y ocurre exclusivamente durante el curso de, el trastorno de insomnio.

3.11.2 Diagnóstico diferencial del trastorno de hipersomnia (*continuación*)	
Narcolepsia	Se caracteriza por períodos recurrentes de necesidad irreprimible de dormir, quedarse dormido o echarse una siesta en el mismo día, que van acompañados de otras características como cataplejía, deficiencia de hipocretina y hallazgos polisomnográficos específicos (es decir, una latencia del sueño de movimientos oculares rápidos [REM] de 15 minutos o menos, o una prueba de latencia múltiple del sueño que muestre una latencia media de 8 minutos o menos y dos o más períodos REM al inicio del sueño). El trastorno de hipersomnia no se diagnostica si la somnolencia excesiva se explica mejor por, y ocurre exclusivamente durante el curso de, la narcolepsia.
Trastornos del sueño relacionados con la respiración	Se caracterizan por somnolencia diurna acompañada de hallazgos polisomnográficos específicos (por ejemplo, un número mínimo de apneas o hipopneas por hora) y a menudo síntomas nocturnos (por ejemplo, ronquidos fuertes, pausas en la respiración). El trastorno de hipersomnia no se diagnostica si la somnolencia excesiva se explica mejor por, y ocurre exclusivamente durante el curso de, un trastorno del sueño relacionado con la respiración.
Trastornos del ritmo circadiano de sueño-vigilia	Suelen caracterizarse por somnolencia diurna, acompañada de antecedentes de un horario anormal de sueño-vigilia. El trastorno de hipersomnia no se diagnostica si la somnolencia excesiva se explica mejor por, y ocurre exclusivamente durante el curso de, un trastorno del ritmo circadiano de sueño-vigilia.

3.11.2 Diagnóstico diferencial del trastorno de hipersomnia (*continuación*)

Parasomnias (es decir, trastornos del despertar del sueño no REM, trastorno de pesadillas, trastorno del comportamiento del sueño REM)	Pueden caracterizarse por somnolencia diurna relacionada con pesadillas, terrores nocturnos, sonambulismo o episodios de activación durante el sueño REM asociados a vocalizaciones y/o comportamientos motores complejos. El trastorno de hipersomnia no se diagnostica si la somnolencia excesiva se explica mejor por, y ocurre exclusivamente durante el curso de, una parasomnia.
Hipersomnia asociada con otro trastorno mental o afección médica no psiquiátrica	El diagnóstico del trastorno de hipersomnia se realiza ya sea que ocurra como una afección independiente o en asociación con otro trastorno mental (por ejemplo, hipersomnia en el trastorno depresivo mayor) o una afección médica no psiquiátrica (por ejemplo, enfermedad de Parkinson), pero solo si los trastornos mentales y las dolencias médicas coexistentes no explican adecuadamente la queja predominante de hipersomnia. En tales casos, se puede utilizar un especificador (con [trastorno mental] o con [afección médica], utilizando el nombre del trastorno mental o la afección médica de que se trate) para indicar la asociación.
Trastorno del sueño inducido por sustancias/medicamentos, tipo somnolencia diurna	Se debe a los efectos fisiológicos directos de una sustancia o medicamento. El trastorno de hipersomnia no se diagnostica a menos que la hipersomnia también estuviera presente en momentos en que la persona no estaba usando la sustancia o medicamento.

Disfunciones sexuales

3.12.1 Diagnóstico diferencial de las disfunciones sexuales

Una disfunción sexual, que se caracteriza por la presencia de síntomas sexuales (es decir, deseo hipoactivo, problemas de excitación, eyaculación precoz, orgasmo retardado, dolor genitopélvico) que se experimentan en todas, o casi todas, las ocasiones de actividad sexual, y que causan malestar clínicamente significativo en el individuo, debe diferenciarse de…	A diferencia de una disfunción sexual…
Afección médica no psiquiátrica que explica la disfunción sexual	Si la disfunción es completamente atribuible a los efectos fisiológicos directos de una afección médica no psiquiátrica (por ejemplo, neuropatía autonómica), entonces no se realiza un diagnóstico de disfunción sexual según el DSM-5-TR.
Disfunción sexual inducida por sustancias/medicamentos	Implica una disfunción sexual que se explica mejor por el uso, abuso o interrupción de una sustancia o medicamento. El diagnóstico de disfunción sexual no se hace si la disfunción es completamente atribuible a los efectos fisiológicos directos de una sustancia o medicamento.
Problemas sexuales asociados a un trastorno mental no sexual (por ejemplo, trastorno depresivo mayor, trastorno bipolar o relacionado, trastorno de estrés postraumático, trastorno psicótico)	Se caracterizan por una disfunción sexual que ocurre solo en el contexto de los síntomas de otro trastorno mental (por ejemplo, bajo deseo sexual en el contexto de un episodio depresivo mayor). Si los problemas sexuales ya estaban presentes antes del inicio del trastorno mental no sexual o persisten una vez que el trastorno mental no sexual se ha resuelto, podría requerirse un diagnóstico separado de disfunción sexual.

3.12.1 Diagnóstico diferencial de las disfunciones sexuales (*continuación*)

Problemas sexuales asociados a malestar significativo en la relación (por ejemplo, violencia de pareja) u otros factores estresantes significativos	Se caracterizan por considerarse consecuencia de un malestar relacional grave u otros factores estresantes significativos. En tales casos no se diagnosticaría una disfunción sexual y solo se codificaría el problema relacional (por ejemplo, Z63.0 Malestar relacional con cónyuge o pareja íntima). Sin embargo, si los problemas sexuales ya estaban presentes antes de que surgiera el malestar relacional grave o persisten después de que el malestar relacional se haya resuelto, podría requerirse un diagnóstico adicional de disfunción sexual.
Problemas sexuales debidos a estímulos sexuales insuficientes o ausentes	Suelen estar relacionados con la falta de conocimientos sobre la estimulación efectiva, lo que impediría la experiencia de la excitación o del orgasmo. Aunque podría ser necesario realizar una evaluación y/o tratamiento, no se justifica el diagnóstico de disfunción sexual.

Disforia de género

3.13.1 Diagnóstico diferencial de la disforia de género

La disforia de género, que se caracteriza por una marcada incongruencia entre el género experimentado o expresado por el individuo y su género asignado al nacer, y va acompañada de un fuerte deseo de ser del género experimentado y causa malestar o deterioro clínicamente significativos, debe diferenciarse de…	A diferencia de la disforia de género…
Disconformidad con los roles de género	Se caracteriza por la disconformidad con el comportamiento de rol de género estereotipado (por ejemplo, comportamiento «marimacho» en las niñas, ocasional travestismo en los hombres adultos) que ocurre en ausencia de malestar o deterioro clínicamente significativos en las áreas sociales, ocupacionales u otras áreas del funcionamiento. En cambio, la disforia de género se caracteriza por el fuerte deseo de ser del género expresado, en lugar del asignado al nacer, y por la extensión y generalidad de las actividades e intereses del género variante.
Trastorno de travestismo	Se caracteriza por una intensa excitación sexual al vestirse con ropa de mujer que causa malestar o deterioro sin incongruencia marcada entre el género experimentado/ expresado por el individuo y el género asignado. A una persona que se excita sexualmente al travestirse y que también tiene disforia de género se le pueden dar ambos diagnósticos.
Trastorno dismórfico corporal	Puede caracterizarse por el deseo persistente de alterar o eliminar una parte específica del cuerpo porque se percibe como anormal y fea, y no porque represente un género asignado rechazado. Cuando la presentación de un individuo cumple con los criterios tanto de la disforia de género como del trastorno dismórfico corporal, se pueden dar ambos diagnósticos.

3.13.1 Diagnóstico diferencial de la disforia de género (*continuación*)

Trastorno psicótico (por ejemplo, esquizofrenia)	Puede caracterizarse raramente por delirios de pertenecer al otro género. En ausencia de otros síntomas característicos de un trastorno psicótico (por ejemplo, alucinaciones, otros delirios), la insistencia de un individuo con disforia de género en que pertenece al otro género no se considera un delirio.

Trastornos disruptivos, del control de los impulsos y de la conducta

3.14.1 Diagnóstico diferencial del trastorno negativista desafiante

El trastorno negativista desafiante (TND), caracterizado por un patrón de estado de ánimo irritable/enojado, comportamiento hostil/desafiante o vengativo, debe diferenciarse de…	A diferencia del trastorno negativista desafiante…
Comportamiento oposicionista no patológico típico de ciertas etapas del desarrollo	No es clínicamente significativo y/o no es un patrón persistente.
Trastorno de adaptación, con alteración del comportamiento	Es una respuesta desadaptativa, limitada en el tiempo, a un estresor psicosocial identificable y no cumple los criterios del TND.
Trastorno de la conducta	Se caracteriza por problemas de conducta de naturaleza más grave que los del TND y que incluyen agresiones hacia personas o animales, destrucción de objetos o un patrón de robo o engaño. Además, el trastorno de la conducta no incluye problemas de desregulación emocional (es decir, estado de ánimo irritable y enfadado). Si se cumplen los criterios del TND y del trastorno de la conducta, ambos pueden diagnosticarse.
Trastorno de déficit de atención/hiperactividad	Puede caracterizarse por un comportamiento negativista que ocurre únicamente en aquellas situaciones relacionadas con la incapacidad de responder a las situaciones que requieren esfuerzo y atención sostenidos o permanecer quieto. Si el comportamiento negativista ocurre en otras situaciones, entonces podría requerirse un diagnóstico adicional de TND.
Trastorno de desregulación disruptiva del estado de ánimo	Se caracteriza por arrebatos de cólera mucho más frecuentes (tres o más veces por semana), crónicos (12 meses o más), persistentes (sin períodos de 3 meses o más sin síntomas) y graves (rabietas verbales o agresión física a personas o pertenencias) que los del TND. El TND no se diagnostica si se cumplen los criterios del trastorno de desregulación disruptiva.

3.14.1 Diagnóstico diferencial del trastorno negativista desafiante (*continuación*)

Trastorno explosivo intermitente	Se caracteriza por arrebatos de cólera recurrentes que implican una agresión física o verbal grave a terceros y que son claramente desproporcionados a la provocación. La agresión en el TND suele caracterizarse por rabietas y discusiones verbales con figuras de autoridad. Se puede realizar un diagnóstico adicional de trastorno explosivo intermitente si los arrebatos agresivos impulsivos y recurrentes superan lo habitualmente observado en el TND y requieren atención clínica independiente.
Trastorno bipolar o relacionado, trastornos depresivos o trastornos psicóticos	Se asocian a un comportamiento oposicionista que ocurre solo en el contexto de una alteración del estado de ánimo o en relación con delirios o alucinaciones.
Trastorno del desarrollo intelectual	Puede caracterizarse por un comportamiento oposicionista que acompaña a los déficits intelectuales. Se diagnostica un TND solo si el comportamiento oposicionista es notablemente mayor de lo observado habitualmente en individuos de edad mental comparable y con trastorno del desarrollo intelectual de gravedad comparable.
Trastorno del lenguaje	Puede asociarse a un comportamiento oposicionista por falta de seguimiento de instrucciones como consecuencia de una comprensión deficiente del lenguaje.
Mutismo selectivo	Se caracteriza por incapacidad de hablar por miedo a la evaluación negativa, en lugar de una motivación para oponerse.

3.14.2 Diagnóstico diferencial del trastorno explosivo intermitente

El trastorno explosivo intermitente, caracterizado por arrebatos conductuales recurrentes que son claramente desproporcionados a la provocación o a cualquier estresor psicosocial precipitante, debe diferenciarse de…	A diferencia del trastorno explosivo intermitente…
Intoxicación por sustancias o abstinencia de sustancias	Pueden caracterizarse por un comportamiento agresivo que se debe a los efectos fisiológicos directos de la intoxicación con, o la abstinencia de, una sustancia. El trastorno explosivo intermitente no se diagnostica si los arrebatos agresivos ocurren solo durante episodios de intoxicación con sustancias o abstinencia de sustancias.
Delirium debido a otra afección médica, delirium por intoxicación con sustancias, delirium por abstinencia de sustancias o delirium inducido por medicamentos	Incluyen síntomas característicos (por ejemplo, atención deteriorada acompañada de conciencia reducida del entorno, con curso fluctuante) junto a arrebatos agresivos, y requieren la presencia de una afección médica no psiquiátrica etiológica o el uso de sustancias/medicamentos. El trastorno explosivo intermitente no debe diagnosticarse si los arrebatos conductuales ocurren solo en el contexto de un delirium.
Trastorno neurocognitivo mayor debido a otra afección médica, con otra alteración del comportamiento o psicológica; trastorno neurocognitivo leve debido a otra afección médica, con alteración del comportamiento; trastorno neurocognitivo mayor inducido por sustancias/medicamentos, con otra alteración del comportamiento o psicológica; o trastorno neurocognitivo leve inducido por sustancias/medicamentos, con alteración del comportamiento	Se caracterizan por deterioro significativo en uno o más dominios cognitivos (atención compleja, función ejecutiva, aprendizaje y memoria, lenguaje, función perceptivo-motora o cognición social), que puede ir acompañado de alteraciones conductuales o psicológicas clínicamente significativas como agresividad, desinhibición y conductas o vocalizaciones disruptivas. El trastorno explosivo intermitente no debe diagnosticarse si el comportamiento agresivo ocurre solo en el contexto de un trastorno neurocognitivo mayor o leve.

3.14.2 Diagnóstico diferencial del trastorno explosivo intermitente (*continuación*)

Cambio de personalidad debido a otra afección médica, tipo agresivo	El cambio del patrón de personalidad característico previo de la persona implica arrebatos agresivos y requiere la presencia de una afección médica etiológica. Las anomalías inespecíficas en la exploración neurológica (por ejemplo, «signos blandos") y los cambios electroencefalográficos inespecíficos no constituyen una afección médica etiológica y, en cambio, sí son compatibles con un diagnóstico de trastorno explosivo intermitente.
Trastorno de desregulación disruptiva del estado de ánimo	Se caracteriza por arrebatos agresivos acompañados de un estado de ánimo negativo persistente (es decir, irritabilidad, ira) la mayor parte del día, casi todos los días, entre los arrebatos agresivos impulsivos, con inicio antes de los 10 años. El trastorno explosivo intermitente no se diagnostica si los arrebatos agresivos se explican mejor por un diagnóstico de trastorno de desregulación disruptiva.
Trastorno de la personalidad antisocial o trastorno de la personalidad límite	Pueden caracterizarse por arrebatos agresivos, impulsivos, problemáticos y recurrentes que ocurren en el contexto de un trastorno de la personalidad de larga duración. El trastorno explosivo intermitente no se diagnostica si los arrebatos agresivos se explican mejor por uno de estos trastornos de la personalidad.
Trastorno de déficit de atención/hiperactividad (TDAH), trastorno de la conducta o trastorno negativista desafiante	Pueden asociarse a arrebatos agresivos. En el TDAH, la característica impulsividad puede manifestarse mediante arrebatos agresivos impulsivos; en el trastorno de la conducta, la agresión es característicamente proactiva y depredadora; en el trastorno negativista desafiante, la agresión típicamente se manifiesta en forma de rabietas y discusiones verbales con las figuras de autoridad. Se puede realizar un diagnóstico adicional de trastorno explosivo intermitente si los arrebatos agresivos, impulsivos y recurrentes son mayores que los habitualmente observados en estos trastornos y requieren atención clínica independiente.

3.14.2 Diagnóstico diferencial del trastorno explosivo intermitente (*continuación*)

Otros trastornos mentales (por ejemplo, esquizofrenia, episodio maníaco)	Pueden incluir la agresión impulsiva como característica asociada junto a sus rasgos característicos. El trastorno explosivo intermitente no se diagnostica si el comportamiento agresivo ocurre solo durante episodios de uno de estos trastornos (por ejemplo, durante episodios maníacos, durante períodos delirantes).
Comportamiento agresivo no atribuible a un trastorno mental	El motivo es una creencia política o religiosa, la venganza, una ganancia monetaria, la búsqueda de emociones u otra razón no relacionada con un trastorno mental.

3.14.3 Diagnóstico diferencial del trastorno de la conducta

El trastorno de la conducta, que se caracteriza por un patrón de comportamiento repetitivo y persistente en el que se violan los derechos básicos de los demás o las normas o reglas sociales importantes apropiadas para la edad, debe diferenciarse de…	A diferencia del trastorno de la conducta…
Trastorno negativista desafiante	Se caracteriza por comportamientos disruptivos que suelen ser de naturaleza menos grave que los del trastorno de la conducta y no incluyen la agresión a individuos o animales, la destrucción de objetos, ni un patrón de robo o engaño. Además, el trastorno negativista desafiante incluye problemas de desregulación emocional (es decir, estado de ánimo irritable y enojado) que no forman parte de la definición del trastorno de la conducta. Si se cumplen los criterios de ambas entidades, pueden diagnosticarse las dos.
Trastorno de déficit de atención/ hiperactividad	Se caracteriza por un comportamiento hiperactivo e impulsivo que puede ser disruptivo, pero no viola por sí mismo las normas sociales o los derechos de los demás. Si se cumplen los criterios de los dos trastornos, ambos pueden diagnosticarse.
Trastorno bipolar I o trastorno bipolar II, trastorno depresivo mayor, trastorno depresivo persistente o trastorno de desregulación disruptiva del estado de ánimo	Pueden caracterizarse por problemas de comportamiento asociados a irritabilidad y agresividad, y puede distinguirse del trastorno de la conducta por la ausencia de niveles sustanciales de problemas de conducta agresiva o no agresiva durante los períodos en que no hay alteración del estado de ánimo.
Trastorno explosivo intermitente	Se caracteriza por una agresividad que es impulsiva, no es premeditada y no persigue lograr algún fin tangible. Si se cumplen los criterios de ambos trastornos, el diagnóstico de trastorno explosivo intermitente solo debe darse cuando los arrebatos agresivos, impulsivos y recurrentes requieran atención clínica independiente.
Comportamiento antisocial relacionado con un trastorno psicótico (por ejemplo, esquizofrenia)	Se produce solo en respuesta a delirios o alucinaciones.

3.14.3 Diagnóstico diferencial del trastorno de la conducta (*continuación*)

Trastorno de adaptación, con alteración de la conducta	Se caracteriza por problemas de conducta de duración limitada que no cumplen los criterios del trastorno de la conducta y que claramente ocurren en respuesta a un estresor psicosocial identificable, en lugar de formar parte de un patrón de larga duración.
Comportamiento antisocial en niños o adolescentes	Está por debajo del umbral de gravedad del trastorno de la conducta o no forma parte de un patrón de larga duración (es decir, actos antisociales aislados).
Trastorno de la personalidad antisocial	Puede diagnosticarse solo en individuos de 18 años o más. El trastorno de la conducta no se diagnostica si el individuo tiene 18 años o más y cumple los criterios del trastorno de la personalidad antisocial.

Trastornos relacionados con sustancias y adictivos

3.15.1 Diagnóstico diferencial de los trastornos por consumo de sustancias

El trastorno por consumo de sustancias, caracterizado por un patrón problemático de consumo de sustancias que conlleva malestar o deterioro clínicamente significativos, debe diferenciarse de…	A diferencia del trastorno por consumo de sustancias…
Uso no patológico de la sustancia	Se caracteriza por el uso repetido en dosis relativamente bajas y puede implicar períodos ocasionales de intoxicación no asociados a consecuencias negativas clínicamente significativas (por ejemplo, intoxicación limitada a fines de semana ocasionales para que no afecte al funcionamiento laboral o académico). En cambio, los trastornos por consumo de sustancias se caracterizan por un consumo excesivo que produce malestar o deterioro funcional significativos. La diferenciación entre un uso no patológico de sustancias y un trastorno por consumo de sustancias puede complicarse por el hecho de que la negación del consumo intensivo y de los problemas con él relacionados es común en los individuos que son derivados a tratamiento por terceros (por ejemplo, escuela, familia, empleador, sistema de justicia penal).
Trastornos mentales inducidos por sustancias/medicamentos (incluidas la intoxicación por sustancias y la abstinencia de sustancias)	Se caracterizan por síndromes neurológicos centrales que surgen en el contexto de los efectos fisiológicos de las sustancias de abuso, los medicamentos o las toxinas. Se distinguen de los trastornos por consumo de sustancias en que son patrones patológicos de comportamiento relacionados con el patrón de consumo de una sustancia (incluidos los medicamentos). Dado que el consumo intenso de sustancias característico del trastorno por consumo de sustancias suele conducir al desarrollo de un trastorno inducido por sustancias, las dos entidades suelen concurrir y ambas deben diagnosticarse (por ejemplo, trastorno por consumo de cocaína grave con trastorno psicótico inducido por cocaína con inicio durante la intoxicación).

3.15.1 Diagnóstico diferencial de los trastornos por consumo de sustancias (*continuación*)

Trastorno de la conducta en la infancia y trastorno de la personalidad antisocial en la edad adulta	Los trastornos por consumo de sustancias (incluido el trastorno por consumo de alcohol) se observan en la mayoría de las personas con trastorno de la personalidad antisocial y trastorno de la conducta previo, y se asocian al inicio temprano del trastorno por consumo de sustancias.
Consumo de sustancias durante episodios maníacos	Implica episodios de síntomas característicos (por ejemplo, estado de ánimo elevado, irritabilidad, distraibilidad, disminución de la necesidad de sueño, fuga de ideas) que persisten en los momentos en que el individuo no está consumiendo sustancias. Si el consumo de sustancias durante un episodio maníaco cumple los criterios de un trastorno por consumo de sustancias, ambos pueden diagnosticarse.

3.15.2 Diagnóstico diferencial del trastorno de juego

El trastorno de juego, que se caracteriza por un comportamiento de juego problemático persistente y recurrente que ocasiona malestar o deterioro clínicamente significativos, debe diferenciarse de…	A diferencia del trastorno de juego…
Juego profesional	Se caracteriza por la disciplina y la toma de riesgos limitada, y se destina a ser una fuente de ingresos.
Juego social	Suele ocurrir entre amigos y se caracteriza por el tiempo limitado dedicado al juego y la toma de riesgos limitada.
Episodio maníaco	Se caracteriza por síntomas maníacos (por ejemplo, estado de ánimo eufórico, habla rápida, aumento de la autoestima, fuga de ideas) que persisten en los momentos en que el individuo no está jugando. El trastorno de juego no se diagnostica si el comportamiento de juego se explica mejor por un episodio maníaco.
Trastorno de juego por Internet (en la Sección III del DSM-5-TR)	Se caracteriza por una obsesión por el uso de Internet para jugar a juegos, a menudo con otros jugadores, que ocasiona malestar o deterioro clínicamente significativos. A diferencia del trastorno de juego, no implica apostar dinero.

Trastornos neurocognitivos

3.16.1 Diagnóstico diferencial del delirium

El delirium, que se caracteriza por una alteración de la atención (es decir, una capacidad reducida para dirigir, enfocar, mantener y cambiar el foco de la atención), acompañada de una conciencia reducida del entorno que tiende a fluctuar durante el transcurso del día y que se debe a los efectos fisiológicos directos de una sustancia, medicamento o afección médica no psiquiátrica, debe diferenciarse de…	A diferencia del delirium…
Trastorno neurocognitivo mayor o leve	Se caracteriza por un curso relativamente estable o gradualmente progresivo, típicamente de duración mucho más larga, y a pesar de una serie de déficits cognitivos, falta de deterioro de la capacidad de mantener la atención y de ser consciente del entorno. Sin embargo, pueden producirse episodios de delirium en un individuo con trastorno neurocognitivo preexistente. El trastorno neurocognitivo mayor o leve no se diagnostica si los déficits ocurren exclusivamente en el contexto de un delirium. Cuando el delirium ocurre en el contexto de un trastorno neurocognitivo preexistente, debe diagnosticarse por separado.
Intoxicación con sustancias o abstinencia de sustancias	Pueden caracterizarse por déficits en la atención y la conciencia del entorno, pero estas alteraciones no predominan en el cuadro clínico y no son lo suficientemente graves como para requerir atención clínica. En lugar de diagnosticar la intoxicación por sustancias o la abstinencia de sustancias, se diagnostica un delirium por intoxicación con sustancias o un delirium por abstinencia de sustancias si la alteración neurocognitiva cumple los criterios diagnósticos del delirium y requiere atención clínica.

3.16.1 Diagnóstico diferencial del delirium (*continuación*)

Trastorno psicótico inducido por sustancias/ medicamentos o trastorno psicótico debido a otra afección médica	Se caracterizan por delirios o alucinaciones debidos a los efectos fisiológicos directos de una sustancia/medicamento o de una afección médica no psiquiátrica, respectivamente, sobre el sistema nervioso central, pero estos síntomas no van acompañados de una alteración de la atención ni de conciencia reducida del entorno; además, no están presentes las alteraciones adicionales de la cognición, el lenguaje o la capacidad visoespacial características del delirium. El trastorno psicótico inducido por sustancias/ medicamentos y el trastorno psicótico debido a otra afección médica no se diagnostican si los síntomas psicóticos ocurren exclusivamente durante el curso de un delirium.
Espectro de la esquizofrenia y otros trastornos psicóticos; trastornos bipolares y relacionados, o trastornos depresivos	Pueden caracterizarse por delirios, alucinaciones o agitación, pero estos no se deben a los efectos fisiológicos directos de una afección médica no psiquiátrica ni al uso de sustancias/medicamentos; no van acompañados ni por una alteración de la atención y la conciencia ni por las alteraciones adicionales de la cognición, el lenguaje o la capacidad visoespacial que son características de un delirium.

3.16.2 Diagnóstico diferencial del trastorno neurocognitivo mayor o leve[a]

El trastorno neurocognitivo mayor o leve, que se caracteriza por signos de deterioro con respecto al nivel previo de funcionamiento en uno o más dominios cognitivos (atención compleja, función ejecutiva, aprendizaje y memoria, lenguaje, función perceptivo-motora o cognición social) que se debe a una afección médica no psiquiátrica o a los efectos persistentes de una sustancia o medicamento, debe diferenciarse de…	A diferencia del trastorno neurocognitivo mayor o leve…
Delirium	Se caracteriza por una alteración de la atención (es decir, capacidad reducida de dirigir, enfocar, mantener y cambiar el foco de la atención) acompañada de una conciencia reducida del entorno que se desarrolla en un corto período de tiempo, generalmente de horas a unos pocos días, y tiende a fluctuar durante el transcurso del día. En cambio, la mayoría de los tipos de trastorno neurocognitivo mayor o leve (por ejemplo, el debido a la enfermedad de Alzheimer) tienen un inicio gradual y un deterioro progresivo. El trastorno neurocognitivo mayor o leve no se diagnostica si los déficits cognitivos ocurren exclusivamente en el contexto de un delirium. Sin embargo, los períodos de delirium pueden superponerse a un trastorno neurocognitivo mayor o leve y deben diagnosticarse si están presentes.
Intoxicación con sustancias o abstinencia de sustancias	Pueden caracterizarse por un deterioro cognitivo que remite cuando los efectos agudos de la intoxicación o la abstinencia disminuyen. En cambio, el trastorno neurocognitivo (TNC) mayor o leve inducido por sustancias/medicamentos se diagnostica solo si los deterioros cognitivos persisten más allá del período de duración habitual de la intoxicación y la abstinencia agudas.

3.16.2 Diagnóstico diferencial del trastorno neurocognitivo mayor o leve[a] (*continuación*)	
Trastorno del desarrollo intelectual	Se caracteriza por déficits del funcionamiento intelectual y adaptativo en los ámbitos conceptuales, sociales y prácticos que tienen su inicio durante el período de desarrollo. En cambio, el trastorno neurocognitivo mayor o leve representa un deterioro del funcionamiento cognitivo. Las personas con trastorno del desarrollo intelectual también pueden ser diagnosticadas de trastorno neurocognitivo si experimentan deterioro cognitivo debido a los efectos fisiológicos directos de una afección médica no psiquiátrica comórbida en el sistema nervioso central (por ejemplo, una persona con síndrome de Down que pierde capacidad cognitiva adicional tras una lesión craneal).
Esquizofrenia	Puede caracterizarse por deterioro cognitivo y deterioro funcional. A diferencia del trastorno neurocognitivo mayor o leve, la esquizofrenia suele tener una edad de inicio más temprana, un deterioro cognitivo menos grave y un patrón de síntomas característico (por ejemplo, delirios y alucinaciones); además, no se debe a los efectos fisiológicos directos de una afección médica no psiquiátrica ni al uso de sustancias/medicamentos.
Amnesia disociativa o amnesia que ocurre en otros trastornos disociativos	Suele implicar una pérdida circunscrita de memoria relacionada con sucesos traumáticos y no se debe a los efectos fisiológicos directos de una afección médica no psiquiátrica ni al uso de sustancias/medicamentos.
Trastorno depresivo mayor	Puede caracterizarse por déficits de memoria, dificultad para concentrarse y otras alteraciones cognitivas, pero, a diferencia del trastorno neurocognitivo mayor o leve, estos déficits mejoran cuando la depresión remite, van asociados a otros síntomas depresivos característicos y no se deben a los efectos fisiológicos directos de una afección médica no psiquiátrica ni al uso de sustancias/medicamentos.

3.16.2 Diagnóstico diferencial del trastorno neurocognitivo mayor o leve[a] (*continuación*)

Trastorno bipolar I	Puede caracterizarse por un deterioro cognitivo crónico que afecta al funcionamiento a largo plazo. A diferencia del trastorno neurocognitivo mayor o leve, el trastorno bipolar I generalmente tiene una edad de inicio más temprana, un deterioro cognitivo menos grave y la presencia de episodios maníacos y depresivos mayores; además, no se debe a los efectos fisiológicos directos de una afección médica no psiquiátrica ni al uso de sustancias/medicamentos.
Declive cognitivo relacionado con la edad	Se caracteriza por un deterioro cognitivo acorde con lo esperable de la edad del individuo y no se debe a los efectos fisiológicos directos de una afección médica no psiquiátrica ni al uso de sustancias/medicamentos.

[a]Los dos tipos de trastorno neurocognitivo del DSM-5-TR, mayor y leve, se diferencian en función de la gravedad de los déficits neurocognitivos y de su impacto sobre el funcionamiento de la persona. El trastorno neurocognitivo mayor se caracteriza por un declive cognitivo significativo que es lo suficientemente grave como para interferir con la independencia en las actividades diarias, mientras que el trastorno neurocognitivo leve se caracteriza por un declive cognitivo moderado que no es lo suficientemente grave como para interferir con las actividades diarias, aunque pueden requerir un mayor esfuerzo, estrategias compensatorias o adaptaciones.

Trastornos de la personalidad

3.17.1 Diagnóstico diferencial del trastorno de la personalidad paranoide

El trastorno de la personalidad paranoide, que se caracteriza por desconfianza generalizada y sospecha de los demás, interpretando sus motivos como malévolos, debe diferenciarse de…	A diferencia del trastorno de la personalidad paranoide…
Trastorno delirante, tipo persecutorio; esquizofrenia; trastorno bipolar I o trastorno bipolar II, con características psicóticas; y trastorno depresivo mayor, con características psicóticas	Pueden caracterizarse por un período de delirios persecutorios persistentes. En el trastorno de la personalidad paranoide, las creencias paranoicas (por ejemplo, dudas sobre la lealtad de amigos y conocidos) no se mantienen con intensidad delirante. Para dar un diagnóstico adicional de trastorno de la personalidad paranoide, el trastorno de la personalidad debe haber estado presente antes del inicio de los síntomas psicóticos y debe persistir cuando los síntomas psicóticos están en remisión.
Cambio de personalidad debido a otra afección médica, tipo paranoide	Se caracteriza por un cambio de personalidad relacionado con los efectos fisiológicos directos de una afección médica no psiquiátrica.
Malestar social e ideación paranoide en el trastorno de la personalidad esquizotípica	Se incluyen síntomas como pensamiento mágico, alteraciones perceptivas inusuales y discurso o comportamiento extraño, además de la ideación paranoide.
Comportamiento distante hacia los demás en el trastorno de la personalidad esquizoide	No se caracteriza por preocupación por la falta de lealtad de los demás, sino más bien por la ausencia de interés por tener relaciones.
Ideación paranoide relacionada con el estrés en el trastorno de la personalidad límite	Se caracteriza por una ideación paranoide transitoria que surge la mayoría de las veces en respuesta a un abandono real o imaginado.
Reticencia a confiar en otros en el trastorno de la personalidad evitativa	Se debe al miedo a sentir vergüenza o a ser considerado deficiente, en lugar de deberse a desconfianza y suspicacia.
Desconfianza o alienación en el trastorno de la personalidad narcisista	Se caracteriza por el miedo a mostrar imperfecciones o defectos.

3.17.2 Diagnóstico diferencial del trastorno de la personalidad esquizoide

El trastorno de la personalidad esquizoide, caracterizado por un patrón generalizado de distanciamiento de las relaciones sociales y una gama restringida de expresión emocional en los entornos interpersonales, debe diferenciarse de…	A diferencia del trastorno de la personalidad esquizoide…
Esquizofrenia	Puede caracterizarse por síntomas negativos que pueden parecerse a los del trastorno de la personalidad esquizoide (por ejemplo, expresión emocional disminuida, insociabilidad, anhedonia), así como por síntomas positivos como delirios, alucinaciones o discurso desorganizado. Para dar un diagnóstico adicional de trastorno de la personalidad esquizoide, el trastorno de la personalidad debe haber estado presente antes del inicio de los síntomas de esquizofrenia y debe persistir cuando los síntomas están en remisión.
Trastorno del espectro autista	Se caracteriza por déficits en la capacidad de entablar relaciones sociales que recuerdan al distanciamiento de las relaciones sociales del trastorno de la personalidad esquizoide, pero también requiere patrones de comportamiento, intereses o actividades restringidos y repetitivos.
Cambio de personalidad debido a otra afección médica, tipo apático	Se caracteriza por un cambio de personalidad relacionado con los efectos fisiológicos directos de una afección médica no psiquiátrica.
Trastorno de la personalidad esquizotípica	Se caracteriza por alteraciones cognitivas y perceptivas (por ejemplo, ideas de referencia, creencias extrañas, ilusiones corporales, ideación paranoide) además del aislamiento social.
Trastorno de la personalidad evitativa	Se caracteriza por un deseo activo de relaciones que queda limitado por el miedo a la vergüenza o el rechazo, en contraposición a la falta de deseo de relaciones del trastorno de la personalidad esquizoide.
Trastorno de la personalidad obsesivo-compulsiva	Puede caracterizarse por un distanciamiento social relacionado con la dedicación al trabajo y la incomodidad con las emociones, en contraposición a la falta de capacidad para formar relaciones íntimas del trastorno de la personalidad esquizoide.

3.17.3 Diagnóstico diferencial del trastorno de la personalidad esquizotípica

El trastorno de la personalidad esquizotípica, que se caracteriza por un patrón generalizado de déficits sociales e interpersonales marcado por malestar agudo en las relaciones cercanas y menor capacidad para estas, así como por distorsiones cognitivas o perceptivas y excentricidades de comportamiento, debe diferenciarse de…	A diferencia del trastorno de la personalidad esquizotípica…
Trastorno delirante; esquizofrenia; trastorno bipolar I o trastorno bipolar II, con características psicóticas; o trastorno depresivo mayor, con características psicóticas	Se caracterizan por períodos de síntomas psicóticos que contrastan con los síntomas psicóticos subumbrales (ideas de referencia, creencias extrañas o pensamiento mágico, experiencias perceptivas inusuales, pensamiento y habla extraños, desconfianza o ideación paranoide) característicos del trastorno de la personalidad esquizotípica. Para dar un diagnóstico adicional de trastorno de la personalidad esquizotípica, el trastorno de la personalidad debe haber estado presente antes del inicio de los síntomas psicóticos y debe persistir cuando los síntomas psicóticos están en remisión.
Trastorno del espectro autista	Se caracteriza por déficits en la capacidad de entablar relaciones sociales, lo que puede ocasionar falta de amigos íntimos o confidentes como en el trastorno de la personalidad esquizotípica. Sin embargo, el trastorno del espectro autista también requiere la presencia de patrones de comportamiento, intereses o actividades restringidos y repetitivos, que no son característicos del trastorno de la personalidad esquizotípica.
Cambio de personalidad debido a otra afección médica, tipo paranoide	Se caracteriza por la aparición de paranoia y suspicacia en relación con los efectos fisiológicos directos de una afección médica no psiquiátrica.
Trastorno de la personalidad paranoide	Se caracteriza por ideas paranoides y suspicacia, pero carece de las otras características del trastorno de la personalidad esquizotípica (por ejemplo, distorsiones perceptivas; excentricidades del comportamiento y la apariencia; pensamiento y habla vagos, circunstanciales, metafóricos o rebuscados).

3.17.3 Diagnóstico diferencial del trastorno de la personalidad esquizotípica (*continuación*)

Trastorno de la personalidad esquizoide	Se caracteriza por el distanciamiento de las relaciones sociales y un rango restringido de expresión emocional, pero carece de las otras características del trastorno de la personalidad esquizotípica (por ejemplo, distorsiones perceptivas; excentricidades del comportamiento y la apariencia; pensamiento y discurso vagos, circunstanciales, metafóricos o rebuscados).
Trastorno de la personalidad evitativa	También se caracteriza por falta de amigos íntimos o confidentes, pero, a diferencia del trastorno de la personalidad esquizotípica (en el que hay deseo escaso de contactos íntimos y distanciamiento persistente), hay un deseo activo de relaciones que se ve limitado por el miedo a la vergüenza o al rechazo.
Desconfianza, retraimiento social o alienación en el trastorno de la personalidad narcisista	Se derivan del temor a mostrar imperfecciones.
Síntomas psicóticos transitorios en el trastorno de la personalidad límite	Cuando estos ocurren, suelen estar estrechamente relacionados con cambios afectivos en respuesta al estrés (por ejemplo, ira intensa, ansiedad, decepción) y suelen ser más disociativos (por ejemplo, desrealización, despersonalización) que los del trastorno de la personalidad esquizotípica. En cambio, las personas con trastorno de la personalidad esquizotípica tienen síntomas psicóticos duraderos que pueden empeorar bajo el estrés y no se asocian a cambios afectivos.
Rasgos esquizotípicos transitorios en adolescentes	Reflejan un tumulto emocional transitorio, en lugar de un trastorno de personalidad duradero.

3.17.4 Diagnóstico diferencial del trastorno de la personalidad antisocial

El trastorno de la personalidad antisocial, que se caracteriza por un patrón generalizado de desprecio y violación de los derechos de los demás que ocurre desde los 15 años, debe diferenciarse de…	A diferencia del trastorno de la personalidad antisocial…
Comportamiento antisocial en el contexto del consumo de sustancias	Está exclusivamente relacionado con el consumo de drogas (por ejemplo, robar, prostitución) y no forma parte de un patrón general de comportamiento antisocial que comenzó en la infancia.
Comportamiento antisocial que ocurre en un episodio maníaco	Es consecuencia de la impulsividad y el juicio deficiente característicos de un episodio maníaco (es decir, el comportamiento no se asocia a un trastorno de la conducta previo). El trastorno de la personalidad antisocial no debe diagnosticarse si el comportamiento antisocial ocurre exclusivamente durante el curso de un episodio maníaco.
Trastorno de la conducta	Puede diagnosticarse a cualquier edad y se caracteriza por un patrón de comportamiento repetitivo y persistente en el que se violan los derechos básicos de los demás, o las normas o reglas sociales importantes para la edad. En cambio, el diagnóstico de trastorno de la personalidad antisocial no se da a individuos menores de 18 años y solo se hace si hay antecedentes de algunos síntomas de trastorno de la conducta antes de los 15 años. A los individuos mayores de 18 años solo se les diagnostica de trastorno de la conducta si no se cumplen los criterios del trastorno de la personalidad antisocial.
La frivolidad, la explotación o la falta de empatía del trastorno de la personalidad narcisista	No se acompañan de síntomas como impulsividad y agresividad, y no hay antecedentes de trastorno de la conducta antes de los 15 años.
Emocionalidad superficial en el trastorno de la personalidad histriónica	No se acompaña de síntomas como falsedad, desprecio imprudente de la propia seguridad y falta de remordimiento, y no hay antecedentes de trastorno de la conducta antes de los 15 años.

3.17.4 Diagnóstico diferencial del trastorno de la personalidad antisocial (*continuación*)	
Comportamiento manipulador en el trastorno de la personalidad límite	No va acompañado de síntomas como criminalidad, desprecio imprudente de la propia seguridad y falta de remordimiento, y no hay antecedentes de trastorno de la conducta antes de los 15 años.
Comportamiento antisocial en el trastorno de la personalidad paranoide	El motivo es la venganza contra aquellos que el individuo percibe que lo han insultado, dañado o menospreciado, en lugar de por deseo de ganancia.
Comportamiento delictivo no asociado a un trastorno mental	Se realiza por beneficio, no forma parte de un patrón persistente de desprecio y violación de los derechos de los demás, y no hay antecedentes de trastorno de la conducta antes de los 15 años.

3.17.5 Diagnóstico diferencial del trastorno de la personalidad límite

El trastorno de la personalidad límite, que se caracteriza por un patrón generalizado de inestabilidad en las relaciones interpersonales, la autoimagen y los afectos, así como una marcada impulsividad, debe diferenciarse de…	A diferencia del trastorno de la personalidad límite…
Trastorno de personalidad histriónica	También puede caracterizarse por buscar atención, comportamiento manipulador y emociones que cambian rápidamente, pero no por autodestructividad, interrupciones de las relaciones cercanas por enojo y sentimientos crónicos de profunda vaciedad y soledad.
Trastorno de la personalidad esquizotípica	Puede caracterizarse por una ideación paranoide que es menos reactiva interpersonalmente y menos receptiva a la provisión de estructura y apoyo externos en comparación con el trastorno de la personalidad límite.
Ideación paranoide o reacciones de ira ante estímulos mínimos en el trastorno de la personalidad paranoide o el trastorno de la personalidad narcisista	Se producen en el contexto de una relativa estabilidad de la autoimagen, una relativa falta de impulsividad y preocupación por el abandono.
Comportamiento manipulador en el trastorno de la personalidad antisocial	Se motiva por un deseo de poder, beneficio o ganancia material, en lugar del deseo de ser cuidado.
Preocupación por el abandono en el trastorno de la personalidad dependiente	Se caracteriza por ser una reacción a la amenaza de abandono con mayor entreguismo y sumisión, e intentos de buscar una relación de reemplazo que pueda aportar cuidados y apoyo.
Cambio de personalidad debido a otra afección médica, tipo lábil	Se caracteriza por un cambio de personalidad relacionado con los efectos fisiológicos directos de una afección médica no psiquiátrica.

3.17.6 Diagnóstico diferencial del trastorno de la personalidad histriónica

El trastorno de la personalidad histriónica, que se caracteriza por un patrón generalizado de emotividad excesiva y búsqueda de atención, debe diferenciarse de…	A diferencia del trastorno de la personalidad histriónica…
Trastorno de la personalidad límite	Se caracteriza por autodestructividad, cambios coléricos en las relaciones cercanas y trastorno de la identidad.
Comportamiento manipulador en el trastorno de la personalidad antisocial	Se motiva por el deseo de obtener beneficios, poder o ganancias materiales, en lugar de un deseo de atención y aprobación.
Búsqueda de atención en el trastorno de la personalidad narcisista	Se caracteriza por la necesidad de elogios a causa de la propia superioridad, en lugar de la necesidad de ser el centro de atención.
Trastorno de la personalidad dependiente	Se caracteriza por una dependencia excesiva de los demás para recibir elogios y orientación, sin las emociones llamativas características del trastorno de la personalidad histriónica.
Cambio de personalidad debido a otra afección médica, tipo desinhibido	Se caracteriza por un cambio de personalidad relacionado con los efectos fisiológicos directos de una afección médica no psiquiátrica.

3.17.7 Diagnóstico diferencial del trastorno de la personalidad narcisista

El trastorno de la personalidad narcisista, que se caracteriza por un patrón general de grandiosidad (en fantasía o en comportamiento), necesidad de admiración y falta de empatía, debe diferenciarse de…	A diferencia del trastorno de la personalidad narcisista…
Necesidad de atención en el trastorno de la personalidad histriónica	Se relaciona con la necesidad de aprobación, en contraposición a la necesidad de admiración.
Falta de empatía en el trastorno de la personalidad antisocial	Se caracteriza por la impulsividad, la agresividad y el engaño, y no tanto por una necesidad de admiración por parte de los demás.
Necesidad de atención en el trastorno de la personalidad límite	Se caracteriza por inestabilidad de la autoimagen, impulsividad y preocupación por el abandono.
Perfeccionismo en el trastorno de la personalidad obsesivo-compulsiva	Se caracteriza por esforzarse por alcanzar la perfección y por creer que los demás no pueden hacer las cosas tan bien como uno, en contraposición a creer que la perfección ya se ha alcanzado.
Desconfianza y retraimiento social en el trastorno de la personalidad esquizotípica y el trastorno de la personalidad paranoide	Se relacionan con la ideación paranoide, en contraposición al temor de mostrar imperfecciones o defectos.
Grandiosidad en los episodios maníacos o hipomaníacos	Se produce solo durante los episodios de humor elevado o irritable.
Cambio de personalidad debido a otra afección médica, tipo lábil	Se caracteriza por un cambio de personalidad relacionado con los efectos fisiológicos directos de una afección médica no psiquiátrica.

3.17.8 Diagnóstico diferencial del trastorno de la personalidad evitativa

El trastorno de la personalidad evitativa, que se caracteriza por un patrón generalizado de inhibición social, sentimientos de deficiencia e hipersensibilidad a la evaluación negativa, debe diferenciarse de…	A diferencia del trastorno de la personalidad evitativa…
Evitación en la agorafobia	Se caracteriza por evitar las situaciones en que escapar podría ser difícil o la ayuda podría no llegar en caso de aparecer síntomas similares al pánico u otros síntomas incapacitantes o embarazosos, en contraposición a un patrón de evitación más generalizado.
Sentimientos de deficiencia, hipersensibilidad a la crítica y necesidad de reafirmación en el trastorno de la personalidad dependiente	Se caracterizan por la preocupación de ser cuidado, en lugar de por evitar la humillación o el rechazo.
Aislamiento social en el trastorno de la personalidad esquizoide y el trastorno de la personalidad esquizotípica	Se caracteriza por la satisfacción (incluso la preferencia) por el aislamiento social.
Reticencia a confiar en los demás en el trastorno de la personalidad paranoide	Está motivada por el miedo a que la información personal se utilice con intenciones maliciosas, en lugar de por miedo a sentir vergüenza.
Cambio de personalidad debido a otra afección médica	Se caracteriza por un cambio de personalidad relacionado con los efectos fisiológicos directos de una afección médica no psiquiátrica.

3.17.9 Diagnóstico diferencial del trastorno de la personalidad dependiente

El trastorno de la personalidad dependiente, caracterizado por una necesidad excesiva y generalizada de ser cuidado que conduce a un comportamiento sumiso y pegajoso, y miedo a la separación, debe diferenciarse de…	A diferencia del trastorno de la personalidad dependiente…
Trastorno de ansiedad por separación	Se caracteriza por miedo o ansiedad persistentes y excesivos por resultar separado físicamente de las figuras importantes de apego. En el trastorno de la personalidad dependiente, el foco de la preocupación se centra específicamente en la necesidad de ser cuidado, en lugar de en la separación en sí misma. Si se cumplen los criterios de ambos trastornos, pueden diagnosticarse los dos.
Dependencia que surge como consecuencia de otro trastorno mental o una afección médica no psiquiátrica	Proviene del deterioro relacionado con el trastorno mental o la afección médica no psiquiátrica y la consiguiente necesidad de depender de otros.
Miedo al abandono en el trastorno de la personalidad límite	Se caracteriza por reaccionar a un abandono previsto con sentimientos de vacío emocional, ira y exigencias, en contraposición al miedo del individuo a no poder cuidar de sí mismo en el trastorno de la personalidad dependiente.
Necesidad de aprobación y reafirmación en el trastorno de la personalidad histriónica	Se caracteriza por la ampulosidad social con demandas activas de atención, en contraposición a la necesidad extrema de ser cuidado.
Trastorno de la personalidad evitativa	Se caracteriza por un miedo tan intenso a la humillación y el rechazo que desemboca en el aislamiento social hasta que la persona está segura de ser aceptada.
Cambio de personalidad debido a otra afección médica	Se caracteriza por un cambio de personalidad relacionado con los efectos fisiológicos directos de una afección médica no psiquiátrica.

3.17.10 Diagnóstico diferencial del trastorno de la personalidad obsesivo-compulsiva

El trastorno de la personalidad obsesivo-compulsiva, que se caracteriza por un patrón generalizado de preocupación por el orden, el perfeccionismo y el control mental e interpersonal, en detrimento de la flexibilidad, la apertura y la eficiencia, debe diferenciarse de…	A diferencia del trastorno de la personalidad obsesivo-compulsiva…
Trastorno obsesivo-compulsivo	Se caracteriza por la presencia de verdaderas obsesiones y/o compulsiones, tal como se describe en el Criterio A. Alrededor del 20 % de las personas con trastorno obsesivo-compulsivo también tienen trastorno de la personalidad obsesivo-compulsiva. Si se cumplen los criterios de ambos, deben diagnosticarse los dos.
Trastorno de acumulación	Se caracteriza por la dificultad persistente para desechar o desprenderse de pertenencias independientemente de su valor real, que es solo uno de los criterios del trastorno de la personalidad obsesivo-compulsiva. En el trastorno de acumulación, a diferencia del trastorno de la personalidad obsesivo-compulsiva, este síntoma predomina en el cuadro clínico y resulta en la acumulación de objetos que desordenan las áreas de vida activa y comprometen sustancialmente su uso previsto. Si se cumplen los criterios de ambas entidades, pueden diagnosticarse los dos.
Perfeccionismo en el trastorno de la personalidad narcisista	Se caracteriza por la creencia de que la perfección ya se ha alcanzado, en lugar de esforzarse en pos del perfeccionismo.
Falta de generosidad en el trastorno de la personalidad antisocial	Se caracteriza por la autocomplacencia, en contraposición a la tacañería con uno mismo y con los demás.
Desapego social en el trastorno de la personalidad esquizoide	Se produce en el contexto de una incapacidad para las relaciones de intimidad, en contraposición a la incomodidad con la emoción y la excesiva dedicación al trabajo.
Cambio de personalidad debido a otra afección médica	Se caracteriza por un cambio de personalidad relacionado con los efectos fisiológicos directos de una afección médica no psiquiátrica.

3.17.11 Diagnóstico diferencial del cambio de personalidad debido a otra afección médica

El cambio de personalidad debido a otra afección médica, que se caracteriza por una alteración persistente de la personalidad debido a los efectos fisiológicos directos de una afección médica no psiquiátrica, que representa un cambio en el patrón de personalidad característico del individuo, debe diferenciarse de…	A diferencia del cambio de personalidad debido a otra afección médica…
Cambio de personalidad en el trastorno neurocognitivo mayor o leve debido a otra afección médica	Se acompaña de deterioro en uno o más dominios cognitivos (atención compleja, función ejecutiva, aprendizaje y memoria, lenguaje, función perceptivo-motora o cognición social). El cambio de personalidad debido a otra afección médica puede diagnosticarse, además del trastorno neurocognitivo mayor o leve, si la alteración de la personalidad es una característica destacada de la presentación.
Cambio de personalidad asociado a otro trastorno mental debido a otra afección médica (por ejemplo, comportamiento desinhibido en el trastorno bipolar o relacionado debido a otra afección médica)	Incluye otros síntomas psiquiátricos prominentes debido a los efectos fisiológicos directos de una afección médica no psiquiátrica (por ejemplo, estado de ánimo irritable). El cambio de personalidad debido a otra afección médica no se diagnostica si la alteración se explica mejor por otro trastorno mental debido a otra afección médica.
Cambio de personalidad como resultado de un trastorno por consumo de sustancias (por ejemplo, labilidad emocional)	No se debe a los efectos fisiológicos directos de una afección médica no psiquiátrica y remite cuando el trastorno por consumo de sustancias está en remisión.
Cambio de personalidad asociado a otro trastorno mental (por ejemplo, retraimiento social en la esquizofrenia, sentimientos persistentes de inseguridad en el trastorno de estrés postraumático)	No se debe a los efectos fisiológicos directos de una afección médica no psiquiátrica.
Trastornos de la personalidad	Presentan una edad de inicio diferente (es decir, en la adolescencia o la edad adulta temprana), tienen un curso y unas características distintivas y no se deben a los efectos fisiológicos directos de una afección médica no psiquiátrica.

Trastornos parafílicos

3.18.1 Diagnóstico diferencial de los trastornos parafílicos

Los trastornos parafílicos, caracterizados por que el individuo tiene un interés sexual intenso y persistente, o impulsos o fantasías sexuales, que causan malestar o deterioro clínicamente significativos en relación con: espiar a otros durante sus actos íntimos sin su consentimiento (trastorno de voyeurismo); exponer sus genitales a otros sin su consentimiento (trastorno de exhibicionismo); tocar o frotarse contra una persona sin su consentimiento (trastorno de frotteurismo); satisfacer impulsos sexuales con un niño prepúber (trastorno de pedofilia); humillar, esclavizar o infligir sufrimiento físico o psicológico a una persona sin su consentimiento (trastorno de sadismo sexual); excitación sexual intensa y persistente al ser humillado, esclavizado u obligado a sufrir (trastorno de masoquismo sexual); centrarse en objetos no vivos o en una parte del cuerpo muy específica (trastorno de fetichismo); o travestirse (trastorno de travestismo), debe diferenciarse de…

A diferencia de un trastorno parafílico…

Uso no patológico de fantasías sexuales, comportamientos u objetos para aumentar la excitación sexual	No causa malestar ni deterioro clínicamente significativos, normalmente no es obligatorio para el funcionamiento sexual e implica solo a parejas que consienten.
Comportamiento sexual resultante de una disminución del juicio, las habilidades sociales o el control de impulsos relacionada con otro trastorno mental (por ejemplo, episodio maníaco, trastorno neurocognitivo mayor o leve, esquizofrenia)	Normalmente no es el patrón preferido u obligatorio del individuo, ocurre exclusivamente durante el curso del trastorno mental, a menudo tiene una edad de inicio más tardía y se acompaña de las características propias del trastorno mental de base (por ejemplo, deterioro cognitivo, delirios).

3.18.1 Diagnóstico diferencial de los trastornos parafílicos (*continuación*)

Espiar a otros involucrados en actividades privadas en el trastorno de la conducta o el trastorno de la personalidad antisocial (en contraposición al trastorno de voyeurismo)	Forma parte de un patrón de desprecio y violación de los derechos de los demás. Este comportamiento se diferencia del «mironeo» del trastorno de voyeurismo por la falta de interés sexual específico y de excitación al observar secretamente a otras personas desprevenidas que están desnudas o participando en alguna actividad sexual.
Abuso oportunista de menores en el trastorno de la conducta o el trastorno de la personalidad antisocial (en contraposición al trastorno de pedofilia)	Forma parte de un patrón de falta de empatía y desprecio por los derechos de los demás, que puede incluir el abuso infantil oportunista. Esto es distinto del trastorno de pedofilia, en el que hay un patrón persistente de excitación sexual hacia los niños que se satisface o que causa gran malestar o marcadas dificultades interpersonales.
Intoxicación con sustancias	Se caracteriza por comportamientos desinhibidos del individuo que pueden implicar cometer ciertos delitos sexuales (por ejemplo, «mirar furtivamente», exhibir los genitales, frotarse contra una persona desprevenida). Esto se diferencia de los comportamientos que ocurren en el contexto de un trastorno parafílico por la ausencia de un patrón persistente de interés sexual en espiar a otros sin su consentimiento, en exponer los genitales a otros sin su consentimiento o en frotarse contra otra persona sin su consentimiento.
Efecto secundario de medicamentos (por ejemplo, medicación agonista de la dopamina)	Se caracteriza por un comportamiento sexual similar a la parafilia que ocurre como efecto secundario de un medicamento (especialmente de los agonistas de la dopamina utilizados para tratar la enfermedad de Parkinson) y es atípico del comportamiento sexual del individuo cuando no está tomando el medicamento.
Pensamientos o imágenes sexuales en el trastorno obsesivo-compulsivo (en contraposición al trastorno de pedofilia)	Se experimentan como egodistónicos e implican preocupaciones angustiosas por la posibilidad de sentir atracción por los niños. A diferencia del trastorno de pedofilia, no hay pensamientos sexuales asociados a niños durante los estados de alta excitación sexual (por ejemplo, cerca del orgasmo durante la masturbación).

Apéndice

Clasificación del DSM-5-TR

Antes de cada nombre de trastorno, se indica el código CIE-10-MC. Las líneas en blanco indican que el código CIE-10-MC depende del subtipo, especificador o clase de sustancia aplicable. Véanse en www.medicapanamericana.com las actualizaciones periódicas de la codificación y demás actualizaciones del DSM-5-TR.

Nota para todos los trastornos mentales debidos a otra afección médica: Insertar el nombre de la afección médica etiológica en el nombre del trastorno mental debido a [la afección médica]. El código y el nombre de la afección médica etiológica se indicarán en primer lugar, inmediatamente antes del trastorno mental debido a la afección médica.

Trastornos del neurodesarrollo

Trastornos del desarrollo intelectual

___.__ Trastorno del desarrollo intelectual (discapacidad intelectual)
Especificar la gravedad actual:

F70 Leve
F71 Moderado
F72 Grave
F73 Profundo
F88 Retraso del desarrollo global
F79 Trastorno del desarrollo intelectual (discapacidad intelectual) no especificado

Trastornos de la comunicación

F80.2 Trastorno del lenguaje
F80.0 Trastorno fonológico
F80.81 Trastorno de la fluidez de inicio en la infancia (tartamudeo)
> **Nota:** Los casos de inicio más tardío se diagnostican como trastorno de la fluidez de inicio en el adulto F98.5.

F80.82   Trastorno de la comunicación social (pragmático)

F80.9   Trastorno de la comunicación no especificado

Trastorno del espectro autista

F84.0   Trastorno del espectro autista

Especificar la gravedad actual: Requiere ayuda muy considerable, Requiere ayuda considerable, Requiere ayuda

Especificar si: Con o sin deterioro intelectual acompañante, Con o sin deterioro del lenguaje acompañante

Especificar si: Asociado a una afección médica o genética, o a un factor ambiental conocidos (**Nota de codificación:** Utilizar un código adicional para identificar la afección médica o genética asociada); Asociado a un problema del neurodesarrollo, mental o del comportamiento

Especificar si: Con catatonía (usar el código adicional F06.1)

Trastorno por déficit de atención/hiperactividad

—.—   Trastorno por déficit de atención/hiperactividad

Especificar si: En remisión parcial

Especificar la gravedad actual: Leve, Moderado, Grave

Especificar si:

F90.2   Presentación combinada

F90.0   Presentación predominante con falta de atención

F90.1   Presentación predominante hiperactiva/impulsiva

F90.8   Otro trastorno por déficit de atención/hiperactividad especificado

F90.9   Trastorno por déficit de atención/hiperactividad no especificado

Trastorno específico del aprendizaje

—.—   Trastorno específico del aprendizaje

Especificar la gravedad actual: Leve, Moderado, Grave

Especificar si:

F81.0   Con dificultad en la lectura (*Especificar* si con Precisión de la lectura de palabras, Velocidad o fluidez de lectura, Comprensión de la lectura)

F81.81   Con dificultad en la expresión escrita (*Especificar* si con Corrección ortográfica, Corrección gramatical y de la puntuación, Claridad u organización de la expresión escrita)

F81.2   Con dificultad matemática (*Especificar* si con Sentido de los números, Memorización de operaciones aritméticas, Cálculo correcto o fluido, Razonamiento matemático correcto)

Trastornos motores

F82   Trastorno del desarrollo de la coordinación

F98.4   Trastorno de movimientos estereotipados

Especificar si: Con comportamiento autolesivo, Sin comportamiento autolesivo

Especificar si: Asociado a una afección genética o médica, trastorno del neurodesarrollo o factor ambiental conocidos

Especificar la gravedad actual: Leve, Moderado, Grave

Trastornos de tics

F95.2 Trastorno de la Tourette

F95.1 Trastorno de tics motores o vocales persistente (crónico)

Especificar si: Solo con tics motores, Solo con tics vocales

F95.0 Trastorno de tics transitorio

F95.8 Otro trastorno de tics especificado

F95.9 Trastorno de tics no especificado

Otros trastornos del neurodesarrollo

F88 Otro trastorno del neurodesarrollo especificado

F89 Trastorno del neurodesarrollo no especificado

Espectro de la esquizofrenia y otros trastornos psicóticos

Los siguientes especificadores se aplican al espectro de la esquizofrenia y otros trastornos psicóticos en los casos indicados:

[a]*Especificar* si: Los siguientes especificadores del curso solo se utilizarán después de 1 año de duración del trastorno: Primer episodio, actualmente en episodio agudo; Primer episodio, actualmente en remisión parcial; Primer episodio, actualmente en remisión total; Episodios múltiples, actualmente en episodio agudo; Episodios múltiples, actualmente en remisión parcial; Episodios múltiples, actualmente en remisión total; Continuo; No especificado

[b]*Especificar* si: Con catatonía (utilizar el código adicional F06.1)

[c]*Especificar* la gravedad actual de los delirios, alucinaciones, habla desorganizada, conducta psicomotora anómala, síntomas negativos, deterioro cognitivo, depresión y síntomas maníacos

F21 Trastorno esquizotípico (de la personalidad)

F22 Trastorno delirante[a, c]

Especificar si: Tipo erotomaníaco, Tipo de grandeza, Tipo celotípico, Tipo persecutorio, Tipo somático, Tipo mixto, Tipo no especificado

Especificar si: Con contenido extravagante

F23 Trastorno psicótico breve[b, c]

Especificar si: Con factor(es) de estrés notable(s), Sin factor(es) de estrés notable(s), Con inicio en el periparto

F20.81 Trastorno esquizofreniforme[b, c]

Especificar si: Con características de buen pronóstico, Sin características de buen pronóstico

F20.9 Esquizofrenia[a, b, c]

___.___ Trastorno esquizoafectivo[a, b, c]

Especificar si:

F25.0 Tipo bipolar

F25.1 Tipo depresivo

___.___ Trastorno psicótico inducido por sustancias/medicamentos[c]

Nota: Para ver los códigos CIE-10-MC aplicables, consúltense las clases de sustancias en «Trastornos relacionados con sustancias y adictivos» para todo trastorno psicótico inducido por una sustancia/medicamento específico. Para más información, véanse también los criterios y procedimientos de registro correspondientes en el manual.

Nota de codificación: El código CIE-10-MC depende de si existe o no algún trastorno concomitante por consumo de sustancias de la misma clase. En todo caso, no se añade el diagnóstico aparte de trastorno por consumo de sustancias.

Especificar si: Con inicio durante la intoxicación, Con inicio durante la abstinencia, Con inicio después de consumir el medicamento

—.—	Trastorno psicótico debido a otra afección médica
	Especificar si:
F06.2	Con delirios
F06.0	Con alucinaciones
F06.1	Catatonía asociada a otro trastorno mental (especificador de catatonía)
F06.1	Trastorno catatónico debido a otra afección médica
F06.1	Catatonía no especificada

Nota: Codificar en primer lugar **R29.818** Otros síntomas que afectan a los sistemas nervioso y musculoesquelético.

F28	Otro trastorno del espectro de la esquizofrenia especificado y otro trastorno psicótico
F29	Trastorno del espectro de la esquizofrenia no especificado y otro trastorno psicótico

Trastorno bipolar y trastornos relacionados

Los siguientes especificadores se aplican a los trastornos bipolar y trastornos relacionados en los casos indicados:

[a]*Especificar:* Con ansiedad (*Especificar* la gravedad actual: leve, moderado, moderado-grave, grave); Con características mixtas; Con ciclos rápidos; Con características melancólicas; Con características atípicas; Con características psicóticas congruentes con el estado de ánimo; Con características psicóticas no congruentes con el estado de ánimo; Con catatonía (utilizar el código adicional F06.1); Con inicio durante el periparto; Con patrón estacional

[b]*Especificar:* Con ansiedad (*Especificar* la gravedad actual: leve, moderado, moderado-grave, grave); Con características mixtas; Con ciclos rápidos; Con inicio durante el periparto; Con patrón estacional

—.—	Trastorno bipolar I[a] (139)
—.—	Episodio maníaco actual o más reciente
F31.11	Leve
F31.12	Moderado
F31.13	Grave
F31.2	Con características psicóticas
F31.73	En remisión parcial
F31.74	En remisión total
F31.9	No especificado
F31.0	Episodio hipomaníaco actual o más reciente
F31.71	En remisión parcial
F31.72	En remisión total
F31.9	No especificado
—.—	Episodio depresivo actual o más reciente
F31.31	Leve
F31.32	Moderado
F31.4	Grave

F31.5	Con características psicóticas
F31.75	En remisión parcial
F31.76	En remisión total
F31.9	No especificado
F31.9	Episodio no especificado actual o más reciente
F31.81	Trastorno bipolar II

Especificar el episodio actual o más reciente: Hipomaníaco[b], Depresivo[a]

Especificar el curso si no se cumplen actualmente todos los criterios para un episodio del estado de ánimo: En remisión parcial, En remisión total

Especificar la gravedad si se cumplen actualmente todos los criterios para un episodio de depresión mayor: Leve, Moderado, Grave

F34.0 Trastorno ciclotímico

Especificar si: Con ansiedad (*Especificar* la gravedad actual: leve, moderado, moderado-grave, grave)

___.__ Trastorno bipolar y trastorno relacionado inducido por sustancias/medicamentos (162)

Nota: Para ver los códigos CIE-10-MC aplicables, consultar las clases de sustancias en «Trastornos relacionados con sustancias y adictivos» para el trastorno bipolar o relacionado inducido por una sustancia/medicamento específico. Para más información, véanse también los criterios y procedimientos de registro correspondientes en el manual.

Nota de codificación: El código CIE-10-MC depende de si existe o no algún trastorno concomitante por uso de sustancias de la misma clase. En cualquier caso, no se hace ningún diagnóstico adicional aparte de trastorno por consumo de sustancias.

Especificar si: Con inicio durante la intoxicación, Con inicio durante la abstinencia, Con inicio después de usar el medicamento

___.__ Trastorno bipolar y trastorno relacionado debido a otra afección médica
Especificar si:

F06.33	Con características maníacas
F06.33	Con episodio de tipo maníaco o hipomaníaco
F06.34	Con características mixtas
F31.89	Otro trastorno bipolar y trastorno relacionado especificado
F31.9	Trastorno bipolar y trastorno relacionado no especificado
F39	Trastorno del estado de ánimo no especificado

Trastornos depresivos

F34.81 Trastorno de desregulación disruptiva del estado de ánimo

___.__ Trastorno de depresión mayor
Especificar: Con ansiedad (*Especificar* la gravedad actual: leve, moderado, moderado-grave, grave); Con características mixtas; Con características melancólicas; Con características atípicas; Con características psicóticas congruentes con el estado de ánimo; Con características psicóticas no congruentes con el estado de ánimo; Con catatonía (utilizar el código adicional F06.1); Con inicio en el periparto; Con patrón estacional

___.__ Episodio único

F32.0	Leve
F32.1	Moderado
F32.2	Grave
F32.3	Con características psicóticas

F32.4	En remisión parcial
F32.5	En remisión total
F32.9	No especificado
—·—	Episodio recurrente
F33.0	Leve
F33.1	Moderado
F33.2	Grave
F33.3	Con características psicóticas
F33.41	En remisión parcial
F33.42	En remisión total
F33.9	No especificado

F34.1   Trastorno depresivo persistente

Especificar: Con ansiedad (*Especificar* la gravedad actual: leve, moderado, moderado-grave, grave); Con características atípicas

Especificar si: En remisión parcial, En remisión total

Especificar si: Inicio temprano, Inicio tardío

Especificar si: Con síndrome distímico puro; Con episodio de depresión mayor persistente; Con episodios intermitentes de depresión mayor, con episodio actual; Con episodios intermitentes de depresión mayor, sin episodio actual

Especificar la gravedad actual: Leve, Moderado, Grave

F32.81   Trastorno disfórico premenstrual

—·—   Trastorno depresivo inducido por una sustancia/medicamento

Nota: Para ver los códigos CIE-10-MC aplicables, consultar las clases de sustancias en «Trastornos relacionados con sustancias y adictivos» para el trastorno depresivo inducido por una sustancia/medicamento específico. Para más información, véanse también los criterios y procedimientos de registro correspondientes en el manual.

Nota de codificación: El código CIE-10-MC depende de si existe o no algún trastorno concomitante por uso de sustancias de la misma clase. En cualquier caso, no se añade aparte el diagnóstico de trastorno por consumo de sustancias.

Especificar si: Con inicio durante la intoxicación, Con inicio durante la abstinencia, Con inicio después de usar un medicamento

—·—   Trastorno depresivo debido a otra afección médica

Especificar si:

F06.31	Con características depresivas
F06.32	Con episodio de tipo de depresión mayor
F06.34	Con características mixtas
F32.89	Otro trastorno depresivo especificado
F32.A	Trastorno depresivo no especificado
F39	Trastorno del estado de ánimo no especificado

Trastornos de ansiedad

F93.0	Trastorno de ansiedad por separación
F94.0	Mutismo selectivo

—.— Fobia específica
Especificar si:

F40.218 Animal

F40.228 Entorno natural

—.— Sangre-inyección-lesión

F40.230 Miedo a la sangre

F40.231 Miedo a las inyecciones y transfusiones

F40.232 Miedo a otra atención médica

F40.233 Miedo a una lesión

F40.248 Situacional

F40.298 Otra

F40.10 Trastorno de ansiedad social
Especificar si: Solo actuación

F41.0 Trastorno de pánico

—.— Especificador del ataque de pánico

F40.00 Agorafobia

F41.1 Trastorno de ansiedad generalizada

—.— Trastorno de ansiedad inducido por sustancias/medicamentos

> **Nota:** Para ver los códigos CIE-10-MC aplicables, consultar las clases de sustancias en «Trastornos relacionados con sustancias y adictivos» para el trastorno de ansiedad inducido por una sustancia/medicamento específico. Para más información, véanse también los criterios y procedimientos de registro correspondientes en el manual.
>
> **Nota de codificación:** El código CIE-10-MC depende de si existe o no algún trastorno concomitante por uso de sustancias de la misma clase. En cualquier caso, no se añade aparte el diagnóstico de trastorno por consumo de sustancias.
>
> *Especificar* si: Con inicio durante la intoxicación, Con inicio durante la abstinencia, Con inicio después del consumo de medicamentos

F06.4 Trastorno de ansiedad debido a otra afección médica

F41.8 Otro trastorno de ansiedad especificado

F41.9 Otro trastorno de ansiedad no especificado

Trastorno obsesivo-compulsivo y trastornos relacionados

Los siguientes especificadores se aplican a los trastornos obsesivo-compulsivos y trastornos relacionados en los casos indicados:

[a]*Especificar* si: Con introspección de la enfermedad buena o aceptable, Con poca introspección de la enfermedad, Con ausencia de introspección de la enfermedad/con creencias delirantes

F42.2 Trastorno obsesivo-compulsivo[a]
Especificar si: Relacionado con tics

F45.22 Trastorno dismórfico corporal[a]
Especificar si: Con dismorfia muscular

F42.3 Trastorno de acumulación[a]
Especificar si: Con adquisición excesiva

F63.3 Tricotilomanía (trastorno de arrancarse el pelo)

F42.4 Trastorno de excoriación (rascarse la piel)

—.— Trastorno obsesivo-compulsivo y trastornos relacionados inducidos por sustancias/medicamentos

Nota: Para ver los códigos CIE-10-MC aplicables, consultar las clases de sustancias en «Trastornos relacionados con sustancias y adictivos» para el trastorno obsesivo-compulsivo o trastorno relacionado inducido por una sustancia/medicamento específico. Para más información, véanse también los criterios y procedimientos de registro correspondientes en el manual.

Nota de codificación: El código CIE-10-MC depende de si existe o no algún trastorno concomitante por consumo de sustancias de la misma clase. En cualquier caso, no se añade aparte el diagnóstico de trastorno por consumo de sustancias.

Especificar si: Con inicio durante la intoxicación, Con inicio durante la abstinencia, Con inicio después del consumo de medicamentos

F06.8 Trastorno obsesivo-compulsivo y trastornos relacionados debido a otra afección médica

Especificar si: Con síntomas del tipo trastorno obsesivo-compulsivo, Con preocupación por el aspecto, Con síntomas de acumulación, Con síntomas de arrancarse el pelo, Con síntomas de rascarse la piel

F42.8 Otro trastorno obsesivo-compulsivo y trastornos relacionados especificados

F42.9 Trastorno obsesivo-compulsivo y trastornos relacionados no especificados

---

Trastornos relacionados con traumas y factores de estrés

F94.1 Trastorno de apego reactivo
Especificar si: Persistente
Especificar la gravedad actual: Grave

F94.2 Trastorno de relación social desinhibida
Especificar si: Persistente
Especificar la gravedad actual: Grave

F43.10 Trastorno de estrés postraumático
Especificar si: Con síntomas disociativos
Especificar si: Con expresión retardada

—.— Trastorno de estrés postraumático en individuos mayores de 6 años

—.— Trastorno de estrés postraumático en niños menores de 6 años

F43.0 Trastorno de estrés agudo

—.— Trastornos de adaptación
Especificar si: Agudo, Persistente (crónico)
Especificar si:

F43.21 Con estado de ánimo deprimido

F43.22 Con ansiedad

F43.23 Con ansiedad mixta y estado de ánimo deprimido

F43.24 Con alteración de la conducta

F43.25 Con alteración mixta de las emociones y la conducta

F43.20 Sin especificar

F43.81 Trastorno de duelo prolongado

F43.89 Otro trastorno relacionado con traumas y factores de estrés especificado

F43.9 Trastorno relacionado con traumas y factores de estrés no especificado

Trastornos disociativos

F44.81	Trastorno de identidad disociativo
F44.0	Amnesia disociativa

Especificar si:
F44.1	Con fuga disociativa
F48.1	Trastorno de despersonalización/desrealización
F44.89	Otro trastorno disociativo especificado
F44.9	Trastorno disociativo no especificado

Trastornos de síntomas somáticos y trastornos relacionados

F45.1	Trastorno de síntomas somáticos

Especificar si: Con predominio de dolor
Especificar si: Persistente
Especificar la gravedad actual: Leve, Moderado, Grave

F45.21	Trastorno de ansiedad por enfermedad

Especificar si: Tipo con solicitud de asistencia, Tipo con evitación de asistencia

___.___	Trastorno de síntomas neurológicos funcionales (trastorno de conversión)

Especificar si: Episodio agudo, Persistente
Especificar si: Con factor de estrés psicológico (especificar el factor de estrés), Sin factor de estrés psicológico
Especificar el tipo de síntomas:

F44.4	Con debilidad o parálisis
F44.4	Con movimiento anómalo
F44.4	Con síntomas de la deglución
F44.4	Con síntomas del habla
F44.5	Con ataques o convulsiones
F44.6	Con anestesia o pérdida sensitiva
F44.6	Con síntoma sensitivo especial
F44.7	Con síntomas mixtos
F54	Factores psicológicos que influyen en otras afecciones médicas

Especificar la gravedad actual: Leve, Moderado, Grave, Extremo

___.___	Trastorno facticio

Especificar: Episodio único, Episodios recurrentes

F68.10	Trastorno facticio aplicado a uno mismo
F68.A	Trastorno facticio aplicado a otro
F45.8	Otro trastorno de síntomas somáticos y trastornos relacionados especificados
F45.9	Trastorno de síntomas somáticos y trastornos relacionados no especificados

Trastornos de la conducta alimentaria y de la ingesta de alimentos

Los siguientes especificadores se aplican a los trastornos de la conducta alimentaria y de la ingesta de alimentos en los casos indicados:

[a]*Especificar* si: En remisión
[b]*Especificar* si: En remisión parcial, En remisión total
[c]*Especificar* la gravedad actual: Leve, Moderado, Grave, Extremo

—.—	Pica[a]
F98.3	En niños
F50.89	En adultos
F98.21	Trastorno de rumiación[a]
F50.82	Trastorno de evitación/restricción de la ingestión de alimentos[a]
—.—	Anorexia nerviosa[b, c]
	Especificar si:
F50.01	Tipo restrictivo
F50.02	Tipo por atracón/purgas
F50.2	Bulimia nerviosa[b, c]
F50.81	Trastorno de atracones[b, c]
F50.89	Otro trastorno de la conducta alimentaria o de la ingesta de alimentos especificado
F50.9	Trastorno de la conducta alimentaria o de la ingesta de alimentos no especificado

Trastornos de la excreción

F98.0	Enuresis
	Especificar si: Solo nocturna, Solo diurna, Nocturna y diurna
F98.1	Encopresis
	Especificar si: Con estreñimiento e incontinencia por desbordamiento; Sin estreñimiento e incontinencia por desbordamiento
—.—	Otro trastorno de la excreción especificado
N39.498	Con síntomas urinarios
R15.9	Con síntomas fecales
—.—	Trastorno de la excreción no especificado
R32	Con síntomas urinarios
R15.9	Con síntomas fecales

Trastornos del sueño-vigilia

Los siguientes especificadores se aplican a los trastornos del sueño vigilia en los casos indicados:

[a]*Especificar* si: Episódico, Persistente, Recurrente
[b]*Especificar* si: Agudo, Subagudo, Persistente
[c]*Especificar* la gravedad actual: Leve, Moderado, Grave

F51.01	Trastorno de insomnio[a]
	Especificar si: Con trastorno mental, Con afección médica, Con otro trastorno del sueño

F51.11 Trastorno de hipersomnia[b, c]
Especificar si: Con trastorno mental, Con afección médica, Con otro trastorno del sueño

—.— Narcolepsia[c]
Especificar si:

G47.411 Narcolepsia con cataplejía o déficit de hipocretina (tipo 1)

G47.419 Narcolepsia sin cataplejía y sin déficit de hipocretina o sin determinación de hipocretina (tipo 2)

G47.421 Narcolepsia con cataplejía o déficit de hipocretina debido a una afección médica

G47.429 Narcolepsia sin cataplejía y sin déficit de hipocretina debido a una afección médica

Trastornos del sueño relacionados con la respiración

G47.33 Apnea e hipopnea obstructiva del sueño[c]

—.— Apnea central del sueño
Especificar la gravedad actual
Especificar si:

G47.31 Apnea central del sueño idiopática

R06.3 Respiración de Cheyne-Stokes

G47.37 Apnea central del sueño con consumo concurrente de opiáceos
Nota: Codificar en primer lugar el trastorno de uso de opiáceos, si está presente.

—.— Hipoventilación relacionada con el sueño
Especificar la gravedad actual
Especificar si:

G47.34 Hipoventilación idiopática

G47.35 Hipoventilación alveolar central congénita

G47.36 Hipoventilación concurrente relacionada con el sueño

—.— Trastornos del ritmo circadiano de sueño-vigilia[a]
Especificar si:

G47.21 Tipo de fases de sueño retrasada
Especificar si: Familiar, Superposición a un tipo de sueño-vigilia no ajustado a las 24 horas

G47.22 Tipo de fases de sueño avanzadas
Especificar si: Familiar

G47.23 Tipo de sueño-vigilia irregular

G47.24 Tipo de sueño-vigilia no ajustado a las 24 horas

G47.26 Tipo asociado a turnos laborales

G47.20 Tipo no especificado

Parasomnias

—.— Trastornos del despertar del sueño no REM
Especificar si:

F51.3 Tipo con sonambulismo
Especificar si: Con ingestión de alimentos relacionada con el sueño, Con comportamiento sexual relacionado con el sueño (sexsomnia)

F51.4 Tipo con terrores nocturnos

F51.5	Trastorno de pesadillas[b, c]
	Especificar si: Durante el inicio del sueño
	Especificar si: Con trastorno mental, Con afección médica, Con otro trastorno del sueño
G47.52	Trastorno del comportamiento del sueño REM

G25.81	Síndrome de las piernas inquietas
__.__	Trastorno del sueño inducido por sustancias/medicamentos

Nota: Para ver los códigos CIE-10-MC aplicables, consultar las clases de sustancias en «Trastornos relacionados con sustancias y adictivos» para el trastorno del sueño inducido por una sustancia/medicamento específico. Para más información, véanse también los criterios y procedimientos de registro correspondientes en el manual.

Nota de codificación: El código CIE-10-MC depende de si existe o no algún trastorno concomitante por uso de sustancias de la misma clase. En cualquier caso, no se añade aparte el diagnóstico de trastorno por consumo de sustancias.

Especificar si: Tipo con insomnio, Tipo con somnolencia diurna, Tipo con parasomnia, Tipo mixto

Especificar si: Con inicio durante la intoxicación, Con inicio durante la retirada/abstinencia, Con inicio después del uso de un medicamento

G47.09	Otro trastorno de insomnio especificado
G47.00	Trastorno de insomnio no especificado
G47.19	Otro trastorno de hipersomnia especificado
G47.10	Trastorno de hipersomnia no especificado
G47.8	Otro trastorno del sueño-vigilia especificado
G47.9	Trastorno del sueño-vigilia no especificado

Disfunciones sexuales

Los siguientes especificadores se aplican a las disfunciones sexuales en los casos indicados:
[a]*Especificar* si: De por vida, Adquirido
[b]*Especificar* si: Generalizado, Situacional
[c]*Especificar* la gravedad actual: Leve, Moderado, Grave

F52.32	Eyaculación retardada[a, b, c]
F52.21	Trastorno eréctil[a, b, c]
F52.31	Trastorno orgásmico femenino[a, b, c]
	Especificar si: Nunca experimentó un orgasmo en ninguna situación
F52.22	Trastorno del interés/excitación sexual femenino[a, b, c]
F52.6	Trastorno de dolor genitopélvico/penetración[a, c]
F52.0	Trastorno de deseo sexual hipoactivo en el varón[a, b, c]
F52.4	Eyaculación prematura (precoz)[a, b, c]
__.__	Disfunción sexual inducida por sustancias/medicamentos[c]

Nota: Para ver los códigos CIE-10-MC aplicables, consultar las clases de sustancias en «Trastornos relacionados con sustancias y adictivos» para la disfunción sexual inducida por una sustancia/medicamento específico. Para más información, véanse también los criterios y procedimientos de registro correspondientes en el manual.

Nota de codificación: El código CIE-10-MC depende de si existe o no algún trastorno concomitante por consumo de sustancias de la misma clase. En cualquier caso, no se añade aparte el diagnóstico de trastorno por consumo de sustancias.

Especificar si: Con inicio durante la intoxicación, Con inicio durante la abstinencia, Con inicio después de tomar el medicamento

F52.8 Otra disfunción sexual especificada

F52.9 Disfunción sexual no especificada

Disforia de género

El siguiente especificador y nota se aplican a la disforia de género en los casos indicados:

[a]*Especificar* si: Con un trastorno/diferencia del desarrollo sexual

[b]**Nota:** Codificar el trastorno/diferencia del desarrollo sexual si está presente, además de la disforia de género.

___.___ Disforia de género

F64.2 Disforia de género en niños[a,b]

F64.0 Disforia de género en adolescentes y adultos[a,b]
   Especificar si: Postransición

F64.8 Otra disforia de género especificada

F64.9 Disforia de género no especificada

Trastornos disruptivos, del control de los impulsos y de la conducta

F91.3 Trastorno negativista desafiante (522)
   Especificar la gravedad actual: Leve, Moderado, Grave

F63.81 Trastorno explosivo intermitente (527)

___.___ Trastorno de conducta (530)
   Especificar si: Con emociones prosociales limitadas
   Especificar la gravedad actual: Leve, Moderado, Grave
   Especificar si:

F91.1 Tipo de inicio infantil

F91.2 Tipo de inicio adolescente

F91.9 Tipo de inicio no especificado

___.___ Trastorno de la personalidad antisocial (537)

F63.1 Piromanía (537)

F63.2 Cleptomanía (539)

F91.8 Otro trastorno disruptivo, del control de los impulsos y de la conducta especificado (541)

F91.9 Trastorno disruptivo, del control de los impulsos y de la conducta no especificado (541)

Trastornos relacionados con sustancias y trastornos adictivos

Trastornos relacionados con sustancias

Trastornos relacionados con el alcohol

—.—	Trastorno por consumo de alcohol
	Especificar si: En un entorno controlado
	Especificar la gravedad/remisión actual:
F10.10	Leve
F10.11	En remisión inicial
F10.11	En remisión continuada
F10.20	Moderado
F10.21	En remisión inicial
F10.21	En remisión continuada
F10.20	Grave
F10.21	En remisión inicial
F10.21	En remisión continuada
—.—	Intoxicación por alcohol
F10.120	Con trastorno por consumo, leve
F10.220	Con trastorno por consumo, moderado o grave
F10.920	Sin trastorno por consumo
—.—	Abstinencia de alcohol
	Sin alteraciones de la percepción
F10.130	Con trastorno por consumo leve
F10.230	Con trastorno por consumo moderado o grave
F10.930	Sin trastorno por consumo
	Con alteraciones de la percepción
F10.132	Con trastorno por consumo leve
F10.232	Con trastorno por consumo moderado o grave
F10.932	Sin trastorno por consumo
—.—	Trastornos mentales inducidos por alcohol

Nota: Los trastornos se listan por orden de aparición en el manual.
[a]*Especificar*: Con inicio durante la intoxicación, Con inicio durante la abstinencia
[b]*Especificar* si: Agudo, Persistente
[c]*Especificar* si: Hiperactivo, Hipoactivo, Nivel de actividad mixto

—.—	Trastorno psicótico inducido por alcohol[a]
F10.159	Con trastorno por consumo leve
F10.259	Con trastorno por consumo moderado o grave
F10.959	Sin trastorno por consumo
—.—	Trastorno bipolar y trastorno relacionado inducido por alcohol[a]
F10.14	Con trastorno por consumo leve
F10.24	Con trastorno por consumo moderado o grave
F10.94	Sin trastorno por consumo

___.__	Trastorno depresivo inducido por alcohol[a]
F10.14	Con trastorno por consumo leve
F10.24	Con trastorno por consumo moderado o grave
F10.94	Sin trastorno por consumo
___.__	Trastorno de ansiedad inducido por alcohol[a]
F10.180	Con trastorno por consumo leve
F10.280	Con trastorno por consumo moderado o grave
F10.980	Sin trastorno por consumo
___.__	Trastorno del sueño inducido por alcohol[a]
	Especificar si: Tipo con insomnio
F10.182	Con trastorno por consumo leve
F10.282	Con trastorno por consumo moderado o grave
F10.982	Sin trastorno por consumo
___.__	Disfunción sexual inducida por alcohol[a]
	Especificar si: Leve, Moderado, Grave
F10.181	Con trastorno por consumo leve
F10.281	Con trastorno por consumo moderado o grave
F10.981	Sin trastorno por consumo
___.__	Delirium por intoxicación con alcohol[b,c]
F10.121	Con trastorno por consumo leve
F10.221	Con trastorno por consumo moderado o grave
F10.921	Sin trastorno por consumo
___.__	Delirium por abstinencia de alcohol[b,c]
F10.131	Con trastorno por consumo leve
F10.231	Con trastorno por consumo moderado o grave
F10.931	Sin trastorno por consumo
___.__	Trastorno neurocognitivo mayor o leve inducido por alcohol
	Especificar si: Persistente
___.__	Tipo amnésico con fabulatorio
F10.26	Con trastorno por consumo moderado o grave
F10.96	Sin trastorno por consumo
___.__	Tipo no amnésico con fabulatorio
F10.27	Con trastorno por consumo moderado o grave
F10.97	Sin trastorno por consumo
___.__	Trastorno neurocognitivo leve inducido por alcohol
	Especificar si: Persistente
F10.188	Con trastorno por consumo leve
F10.288	Con trastorno por consumo moderado o grave
F10.988	Sin trastorno por consumo
F10.99	Trastorno relacionado con el alcohol no especificado

Trastornos relacionados con la cafeína

F15.920	Intoxicación por cafeína
F15.93	Abstinencia de cafeína

——·——   Trastornos mentales inducidos por la cafeína
          Nota: Los trastornos se listan por orden de aparición en el manual.
          Especificar: Con inicio durante la intoxicación, Con inicio durante la abstinencia, Con inicio
             después de usar un medicamento. **Nota:** Cuando se toman sin receta médica, las sustan-
             cias de esta clase también pueden inducir el trastorno mental inducido por sustancias
             relevante.

F15.980   Trastorno de ansiedad inducido por cafeína

F15.982   Trastorno del sueño inducido por cafeína
          Especificar si: Tipo con insomnio, Tipo con somnolencia diurna, Tipo mixto

F15.99   Trastorno relacionado con la cafeína no especificado

Trastornos relacionados con el cannabis

——·——   Trastorno por consumo de cannabis
          Especificar si: En un entorno controlado
          Especificar la gravedad/remisión actual:
F12.10   Leve
F12.11   En remisión inicial
F12.11   En remisión continuada

F12.20   Moderado
F12.21   En remisión inicial
F12.21   En remisión continuada

F12.20   Grave
F12.21   En remisión inicial
F12.21   En remisión continuada

——·——   Intoxicación por cannabis
              Sin alteraciones de la percepción
F12.120   Con trastorno por consumo leve
F12.220   Con trastorno por consumo moderado o grave
F12.920   Sin trastorno por consumo
              Con alteraciones de la percepción
F12.122   Con trastorno por consumo leve
F12.222   Con trastorno por consumo moderado o grave
F12.922   Sin trastorno por consumo

——·——   Abstinencia de cannabis
F12.13   Con trastorno por consumo leve
F12.23   Con trastorno por consumo moderado o grave
F12.93   Sin trastorno por consumo

——·——   Trastornos mentales inducidos por el cannabis
          Nota: Los trastornos se listan por orden de aparición en el manual.
          [a]*Especificar*: Con inicio durante la intoxicación, Con inicio durante la abstinencia, Con inicio
             después del uso de un medicamento. **Nota:** Cuando se prescriben como medicación, las
             sustancias de esta clase también pueden inducir el trastorno mental inducido por sustan-
             cias relevante.
          [b]*Especificar* si: Agudo, Persistente
          [c]*Especificar* si: Hiperactivo, Hipoactivo, Nivel de actividad mixto

——·——   Trastorno psicótico inducido por cannabis[a]
F12.159   Con trastorno por consumo leve

F12.259	Con trastorno por consumo moderado o grave
F12.959	Sin trastorno por consumo
___.__	Trastorno de ansiedad inducido por cannabis[a]
F12.180	Con trastorno por consumo leve
F12.280	Con trastorno por consumo moderado o grave
F12.980	Sin trastorno por consumo
___.__	Trastorno del sueño inducido por cannabis[a]

Especificar si: Tipo con insomnio, Tipo con somnolencia diurna, Tipo mixto

F12.188	Con trastorno por consumo leve
F12.288	Con trastorno por consumo moderado o grave
F12.988	Sin trastorno por consumo
___.__	Delirium por intoxicación con cannabis[b,c]
F12.121	Con trastorno por consumo leve
F12.221	Con trastorno por consumo moderado o grave
F12.921	Sin trastorno por consumo
F12.921	Delirium inducido por agonistas del receptor de cannabis farmacéuticos[b,c] (674)

Nota: Cuando el medicamento agonista del receptor de cannabis farmacéutico se toma del modo prescrito. La expresión «del modo prescrito» se usa para diferenciar el delirium inducido por medicamentos del delirium por intoxicación con sustancias.

F12.99	Trastorno relacionado con el cannabis no especificado

Trastornos relacionados con los alucinógenos

___.__	Trastorno por consumo de fenciclidina

Especificar si: En un entorno controlado
Especificar la gravedad/remisión actual:

F16.10	Leve
F16.11	En remisión inicial
F16.11	En remisión continuada
F16.20	Moderado
F16.21	En remisión inicial
F16.21	En remisión continuada
F16.20	Grave
F16.21	En remisión inicial
F16.21	En remisión continuada
___.__	Trastorno por consumo de otros alucinógenos

Especificar el alucinógeno en particular
Especificar si: En un entorno controlado
Especificar la gravedad/remisión actual:

F16.10	Leve
F16.11	En remisión inicial
F16.11	En remisión continuada
F16.20	Moderado
F16.21	En remisión inicial
F16.21	En remisión continuada
F16.20	Grave

F16.21	En remisión inicial
F16.21	En remisión continuada

—.—	Intoxicación por fenciclidina
F16.120	Con trastorno por consumo, leve
F16.220	Con trastorno por consumo, moderado o grave
F16.920	Sin trastorno por consumo

—.—	Intoxicación por otros alucinógenos
F16.120	Con trastorno por consumo leve
F16.220	Con trastorno por consumo moderado o grave
F16.920	Sin trastorno por consumo

F16.983	Trastorno de percepción persistente por alucinógenos

—.—	Trastornos mentales inducidos por fenciclidina

Nota: Los trastornos se listan por orden de aparición en el manual.

[a]*Especificar*: Con inicio durante la intoxicación, Con inicio después del uso de un medicamento. **Nota:** Cuando se prescriben como medicación, las sustancias de esta clase también pueden inducir el trastorno mental inducido por sustancias relevante.

—.—	Trastorno psicótico inducido por fenciclidina[a]
F16.159	Con trastorno por consumo leve
F16.259	Con trastorno por consumo moderado o grave
F16.959	Sin trastorno por consumo

—.—	Trastorno bipolar y trastorno relacionado inducido por fenciclidina[a]
F16.14	Con trastorno por consumo leve
F16.24	Con trastorno por consumo moderado o grave
F16.94	Sin trastorno por consumo

—.—	Trastorno depresivo inducido por fenciclidina[a]
F16.14	Con trastorno por consumo leve
F16.24	Con trastorno por consumo moderado o grave
F16.94	Sin trastorno por consumo

—.—	Trastorno de ansiedad inducido por fenciclidina[a]
F16.180	Con trastorno por consumo leve
F16.280	Con trastorno por consumo moderado o grave
F16.980	Sin trastorno por consumo

—.—	Delirium por intoxicación con fenciclidina

Especificar si: Agudo, Persistente
Especificar si: Hiperactivo, Hipoactivo, Nivel de actividad mixto

F16.121	Con trastorno por consumo leve
F16.221	Con trastorno por consumo moderado o grave
F16.921	Sin trastorno por consumo

—.—	Trastornos mentales inducidos por alucinógenos

Nota: Los trastornos se listan por orden de aparición en el manual.

[a]*Especificar*: Con inicio durante la intoxicación, Con inicio después del uso de un medicamento. **Nota:** Cuando se prescriben como medicación, las sustancias de esta clase también pueden inducir el trastorno mental inducido por sustancias relevante.

[b]*Especificar* si: Agudo, Persistente
[c]*Especificar* si: Hiperactivo, Hipoactivo, Nivel de actividad mixto

___.__	Trastorno psicótico inducido por otro alucinógeno[a]
F16.159	Con trastorno por consumo leve
F16.259	Con trastorno por consumo moderado o grave
F16.959	Sin trastorno por consumo
___.__	Trastorno bipolar y trastorno relacionado inducido por otro alucinógeno[a]
F16.14	Con trastorno por consumo leve
F16.24	Con trastorno por consumo moderado o grave
F16.94	Sin trastorno por consumo
___.__	Trastorno depresivo inducido por otro alucinógeno[a]
F16.14	Con trastorno por consumo leve
F16.24	Con trastorno por consumo moderado o grave
F16.94	Sin trastorno por consumo
___.__	Trastorno de ansiedad inducido por otro alucinógeno[a]
F16.180	Con trastorno por consumo leve
F16.280	Con trastorno por consumo moderado o grave
F16.980	Sin trastorno por consumo
___.__	Delirium por intoxicación con otro alucinógeno[b,c]
F16.121	Con trastorno por consumo leve
F16.221	Con trastorno por consumo moderado o grave
F16.921	Sin trastorno por consumo
F16.921	Delirium inducido por ketamina u otro alucinógeno[b,c]

Nota: Cuando la ketamina u otro alucinógeno se toma del modo prescrito. La expresión «del modo prescrito» se usa para diferenciar el delirium inducido por medicamentos del delirium por intoxicación con sustancias.

F16.99	Trastorno relacionado con la fenciclidina no especificado
F16.99	Trastorno relacionado con los alucinógenos no especificado

Trastornos relacionados con los inhalantes

___.__	Trastorno por consumo de inhalantes

Especificar el inhalante en particular
Especificar si: En un entorno controlado
Especificar la gravedad actual:

F18.10	Leve
F18.11	En remisión inicial
F18.11	En remisión continuada
F18.20	Moderado
F18.21	En remisión inicial
F18.21	En remisión continuada
F18.20	Grave
F18.21	En remisión inicial
F18.21	En remisión continuada
___.__	Intoxicación por inhalantes
F18.120	Con trastorno por consumo, leve
F18.220	Con trastorno por consumo, moderado o grave
F18.920	Sin trastorno por consumo

—.—   Trastornos mentales inducidos por inhalantes
         Nota: Los trastornos se listan por orden de aparición en el manual.
         ª*Especificar*: Con inicio durante la intoxicación

—.—   Trastorno psicótico inducido por inhalantesª
F18.159   Con trastorno por consumo leve
F18.259   Con trastorno por consumo moderado o grave
F18.959   Sin trastorno por consumo

—.—   Trastorno depresivo inducido por inhalantesª
F18.14   Con trastorno por consumo leve
F18.24   Con trastorno por consumo moderado o grave
F18.94   Sin trastorno por consumo

—.—   Trastorno de ansiedad inducido por inhalantesª
F18.180   Con trastorno por consumo leve
F18.280   Con trastorno por consumo moderado o grave
F18.980   Sin trastorno por consumo

—.—   Delirium por intoxicación con inhalantes
            Especificar si: Agudo, Persistente
            Especificar si: Hiperactivo, Hipoactivo, Nivel de actividad mixto
F18.121   Con trastorno por consumo leve
F18.221   Con trastorno por consumo moderado o grave
F18.921   Sin trastorno por consumo

—.—   Trastorno neurocognitivo mayor inducido por inhalantes
            Especificar si: Persistente
F18.17   Con trastorno por consumo leve
F18.27   Con trastorno por consumo moderado o grave
F18.97   Sin trastorno por consumo

—.—   Trastorno neurocognitivo leve inducido por inhalantes
            Especificar si: Persistente
F18.188   Con trastorno por consumo leve
F18.288   Con trastorno por consumo moderado o grave
F18.988   Sin trastorno por consumo

F18.99 Trastorno relacionado con inhalantes no especificado

Trastornos relacionados con los opiáceos

—.—   Trastorno por consumo de opiáceos
         Especificar si: En terapia de mantenimiento, En un entorno controlado
         Especificar la gravedad/remisión actual:
F11.10   Leve
F11.11   En remisión inicial
F11.11   En remisión continuada

F11.20   Moderado
F11.21   En remisión inicial
F11.21   En remisión continuada

F11.20   Grave

F11.21	En remisión inicial
F11.21	En remisión continuada
___.__	Intoxicación por opiáceos

Sin alteraciones de la percepción

F11.120	Con trastorno por consumo, leve
F11.220	Con trastorno por consumo, moderado o grave
F11.920	Sin trastorno por consumo

Con alteraciones de la percepción

F11.122	Con trastorno por consumo, leve
F11.222	Con trastorno por consumo, moderado o grave
F11.922	Sin trastorno por consumo

___.__	Abstinencia de opiáceos
F11.13	Con trastorno por consumo leve
F11.23	Con trastorno por consumo moderado o grave
F11.93	Sin trastorno por consumo

___.__ Trastornos mentales inducidos por opiáceos

Nota: Los trastornos se listan por orden de aparición en el manual.

[a]*Especificar*: Con inicio durante la intoxicación, Con inicio durante la abstinencia, Con inicio después del uso de un medicamento. **Nota:** Cuando se prescriben como medicación, las sustancias de esta clase también pueden inducir el trastorno mental inducido por sustancias relevante.

[b]*Especificar* si: Agudo, Persistente

[c]*Especificar* si: Hiperactivo, Hipoactivo, Nivel de actividad mixto

___.__	Trastorno depresivo inducido por opiáceos[a]
F11.14	Con trastorno por consumo leve
F11.24	Con trastorno por consumo moderado o grave
F11.94	Sin trastorno por consumo

___.__	Trastorno de ansiedad inducido por opiáceos[a]
F11.188	Con trastorno por consumo leve
F11.288	Con trastorno por consumo moderado o grave
F11.988	Sin trastorno por consumo

___.__ Trastorno del sueño inducido por opiáceos[a]

Especificar si: Tipo insomnio, Tipo somnolencia diurna, Tipo mixto

F11.182	Con trastorno por consumo leve
F11.282	Con trastorno por consumo moderado o grave
F11.982	Sin trastorno por consumo

___.__ Disfunción sexual inducida por opiáceos[a]

Especificar si: Leve, Moderado, Grave

F11.181	Con trastorno por consumo leve
F11.281	Con trastorno por consumo moderado o grave
F11.981	Sin trastorno por consumo

___.__	Delirium por intoxicación con opiáceos[b,c]
F11.121	Con trastorno por consumo leve
F11.221	Con trastorno por consumo moderado o grave
F11.921	Sin trastorno por consumo

___.___	Delirium por abstinencia de opiáceos[b,c]
F11.188	Con trastorno por consumo leve
F11.288	Con trastorno por consumo moderado o grave
F11.988	Sin trastorno por consumo

___.___   Delirium inducido por opiáceos[b,c]

Nota: Cuando el medicamento opiáceo se toma del modo prescrito. La expresión «del modo prescrito» se usa para diferenciar el delirium inducido por medicamentos del delirium por intoxicación con sustancias y por abstinencia de sustancias.

F11.921   Cuando el medicamento opiáceo se toma del modo prescrito

F11.988   Durante la abstinencia de un medicamento opiáceo tomado del modo prescrito

F11.99   Trastorno relacionado con opiáceos no especificado

Trastornos relacionados con sedantes, hipnóticos o ansiolíticos

___.___   Trastorno por consumo de sedantes, hipnóticos o ansiolíticos
Especificar si: En un entorno controlado
Especificar la gravedad/remisión actual:

F13.10	Leve
F13.11	En remisión inicial
F13.11	En remisión continuada

F13.20	Moderado
F13.21	En remisión inicial
F13.21	En remisión continuada

F13.20	Grave
F13.21	En remisión inicial
F13.21	En remisión continuada

___.___	Intoxicación por sedantes, hipnóticos o ansiolíticos
F13.120	Con trastorno por consumo, leve
F13.220	Con trastorno por consumo, moderado o grave
F13.920	Sin trastorno por consumo

___.___   Abstinencia de sedantes, hipnóticos o ansiolíticos

	Sin alteraciones de la percepción
F13.130	Con trastorno por consumo leve
F13.230	Con trastorno por consumo moderado o grave
F13.930	Sin trastorno por consumo

	Con alteraciones de la percepción
F13.132	Con trastorno por consumo leve
F13.232	Con trastorno por consumo moderado o grave
F13.932	Sin trastorno por consumo

___.___   Trastornos mentales inducidos por los sedantes, hipnóticos o ansiolíticos

Nota: Los trastornos se listan por orden de aparición en el manual.

[a]*Especificar*: Con inicio durante la intoxicación, Con inicio durante la abstinencia, Con inicio después del uso de un medicamento. **Nota:** Cuando se prescriben como medicación, las sustancias de esta clase también pueden inducir el trastorno mental inducido por sustancias relevante.

        [b]*Especificar* si: Agudo, Persistente

        [c]*Especificar* si: Hiperactivo, Hipoactivo, Nivel de actividad mixto

___.__	Trastorno psicótico inducido por sedantes, hipnóticos o ansiolíticos[a]
F13.159	Con trastorno por consumo leve
F13.259	Con trastorno por consumo moderado o grave
F13.959	Sin trastorno por consumo
___.__	Trastorno bipolar y trastorno relacionado inducido por sedantes, hipnóticos o ansiolíticos[a] (162)
F13.14	Con trastorno por consumo leve
F13.24	Con trastorno por consumo moderado o grave
F13.94	Sin trastorno por consumo
___.__	Trastorno depresivo inducido por sedantes, hipnóticos o ansiolíticos[a]
F13.14	Con trastorno por consumo leve
F13.24	Con trastorno por consumo moderado o grave
F13.94	Sin trastorno por consumo
___.__	Trastorno de ansiedad inducido por sedantes, hipnóticos o ansiolíticos[a]
F13.180	Con trastorno por consumo leve
F13.280	Con trastorno por consumo moderado o grave
F13.980	Sin trastorno por consumo
___.__	Trastorno del sueño inducido por sedantes, hipnóticos o ansiolíticos[a]

        Especificar si: Tipo insomnio, Tipo somnolencia diurna, Tipo parasomnia, Tipo mixto

F13.182	Con trastorno por consumo leve
F13.282	Con trastorno por consumo moderado o grave
F13.982	Sin trastorno por consumo
___.__	Disfunción sexual inducida por sedantes, hipnóticos o ansiolíticos[a]

        Especificar si: Leve, Moderada, Grave

F13.181	Con trastorno por consumo leve
F13.281	Con trastorno por consumo moderado o grave
F13.981	Sin trastorno por consumo
___.__	Delirium por intoxicación con sedantes, hipnóticos o ansiolíticos[b,c]
F13.121	Con trastorno por consumo leve
F13.221	Con trastorno por consumo moderado o grave
F13.921	Sin trastorno por consumo
___.__	Delirium por abstinencia de sedantes, hipnóticos o ansiolíticos[b,c]
F13.131	Con trastorno por consumo leve
F13.231	Con trastorno por consumo moderado o grave
F13.931	Sin trastorno por consumo
___.__	Delirium inducido por sedantes, hipnóticos o ansiolíticos[b,c]

        Nota: La expresión «del modo prescrito» se usa para diferenciar el delirium inducido por medicamentos del delirium por intoxicación con sustancias y por abstinencia de sustancias.

F13.921	Cuando el medicamento sedante, hipnótico o ansiolítico se toma del modo prescrito
F13.931	Durante la abstinencia de un medicamento sedante, hipnótico o ansiolítico tomado del modo prescrito

—.— Trastorno neurocognitivo mayor inducido por sedantes, hipnóticos o ansiolíticos

Especificar si: Persistente

F13.27 Con trastorno por consumo moderado o grave
F13.97 Sin trastorno por consumo

—.— Trastorno neurocognitivo leve inducido por sedantes, hipnóticos
o ansiolíticos
Especificar si: Persistente

F13.188 Con trastorno por consumo leve
F13.288 Con trastorno por consumo moderado o grave
F13.988 Sin trastorno por consumo

F13.99 Trastorno relacionado con los sedantes, hipnóticos o ansiolíticos no especificado

Trastornos relacionados con los estimulantes

—.— Trastorno por consumo de estimulantes
Especificar si: En un entorno controlado
Especificar la gravedad/remisión actual:

—.— Leve
F15.10 Sustancia anfetamínica
F14.10 Cocaína
F15.10 Otro estimulante o un estimulante no especificado

—.— Leve, en remisión inicial
F15.11 Sustancia anfetamínica
F14.11 Cocaína
F15.11 Otro estimulante o un estimulante no especificado

—.— Leve, en remisión continuada
F15.11 Sustancia anfetamínica
F14.11 Cocaína
F15.11 Otro estimulante o un estimulante no especificado

—.— Moderado
F15.20 Sustancia anfetamínica
F14.20 Cocaína
F15.20 Otro estimulante o un estimulante no especificado

—.— Moderado, en remisión inicial
F15.21 Sustancia anfetamínica
F14.21 Cocaína
F15.21 Otro estimulante o un estimulante no especificado

—.— Moderado, en remisión continuada
F15.21 Sustancia anfetamínica
F14.21 Cocaína
F15.21 Otro estimulante o un estimulante no especificado

—.— Grave
F15.20 Sustancia anfetamínica
F14.20 Cocaína
F15.20 Otro estimulante o un estimulante no especificado

——.——	Grave, en remisión inicial
F15.21	Sustancia anfetamínica
F14.21	Cocaína
F15.21	Otro estimulante o un estimulante no especificado

——.——	Grave, en remisión continuada
F15.21	Sustancia anfetamínica
F14.21	Cocaína
F15.21	Otro estimulante o un estimulante no especificado

——.—— Intoxicación por estimulantes
Especificar el tóxico específico
Sin alteraciones de la percepción

——.——	Intoxicación por sustancia de tipo anfetamínico u otro estimulante
F15.120	Con trastorno por consumo leve
F15.220	Con trastorno por consumo, moderado o grave
F15.920	Sin trastorno por consumo

——.——	Intoxicación por cocaína
F14.120	Con trastorno por consumo, leve
F14.220	Con trastorno por consumo moderado o grave
F14.920	Sin trastorno por consumo

Con alteraciones de la percepción

——.——	Intoxicación por sustancia de tipo anfetamínico u otro estimulante
F15.122	Con trastorno por consumo leve
F15.222	Con trastorno por consumo, moderado o grave
F15.922	Sin trastorno por consumo

——.——	Intoxicación por cocaína
F14.122	Con trastorno por consumo leve
F14.222	Con trastorno por consumo, moderado o grave
F14.922	Sin trastorno por consumo

——.—— Abstinencia de estimulantes
Especificar la sustancia concreta que causa el síndrome de abstinencia

——.——	Abstinencia de sustancia de tipo anfetamínico u otro estimulante
F15.13	Con trastorno por consumo leve
F15.23	Con trastorno por consumo moderado o grave
F15.93	Sin trastorno por consumo

——.——	Abstinencia de cocaína
F14.13	Con trastorno por consumo leve
F14.23	Con trastorno por consumo moderado o grave
F14.93	Sin trastorno por consumo

——.—— Trastornos mentales inducidos por estimulantes
Nota: Los trastornos se listan por orden de aparición en el manual.
[a]*Especificar*: Con inicio durante la intoxicación, Con inicio durante la abstinencia, Con inicio después del uso de un medicamento. **Nota:** Cuando se prescriben como medicación, las sustancias de esta clase también pueden inducir el trastorno mental inducido por sustancias relevante.

[b]*Especificar* si: Agudo, Persistente

[c]*Especificar* si: Hiperactivo, Hipoactivo, Nivel de actividad mixto

___.___   Trastorno psicótico inducido por sustancias anfetamínicas (u otros estimulantes)[a]

F15.159   Con trastorno por consumo leve
F15.259   Con trastorno por consumo moderado o grave
F15.959   Sin trastorno por consumo

___.___   Trastorno psicótico inducido por cocaína[a]

F14.159   Con trastorno por consumo leve
F14.259   Con trastorno por consumo moderado o grave
F14.959   Sin trastorno por consumo

___.___   Trastorno bipolar y trastorno relacionado inducido por sustancias anfetamínicas (u otros estimulantes)[a]

F15.14   Con trastorno por consumo leve
F15.24   Con trastorno por consumo moderado o grave
F15.94   Sin trastorno por consumo

___.___   Trastorno bipolar y trastorno relacionado inducido por cocaína[a]

F14.14   Con trastorno por consumo leve
F14.24   Con trastorno por consumo moderado o grave
F14.94   Sin trastorno por consumo

___.___   Trastorno depresivo inducido por sustancias anfetamínicas (u otros estimulantes)[a]

F15.14   Con trastorno por consumo leve
F15.24   Con trastorno por consumo moderado o grave
F15.94   Sin trastorno por consumo

___.___   Trastorno depresivo inducido por cocaína[a]

F14.14   Con trastorno por consumo leve
F14.24   Con trastorno por consumo moderado o grave
F14.94   Sin trastorno por consumo

___.___   Trastorno de ansiedad inducido por sustancias anfetamínicas (u otros estimulantes)[a]

F15.180   Con trastorno por consumo leve
F15.280   Con trastorno por consumo moderado o grave
F15.980   Sin trastorno por consumo

___.___   Trastorno de ansiedad inducido por cocaína[a]

F14.180   Con trastorno por consumo leve
F14.280   Con trastorno por consumo moderado o grave
F14.980   Sin trastorno por consumo

___.___   Trastorno obsesivo-compulsivo y trastornos relacionados inducidos por sustancias anfetamínicas (u otros estimulantes)[a]

F15.188   Con trastorno por consumo leve
F15.288   Con trastorno por consumo moderado o grave
F15.988   Sin trastorno por consumo

___.___   Trastorno obsesivo-compulsivo y trastornos relacionados inducidos por cocaína[a]

F14.188   Con trastorno por consumo leve
F14.288   Con trastorno por consumo moderado o grave
F14.988   Sin trastorno por consumo

—.—	Trastorno del sueño inducido por sustancias anfetamínicas (u otros estimulantes)[a]

Especificar si: Tipo con insomnio, Tipo con somnolencia diurna, Tipo mixto

F15.182	Con trastorno por consumo leve
F15.282	Con trastorno por consumo moderado o grave
F15.982	Sin trastorno por consumo

—.—	Trastorno del sueño inducido por cocaína[a]

Especificar si: Tipo con insomnio, Tipo con somnolencia diurna, Tipo mixto

F14.182	Con trastorno por consumo leve
F14.282	Con trastorno por consumo moderado o grave
F14.982	Sin trastorno por consumo

—.—	Disfunción sexual inducida por sustancias anfetamínicas (u otros estimulantes)[a]

Especificar si: Leve, Moderada, Grave

F15.181	Con trastorno por consumo leve
F15.281	Con trastorno por consumo moderado o grave
F15.981	Sin trastorno por consumo

—.—	Disfunción sexual inducida por cocaína[a]

Especificar si: Leve, Moderada, Grave

F14.181	Con trastorno por consumo leve
F14.281	Con trastorno por consumo moderado o grave
F14.981	Sin trastorno por consumo

—.—	Delirium por intoxicación con sustancias anfetamínicas (u otros estimulantes)[b,c]

F15.121	Con trastorno por consumo leve
F15.221	Con trastorno por consumo moderado o grave
F15.921	Sin trastorno por consumo

—.—	Delirium por intoxicación con cocaína[b,c]

F14.121	Con trastorno por consumo leve
F14.221	Con trastorno por consumo moderado o grave
F14.921	Sin trastorno por consumo

F15.921	Delirium inducido por sustancias anfetamínicas (u otros estimulantes)[b,c]

Nota: Cuando un medicamento anfetamínico u otro fármaco estimulante se toma del modo prescrito. La expresión «del modo prescrito» se usa para diferenciar el delirium inducido por medicamentos del delirium por intoxicación con sustancias.

—.—	Trastorno neurocognitivo leve inducido por sustancias anfetamínicas (u otros estimulantes)

Especificar si: Persistente

F15.188	Con trastorno por consumo leve
F15.288	Con trastorno por consumo moderado o grave
F15.988	Sin trastorno por consumo

—.—	Trastorno neurocognitivo leve inducido por cocaína

Especificar si: Persistente

F14.188	Con trastorno por consumo leve
F14.288	Con trastorno por consumo moderado o grave
F14.988	Sin trastorno por consumo

___.___   Trastorno relacionado con estimulantes no especificado
F15.99   Sustancia anfetamínica u otro estimulante
F14.99   Cocaína

Trastornos relacionados con el tabaco

___.___   Trastorno por consumo de tabaco
          Especificar si: En terapia de mantenimiento, En un entorno controlado
          Especificar la gravedad/remisión actual:
Z72.0   Leve
F17.200   Moderado
F17.201   En remisión inicial
F17.201   En remisión continuada
F17.200   Grave
F17.201   En remisión inicial
F17.201   En remisión continuada
F17.203   Abstinencia de tabaco
          Nota: El código CIE-10-MC indica la presencia comórbida de un consumo de tabaco mo-
          derado o grave, que debe estar presente para poder aplicar el código de la abstinencia
          de tabaco.
___.___   Trastornos mentales inducidos por tabaco
F17.208   Trastorno del sueño inducido por tabaco, con trastorno por consumo modera-
          do o grave
          Especificar si: Tipo insomnio, Tipo somnolencia diurna, Tipo mixto
          Especificar: Con inicio durante la abstinencia, Con inicio después de usar un medicamen-
          to
F17.209   Trastorno relacionado con el tabaco no especificado

Trastornos relacionados con otras sustancias (o sustancias desconocidas)

___.___   Trastorno por consumo de otras sustancias (o sustancias desconocidas)
          Especificar: En un entorno controlado
          Especificar la gravedad/remisión actual:
F19.10   Leve
F19.11   En remisión inicial
F19.11   En remisión continuada
F19.20   Moderado
F19.21   En remisión inicial
F19.21   En remisión continuada
F19.20   Grave
F19.21   En remisión inicial
F19.21   En remisión continuada
___.___   Intoxicación por otras sustancias (o sustancias desconocidas)
          Sin alteraciones de la percepción
F19.120   Con trastorno por consumo, leve
F19.220   Con trastorno por consumo, moderado o grave
F19.920   Sin trastorno por consumo
          Con alteraciones de la percepción
F19.122   Con trastorno por consumo, leve

F19.222	Con trastorno por consumo, moderado o grave
F19.922	Sin trastorno por consumo
—.—	Abstinencia de otras sustancias (o sustancias desconocidas)
	Sin alteraciones de la percepción
F19.130	Con trastorno por consumo, leve
F19.230	Con trastorno por consumo, moderado o grave
F19.930	Sin trastorno por consumo
	Con alteraciones de la percepción
F19.132	Con trastorno por consumo leve
F19.232	Con trastorno por consumo moderado o grave
F19.932	Sin trastorno por consumo
—.—	Trastornos mentales inducidos por otras sustancias (o sustancias desconocidas)

Nota: Los trastornos se listan por orden de aparición en el manual.

[a]*Especificar*: Con inicio durante la intoxicación, Con inicio durante la abstinencia, Con inicio después del uso de un medicamento. **Nota:** Cuando se prescriben como medicación o se toman sin receta, las sustancias de esta clase también pueden inducir el trastorno mental inducido por sustancias relevante.

[b]*Especificar* si: Agudo, Persistente

[c]*Especificar* si: Hiperactivo, Hipoactivo, Nivel de actividad mixto

—.—	Trastorno psicótico inducido por otras sustancias (o sustancias desconocidas)[a]
F19.159	Con trastorno por consumo leve
F19.259	Con trastorno por consumo moderado o grave
F19.959	Sin trastorno por consumo
—.—	Trastorno bipolar y trastorno relacionado inducido por otras sustancias (o sustancias desconocidas)[a]
F19.14	Con trastorno por consumo leve
F19.24	Con trastorno por consumo moderado o grave
F19.94	Sin trastorno por consumo
—.—	Trastorno depresivo inducido por otras sustancias (o sustancias desconocidas)[a]
F19.14	Con trastorno por consumo leve
F19.24	Con trastorno por consumo moderado o grave
F19.94	Sin trastorno por consumo
—.—	Trastorno de ansiedad inducido por otras sustancias (o sustancias desconocidas)[a]
F19.180	Con trastorno por consumo leve
F19.280	Con trastorno por consumo moderado o grave
F19.980	Sin trastorno por consumo
—.—	Trastorno obsesivo-compulsivo y trastornos relacionados inducidos por otras sustancias (o sustancias desconocidas)[a]
F19.188	Con trastorno por consumo leve
F19.288	Con trastorno por consumo moderado o grave
F19.988	Sin trastorno por consumo
—.—	Trastorno del sueño inducido por otras sustancias (o sustancias desconocidas)[a]

Especificar si: Tipo insomnio, Tipo somnolencia diurna, Tipo parasomnia, Tipo mixto

F19.182	Con trastorno por consumo leve
F19.282	Con trastorno por consumo moderado o grave
F19.982	Sin trastorno por consumo

___.___	Disfunción sexual inducida por otras sustancias (o sustancias desconocidas)[a]
	Especificar si: Leve, Moderada, Grave
F19.181	Con trastorno por consumo leve
F19.281	Con trastorno por consumo moderado o grave
F19.981	Sin trastorno por consumo
___.___	Delirium por intoxicación con otras sustancias (o sustancias desconocidas)[b,c]
F19.121	Con trastorno por consumo leve
F19.221	Con trastorno por consumo moderado o grave
F19.921	Sin trastorno por consumo
___.___	Delirium por abstinencia de otras sustancias (o sustancias desconocidas)[b,c]
F19.131	Con trastorno por consumo leve
F19.231	Con trastorno por consumo moderado o grave
F19.931	Sin trastorno por consumo
___.___	Delirium inducido por otras sustancias (o sustancias desconocidas)[b,c] (674)
	Nota: La expresión «del modo prescrito» se usa para diferenciar el delirium inducido por medicamentos del delirium por intoxicación con sustancias y por abstinencia de sustancias.
F19.921	Cuando el otro medicamento (o medicamento desconocido) se toma del modo prescrito
F19.931	Durante la abstinencia de otro medicamento (o medicamento desconocido) tomado del modo prescrito
___.___	Trastorno neurocognitivo mayor inducido por otras sustancias (o sustancias desconocidas)
	Especificar si: Persistente
F19.17	Con trastorno por consumo leve
F19.27	Con trastorno por consumo moderado o grave
F19.97	Sin trastorno por consumo
___.___	Trastorno neurocognitivo leve inducido por otras sustancias (o sustancias desconocidas)
	Especificar si: Persistente
F19.188	Con trastorno por consumo leve
F19.288	Con trastorno por consumo moderado o grave
F19.988	Sin trastorno por consumo
F19.99	Trastorno relacionado con otras sustancias (o sustancias desconocidas) no especificado

Trastornos no relacionados con sustancias

F63.0	Trastorno por juego
	Especificar si: Episódico, Persistente
	Especificar si: En remisión inicial, En remisión continuada
	Especificar la gravedad actual: Leve, Moderado, Grave

Trastornos neurocognitivos

___.___	Delirium (672)
	Especificar si: Agudo, Persistente
	Especificar si: Hiperactivo, Hipoactivo, Nivel de actividad mixto
	[a]**Nota:** Para ver los códigos CIE-10-MC aplicables, consúltese el delirium inducido por una sustancia/medicamento específico entre las clases de sustancias de «Trastornos relacionados con sustancias y adictivos». Para más información, véanse también los criterios y procedimientos de registro correspondientes en el manual.

Especificar si:

—.—	Delirium por intoxicación por sustancias[a]
—.—	Delirium por abstinencia de sustancias[a]
—.—	Delirium inducido por medicamentos[a]
F05	Delirium debido a otra afección médica
F05	Delirium debido a etiologías múltiples
F05	Otro delirium especificado
F05	Delirium no especificado

Trastornos neurocognitivos mayores y leves

Consultar la secuencia siguiente para codificar y registrar los trastornos neurocognitivos (TNC) mayor y leve en el contexto de los diagnósticos específicos de la lista; obsérvense las excepciones:

TNC mayor y leve: *Especificar* si debido a *[cualquiera de las etiologías médicas siguientes]:* enfermedad de Alzheimer, degeneración frontotemporal, enfermedad con cuerpos de Lewy, enfermedad vascular, traumatismo cerebral, consumo de sustancias/medicamentos, infección por VIH, infección por priones, enfermedad de Parkinson, enfermedad de Huntington, otra afección médica, etiologías múltiples, etiología desconocida.

TNC mayor y leve: Anotar primero el código de la *etiología médica específica* del TNC mayor o leve. **Nota:** La etiología médica no se codifica en el TNC mayor vascular, los TNC mayores debidos a posibles etiologías, el TNC mayor o leve inducido por sustancias/medicamentos, ni en el TNC mayor o leve debido a etiología desconocida.

[a]**TNC mayor únicamente:** Codificar después la *gravedad* (marcador de posición «x» en la cuarta posición de los códigos diagnósticos siguientes) como sigue: .Ay leve, .By moderado, .Cy grave. **Nota:** No aplicable a ninguno de los TNC inducidos por sustancias/medicamentos.

[b]**TNC mayor únicamente:** Codificar después toda *alteración del comportamiento o psicológica acompañante* (marcador de posición «y» en la 5ª y 6ª posición de los códigos diagnósticos siguientes): .x11 con agitación; .x4 con ansiedad; .x3 con síntomas anímicos; .x2 con alteración psicótica; .x18 con otra alteración del comportamiento o psicológica (p. ej., apatía); .x0 sin alteración del comportamiento o psicológica acompañante. **Nota:** En los casos en que hay más de un tipo de alteración del comportamiento o psicológica acompañante, cada una se codifica por separado. Consultar la tabla de codificación en las páginas 682 y 683 para obtener más información.

[c]**TNC leve únicamente** *(excepciones: véase la nota «d» a continuación)*: Anotar el código **F06.70** sin alteración del comportamiento o el **F06.71** con alteración del comportamiento (p. ej., apatía, agitación, ansiedad, síntomas anímicos, alteración psicótica u otros síntomas conductuales). **Nota de codificación para el TNC leve únicamente:** Usar códigos de trastornos adicionales para indicar los síntomas psiquiátricos clínicamente significativos debidos a la misma afección médica causante del TNC leve (p. ej., **F06.2** trastorno psicótico debido a enfermedad de Alzheimer con delirios; **F06.32** trastorno depresivo debido a enfermedad de Parkinson con episodio de tipo depresivo mayor). *Nota:* Los códigos adicionales de los trastornos mentales debidos a otra afección médica se encuentran donde los trastornos con los que comparten fenomenología (p. ej., en caso de trastorno depresivo debido a otra afección médica, véase «Trastornos depresivos").

[d]**TNC leve debido a una etiología posible o desconocida:** Anotar solamente el código **G31.84**. No se emplea ningún otro código médico adicional. **Nota:** «Con alteración del comportamiento» y «Sin alteración del comportamiento» no pueden codificarse pero, aun así, deben registrarse.

Trastorno neurocognitivo mayor o leve debido a la enfermedad de Alzheimer

F02.[xy]	Trastorno neurocognitivo mayor debido a probable enfermedad de Alzheimer[a,b] **Nota:** Anotar primero el código **G30.9** enfermedad de Alzheimer.
F03.[xy]	Trastorno neurocognitivo mayor debido a posible enfermedad de Alzheimer[a,b] **Nota:** Sin código médico adicional.

—.—	Trastorno neurocognitivo leve debido a una probable enfermedad de Alzheimer[c]

Nota: Anotar primero el código **G30.9** enfermedad de Alzheimer.

F06.71	Con alteración del comportamiento
F06.70	Sin alteración del comportamiento
G31.84	Trastorno neurocognitivo leve debido a enfermedad de Alzheimer[d]

Trastorno neurocognitivo frontotemporal mayor o leve

F02.[xy]	Trastorno neurocognitivo mayor debido a probable degeneración frontotemporal[a,b]

Nota: Anotar primero el código **G31.09** degeneración frontotemporal.

F03.[xy]	Trastorno neurocognitivo mayor debido a posible degeneración frontotemporal[a,b]

Nota: Sin código médico adicional.

—.—	Trastorno neurocognitivo leve debido a probable degeneración frontotemporal[c]

Nota: Anotar primero el código **G31.09** degeneración frontotemporal.

F06.71	Con alteración del comportamiento
F06.70	Sin alteración del comportamiento
G31.84	Trastorno neurocognitivo leve debido a posible degeneración frontotemporal[d]

Trastorno neurocognitivo mayor o leve con cuerpos de Lewy

F02.[xy]	Trastorno neurocognitivo mayor con probabes cuerpos de Lewy[a,b]

Nota: Anotar primero el código **G31.83** enfermedad con cuerpos de Lewy

F03.[xy]	Trastorno neurocognitivo mayor con posibles cuerpos de Lewy[a,b]

Nota: Sin código médico adicional.

—.—	Trastorno neurocognitivo leve con probables cuerpos de Lewy[c]

Nota: Anotar primero el código **G31.83** enfermedad con cuerpos de Lewy

F06.71	Con alteración del comportamiento
F06.70	Sin alteración del comportamiento
G31.84	Trastorno neurocognitivo leve con posibles cuerpos de Lewy[d]

Trastorno neurocognitivo vascular mayor o leve

F01.[xy]	Trastorno neurocognitivo mayor probablemente debido a enfermedad vascular[a,b]

Nota: Sin código médico adicional.

F03.[xy]	Trastorno neurocognitivo mayor posiblemente debido a enfermedad vascular[a,b]

Nota: Sin código médico adicional.

—.—	Trastorno neurocognitivo leve probablemente debido a enfermedad vascular[c]

Nota: Anotar primero el código **I67.9** enfermedad cerebrovascular.

F06.71	Con alteración del comportamiento
F06.70	Sin alteración del comportamiento
G31.84	Trastorno neurocognitivo leve posiblemente debido a enfermedad vascular[d]

Trastorno neurocognitivo mayor o leve debido a un traumatismo cerebral

Nota: Anotar primero el código **S06.2XAS** traumatismo cerebral difuso con pérdida de conciencia de duración no especificada, secuela.

F02.[xy]   Trastorno neurocognitivo mayor debido a traumatismo cerebral[a,b]

——.——   Trastorno neurocognitivo leve debido a traumatismo cerebral[c]

F06.71   Con alteración del comportamiento
F06.70   Sin alteración del comportamiento

Trastorno neurocognitivo mayor o leve inducido por sustancias/medicamentos

Nota: No se usa ningún otro código médico adicional. Con respecto a los códigos CIE-10-MC aplicables, consultar en las clases de sustancias de «Trastornos relacionados con sustancias y adictivos» la sustancia concreta del TNC mayor o leve inducido por sustancias/medicamentos. Para más información, véanse también los criterios y los procedimientos de registro correspondientes en el manual.

Nota de codificación: El código CIE-10-MC depende de si existe o no un trastorno por consumo de sustancias comórbido que implique la misma clase de sustancia. En cualquier caso, no se hace ningún diagnóstico adicional de trastorno por consumo de sustancias. **Nota:** Los especificadores sintomáticos «Con agitación», «Con ansiedad», «Con síntomas anímicos», «Con alteración psicótica», «Con otra alteración del comportamiento o psicológica» y «Sin alteración del comportamiento o psicológica acompañante» no pueden codificarse pero, aun así, deben registrarse.

Especificar si: Persistente

——.——   Trastorno neurocognitivo mayor inducido por sustancias/medicamentos
                  Especificar gravedad actual del TNC: Leve, Moderado, Grave

——.——   Trastorno neurocognitivo leve inducido por sustancias/medicamentos

Trastorno neurocognitivo mayor o leve debido a infección por VIH

Nota: Anotar primero el código **B20** infección por VIH.

F02.[xy]   Trastorno neurocognitivo mayor debido a infección por VIH[a,b]

——.——   Trastorno neurocognitivo leve debido a infección por VIH[c]

F06.71   Con alteración del comportamiento
F06.70   Sin alteración del comportamiento

Trastorno neurocognitivo mayor o leve debido a enfermedad por priones

Nota: Anotar primero el código **A81.9** enfermedad por priones.

F02.[xy]   Trastorno neurocognitivo mayor debido a enfermedad por priones[a,b]

——.——   Trastorno neurocognitivo leve debido a enfermedad por priones[c]

F06.71   Con alteración del comportamiento
F06.70   Sin alteración del comportamiento

Trastorno neurocognitivo mayor o leve debido a la enfermedad de Parkinson

F02.[xy]   Trastorno neurocognitivo mayor probablemente debido a enfermedad
                  de Parkinson[a,b]
                  Nota: Anotar primero el código **G20.C** enfermedad de Parkinson.

F03.[xy]   Trastorno neurocognitivo mayor posiblemente debido a enfermedad de Parkinson[a,b]
                  Nota: Sin código médico adicional.

——.——   Trastorno neurocognitivo leve probablemente debido a enfermedad de Parkinson[c]
                  Nota: Anotar primero el código **G20.C** enfermedad de Parkinson.

F06.71   Con alteración del comportamiento
F06.70   Sin alteración del comportamiento

G31.84   Trastorno neurocognitivo leve posiblemente debido a enfermedad de Parkinson[d]

Trastorno neurocognitivo mayor o leve debido a la enfermedad de Huntington

Nota: Anotar primero el código **G10** enfermedad de Huntington.

F02.[xy]   Trastorno neurocognitivo mayor debido a enfermedad de Huntington[a,b]

—.—   Trastorno neurocognitivo leve debido a enfermedad de Huntington[c]

F06.71   Con alteración del comportamiento
F06.70   Sin alteración del comportamiento

Trastorno neurocognitivo mayor o leve debido a otra afección médica

Nota: Anotar primero el código de la otra afección médica.

F02.[xy]   Trastorno neurocognitivo mayor debido a otra afección médica[a,b]

—.—   Trastorno neurocognitivo leve debido a otra afección médica[c]

F06.71   Con alteración del comportamiento
F06.70   Sin alteración del comportamiento

Trastorno neurocognitivo mayor o leve debido a etiologías múltiples

F02.[xy]   Trastorno neurocognitivo mayor debido a múltiples etiologías[a,b]

> **Nota:** Anotar primero los códigos de todas las afecciones médicas etiológicas (excepto la enfermedad cerebrovascular, que no se codifica). Anotar después el código **F02.[xy]**[a,b] una sola vez para el TNC mayor debido a todas las etiologías implicadas. Anotar también el código **F01.[xy]**[a,b] para el TNC mayor probablemente debido a enfermedad vascular, si procede. Si en la etiología intervienen sustancias o medicamentos, anotar también los códigos de los correspondientes TNC mayores inducidos por sustancias/medicamentos.

—.—   Trastorno neurocognitivo leve debido a múltiples etiologías[c]

> **Note:** Anotar primero los códigos de todas las afecciones médicas etiológicas, incluido el **I67.9** enfermedad cerebrovascular, si procede. Usar después el código **F06.70** o **F06.71** una sola vez (véase el carácter de la quinta posición a continuación) para el TNC leve debido a a todas las etiologías implicadas, incluido el TNC leve probablemente debido a enfermedad vascular, si procede. Si en la etiología intervienen sustancias o medicamentos, anotar también los códigos de los correspondientes TNC leves inducidos por sustancias/medicamentos.

F06.71   Con alteración del comportamiento
F06.70   Sin alteración del comportamiento

Trastorno neurocognitivo mayor o leve debido a etiología desconocida

Nota: Sin código médico adicional.

F03.[xy]   Trastorno neurocognitivo mayor debido a etiología desconocida[a,b]

G31.84   Trastorno neurocognitivo leve debido a etiología desconocida[d]

R41.9   Trastorno neurocognitivo no especificado

Nota: Sin código médico adicional.

Trastornos de la personalidad

Trastornos de la personalidad: Grupo A

F60.0 Trastorno de la personalidad paranoide
F60.1 Trastorno de la personalidad esquizoide
F21 Trastorno de la personalidad esquizotípica

Trastornos de la personalidad: Grupo B

F60.2 Trastorno de la personalidad antisocial
F60.3 Trastorno de la personalidad límite
F60.4 Trastorno de la personalidad histriónica
F60.81 Trastorno de la personalidad narcisista

Trastornos de la personalidad: Grupo C

F60.6 Trastorno de la personalidad evitativa
F60.7 Trastorno de la personalidad dependiente
F60.5 Trastorno de la personalidad obsesivo-compulsiva

Otros trastornos de la personalidad

F07.0 Cambio de la personalidad debido a otra afección médica
Especificar si: Tipo lábil, Tipo desinhibido, Tipo agresivo, Tipo apático, Tipo paranoide, Otro tipo, Tipo combinado, Tipo no especificado
F60.89 Otro trastorno de la personalidad especificado
F60.9 Trastorno de la personalidad no especificado

Trastornos parafílicos

El siguiente especificador se aplica a los trastornos parafílicos en los casos indicados:
[a]*Especificar* si: En un entorno controlado, En remisión total

F65.3 Trastorno de voyeurismo[a]
F65.2 Trastorno de exhibicionismo[a]

Especificar si: Sexualmente excitado por exposición de los genitales a niños prepúberes, Sexualmente excitado por exposición de los genitales a individuos físicamente maduros, Sexualmente excitado por exposición de los genitales a niños prepúberes y a individuos físicamente maduros

F65.81 Trastorno de frotteurismo[a]
F65.51 Trastorno de masoquismo sexual[a]
Especificar si: Con asfixiofilia
F65.52 Trastorno de sadismo sexual[a]
F65.4 Trastorno de pedofilia
Especificar si: Tipo exclusivo, Tipo no exclusivo
Especificar si: Atracción sexual por el sexo masculino, Atracción sexual por el sexo femenino, Atracción sexual por ambos sexos
Especificar si: Limitado al incesto

F65.0   Trastorno de fetichismo[a]
         Especificar: Parte(s) del cuerpo, Objeto(s) inanimado(s), Otro

F65.1   Trastorno de travestismo[a]
         Especificar si: Con fetichismo, Con autoginofilia

F65.89   Otro trastorno parafílico especificado

F65.9   Trastorno parafílico no especificado

Otros trastornos mentales y códigos adicionales

F06.8   Otro trastorno mental especificado debido a otra afección médica

F09   Trastorno mental no especificado debido a otra afección médica

F99   Otro trastorno mental especificado

F99   Trastorno mental no especificado

Z03.89   Ni diagnóstico ni afección

Trastornos motores inducidos por medicamentos y otros efectos adversos de los medicamentos

—.—   Parkinsonismo inducido por medicamentos

G21.11   Parkinsonismo inducido por medicamentos antipsicóticos y otros agentes bloqueadores de los receptores de dopamina

G21.19   Parkinsonismo inducido por otros medicamentos

G21.0   Síndrome neuroléptico maligno

G24.02   Distonía aguda inducida por medicamentos

G25.71   Acatisia aguda inducida por medicamentos

G24.01   Discinesia tardía

G24.09   Distonía tardía

G25.71   Acatisia tardía

G25.1   Temblor postural inducido por medicamentos

G25.79   Otro trastorno motor inducido por medicamentos

—.—   Síndrome de suspensión de antidepresivos

T43.205A   Hallazgo inicial

T43.205D   Hallazgo ulterior

T43.205S   Secuelas

—.—   Otro efecto adverso de medicamentos

T50.905A   Hallazgo inicial

T50.905D   Hallazgo ulterior

T50.905S   Secuelas

Otros problemas que pueden ser objeto de atención clínica

Conducta suicida y autolesión no suicida

Conducta suicida

___.___   Conducta suicida actual

T14.91XA   Hallazgo inicial

T14.91XD   Hallazgo ulterior

Z91.51   Antecedentes de conducta suicida

Autolesión no suicida

R45.88   Autolesión no suicida actual

Z91.52   Antecedentes de autolesión no suicida

Maltrato, abuso y negligencia

Maltrato infantil y problemas de negligencia

Maltrato físico infantil

___.___   Maltrato físico infantil, confirmado

T74.12XA   Hallazgo inicial

T74.12XD   Hallazgo ulterior

___.___   Maltrato físico infantil, sospechado

T76.12XA   Hallazgo inicial

T76.12XD   Hallazgo ulterior

___.___   Otras circunstancias relacionadas con el maltrato físico infantil

Z69.010   Visita de salud mental para la víctima de maltrato infantil parental

Z69.020   Visita de salud mental para la víctima de maltrato físico infantil no parental

Z62.810   Historia personal (antecedentes) de maltrato físico infantil

Z69.011   Visita de salud mental para el autor de maltrato físico infantil parental

Z69.021   Visita de salud mental para el autor de maltrato físico infantil no parental

Abuso sexual infantil

___.___   Abuso sexual infantil, confirmado

T74.22XA   Hallazgo inicial

T74.22XD   Hallazgo ulterior

___.___   Abuso sexual infantil, sospechado

T76.22XA   Hallazgo inicial

T76.22XD   Hallazgo ulterior

___.___   Otras circunstancias relacionadas con el abuso sexual infantil
Z69.010   Visita de salud mental para la víctima de abuso sexual infantil parental
Z69.020   Visita de salud mental para la víctima de abuso sexual infantil no parental
Z62.810   Historia personal (antecedentes) de abuso sexual infantil
Z69.011   Visita de salud mental para el autor de abuso sexual infantil parental
Z69.021   Visita de salud mental para el autor de abuso sexual infantil no parental

Negligencia infantil

___.___   Negligencia infantil, confirmada
T74.02XA   Hallazgo inicial
T74.02XD   Hallazgo ulterior

___.___   Negligencia infantil, sospechada
T76.02XA   Hallazgo inicial
T76.02XD   Hallazgo ulterior

___.___   Otras circunstancias relacionadas con la negligencia infantil
Z69.010   Visita de salud mental para la víctima de negligencia infantil parental
Z69.020   Visita de salud mental para la víctima de negligencia infantil no parental
Z62.812   Historia personal (antecedentes) de negligencia infantil
Z69.011   Visita de salud mental para el autor de negligencia infantil parental
Z69.021   Visita de salud mental para el autor de negligencia infantil no parental

Maltrato psicológico infantil

___.___   Maltrato psicológico infantil, confirmado
T74.32XA   Hallazgo inicial
T74.32XD   Hallazgo ulterior

___.___   Maltrato psicológico infantil, sospechado
T76.32XA   Hallazgo inicial
T76.32XD   Hallazgo ulterior

___.___   Otras circunstancias relacionadas con el maltrato psicológico infantil
Z69.010   Visita de salud mental para la víctima de maltrato psicológico infantil parental
Z69.020   Visita de salud mental para la víctima de maltrato psicológico infantil no parental

Z62.811	Historia personal (antecedentes) de maltrato psicológico infantil
Z69.011	Visita de salud mental para el autor de maltrato psicológico infantil parental
Z69.021	Visita de salud mental para el autor de maltrato psicológico infantil no parental

Maltrato del adulto y problemas de negligencia

Violencia física por parte del cónyuge o la pareja

___.__	Violencia física por parte del cónyuge o la pareja, confirmada
T74.11XA	Hallazgo inicial
T74.11XD	Hallazgo ulterior
___.__	Violencia física por parte del cónyuge o la pareja, sospechada
T76.11XA	Hallazgo inicial
T76.11XD	Hallazgo ulterior
___.__	Otras circunstancias relacionadas con la violencia física por parte del cónyuge o la pareja
Z69.11	Visita de salud mental para la víctima de violencia física por parte del cónyuge o la pareja
Z91.410	Historia personal (antecedentes) de violencia física por parte del cónyuge o la pareja
Z69.12	Visita de salud mental para el autor de violencia física por parte del cónyuge o la pareja

Violencia sexual por parte del cónyuge o la pareja

___.__	Violencia sexual por parte del cónyuge o la pareja, confirmada
T74.21XA	Hallazgo inicial
T74.21XD	Hallazgo ulterior
___.__	Violencia sexual por parte del cónyuge o la pareja, sospechada
T76.21XA	Hallazgo inicial
T76.21XD	Hallazgo ulterior
___.__	Otras circunstancias relacionadas con la violencia sexual por parte del cónyuge o la pareja
Z69.81	Visita de salud mental para la víctima de violencia sexual por parte del cónyuge o la pareja
Z91.410	Historia personal (antecedentes) de violencia sexual por parte del cónyuge o la pareja
Z69.12	Visita de salud mental para el autor de violencia sexual por parte del cónyuge o la pareja

Negligencia por parte del cónyuge o la pareja

___.__	Negligencia por parte del cónyuge o la pareja, confirmada
T74.01XA	Hallazgo inicial
T74.01XD	Hallazgo ulterior
___.__	Negligencia por parte del cónyuge o la pareja, sospechada
T76.01XA	Hallazgo inicial
T76.01XD	Hallazgo ulterior

——·—— Otras circunstancias relacionadas con la negligencia por parte del cónyuge o la pareja

Z69.11 Visita de salud mental para la víctima de negligencia por parte del cónyuge o la pareja

Z91.412 Historia personal (antecedentes) de negligencia por parte del cónyuge o la pareja

Z69.12 Visita de salud mental para el autor de negligencia por parte del cónyuge o la pareja

Maltrato psicológico por parte del cónyuge o la pareja

——·—— Maltrato psicológico por parte del cónyuge o la pareja, confirmado

T74.31XA Hallazgo inicial
T74.31XD Hallazgo ulterior

——·—— Maltrato psicológico por parte del cónyuge o la pareja, sospechado

T76.31XA Hallazgo inicial
T76.31XD Hallazgo ulterior

——·—— Otras circunstancias relacionadas con el maltrato psicológico por parte del cónyuge o la pareja

Z69.11 Visita de salud mental para la víctima de maltrato psicológico por parte del cónyuge o la pareja

Z91.411 Historia personal (antecedentes) de maltrato psicológico por parte del cónyuge o la pareja

Z69.12 Visita de salud mental para el autor de maltrato psicológico por parte del cónyuge o la pareja

Maltrato del adulto por parte de una persona distinta del cónyuge o la pareja

——·—— Maltrato físico del adulto por parte de una persona distinta del cónyuge o la pareja, confirmado

T74.11XA Hallazgo inicial
T74.11XD Hallazgo ulterior

——·—— Maltrato físico del adulto por parte de una persona distinta del cónyuge o la pareja, sospechado

T76.11XA Hallazgo inicial
T76.11XD Hallazgo ulterior

——·—— Abuso sexual del adulto por parte de una persona distinta del cónyuge o la pareja, confirmado

T74.21XA Hallazgo inicial
T74.21XD Hallazgo ulterior

——·—— Abuso sexual del adulto por parte de una persona distinta del cónyuge o la pareja, sospechado

T76.21XA Hallazgo inicial
T76.21XD Hallazgo ulterior

——·—— Maltrato psicológico del adulto por parte de una persona distinta del cónyuge o la pareja, confirmado

T74.31XA Hallazgo inicial
T74.31XD Hallazgo ulterior

——·—— Maltrato psicológico del adulto por parte de una persona distinta del cónyuge o la pareja, sospechado

T76.31XA Hallazgo inicial
T76.31XD Hallazgo ulterior

——.—— Otras circunstancias relacionadas con el maltrato o abuso del adulto por parte de una persona distinta del cónyuge o la pareja

Z69.81 Visita de salud mental para la víctima de maltrato o abuso del adulto por parte de una persona distinta del cónyuge o la pareja

Z69.82 Visita de salud mental para el autor de maltrato o abuso del adulto por parte de una persona distinta del cónyuge o la pareja

Problemas de relación

——.—— Problema de relación progenitor-hijo

Z62.820 Progenitor-hijo biológico

Z62.821 Progenitor-hijo adoptado

Z62.822 Progenitor-hijo en acogida

Z62.898 Otro cuidador-hijo

Z62.891 Problema de relación con los hermanos

Z63.0 Relación conflictiva con el cónyuge o la pareja

Problemas relacionados con el entorno familiar

Z62.29 Educación lejos de los progenitores

Z62.898 Niño afectado por una relación parental conflictiva

Z63.5 Ruptura familiar por separación o divorcio

Z63.8 Nivel elevado de emoción expresada en la familia

Problemas educativos

Z55.0 Analfabetismo y alfabetización de bajo nivel

Z55.1 Escolarización inexistente e inalcanzable

Z55.2 Suspender exámenes escolares

Z55.3 Rendimiento académico bajo

Z55.4 Mala adaptación educativa y discordia con profesores y compañeros

Z55.8 Problemas relacionados con una enseñanza deficiente

Z55.9 Otros problemas relacionados con la educación y la alfabetización

Problemas laborales

Z56.82 Problema relacionado con el estado actual de despliegue militar

Z56.0 Desempleo

Z56.1 Cambio de trabajo

Z56.2 Amenaza de pérdida del trabajo

Z56.3 Horario laboral estresante

Z56.4 Discordia con el jefe y los compañeros

Z56.5 Ambiente laboral desagradable

Z56.6 Otra tensión física o mental relacionada con el trabajo

Z56.81 Acoso sexual en el trabajo

Z56.9 Otro problema relacionado con el empleo

Problemas de vivienda

Z59.01   Sinhogarismo protegido

Z59.02   Sinhogarismo desprotegido

Z59.10   Alojamiento inadecuado

Z59.2   Discordia con un vecino, inquilino o arrendador

Z59.3   Problema relacionado con la vida en una residencia

Z59.9   Otro problema de vivienda

Problemas económicos

Z59.41   Inseguridad alimentaria

Z58.6   Falta de agua potable segura

Z59.5   Pobreza extrema

Z59.6   Ingresos bajos

Z59.7   Soporte social, sanitario o de prestaciones públicas insuficiente

Z59.9   Otro problema económico

Problemas relacionados con el entorno social

Z60.2   Problema relacionado con vivir solo

Z60.3   Dificultad de aculturación

Z60.4   Exclusión o rechazo social

Z60.5   Blanco (percibido) de discriminación adversa o persecución

Z60.9   Otro problema relacionado con el entorno social

Problemas relacionados con la interacción con el sistema legal

Z65.0   Sentencia penal sin encarcelamiento

Z65.1   Encarcelamiento u otra reclusión

Z65.2   Problemas relacionados con la excarcelación

Z65.3   Problemas relacionados con otras circunstancias legales

Problemas relacionados con otras circunstancias psicosociales, personales o ambientales

Z72.9   Problema relacionado con el estilo de vida

Z64.0   Problemas relacionados con un embarazo no deseado

Z64.1   Problemas relacionados con la multiparidad

Z64.4   Discordia con el proveedor de servicios sociales, incluidos el funcionario de vigilancia penitenciaria, el gestor de casos y el trabajador social

Z65.4   Víctima de delincuencia

Z65.4   Víctima de terrorismo o tortura

Z65.5   Exposición a catástrofe, guerra u otras hostilidades

Problemas relacionados con el acceso a la asistencia médica y otra asistencia sanitaria

Z75.3   No disponibilidad o acceso a centros de asistencia sanitaria

Z75.4   No disponibilidad o acceso a otros organismos de ayuda

Circunstancias de la historia personal

Z91.49   Historia personal de trauma psicológico

Z91.82   Historia personal de despliegue militar

Otros encuentros con los servicios sanitarios para asesoramiento y consejo médico

Z31.5   Consejo genético

Z70.9   Asesoramiento sexual

Z71.3   Consejo dietético

Z71.9   Otro asesoramiento o consulta

Otras afecciones o problemas que pueden ser objeto de atención clínica

Z91.83   Vagabundeo asociado a un trastorno mental

Z63.4   Duelo no complicado

Z60.0   Problema de la fase de la vida

Z65.8   Problema religioso o espiritual

Z72.811   Comportamiento antisocial del adulto

Z72.810   Comportamiento antisocial infantil o adolescente

Z91.199   Incumplimiento del tratamiento médico

F66.9   Sobrepeso u obesidad

Z76.5   Simulación

R41.81   Declive cognitivo relacionado con la edad

R41.83   Funcionamiento intelectual límite

R45.89   Arrebatos emocionales deteriorantes

Índice alfabético
de los árboles de decisión

Índice alfabético de las tablas de diagnóstico diferencial